大島青松園で生きた
ハンセン病回復者の人生の語り
―深くふかく目を瞑るなり、本当に吾らが見るべきものを見るため―

近藤真紀子 監修　　大島青松園 編

風間書房

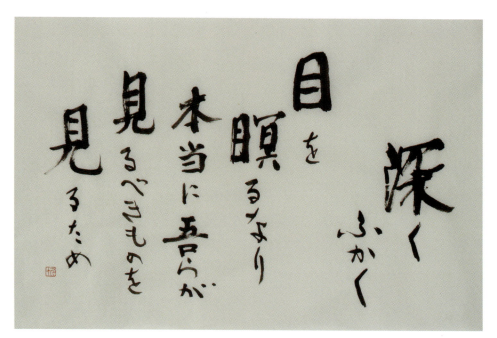

歌：高木佳子

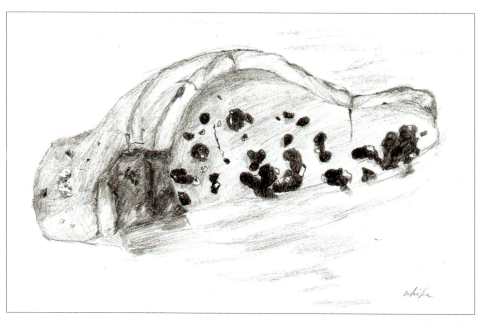

イラスト：近藤明季花

1. 隔離政策の厳しかった頃の大島の様子

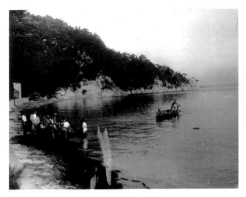

患者による地引網（昭和21年9月）

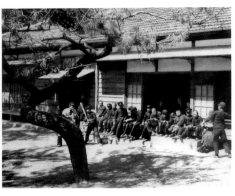

入園した児童の様子（男子）

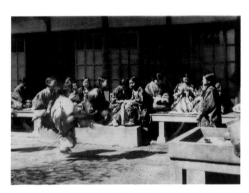

入園した児童の様子（女子）

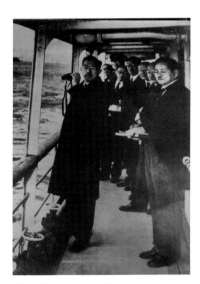

昭和天皇の大島への行幸

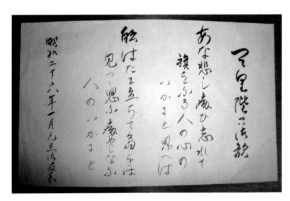

　天皇陛下　御歌
「あな悲し　病ひ忘れて　旗をふる
人の心の　いかにと思へば」
「船ばたに　立ちて島をば　見つつ思ふ
病やしなふ　人のいかにと」
　昭和二十六年一月元旦　御発表

※口絵写真提供：大島青松園

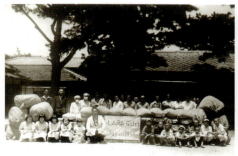

LARA 物資到着（昭和 25 年 6 月）
(Licenced Agencies for Relief in Asia)

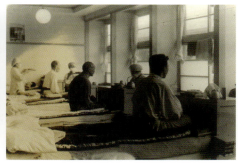

病棟の様子（撮影時期不明）

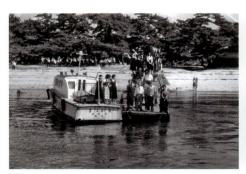

大島の桟橋の様子と官有船「まつかぜ」
（池田厚子さん来園時、昭和 31 年 10 月）

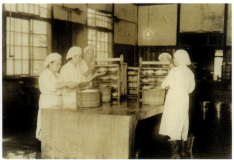

患者作業の様子

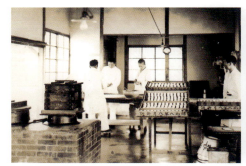

患者作業の様子（製菓部）

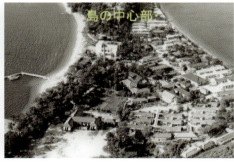

島の中心部の航空写真

2. 患者への非人道的処遇の一例

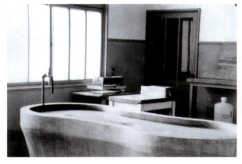
使用されていた当時の解剖台（写真提供：脇林　清氏）

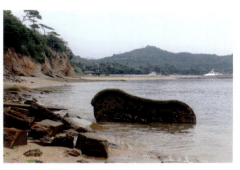
大島の浜に打ちあげられた解剖台（写真提供：脇林　清氏）

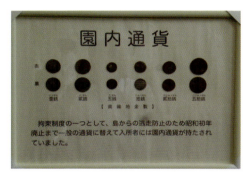
園内通貨

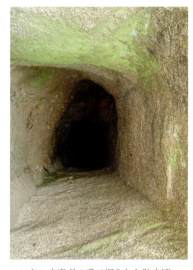
ハンセン病患者の手で掘られた防空壕

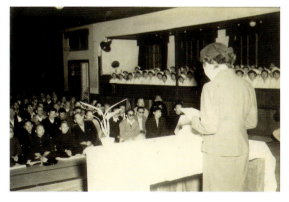
患者席（左）と健常者席（右）が区分されていた大島会館（池田厚子さん来園、昭和31年10月）

3. 患者が結成した劇団・楽団

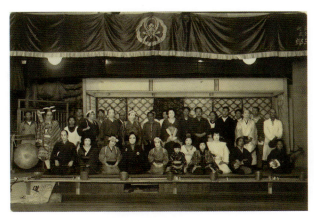

共楽座（患者が結成した劇団）（昭和 26 年 11 月 18 日撮影）

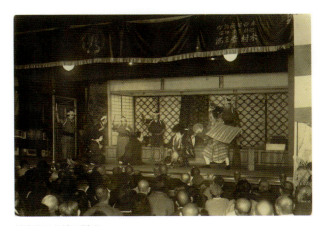

共楽座の公演の様子

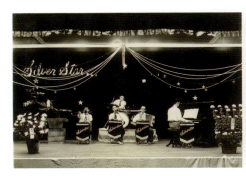

シルバースター（患者が組織したバンド）

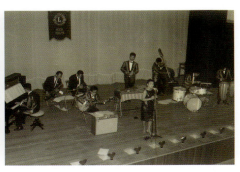

音楽会の様子

4. 現在の大島青松園

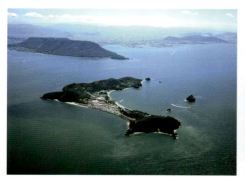

大島の航空写真（後方は屋島と高松市街）

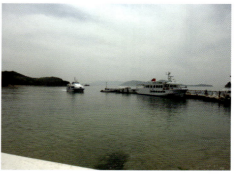

官有船（せいしょうとまつかぜ）

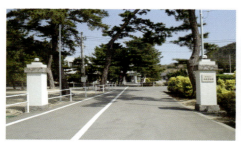

大島青松園の正面玄関と墓標の松
（墓標の松：約800年前の昔、源氏と戦った平氏が屋島の合戦に敗れ、長門に落ちる時、武将の死骸を遺棄するに忍びず、愛用の刀や弓矢などと共に丁重に弔い埋葬し、墓標として松樹を植樹した）

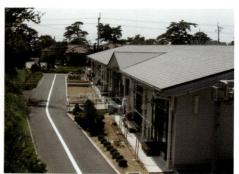

不自由者棟

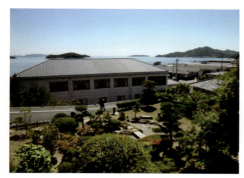

納骨堂より大島会館を望む

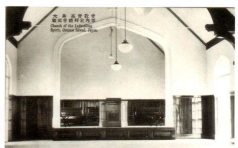

ヴォーリズ（William Merrell Vories）の建築した大島療養所礼拝堂（建築当時）〈絵葉書〉（島内には各宗派の寺や教会がある）

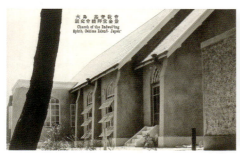 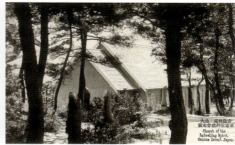

ヴォーリズの建築した大島療養所礼拝堂（建築当時）〈絵葉書〉

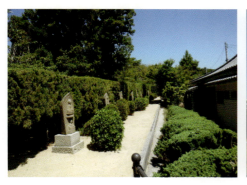 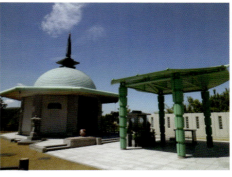

園内の八十八か所巡りの石像（園内で四国遍路巡礼ができる様八十八か所のお寺の石像が祀られている）

納骨堂
（ほとんどの入所者が島で生涯を終えて荼毘に付され、故郷の墓に戻れない方のご遺骨は、島の納骨堂に納められた）

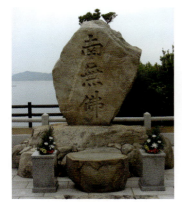 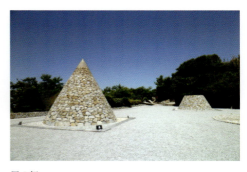

最初の納骨堂
明治42(1901)年〜昭和11(1936)年までに亡くなられた674名が眠る。最初に亡くなられた方の納骨は、明治42年6月12日（当年の4月1日に大島療養所を開設）。

風の舞
「せめて、死語の魂は風に乗って島を離れ、自由に解き放たれ、故郷に戻れるように」という願いを込めて、風の舞と名付けられた。1992年（平成4年）、延べ1000人のボランティアの手で作られた。手前の先のとがった円錐形のモニュメントは「天上・宇宙の万物」を、奥の円錐台は「天下・地上の万物」を表している。

目　次

1章　プロジェクトの意義 …………………………………………………………… *1*
　1．プロジェクトの意義（岡山大学大学院 保健学研究科 近藤真紀子）………… *2*
　2．助成の意図（公益財団法人トヨタ財団 プログラムオフィサー 大庭竜太）… *14*
　3．ハンセン病回復者を代表して
　　　（国立療養所大島青松園 入所者自治会会長 山本隆久）……………………… *15*
　4．大島青松園を代表して（国立療養所大島青松園 園長 新盛英世）…………… *17*
　5．大島青松園看護部を代表して
　　　（国立療養所大島青松園 総看護師長 築森恭子）……………………………… *19*

2章　ハンセン病回復者 **大島辰夫** の語り（聴き手 三木えりか）…………… *21*

3章　ハンセン病回復者 **山本隆久** の語り（聴き手 山端美香子）…………… *47*

4章　ハンセン病回復者 **坂田ヒデ子** の語り（聴き手 眞田真紀）…………… *87*

5章　ハンセン病回復者 **川口春子** の語り（聴き手 蜂須賀美江）…………… *119*

6章　ハンセン病回復者 **K.Y.** の語り（聴き手 大垣和也）…………………… *133*

7章　ハンセン病回復者 **川上明広** の語り（聴き手 近藤松子）……………… *145*

8章　ハンセン病回復者 **森川重信** の語り（聴き手 藤川美恵）……………… *191*

9章　ハンセン病回復者 **田村喜代江** の語り（聴き手 久保多美子）………… *199*

10章　ハンセン病回復者 **大智慶巳**（おおちよしみ） の語り（聴き手 尾崎貴美）…………… *255*

i

11章	ハンセン病回復者 脇林ムツ子 の語り（聴き手 近藤美津乃）	279
12章	ハンセン病回復者 大西笑子 の語り（聴き手 佐立実佐恵）	307
13章	ハンセン病回復者 多田清子 の語り（聴き手 小西　舞）	335
14章	ハンセン病回復者 大野安長 の語り（聴き手 川染知代）	355
15章	ハンセン病回復者 平塚香代 の語り（聴き手 里　友子）	367
16章	ハンセン病回復者 香川照子 の語り（聴き手 山下美智子）	385
17章	ハンセン病回復者 門脇花子 の語り（聴き手 瀬尾美香）	413
18章	ハンセン病回復者 本田久夫 の語り（聴き手 藤本利貢）	443

19章　ライフレビューの聴き手を担った看護師の感想 …………………… 477
　1．語りを聴き終えた看護師たちの感想（三木えりか、他）………… 478
　2．看護師らの取りまとめを行った副総看護師長の感想
　　　（石川和枝、土居明美）…………………………………………… 490

20章　プロジェクトに取り組む経緯およびライフレビュー実施による変化
　　　（国立療養所大島青松園 前総看護師長 天野芳子）……………… 495

21章　資　料 ……………………………………………………………………… 505
　1．ハンセン病の病態生理（岡山大学大学院 保健学研究科 近藤真紀子）…… 506
　2．ハンセン病の歴史（国立療養所大島青松園 前総看護師長 三浦妙子）……… 520
　3．国立療養所大島青松園の現状
　　　（国立療養所大島青松園 前副総看護師長 石川和枝）……………… 532
　4．国立療養所大島青松園の将来構想と今後の課題
　　　（国立療養所大島青松園 総看護師長 築森恭子）…………………… 543

1章
プロジェクトの意義

1. プロジェクトの意義

岡山大学大学院　保健学研究科
近藤真紀子

Ⅰ. ハンセン病回復者の人生の語りを療養所看護師が聴くということ、およびライフレビューブック出版の意義

　本書は、国立療養所大島青松園で生きた 17 名のハンセン病回復者の人生の語りの書です。本書を手にとっていただいたことに、心より感謝申し上げます。

1) ハンセン病とは

　ハンセン病は、らい菌（*Mycobacterium leprae*）の感染によって起こり、特効薬プロミンの開発（昭和 18 年，米国）により完治する病気となりました。しかし、主に末梢神経と皮膚が侵され外観の変化を伴うために、古来より'天刑病''業病'としての差別を受け、故郷に住めなくなった患者の中には、寺社の軒先で寝泊まりし諸国を放浪する者もいました。また、富国強兵を進め太平洋戦争へと至る明治～昭和初期には、'国辱病'と見なされ、「癩予防ニ関スル件」（明治 40 年）、「癩予防法」（昭和 6 年）の制定や、無癩県運動の推進などにより、強制隔離・強制断種（ワゼクトミー）によるハンセン病の根絶が図られました。また、当時の療養所は、懲戒検束規定、重監房への送致、財産の所内通用票（園券）への換金などの非人道的行為や、重症患者の看護や火葬を含む、療養所内の全ての作業を患者が賄う患者作業が、常態化していました。さらに、特効薬プロミンの開発により完治可能となった後も隔離政策は継続され（らい予防法の廃止は平成 8 年）、高齢となったハンセン病回復者は社会復帰の機会を逸しました。これらの処遇により、ハンセン病回復者の半生は、辛酸を極めるものでした。詳細は、21 章資料の項をご覧ください。

2) 国立療養所大島青松園の現状

　国立療養所大島青松園は、全国 13 か所の国立ハンセン病療養所の一つで、「癩予防ニ関スル件」の制定を受け、明治 42 年に「大島療養所」として設立されました。香川県高松市沖 8km の瀬戸内海の島（大島）に所在し、高松港・庵治港から官用船で島に渡ります。瀬戸内芸術祭で来島された方もいらっしゃるでしょう。

　ハンセン病回復者の方々の高齢化の進展は著しく、平成 27 年 4 月現在、平均年齢は 82.4 歳・入所者数 69 名であり、過去 10 年間に約 90 名が、昨年（平成 26 年度）1 年間だけでも 11 名が亡くなり、最も多かった時期（740 名, 昭和 18 年）の 10 分の 1 以

下にまで減少しました（21 章　資料参照）。そのため、療養所は、短期間に多数のハンセン病回復者を看取るという課題に直面しています。

また、ハンセン病回復者は、失明・四肢切断・知覚麻痺などのハンセン病固有の後遺症、及び加齢に伴う心身の衰えに加え、苦楽を共にした仲間の死による心細さや喪失感を体験しており、コミュニティー崩壊による身体・精神・社会的な悪影響をいかに少なくして、日々生きがいをもって過ごしていただくのかが、課題の一つとなっています。また、強制収容あるいは家族への差別を恐れ、故郷の親戚縁者との関係を断った（断たれた）方々も多く、また、ワゼクトミーにより子どもを産み育てる機会を奪われ、配偶者以外の家族を持ち得ません。そのため、療養所看護師が'疑似家族'となって、暖かく尊厳ある死を看取らなければならない現状にあります。

さらに、高齢化したハンセン病回復者にとっては、今が生きた証を残す最後のチャンスですが、文芸作品や芸術作品を発表する一部のハンセン病回復者を除き、ハンセン病回復者の多くはその表現手段をもっていません。また、自分達の死によって語り部が失われ、ハンセン病の歴史が忘れ去られ風化するのではないかと危惧しています。

3）療養所看護師を聴き手として、ハンセン病回復者がライフレビューを語るということ

このような問題に対して、我々は、公益財団法人トヨタ財団　2013 年研究助成プログラムの助成を受けて、大島青松園の看護師が聴き手となり、ハンセン病回復者が自己の人生を振り返って語るライフレビューを行い、その回想録を生きた証として残す支援事業を行っています（p.10 〜 11 の図参照）。

この取り組みによって期待される効果は、まず、ハンセン病回復者にとっては、信頼関係のある良き聴き手を相手に、自己の人生を語ることで、辛い体験が浄化され新たな意味が見出されるカタルシス効果が期待できることです。特に、老いと迫りくる死、仲間の激減とコミュニティーの崩壊に直面するハンセン病回復者にとっては、看護師が全身全霊を込めて'聴く'という行為が重要な支援となります。

また、看護師にとっては、聴く力と共感する能力を鍛え、ハンセン病回復者の半生に耳に傾けることで対象理解が進み、これらの能力が、最期の瞬間までその人らしく生きることを支え、尊厳ある死を看取るエンド・オブ・ライフケアの実現を支えることになります。

最後の一人に至るまで、ハンセン病回復者を価値ある存在として尊重し生を支えることができるのは、大島青松園の職員であり、日常生活の支援の責任は看護師にあります。専門職としての質の高い看護実践能力を発揮できるか否かが、ハンセン病回復者の Quality of life に直接的に影響を及ぼします。本プロジェクトは、本書の出版により生きた証を残すことを支援するハンセン病回復者への直接的貢献と、質の高いエンド・オブ・ライフケアの実現に向けた貢献の 2 つを目指しています。

4) ハンセン病回復者らの体験に含まれる意味と普遍性

　本書の副題には、高木佳子歌人の「深くふかく目を瞑るなり、本当に吾らが見るべきものを見るため」を選び、表紙を飾る書は、昭和 50 年代にハンセン病療養所（大島青松園以外）に勤務した医師で、語り手と同世代を生きた齢（よわい） 80 歳を越える書家（匿名）にお願いしました。高木佳子歌人も書家も、東日本大震災で被災しておられます。

　17 名のハンセン病回復者の語りは、極限状態を生きてきた者にしか語れない人生の深みと重みに満ちたものでした。高木佳子歌人の「深くふかく目を瞑るなり…」の歌が象徴するように、17 名の人生の語りから、普遍的真理として何を見出すのかが、我々に問われているように感じています。例えば、無癩県運動の盛んな時代に、我が子がハンセン病と診断されたご両親の苦悩の深さ、激しい差別の中で我が子を想い守ろうとする愛情の深さは、計り知れないものがあります。これは、現在、難病や不治の病の子どもを抱えご苦労されているご両親にも共通する、親としての普遍的真理であると考えます。

　また、'極限を生きる' という意味では、震災体験、戦争や原爆体験, 重篤な病により迫り来る自らの死に直面せざる得ない方々の体験とも共通し、さらに、アウシュビッツでの体験をもとに『夜と霧』[1] や『それでも人生にイエスと言う』[2] を記した Viktor E. Frankl の「意味への意志」にも通じる普遍性があると考えます。

　本書はぜひ、今現在、人生の苦しみを抱え艱難（かんなん）の中にある方々に手にとっていただき、ハンセン病というスティグマとともに極限を生きてきた先人の苦悩と英知から、生きる知恵や勇気を感じ取っていただければと願っています。

5) 次世代に語り継ぐこと

　本書の出版に向け、17 名のハンセン病回復者の語りの編集に取り組む過程の中で、ハンセン病回復者の方々の過酷な体験について、娘の明季花（あきか）と語り合う時間を持ちました。ハンセン病に興味を持った彼女が「大島に行きたい」と言い始め、平成 27 年 3 月 26 日に大島を訪ね、納骨堂や、ご存命中に故郷に帰れなかった方々が、死後、風に舞って故郷帰りたいと望んだ思いを表現したオブジェ「風の舞」などを礼拝しました。この日は、奇しくも、聴き手の三木えりか看護師による草稿確認時に、「今 99 歳まで生かされた。ありがたいと思っている。本にしてくれてありがたい、礼をいいます。おおきに…。」の一文を追記してほしいと希望された大島辰夫さん（2 章参照）が明け方にお亡くなりになられ、思いもよらず母子でお通夜に参列させていただくこととなりました。

　ハンセン病に関心をもち大島を訪れた娘に、本書の挿絵を依頼したところ、彼女が選び描いたイラスト画が、巻頭の「深くふかく目を瞑るなり…」の書に続く「解剖台」の絵です。かつて、大島青松園に入所したハンセン病者は、亡くなった後に解剖（かいぼう）され、解剖台の上で、湯灌（ゆかん）と称してデッキブラシで身体を洗い、荼毘（だび）に付されたといいます。もちろん、解剖は医師の手によりますが、その後の弔（とむら）いに至る全ての過程は患者の手で執り行われました。詳細は後述の語りをご参照ください。その後、誰かの手によってこの

解剖台は瀬戸内海に打ち捨てられましたが、月日を経て大島の浜に打ち上げられました。中学3年生の彼女なりに考えた「深くふかく目を瞑るなり、本当に吾らが見るべきものを見るため」の答えが、この「解剖台」なのでしょう。

　私たち医療関係者が判断を誤り、対象者の尊厳を蹂躙（じゅうりん）した時、患者の人生のみならず、家族や親戚縁者の人生にも根深い禍根を残すことを、ハンセン病回復者の語りは教えてくれます。生命倫理の4つの原則、自律尊重（respect for autonomy）・善行（beneficence）・無危害（non maleficience）・正義（justice and/or equality）の全ての原則が脅かされた場が、強制収容のまかり通った嘗（かつ）てのハンセン病療養所です。

　さらに、「恐ろしい伝染病」「血筋（ちすじ）の病」「天刑病」などといった間違った先入観やスティグマを有する疾患に罹患（りかん）した時、不特定多数の人々で構成する世間が、患者と身内を追い詰める'脅威'となり、皮肉にも、患者の人権を蹂躙したと言われる療養所の存在が、不特定多数の'世間の脅威'から患者を守る防波堤としての機能の一翼を担っていたことを、ハンセン病回復者の語りは示しています。それはハンセン病という過去の話ではなく、エボラ出血熱をはじめ、激烈な症状を伴う未知の感染症のアウトブレイクに際し、恐怖に駆られた私達がどう行動するのか、医学の進歩により遺伝子検査・遺伝子治療が常態化する中で、遺伝性あるいは家族集積性の疾患を有する方々にどのような配慮を行っていくのか、スティグマが生み出されるプロセスと新たなスティグマを有する疾患への対処など、様々な問題を提起します。

　本書は、生命倫理について再考する書として、またハンセン病者の経験した苦しみを二度と繰り返さないための教訓の書として、次世代の医療および医療行政を担う医学・看護学・薬学などの医療系学部の学生に、また人と深く関わる社会福祉学・臨床心理学・教育学部などの学生に、さらに、不特定多数の世論を作る将来の大人たち、つまり現在の小学・中学・高校生・大学生らの青少年に、人権について考える書として、ぜひご一読いただければと願います。

6）ハンセン病回復者の'英知'を未来にどう生かすのか

　我々の今後の課題は、極限状態を生き抜いたハンセン病回復者が人生を賭（と）して得た'英知'を、未来の問題解決に活かすことです。たとえば、太平洋戦争当時の生活困窮を、瀬戸内の孤島で生きたハンセン病患者がどのように生き延びたのかを示した語り[3)]では、各々のハンセン病者が、開墾・井戸掘りなどの【1. 自給自足の生活防衛】を図ると共に【2. 苦境を乗り切る人間的逞しさ】を有していたこと、あらゆる職種が揃い【3. 難局を乗り切る知恵者が集結】し、自警団などの【4. 自主自衛のための組織形成】をしていたこと、更に盲人などの【5. 弱者を守る互助相愛の思想と互助システム】を有していたこと、すなわち、隔絶された孤島の孤立無援の中で、患者自らの力で、成熟したコミュニティーを形成し、難局を乗り越えていたことが示されました。これは、来るべき東南海トラフ地震で、過疎地を中心に出現するであろう孤立地域が、コミュニティーとしての

自主自衛の機能をいかに高めておくのか、被災後も自律・自立性を維持できる自己完結型のコミュニティーをいかに形成するのかについての示唆を与えます[4]。我々は、人権蹂躙の教訓としてのハンセン病の負の歴史と、ハンセン病回復者が過酷な人生を通して得た'英知'の両方を後世に語り継ぎたいと考えています。

7）大島青松園の今後とハンセン病回復者の願い

　大島青松園は、13箇所の国立ハンセン病療養所の中で唯一離島に存在し、交通手段が官用船であるため、たとえば、島外の高齢者を受け入れて一般の高齢者福祉施設として存続を図るなど、将来の存続発展の方略を構築しづらい状況があります。ハンセン病回復者らの数がどんどん少なくなる中で、語り手の一人である川上明弘さんは、「雑木林に覆われ猪の駆け回る島にはなってほしくない」「自分達が誰一人いなくなった後も、大島にかつてハンセン病者が住んでいたことを思い出して、訪ねて欲しい」と語られました。納骨堂には、これまでに亡くなった1434体の御遺骨（平成27年6月現在、分骨を含む）が納められ、ご存命のハンセン病回復者も、亡くなった後はこの納骨堂に納められる予定ですので、この大島に骨を埋める者としての切実な思いであると受け止めています。

　このような中、高松市は「大島のあり方検討会」（平成25年7月～平成26年9月）を設置し、離島振興対策実施地域への指定を検討し、瀬戸内芸術祭や人権学習によって増加した来島者を含め、島外の人々との交流の継続拡大を図ると共に、島の景観を生かした活性化や、ハンセン病療養所の歴史の伝承を目指しています。一方、ハンセン病回復者らも、瀬戸内3園（長島愛生園・邑久光明園・大島青松園）を中心に、世界遺産登録にむけた運動を始めています。

　既に、入所者数よりも猪の数が多くなりつつありますが、大島が「猪の駆け回る荒れ果てた島」にならないよう、本書を機に、ハンセン病回復者や療養所に関心を持ち来島してくださる方が増え、ハンセン病の歴史を語り伝えることに力添えをいただけると幸いです。

Ⅱ．歴史的検証と主観的に人生を語ることは異なる次元のこと

　本書の目的は、人生の最終段階を生きるハンセン病回復者が、ハンセン病と共に生きた人生をどのように意味づけ価値づけるのかを残すことにあります。語りとは、自身の内的世界を、現実的で意味深いものとして経験し理解した内容を、言語として表出することであり、語られた内容こそがその人にとっての真実であると考えます。

　したがって、本書で語る歴史は、ハンセン病回復者の主観を通して得たものであり、また長い歳月の中で記憶のデフォルメが起こっている可能性もあります。本書の目的が歴史の検証、すなわち客観的事象の事実確認ではないことをご理解の上、ハンセン病回復者の深い内面世界を読み進めていただければと思います。

Ⅲ．語り手への倫理的配慮

　本書刊行の目的は、大島青松園に生きたハンセン病回復者が生きた証を残すことを支援することです。しかしながら、ハンセン病を患い生きた体験は、苦悩に満ちたものであり、語り手への倫理的配慮を十分に行う必要があります。本プロジェクトで行った倫理的配慮は、以下の通りです。

1．国立療養所大島青松園倫理委員会（H25-4）および岡山大学大学院保健学研究科看護学分野研究倫理委員会（T13-05）の承認を得た。
2．大島青松園園長　新盛英世より、大島青松園入所者自治会会長　山本隆久にプロジェクトの主旨を説明し、入所者自治会として参加することを決定した。
3．語り手・聴き手ともに、本人の自由意思の基づき、参加を募った。聴き手と語り手のペアは、両者間で相談し、ある程度人間関係の形成されている組み合わせになるように配慮した。
4．語り手となるハンセン病回復者に対しては、聴き手となる看護師が、以下について文書と口頭で説明し、文書と口頭による承諾を得た。
　　1）実施計画
　　2）プライバシーおよび個人情報の保護
　　3）参加した場合に受ける利益・不利益
　　4）同意とその撤回
5．ハンセン病回復者は、自分自身・家族への偏見や差別を恐れて、本名・出身地などを隠している場合が多い。また、園内通称の使用を余儀なくされ、本名を使えなかった歴史をもつ。そのため、出版公表に当たっての氏名・出身地・家族構成の記載方法については個別に相談し、決定事項を文書に残すとともに、本文における表記はその要望に従った。（添付資料、p.12 〜 13）
6．ハンセン病回復者の心身の負担を考慮し、1 回の面談は 30 分程度を目安にし、数回に分けて語りを聴くようにした。
7．草稿完成時に、語った内容に間違いはないか、公表しても良い内容であるかについて、聴き手の看護師を通して最終確認を行い、承諾を得た。視力障害や体調不良のため、自分で黙読できないハンセン病回復者に対しては、看護師が代読して確認した。
8．掲載の承諾が得られた場合でも、ライフレビューの編集・監修者（近藤）・看護管理者（総看護師長・副総看護師長）・聴き手の看護師などが、この内容を公表して良いのか躊躇した事項については、個別に本人に再確認し、掲載あるいは削除の判断は、本人の意向に従った。

IV. 本書の構成

　本書は、21章で構成しています。1章では本プロジェクトの意義を、20章ではプロジェクトに取り組むに至った経緯と実施によってどのような変化があったのかを記載しました。本書のメインであるハンセン病回復者の方々の語りは、2～18章にお一人ずつ掲載し、19章では聴き手になった看護師の感想を掲載しました。21章はハンセン病に関する基礎的な情報（病態生理・歴史）と大島青松園の現状と将来構想を説明しました。ハンセン病は一般の方のみならず、医療関係者にとっても馴染みの少ない病気です。21章をご覧いただいた上で、ハンセン病回復者の語りをお読みいただけると、語りの意味を深くご理解いただけるかと思います。

　尚、ハンセン病回復者の語りの章（2～18章）は、録音した語りから逐語録を作成し、質的帰納的研究手法（ナラティブアプローチ）を用いて、一文一文に含まれる意味を抽出し、全体の構成を整える作業をおこないました。この過程を経ることで、限られた紙面の中での重複や冗長を避け、ハンセン病回復者が語ろうとした本質的な意味を忠実に捉えると共に、語りたかった内容を余すところなく表現することを目指しました。各章の初めに示した「目次」と本文中の「小見出し」は、語りに含まれる意味と全体構成を示しております。本書を読み進めるに当たっての参考にしていただければ幸いです。

　尚、ハンセン病回復者の語りを忠実に表現するために、また、ハンセン病回復者の方々の息遣いが伝わるように、方言は残しました。西日本の方言に馴染みのない方々には読みづらさがあると思いますので、分かりづらい方言については、注釈を入れております。

　本書が皆様の心に残る1冊になりますよう、祈念しております。

V. ご意見ご感想をお待ちしております

　本書をお読みいただいた感想や、ハンセン病回復者の方々へのメッセージ、大島青松園への支援など、ご意見ご感想がありましたら、ぜひ、下記にご連絡ください。お待ちしております。

＝連絡先＝
　岡山大学大学院　保健学研究科　近藤真紀子研究室
　　・メールアドレス：oshimahansen@gmail.com
　　・〒700-8558　岡山市北区鹿田町2－5－1　岡山大学大学院　保健学研究科

VI. 謝辞

　本プロジェクトの趣旨を理解し、研究助成を賜りました公益財団法人トヨタ財団に、心より御礼申し上げます。ありがとうございました。

脚注
　現在の入所者は、ハンセン病が完治しているので患者とは呼ばず、ハンセン病回復者と呼びます。本書では、現在の入所者は「ハンセン病回復者」、治療法の確立以前で明らかに発症していると考えられる場合には「患者」、回復者と患者の両方を含むあるいは区分不能の場合には「ハンセン病者」と表記しました。

引用文献
1) Viktor E. Frankl（著），池田香代子（訳）：夜と霧　新訳．みすず書房、2002．
2) Viktor E. Frankl（著），山田邦夫他（訳）：それでも人生にイエスと言う．春秋社、1993．
3) 谷川貴浩，宮脇秀子，新上仁美，天野芳子，近藤真紀子：後期高齢者となった瀬戸内地区A療養所のハンセン病回復者が語った生活困窮—太平洋戦争前後に入所した回復者の語りより，日本ハンセン病学会雑誌，84（1），37-50，2015．
4) 近藤真紀子（研究代表者）：ハンセン病と戦争体験の英知を活かした被災コミュニティーレジリエンスモデルの構築，科学研究費補助金（学術振興会），挑戦的萌芽研究（平成27年〜29年）（課題番号：5K15797）．

ハンセン病回復者
- 天刑病としての差別
- 強制隔離
- らい予防法廃止の遅れ
↓
辛酸を極めた半生

高齢化の進展
- 平均年齢 82.1歳，年間死亡数 141人
（全国,H24 年 5 月現在）
- 122名(H20)→83名(H24) （大島青松園）
↓
今後10年以内に殆どが**寿命を迎える**

●療養所の直面する問題

1) ハンセン病由来の問題をもつ高齢者を、短期間に、多数、看取らなければならない
↓
世界に前例のない看取りのケア

2) 強制隔離 （療養所が終の棲家）
↓
親戚縁者との断絶
↓
看取ってくれる家族を持たない
↓
療養所の看護師が、疑似家族としての役割を担わざるを得ない

3) 仲間の死
↓
コミュニティーの縮小・崩壊

- 高齢者の心身機能に悪影響を及ぼす**環境の変化**
- 生きる術を持たず幼くして**収容隔離された頃に匹敵する心細さ・喪失感**
↓
身体・精神・社会的な悪影響を
いかに少なくするのか

●ハンセン病回復者自身の問題

高齢化
↓
差し迫る死・認知症のリスク
↓
生きた証を残すラストチャンス
＊多くの者は特別な表現方法を持たない
（文芸・芸術活動により注目されている者以外）

●ハンセン病の歴史上の問題

回復者の死
↓
語り部の喪失
↓
ハンセン病の**風化・忘却の恐れ**

差し迫る死
↓
時間的猶予がない
↓
危急の対応を要する
↓
速効性・最大効果の
期待できる解決策を選択

ライフレビュー
（主観的体験としての
人生の語り）
- 話し手＝回復者
- 聴き手＝療養所の看護師

⇒

【目的1】ライフレビューの効果を検証
【目的2】ハンセン病を患い生きた人生の普遍的意味を概念化
【目的3】ライフレビューブックの出版

ライフレビュー(回想法)とは
- 良き聴き手を媒介として、**心的事実としての自己**の**人生を紡ぎ直す過程**(Freed A.1992).
- 「過去を回想し語る」ことで、人生の**再評価や意味の再発見**が進み、自己の一貫性・継続性の感覚を得る．
- 「自我の統合」を発達課題とする**老年期**(エリクソン,1990)、自己の死と直面する**終末期**では、**人生への満足・納得**に至る上で有効とされる．
- 過去に喪失や葛藤を有する場合は、**治療的効果が期待できる**(Butler, 1968).
- **認知症予防**(小山,2011)・緩和ケアでその効果が実証されている．

1章　プロジェクトの意義

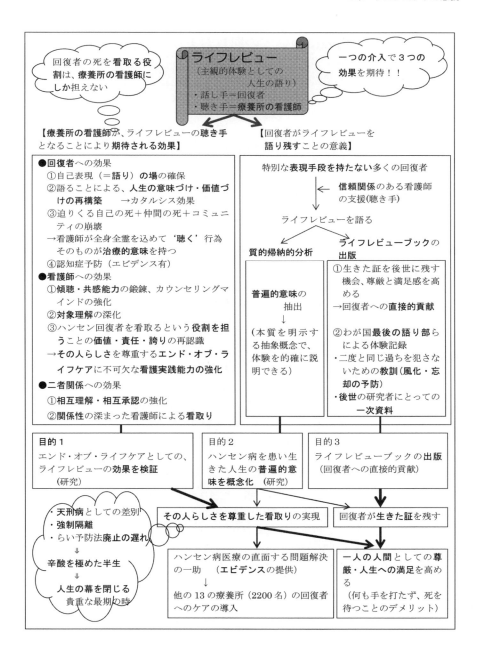

出版についての同意および意向書

　私は、国立療養所大島青松園の看護師_____さんに、ライフレビュー（これまでの人生についての回想）を語る予定ですが、ライフレビューブック（回想録）の出版については、以下のように希望します。

Ⅰ．ライフレビューブック（回想録）の出版を、
　　　　　承諾する　・　承諾しない

Ⅱ．ライフレビューブック（回想録）の出版にあたって、個人情報の公開の範囲は、以下を希望します。

●氏名：
　①実名で良い
　②園内で使用している氏名であれば良い
　③仮名を希望する（実名・園内での通称ともに不可）
　④その他（　　　　　　　　　　　　　　　　　　　）

●出身地：
　①市町村名まで記載しても良い
　②出身県までであれば、記載しても良い（市町村名は不可）
　③地方名（例：四国地方・九州地方など）までであれば、記載しても良い
　④出身地には触れてほしくない
　⑤その他（　　　　　　　　　　　　　　　　　　　）

●療養所入所前の家族構成：
　①家族の実名が出なければ、自分が語った通りの続柄で良い
　②回想録の内容が理解できる範囲に留め、それ以外は触れないでほしい
　③記載してよいが、表現を、極力ぼやかしてほしい
　　　（例：伯父・叔父→親戚、弟・姉→同胞）
　④家族構成には触れてほしくない
　⑤その他（　　　　　　　　　　　　　　　　　）

（裏面に続く）

●その他、公表されては困る個人情報や体験内容は、以下の通りです。

⎧
⎩   ⎫
                                                                     ⎭

●出版にあたって希望することや注意してほしいことは、以下の通りです。

⎧
⎩   ⎫
                                                                     ⎭

　　　　　　　　　　　　　　　　　　　　　　平成　　年　　月　　日

（自署）
　　　氏名　_____

本件に関して、私が説明し同意が得られたことを証します。

　　　担当者氏名　_____

　　　所　属　_____

2. 助成の意図

公益財団法人トヨタ財団　プログラムオフィサー
大庭竜太

　トヨタ財団研究助成プログラムは、「先見性」、「市民性」、「国際性」という3つの方向性を基本として、社会が解決を迫られる困難な課題に、世界を俯瞰し、未来を見通す広い視野から取り組み、その解決に向けた行動を広げようとするさまざまな研究プロジェクトに助成を行っています。近藤真紀子さんを代表者とする共同研究プロジェクト「ライフレビューによるハンセン病回復者の語りの保存と看護師のエンド・オブ・ライフケア能力向上の試み」は、2013年度研究助成プログラムの公募において助成対象として採択されました。

　本プロジェクトは、長い間にわたって社会的な偏見や差別に苦しめられてきたハンセン病回復者の高齢化が進展し、その死が差し迫った現実において、彼らがよりよい人生の最期を迎えるために支援を行い、また、彼らが生きた人生を社会がどのように受け止めるべきかということを検討する取り組みです。具体的には、ハンセン病回復者への「エンド・オブ・ライフケア」として、彼らが主観的な体験として人生を語る「ライフレビュー」を実施し、これを出版物として発信するとともに、彼らの語りの内容や編まれた出版物への反応を読み解くことで、その人生の普遍的な意味を解明し、社会に向けた問題提起とすることをめざしています。

　ハンセン病回復者の語りを記録し、後世に伝える研究はそれ自体重要であると言えますが、本プロジェクトの意義はこれにとどまりません。研究者と療養所の看護師が協力し、ハンセン病回復者の思いに寄り添い、その人生がより豊かに全うされるように取り組みながら、同時に、偏見や差別に苦しむ人びとに社会全体がどのようにケアを行うべきかということを俯瞰的に検討する広い視野と意欲的な姿勢が、本プロジェクトを際立って高く評価されるものとしています。研究助成プログラムの選考は、外部有識者から構成される選考委員会で実施され、2013年度は国内外からの637件の応募に対し、採択数が33件にとどまる厳しい競争となりましたが、本プロジェクトは、選考委員の熱心な支持により、助成対象として採択されました。

　この小文を書いている現在まで、本プロジェクトは計画的に進められてきましたが、その成果のひとつとして、いよいよライフレビューが完成し、社会に向けて発信されようとしていることに、助成財団の担当者としては、実に深い感慨を覚えます。本書の出版がハンセン病回復者の方々への大きな勇気づけになることを願い、語られた実直な言葉の重みから、社会が偏見や差別を乗り越えるために共有するべき新たな価値が明らかになることを期待しています。

3. ハンセン病回復者を代表して

国立療養所大島青松園　入所者自治会会長
山本隆久

　太腿に生じた紅斑に気づきながらもそのまゝに、中3の年末試験を終えた休みの機会に、ある大学病院で受診しました。3カ月前頃から気づいていたオリンピック模様の紅斑が一向に消えず、近くの医院で診てもらってもはっきりとしませんでした。そのために国内有数の大学病院に出向いたのです。触っても感覚が鈍い程度で、他愛のない一時的現象と受け止めていましたが、受診室で向き合った医師は触れることもなく、一瞥しただけでそれ以上に診ようともされませんでした。付き添ってきた2人の姉は病名を知らされ、顔の表情が緊張で一変し、1人の姉は坐りこみました。直ぐ別棟へ案内され、そのまま入院することとなりました。

　入院生活1年を迎えて休学届のことが気になり、一時的に帰郷、そのまま病院に戻らず復学しました。病院入院中に自分の置かれた立場を理解していましたので、落ちつかない学生生活を見透かすように新たな症状が発見され、即断したのがハンセン病療養所への入所でした。家族の反対を説き伏せ、1人で諸手続を終えた挙句の大島青松園への入所でした。その後の人生は、二度と社会へ戻れない己の人生に見切りをつけ覚悟した筈なのに、未練な心情にゆさぶられながら、投げやりと生死を漂いながら惰性のままに生きつづけ、いつのまにやら人生の終末期に届いています。

　日本社会におけるハンセン病患者の所見は、日本書紀の記述によると　西暦700年代初頭の頃、渡来人の中に見られたと記されています。その後、醜い不治の病として恐れられ疎まれ続けて、1960年代に至って治癒することが科学的に立証されてなお、その差別は厳然として今日に活きているのです。1909（明治44）年「癩予防ニ関スル件」が成立し、病状の苛烈と醜さから社会差別の極みに置かれてきた患者にとっては、療養所は或る意味で安住の場が提供された筈でしたが、事実は然に非ずで、単に隔離をしただけに終始しておりました。1998（平成8）年、らい予防法が廃止されるまでの90年近くを、国の法によって入所者の人権を奪い去ったと言えなくもないでしょう。とはいえ日本の民度・社会性から、ハンセン病を得て自活・自立する術はどうであったか、施設の存在を否定して、己の生活をどう確保できたであろうかと、思いは多岐に及びます。

　周囲3㎞足らずの島の、更に4分の1程度の狭苦しいスペースで、100年を超えて、それなりに療養を続けてきたであろう入所者数も、今では69名と減少し、平均年齢は82才を超えています。貧しきハンセン病の生活に耐えて迎えた今日、日々の医療・看護・介護をはじめとする福祉面での万般にあって、生活は安心にあり、所内の調和に然したる不満もないが…。しかし、更なる入所者の加齢と減少、80歳を過ぎ記憶も薄れつ

つある今、生きた証を語り継ぐことが困難になってきています。その折、信頼すべき看護師さんに、私の人生を振り返り話す機会をいただきました。記憶を呼び起こしながらの語らいの時間は、話しやすく楽しく過ごす時間となりました。それが、記録として出版されることとなり、大変意義深く、感謝いたしております。

　日ごとに寂れゆく命運の立ち位置にあって既に希うこととてなく、身近にお世話くださる職員の方々や、日々に御厚誼をお寄せ下さる周りの皆様方に深甚の感謝を改めさせて戴いています。只一つ願うことは、ハンセン病の完治は人類の福音ではありますが、苦難を越えた老後にあって、試練に堪える再来は只管辞退したいと存じます。終焉に向かう療養所の命運の中で、孤独を超えた安堵の処方箋が国から示されることを願います。園外の皆さまには、今日までの社会的支援を深謝し、また今後のご指導と更なるお力添えをお願いいたす次第です。

4. 大島青松園を代表して

国立療養所大島青松園　園長
新盛英世

　この度、公益財団法人トヨタ財団の助成を受けて、国立療養所大島青松園で生きた17名のハンセン病回復者の人生の語りを出版することになりました。この書の特徴は、日々、日常生活の支援を行う看護師が、ハンセン病回復者の語りの聴き手となったことです。最も身近にいて気心知れた看護師に対する語りは、おそらく、ハンセン病回復者の本音に近いものがあったと思われます。強制収容・強制隔離の時代の過酷な生活に対する憤りや慟哭、悲しみや憤懣は当然のこととして、また、老いに伴う将来の不安、仲間の死に伴うコミュニティーの脆弱化に対する心細さも然り、しかしながら、今現在の生活に対して、17名の語り手の多くが感謝と満足の言葉を語られたことは、園を預かる者として、安堵の気持ちをもっております。

　園としても、ハンセン病固有の重度重複障碍に加え、加齢に伴う心身機能の衰えが顕著になったハンセン病回復者の方々が、少しでも穏やかに満ち足りた生活が送れるよう、さまざまな改革や取り組みを行っています。その取り組みの一つが、老朽化した一般寮（不自由度が低く、自立して日常生活を送る独身者・夫婦が入居する長屋風の建物）からセンター（看護・介護つき高齢者共同住宅）への転居です。看護師・介護員が24時間そばにいて見守り支えることができ、且つ、医師・薬剤師・栄養士・理学療法士・ソーシャルワーカー及び福祉課職員などが連携して、チーム医療を展開し、職員が一丸となって、ハンセン病回復者の方々を見守り支える体制を整えました。

　また、ソフト面では、加齢により一人での外出が難しくなったハンセン病回復者を対象に、買い物ツアーや高松市内の半日観光などを企画し、娯楽施設や店舗のない島内に籠りがちになるハンセン病回復者に、少しでも楽しみを持っていただくよう心がけております。また、強制隔離時代の差別により、親戚縁者との関係を断たれた方々も多く、出身の都道府県主催の里帰り事業への参加は、多くのハンセン病回復者が心待ちにしています。しかしながら、高齢化に伴い、ハンセン病以外の慢性疾患を有する方々が増加しており、たとえば、帰郷先でも血液透析が継続して受けられるように、また、帰郷中の病状悪化に対応できるように、出身県の県庁職員と連携を図りながら、帰郷先の医療機関や宿泊施設への協力依頼と調整、移動手段の検討などを行っております。

　この度のライフレビューを‘聴く’という取り組みを通して、看護師を始め職員は、ハンセン病回復者の方々の人生を深く知り、苦難の半生を越えてこられた大切な方として、尊重し敬意をはらい、擬似家族としての愛情を注ごうとしています。そして、回復者の方々が、安全に安心して日々を送り、今日一日が喜びの多い日であるよう、そして

それが一日でも長く積み重なっていくよう、職員が一丸となって取り組もうとしております。園長としては、これらの取り組みを尊重したいと考えております。さらに、ハンセン病に携わる者としては、ハンセン病とハンセン病回復者の生きた歴史を語り継ぐ責務があります。本書を多くの方々に手に取っていただき、啓発活動にご協力いただければ幸いです。
　最後に、本書の発刊に当たってご尽力いただいた皆様、また、日頃から、当園にご協力ご鞭撻いただいております皆様に、この場を借りて、御礼申し上げます。

5. 大島青松園看護部を代表して

国立療養所大島青松園　総看護師長
築森恭子

　ハンセン病は古来より不死の病として知られ、「日本書紀」や「今昔物語」の中に「らい」という記述があり人々に恐れられてきました。また「業病」「天刑病」とも呼ばれ罹患者や家族は、長い間、偏見と差別の対象となってきました。日本では1907年（明治40年）からハンセン病患者の隔離政策が始まり1996年（平成8年）まで続きました。患者は全国に設立した国立療養所に収容され、生涯をそこで過ごすことを余儀なくされました。昭和20年代に入り、プロミン等の治療薬の有効性が確認され、隔離の必要がなくなったにも関わらず、国は1953年（昭和28年）に「らい予防法」を制定し強制隔離政策を続けたのです。2001年（平成13年）に、ハンセン病回復者らによる国家賠償請求訴訟（熊本地裁）が勝訴したことで、社会の意識は変わりましたが、本当の意味でハンセン病回復者が人権や自由を取り戻せたのは、2009年（平成21年）に「ハンセン病問題の解決の促進に関する法律」が施行されてからではないかと思います。

　ここ大島は、大島療養所として1909年（明治42年）に自治体の管理下に開設しました。その後、1941年（昭和16年）に定床650床の国立らい療養所大島青松園として厚生省所轄となり、1946年（昭和21年）に国立療養所大島青松園として改称し、今に至っています。

　私は平成26年4月に、当園に赴任して参りました。昭和33年に初代総看護師長が配置されて以降、19人目の総看護師長となります。私自身は、国立病院機構を含めて7施設目の転勤となりますが、ハンセン病療養所は初めてなので戸惑いや不安がありました。赴任後強く感じたことは、ハンセン病療養所でのハンセン病回復者の暮らしや医療体制について、これまであまりにも知らなさ過ぎたということです。間違った知識による社会の差別や偏見が平然と行われてきたという事実は、想像以上に残酷なものでした。どうしてもっと早く知ろうとしなかったのだろうと、医療者として申し訳なく思いました。何故ならば、ハンセン病回復者は超高齢化を迎え、ここで生きた記憶や記録が失われようとしているからです。私のすべきことは何かと、焦りさえ覚えました。しかし前任の三浦妙子総看護師長から聞いていたとおり、当園の看護師達が、岡山大学大学院保健学研究科　近藤真紀子先生の指導のもと、ハンセン病回復者からライフレビューを聴き続けている姿を見て、深い安堵と感銘を受けました。ライフレビューに耳を傾けじっくりと聴くことこそが、大島の看護実践だと思えたからです。そして17名のハンセン病回復者のライフレビューを書籍として出版することで、後世に記録として残すことが出来ました。ライフレビューを実施したことで、ハンセン病回復者との看護師の間

には信頼関係が構築できていると感じています。看護師がしっかりと時間をとり、ハンセン病回復者の語りや思いを聴き、理解し、受け止めようと努力した結果であると思います。また、回を重ねる毎に、看護者としての多くの学びがあり、傾聴スキルや共感能力を含む看護実践能力の向上につながったと考えます。

　ハンセン病回復者の方が、壮絶な過去の全てを話された訳ではなかったと思いますし、語れるものでもなかったと思います。しかし過去を振り返って語ることで、人生の意味や価値を再考し、生きた証を残すことの意義を見いだすための支援ができたのではないかと思います。

　多くのハンセン病回復者は、幼少時に親や家族から引き離され、当園に入所されました。この島から出ることが許されず、劣悪な環境や孤独に耐え、過酷な人生を乗り越えてこられました。看護師達は、残りの人生を少しでも生きがいを持って、穏やかに過ごさせてあげたいと願っています。家族や看取る人のいないハンセン病回復者の疑似家族として、最期までそばにいたいと考えています。「過去にはいろいろあったけど、大島で最期を迎えることが出来て幸せだった」と思ってもらえる看護をしたいと思っています。ライフレビューを通じて、自分達のしたい看護を実践していたと思います。看護の責任者として「これぞ、大島の看護である」と誇りをもって伝えたいと思います。

　更に、ハンセン病回復者の方々の減少により、わが国のハンセン病の歴史の語り部の存続が、困難になりつつあります。私達看護師には、「ハンセンの歴史が風化し忘れられることは、あって欲しくない」「今だに残っている社会の差別と偏見が、一刻も早くなくなって欲しい」というハンセン病回復者の思いを後世に伝える使命があります。その意味においても、ハンセン病回復者のライフレビューを出版することの意義は大きいと言えます。

　当園の看護課の理念は、「私達、看護課職員は、ハンセン病のために社会の偏見と差別、強制隔離に耐えてきた入所者の心情を理解すると共に、彼らが心身の健康を維持しつつ自らの尊厳と生き甲斐を持って人生が送れるように支援する。また、社会に対してハンセン病の啓発活動を行うことを使命とする。」としていますが、今回のライフレビューはこの理念に沿った看護の実践報告でもあります。

　差別や偏見が無くならない原因は、無関心であったり、知ろうとしないことにあると思います。過去には、ハンセン病回復者自身が、誰にも辛い体験を知られたくないと望む状況がありましたが、時代は変わりました。日本全体が真に人権を尊重した社会となるよう、できるだけ多くの方にこの本を手に取っていただき、まずは知っていただくこと、そして誰かに伝えて頂くことを願っています。

　最後に勇気をもってライフレビューに参加してくださった当園のハンセン病回復者の皆様と、看護師達に、貴重な看護実践の機会を与えていただきご指導いただいた近藤真紀子先生に深く感謝申し上げます。

2章

ハンセン病回復者　大島辰夫　の語り

（聴き手　三木えりか）

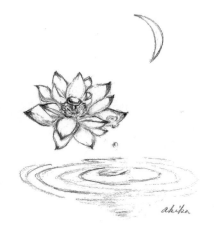

花の挿絵：近藤明季花

Ⅰ．ハンセン病の診断と失明

　1．診断がつかず
　2．ハンセン病の診断が下る
　3．仕事を優先し失明する
　4．妻に当たり散らす、妻が取り成す
　5．知人に諭される（病気は救えないが心は救いたい）
　6．みすぼらしい姿を晒す情けなさ（立派になった友人）
　7．知り合いの警察署長が大目に見てくれる

Ⅱ．民間療法

　1．詐欺に遭う
　2．弘法大師の秘薬
　3．結核の薬

Ⅲ．妻は実家から縁を切られる

　1．妻：実家から縁を切られる
　2．妻：親の死に目にも会わせてもらえない
　3．妻：悪夢を見る

Ⅳ．長女の出産と発病

　1．長女：いじめに合い高校断念
　2．長女：結婚と第一子の出産
　3．私：伝染を避けるために孫を遠ざける
　4．妻：祖父（私）が大事な人であることを孫に教え込む
　5．長女：第二子の妊娠とハンセン病の発病
　6．長女（家族）：出産を引きうけてくれる病院を探しあぐねる
　7．長女（家族）：第二子に伝染しないよう長女は一度も抱かず
　8．長女：第二子の死

Ⅴ．同病者の優しさと生きる努力に感化

　1．デマ（療養所は酷いところ）
　2．入所者の笑う姿にびっくり
　3．患者作業の賃金の安さにびっくり
　4．同病者の気遣いと優しさ
　　1）身の上を詮索しない

      2) ご飯を食べるのが早い―世話人（同病の軽症者）への心遣い
      3) 自助具の準備
      4) 焼き芋の差し入れ―家を思い出して涙する
      5) 気管切開した寮長（みんな障害をもっていたわり合う）
　 5. 文芸への目覚め
      1) 盲人会への入会
      2) 川柳をはじめる
      3) 点字（舌読・頬に固定して点字を打つ）―生きるために努力する姿に感銘
      4) 哲学書を読破
      5) 機関誌「灯台」への投稿
　 6. 島から社会へ（壺阪寺住職の諭しと招待）

Ⅵ．故郷の家族への差別

　 1. 孫の学校での差別
　 2. 隣組の習慣の廃止

追悼：大島辰夫さんの最期のことば

【プロフィール】
大正 5 年（1916）　徳島県で生まれる
昭和17年（1942）　22歳で発病
昭和37年（1962）　46歳で、娘と共に入園
平成26年（2014）　98歳、一人暮らし。ハンセン病の後遺症は、全盲・末梢神経麻痺・両手足の変形。日常生活はほとんど自力でできている（ライフレビュー実施当時）。

Ⅰ．ハンセン病の診断と失明

1．診断がつかず
◆母と妻と妹の４人暮らし

　大島：私は、徳島県の生まれで、現在97歳です。発病当時は、昭和14年に父が54歳で亡くなりましたので、私の母と、私と、家内と、17歳下の妹と、それだけでした。

◆なかなか診断がつかず（脚気か梅毒か）

　最初、足が浮腫（むく）んでまいりまして、「どうもこれはおかしいぞ」というので、村のお医者さんに診てもらったら、「これは脚気であろう」と。それで、脚気の薬を飲んだり、ビタミン不足だからとビタミンのあるものを摂（と）ることを心がけてきたんです。

　しかし、薬も飲み、そういう方向でやっても、一向に良くならない。それで、お医者さんが首をかしげて、「これはどうも脚気でなさそうだ。ひょっとしたら、梅毒かもしれん」と。

　「しかし、先生。私は18歳で嫁をもらい、どこも外へ出たことない。ただ、百姓一筋で、遊びなんかしたことはない」と。「いや、いくら品行方正でも、親からの遺伝ということもある。また、酒場で杯（さかずき）からとか、風呂のタオルとか、そういうものから伝染ることも無きにしも非（あら）ず。とにかく血液検査をしましょう」ということで、私の血液を、県庁へ送ったんです。

◆なかなか診断がつかず（梅毒の治療は効果なし）

　そしたら、ワッセルマン反応がプラス１ということで、返ってきた。それで、「これは、検査でプラスが付いてきたんだから、原因は何であれ梅毒だ」と。

　それで「まず、梅毒を治しましょう」ということで、その当時、606号という静脈注射を週に１回ずつ、10本打ったんです。10回打って県庁へ血液を送ったら、一向に良くなっていない。それで、また５本続けて。

2．ハンセン病の診断が下る
◆ハンセン病の診断

　そうしていると、足の甲が腫（は）れていたのが、さらに膝下まで腫れてきて、顔も腫れぼったくなって、どうもおかしい。というので、初めて徳島の〇病院という皮膚科専門の病院へ診察に行ったんです。

　そしたら、先生は一目見るなり、「梅毒の検査にかけたら、梅毒と出ても不思議はないんだけども、あんたは梅毒じゃなしに、ハンセン病だ。らい病だ」ということになったんです。今は、ハンセン病と統一されておるから、ハンセン病で話をさせてもらいます。

◆代々家系にハンセン病はいない、ショック

　その話を聞いて、私はもう、家には代々そういう人は無かった。5代前までは、だいたい誰がいつ亡くなったかも、よく分かっているので、家にそういう病人が出たことは無い。だから、もう吃驚（びっくり）してしもうて。

家に帰ってくるまで、汽車に乗りバスに乗り換え、そしてまた4キロ歩いて帰ったんだけど、家に帰って来るまで、もう無我夢中だった。そんで、母と家内に両方から泣き付かれて、初めて我に帰ったというような始末でございました。

3. 仕事を優先し失明する

◆戦時中で供出米を提供するために、働かなければならない

しかし、昭和17年10月で、戦争が次第に深刻になってきつつある時ですから、百姓は、国民の食料不足を補うために、耕作地に応じで供出米を出さないと駄目。そうしないと、自分の家に飯米は残らんから、一生懸命に働いた。まだ病気が軽かったからね。

◆療養所以外では治療できない

それに、このハンセン病っちゅうのは、療養所へ来なければ、外では、伝染病として病院で診てもらえない。

◆視力低下に気付いていたが、仕事を優先し、失明

そんで、徐々に視力が落ちていくのを気付いていながら、労わらなかった。ただひたすら仕事に励んでするうちに、昭和27年に全く目が見えなくなってしまって、初めて、目の見えることがいかに大事なことであり、素晴らしいことであるかに気付かされたんだけど、もう遅かった。

4. 妻に当たり散らす、妻が取り成す

◆失明して仕事できない、鬱鬱

目が見えなくなると、仕事ができん。それで、家にごろごろしていると気鬱で、気がくさくさして堪らん。

◆妻に当たり散らす

んで、家内が、母と2人で田んぼしているから、それで晩ご飯が遅くなると、「仕事が大事か亭主が大事か、どっちじゃ」と怒鳴り付ける始末。それから、家内が仕事を片付けてしまおうと思うて、暗くなるまで仕事をして「遅くなりました」言うで慌てて帰って来よるのに、「今時分まで、何してけつかっとったんや。間男しとったのか(＝こんなに遅くまで何していたのか、浮気でもしていたのか)」とこう言って、疲れて帰ってくるやつを怒鳴り散らすというような、まあ恥ずかしいことやったんです。

◆妻が取り成す

それで、怒鳴っといて、我ながら恥ずかしい。こんなに僻んで不貞腐れて、2階の3畳間に閉じこもって、良心の一部に咎めるとこがある。

そしたら家内が、田んぼで汚れた足を洗ったり、着替えしてから、「お父さん、ご飯にせんか。もう機嫌直しな」っちゅうて、機嫌をとりにきてね。機嫌とって、連れて降りて、それでご飯食べさせてくれてね。

5. 知人に諭される(病気は救えないが心は救いたい)

◆同郷の行商人

ほいだら(＝そうしたら)、終戦後に、古着の行商のTさんってゆう人がね。その人

はうちの村の生まれで、父親同士が仲良しで同じ百姓やったけど、向こうは小作人で梲が上がらん言うんで、この土地を出ていって、朝鮮で商売しよったんだけど失敗して、大阪へ引き上げてきとったんよね。んで、終戦後は、みんな食べる物が無いから、娘の着物を箪笥から引っ張り出して、食べる物と物々交換しよったから、大阪では古着の市が立っとって、それを田舎にも売りに来よった。

◆病気は治せないが精神的なものを何とかしてあげたい、ひがんではだめと諭す

Tさんが、儂が僻んどるのを見て、「これは気の毒や。病気は治せんけれども、精神的なものを何とかしてあげたい」ということで、行商に来たら、1時間ぐらい上り框に腰掛けて、「人間は僻んだら駄目だぞ」ということを話してくれた。

◆修養団体の教え

その頃、終戦後で日本も混乱していて、いろいろな宗教とか修養団体が、雨後の筍のように現れとった。そん中で、廣池千九郎という博士が、孔子が編み出したあれは、何ちゅう名前やったかな、有名な本があるで。それから、キリスト教の聖書。それから仏教の経典。そういうものを読んで、教えの本質に最高道徳科学という堅苦しい名前をつけた。

金銭、物質、そういった有らゆる物は、皆そのもの自体には、善も悪もない。それをいかに用いるかによって、善ともなり悪ともなり得る。例えば、人間の握りこぶしね。「肩たたきましょうか」言うて握りこぶしを差し出したら、疲れてる人は喜んでくれる、「ありがとう」って言うてくれる。ところが、酒場で、「この野郎」言うて握りこぶしを振り上げたら、どんな血なまぐさい惨事が起こるかも分からん。それは握りこぶしが悪いんではなしに、それを扱う人間の精神の差によって、これだけ違ってくる。やから（＝だから）、人は、思いやりを持たな駄目。人には慈悲寛大、そして、常に自己を反省する。

そういう趣旨の話を、Tさんがわしに話してくれて、んで、僻んだら駄目だということを諭してくれた。

◆なるほどと納得、何れ療養所に入る身、少しでも素直な心に

それを聞いて、なるほどと思って、「私は病気が重うなりつつあるから、いずれは療養所へやられる身だ。その時に、療養所の他人ばっかりの所で、今のような我儘な心は通らん。何とか少しでも素直な心に、それまでに心を持ち直しておかな駄目（＝持ち直していなければならない）」というのが、心の底にあったんで、Tさんの話を真剣に聞いとった。

◆盲人として生きるしかない、歩行練習を始める

でまあ、2年経ち3年経つうちに、いくら泣いても悔やんでも、怒ってみても、どうにもならん。やはり失明というこの現実を受け入れて、盲人として生きる以外に、生きる道は無いんだということを、Tさんの諭しもあって気が付いて。そしてそこから杖を持って、歩く練習を始めた訳なんですね。

◆僻んだ心はなかなか治らない、7年かかる

　でも、一旦、僻んだ心はなかなか直るもんじゃない。今の気持ちぐらいまでに落ち着くのに、7年かかりました。ここに来る頃には、少しは素直になってきたけど。

6. みすぼらしい姿を晒す情けなさ（立派になった友人）
◆背広を着て颯爽と歩く友人

　そうして、杖をついて歩行練習を始めたんだけど、ある朝早うに、家の近くの道へ出て、歩く練習をしていたら、向こうから、革靴の音をギュッギュッと言わせて、やってくる人がおった。私が道の端に避けたら、すっと通り抜けて、そんで、向こうで畑をよる家内の所で立ち止まって、一言二言話して去っていった。

　家内に「今の誰や？」って聞いたら、「今のは、あんたの学校時代の友達の△さんやで。何も言わなかったんかいな（＝何も言わなかったの？）」って。「いや、黙って通り抜けていった」と。そしたら、家内が、「今日はあの人は、農協の役員会があるんで、それに出席するために、背広を来てネクタイを締めて颯爽として行った」と。そう言うんですね。

◆友人に引き換え、みすぼらしい姿を晒す、情けない

　「彼はそういう立場になったのか。それに引き替え、儂はこういうみすぼらしい姿になって、人目に晒されにゃならんのか、情けないことやなあ」と思うと、堪らんかった。

◆自分になつく犬に涙が出る

　ほいだら、私の家も隣の家も小さな山を挟んで一軒家なんやけど、そこの家で飼うとる犬が、私を見かけたら走ってきて、前足をパンと私の胸に当てて、後ろ足で立って、私に「くんくんくんくん」いうて、顔を胸に押し当ててくるもんだから、

　私は、その犬を抱いて、そこへしゃがみこんで、「誰も相手にはしてくれんけど、お前さんだけは、儂の病気を嫌わずに寄ってきてくれる、ありがとうぜ」と言って、その犬に私の顔を押し付けて、頬ずりしてポロポロっと涙が出たわけなんですね。

7. 知り合いの警察署長が大目に見てくれる
◆知り合いの警察署長が見逃してくれる

　聴き手：昭和17年当時というたら、刈り込み（＝強制収容・強制隔離）が厳しかった頃やと思うけど、「療養所に行け」いうのは、あまり言われんかったの。大島：おじの友達が警察署長をしよったけんねえ、おじが頼んでくれたんや。「人里離れた一軒家やけん、何とか大目に見てやってくれんか」いうて。ほんで、投書もあったらしいですわ、「ハンセン病の患者を村に置いといて良えんか」いう。ほなけんど（＝けれども）、見逃してくれたんやろうな、家でずっと居れた。

Ⅱ．民間療法

1．詐欺に遭う

◆誰も発病を知らない頃、病気を治してやると山師がやって来た

　おやじが、54歳で昭和14年の2月に亡くなって、私が、昭和17年に22歳の時にハンセン病とお医者さんから言われて、まだ人には知られていなかった。

　ところが、高知から来た山商いしていた夫婦もんが、うちの村に引っ越して来て、「おたくの主人に、ぜひ差しで話したいことがあるから、来てくれ」、家内にそう言って帰った。

　で、私が明くる日の朝、どんな用かと思って訪ねて行くと、「えらいよう来てくれた」と。「まあ、これを見てくれ」と言うて、手紙の束を出してきて、「何ですか」と聞いたら、「儂は、高知でハンセン病の人の病を治して、これはその礼状じゃ」と。そんで、「どれでも、まあ一つ読んでくれ」ちゅうて。「いや、そんな人様のものは読まんでよろしい」と。

　そしたら、「まだ誰にも知られとらんだろうけど、儂は、あんたが病気になったっちゅうことを、もう知っとる。そんで、高知では、ドイツから薬を取り寄せて、それとわしの秘伝薬とを合わせて、らい病を治していたんだけど、今は戦時中で外国との売り買いはできんから、ドイツの薬は手に入らん。だけど、あんたのはまだ軽いから、儂の秘伝薬で治してあげるから、そのつもりでおりなさい。」と言うから、「ほな（＝そうしたら）、お願いします」と言ってその日は帰った。

◆一升瓶に入った液体を風呂に入れる

　で、明くる日、小舟に一升瓶10本積んで、中にはお茶の色をした液が入っていて、それを、家が浜から近いもんだから、小舟に乗せて運んできた。んで、「風呂を沸かして、まず体をきれいに洗って、一升瓶を3本、中に入っとる液を風呂に入れて、そしてじーっと動かんように温めて、1日に3回、朝昼晩と3回温もんなさい。で、家族の者は入ってはいけません。」ということで、それで、言われた通りに風呂をね。で、「そのお湯は捨てずに、毎日1本ずつ入れ足していって。で、1週間の最後には2本入れて、それで温もったら抜いて、次の週はまた新しいのにしなさい。」

◆高額をはたいて買っていた液体は灰汁だった、騙された

　ということで、お金は忘れたけれども、かなり高いお金を払ったんね。それでそれが1年半位続いた時に、「儂も商売が忙しいから、あんたの薬を作ってはおれんから、あんたに秘伝を譲ってあげよう」と。ほんでその当時のお金で300円と、それから、大黒さんが座っとるような俵に入った米1俵と、それと「誰にも秘伝を明かさんという契約書に実印を押したのを書いてくれ。そしたら教えてあげよう」ということになって。一升瓶1本が高かったから、その方が良いだろうというんで、それだけのお金と米と契約書を渡した。

そしたら、その翌日、彼は手ぶらでとっととやって来て、「奥さん、鎌貸してくれんか。ほんで、あんたも手伝いなさい」と家内にね。「畑に生えとる蕗を刈って来なさい。で、儂も刈ってくる」っちゅうて、田んぼの端に行って、蓬を刈ってきた。

 で、庭先で、藁を燃やして、そん中へ、蕗と蓬を放り込んで、火が消えそうになったら上に藁を入れて、火の手が上がったら蓬と蕗とを入れて、結局その下にできた灰をかき出して冷やして。で、これを一斗樽の底へ入れ、樽に指が入るぐらいの穴を開けて、松葉を何本も束ねて射し込んで。ほいでその松葉の間からポタッポタッと垂れた汁をバケツで受けた。今まで、儂が高い金を出して買いよったのは、この灰汁じゃったんじゃ。

 当時の300円ってゆうたら、今でゆうたら300万ぐらいでしょうかね。やけど、「人を騙したよりは騙された方が良いわ」と思って、それはそれで終わりにして、もう風呂も入らなくなった。

2．弘法大師の秘薬
◆弘法大師の秘薬を作る旧家
 それで、それから、二月三月していたら、今度は、土蔵のある家の奥さんが来て、田んぼの端で、母親と二人が何やら話しよる。奥さんが帰った後、母親に聞いたら、奥さんの知り合いの旧家に、昔、弘法大師が四国を巡拝していた時に、そのお家に泊めて丁重にもてなして休んでもろたんや。ほしたら帰りに、弘法大師が、「らい病の薬を教えてあげる。けど、これを商売にして金儲けしたら、お家は続きません。しかし材料を自分で買って薬を拵えて（＝作って）、四国遍路を巡拝している患者にタダであげたら、あんたの家は代々栄える」言うて、弘法大師が薬の作り方を教えていった。それで、その薬を100日分こしらえてあげて、それ持ってお遍路さんが100日でお四国を一巡してきたら、その間に病気が軽くなって、それを何回か繰り返すうちに、だんだん病気が良くなって喜んでもらえた。

◆明治以降、薬事法で秘薬を作れなくなる
 で、それを代々続けていたんだけども、明治になって、薬事法という国の法律ができて、「ちゃんと許可持った人でないと、薬を作ったら駄目。家伝薬を売っとる所は、材料は何で、1年でどれだけ作って、どれだけ儲けたかを警察へ届け出せえ（＝届け出をしなさい）」と。

 ところが、弘法大師さんの教えてくれた薬やけん、それを言う訳にもいかず。また、その家は、1銭も儲けてない、奉仕でしよるから問題ないやろうと思って、そのままにしとったら、警察から呼び出されて、「罰金取る」ゆうて叱られたんやと。それで、「ハンセン病の患者も少のんなったことやし」言うて、作るんを止めた。

◆材料を自分で調達すれば、秘薬を作ってくれる、礼は受けとらない
 で、その奥さんが言うに、「そこへ頼んでみたらどうか、拵える方法があるだろうから」と。んで、うちの母親が、「息子が思いがけない病気になってしもうて、薬を拵えてもらえんやろうか」と、頼みに行った。

そしたら、「気の毒な話やから聞いてあげよう」と。「しかし、材料を書いてあげるから、あんたが材料を買うて来なさい。うちが薬を拵えるお手伝いをしよるということにして、作ってあげる。その代わり、紙一枚でもお礼を持ってきたら、わしは法律違反になるから、絶対に何にも持ってこんと（＝持ってこないで）、ありがとうという一言だけにしてくれ、それを守ってくれるんなら、拵えてあげる。」と。

◆秘薬―大風子

ほんで、その材料は私の今知っとる範囲では、大風子（注：特効薬プロミンが開発されるまでの主要な治療薬は大風子だった）。その頃には、大風子は、もうなかなか手に入らなかったんだけど、徳島では○という薬問屋があって、漢方薬を売っとった。そこの蔵に少しだけ残っとって、その頃やから、「お米と交換してくれんか」っちゅうたら、「そら、喜んでしてあげる」というんで、4キロ買うてきた。

ほんで、大風子っちゅうのは、ちょうどお茶の実ぐらいの大きさで、外側に薄い黒い固い皮を被っていて、金槌で叩いたらコンと割れて、椿の中に入っとるような丸い実がある。その実を掌で揉むだけでも、ネチャネチャっとした油がつく。けんど、匂っても、ひとつも匂いは無い。そやからね、此処（＝大島）に来て皆が「大風子は、冬が来たら凍って匂いが強かった」っていうんやけど、それは何か混ぜ物があったに違いないんだけど、そんなことは私が言うべき問題じゃないから、言われんけどね。本当は、無色無臭だった、手で揉んでみたらね。

結局、製造法は言ってくれなんだけど（＝言ってくれなかったが）、大風子を金槌で叩いて小さくして、それを炒って粉に引いて、それに、ケイガイとかクシンとか、これらは皆、草の実やったわな。それから、オウゴンってゆうたかオウレンだったか忘れたけど、とにかく漢方薬を五品ぐらいを混ぜて、小さな黒い丸薬にして、乾燥させて、100日分、拵えてくれた。

◆飲みにくいけれど、我慢して飲め

ほんで、飲む時は、それを金槌で砕いて、摺り鉢ですってね、飲みにくい薬であった。それはもうね、押入れのそばに寄ったら、反り返るぐらいきつい匂いがしよったから、それをじーっと我慢してね。「一旦吐き出したら、もう後が飲めんから、どんなことがあっても、口まで突き上げてきても口をつむって、また押し返せ」と。

◆材料集めに奔走

それを2年半から3年近く拵えてもらった。ほんで、徳島だけでは駄目から、大阪の薬師問屋から、和歌山県の石切神社の傍の漢方薬屋とか、其処いら中（＝至るところ）を訪ね歩いて、大風子を僅かずつ買い求めて、そこへ持っていって拵えてもらった。

◆腫れが引いた（効果があった）

しかし、腫れは引いた。顔も腫れとったんが治った、足の腫れもな。

◆妻が手を引いて四国八十八か所を廻る、八十八か所を廻った疲れで悪化

ほんでここへ来る前に、「お四国を廻って来んか」とゆうてね。昭和33年頃にはもう

目が見えんようになっとったから、家内に手引いてもらって、四国遍路に行ってきた。けど、咎められもせず、野宿するようなことも無かった。そのくらいに腫れが引いとった。眉毛は、もうほとんど薄うなっとったけどな。

　その代わり、それで疲れてしもうて、また病気が反り返ってきて（＝悪化した）。それで、昭和37年11月22日に、此処へ入ることになったんや。そういう、薬のいきさつがある。

3. 結核の薬
◆結核の薬で耳が聞こえなくなる

　そいとなあ（＝それから）、新聞見よったら、ヒドラジドとかいう結核の薬がハンセン病にも効くいうて書いとった。アメリカで試したら、ハンセン病にも効いたいうて。「それなら」いうんで、それを買うて1年間飲んだんこともある。ほやけんど、（＝けれども）そのうちに、良う聞こえよった耳が聞こえんようになってきて、そいで飲むのを止めたんや。今でも、右耳は聞こえ難いけん、左耳で聞くようにしとる。

Ⅲ．妻は実家から縁を切られる

1. 妻：実家から縁を切られる
◆妻：実家からハンセン病の夫と離縁し、再婚するよう勧められる

　一方、家内の方は、私がこの病気になったんで、「もう、そういう嫌な病気に主人がなっとんのに、一緒に居らいで帰ってこい（＝一緒にいるのを止めて、実家に戻ってこい）。そしたら、女は、また道も拓けるから」と、再三言われた。やけども、「子どもが2人いることだし、私がこの家を出たら、田んぼを作る人も無しになって、この家が立ち行かんから、子どもが大きくなるのを楽しみに、家を守っていきます」と。

◆妻：離縁を拒むと実家から縁を切られる

　そう言ったら、「ああ、そうか。こちらの言うことを聞かんのなら、うちにも、嫁入りせんならん者も居るし、嫁ももらわんならん（＝嫁入りしなければならない娘も、嫁をもらわなければならない息子もいる）。親類に、そういう嫌な病気の人があるということになったら、うちの縁談にも差し障りがあるから、もう親兄弟の縁を切ってくれ。しかし、息子に嫁もろて孫もできたりして、年頃の子どもがみんな片付いたら、その先には、また何とかするかもしれん。それまでは、遠慮してくれ」と、こう言われた。それで、「はい」と言うより仕方が無かったんですね。

2. 妻：親の死に目にも会わせてもらえない
◆親の死に目にも会わせてもらえない、敷居を跨がせない

　そしたら1週間ほどして、兄が道を歩いているのを見つけたから呼び止めて、「普段は出入りはしません。しかし、私には年取った両親があるんだから、その親の死に目ぐらいは会わせてくれるでしょうね」と、こう言ったら、「何、お前、もう縁を切った以上は、親でもない、子でもない。何があっても、うちの敷居は跨がさんぞ」とそう言われた。

そんで、それにはもう、家内もがっくりきたんですよね。
3．妻：悪夢を見る
◆悪夢を見る：来てはいけないところに来てしまった、全身から骨が抜け落ちる

　そしたら、その晩に、家内が夢を見たんですね。山に柴を取りにいって、ひょっと向こうを見たら、岬の磯(いそ)に波が打ち寄せとる。あそこの磯の向こうに、私の家がある。しばらくお父さんやお母さんに会っていない。お父さんやお母さんはどうしているか、顔(たま)が見たいと思い始めたら、堪(かん)らんようになって、道もない所を柴を押し分け、桂に足を取られながら、やっとのことで家へ辿り着いて、庭先へ下りたったら、ちょうどお父さんが縁側に腰掛けて、煙管(きせる)でたばこ吸おうとしてるとこだった。

　「お父さん」って声をかけようとしたら、向こうが先に気付いて、こちらを見るなり、ふっと顔を横に振ってお尻を向けてしもうた。ほいだら、向こうの部屋の中で、兄さんと兄嫁が、こちらを厳しい目で睨(にら)みつけた。「ああ、此処(ここ)へは来ては駄目なんだ（＝来てはならなかった）。来たら駄目所(いかん)じゃった、来るんじゃなかった」と思ったら、全身から骨が全部抜け落ちてしもうて、ほいで、足元へ真っ白に散らばった。ほいだら、全身の骨が無くなったから、提灯(ちょうちん)を畳んだように、うにゃうにゃと、そこへ着き座ってしまったところで、目が覚めたんだと、夢からね。

◆妻にかける言葉がない

　そういうふうに、私には話してくれたけども、私にはもう、何ともそれ以上ね、「ああ、そうか」と言うたなり、慰める言葉が無かったのね。そういうふうにして、家内も生涯、縁切られてしもうて、親の死に目にも会えなんだ。家内も、それが大きなショックであった訳なんです。

Ⅳ．長女の出産と発病

1．長女：いじめに合い高校断念
◆長女がいじめに合い、高校に進学せず

　それで、長女も此処(＝大島)へ来とるんやけど、その娘が中学を卒業した時、高校へ行ったらどうかと言うたけども、「学校で苛(いじ)められて辛い思いをしてきたから、学校はもうごめんだ。それより、もう中学校でやめて、細々(ほそぼそ)とお弟子さんをみよるお師匠さんのところで、ひっそりと裁縫の稽古(けいこ)をさしてくれ」というんで、娘は高校へは行かなかった。

2．長女：結婚と第一子の出産
◆長女に養子をもらい、孫が出来る

　ほいで、「母親と祖母が百姓しよるけん、早いこと養子を貰(もろ)うて、手を増やしてやりたい」というんで、うちの親類へ頼み込んで、そこからお婿さんに来てもろて、18歳で娘を結婚さして、何とか人手が増えたというて喜んで。

　そしたら、まあ幸いにして、男の子が生まれたのね、娘が20歳位だったと思うけど。

3. 私：伝染を避けるために孫を遠ざける

◆幼い孫が階段をよじ登って会いに来る、病気を伝染さないために部屋に入らせない

　その頃、私は奥の間を明け渡して、2階の3畳の間に自分の部屋を構えてね。そんで、隣の8畳の間へ、妻がタンスやら鏡台やら入れて、女の人は荷物があるから。

　そしたら、3畳の間に居ると、孫が少しちょこちょこと歩けるようになったら、段梯子を小さな手で掴んで足を上げ、両足上げたら、上の段を手で掴んで、時間かけて、上がってくるんよね、儂が1人で居るのを知っとるからね。そして踊り場から、わしの部屋へ入ろうとするんだけど、わしは「入らすまい」と思って、中から障子を押さえる。

◆孫が泣く、私も泣く、孫は諦めて帰っていく

　ほいだら、子どもだから、それを開けようとするけど開かんから、しくしく泣き出すんだ。そやけど、「もし小さい時分に接触して子どもに伝染したら駄目」という思いがあるから、私は病気やけんね、障子の桟を押さえ付けて。子どもは障子の向こうで泣きょる、儂ももう我慢して歯食いしばっとんじゃけんど、頬を涙が伝うてね、流れたん。

　ほしたら、子どももしばらく泣いたら諦めて、後ろずさりで梯子を下へ下へ、帰っていくのね。

◆孫を背負う妻が憎らしい

　ほいだら、家内は田んぼの水を見に行くのに、「僕、おいで」言うて、背中へ背負うて行くのね。まあ、家内が憎らしいてね。「ええい、2つ3つ殴ってやりたい」ぐらい、腹が立ったんだけどね。

4. 妻：祖父（私）が大事な人であることを孫に教え込む

◆妻：仏壇の次に祖父に菓子を上げるように孫に教え込む

　ほんでも、家内が、農協に行ったら、帰りに饅頭、買うてくる。ほいだら、「僕ちゃん」言うて孫を呼んで、仏壇へ手引いて連れていって、「さあ、もったいさん（＝仏さま）へ、このお菓子をおまつりしようね」っちゅうて、孫の手に持たして仏壇へ供えさしてね。

　それから、こっちの間に座っとる儂んところへ来て、「さあ、今度は、じいちゃんにあげようね」ちゅうて、儂の手に載せてくれるの。ほいで、「今度は僕ちゃんにもあげるから、さあ、おあがり」と言うてするもんだから、

◆妻：祖父が大事な人だということは幼い頃から教え込まないと遅い

　お仏壇へ一番に備えるのは良えけども、何で儂より先に幼い子に遣らんのかと言ったら、「あんた、何を言うんね。この子が大人になって、『じいさんは病気しとるけんど、家の大事な人じゃから、大切にせな駄目のぜ』と言うたって、もう遅い。子どもの時分から、おじいさんは大切な人じゃ、大事にしてあげな駄目ということを教え込んどかなんだら、あんたは先で辛い目に遭うんで」ってね。そう言うて、家内も気遣うてくれよる。

5．長女：第二子の妊娠とハンセン病の発病
◆長女：下の子を妊娠中に発病

　そいたら、その孫が3つになった時、娘が2人目の子を妊娠した。そんで5カ月に入った時に、腹に赤い斑紋が出たの。

◆長女を早く養生させようと、大島へ相談にくる

　「これはもうハンセン病に違いないから」というんで、「此処（＝大島）に早う入れて養生さしたら」と思うて。それで、儂も、「これ以上家に居って、ついつい病気を伝染して、病人を出しては困るから」と思うて、此処へ相談に来たんじゃ、家内がね。

　そしたら、「此処では出産するような準備は何もできていないし、お腹に赤ちゃんの居る人は来てもろても困るから、そちらで出産して、身二つになってから来てくれ」と言うて、此処に断られて。

6．長女（家族）：出産を引き受けてくれる病院を探しあぐねる
◆病院に分娩を頼むが、ハンセン病を理由に断れる

　それから、○総合病院へ行って、病気のことを明かして、「伝染病室でも良えから、何とか出産の時だけ面倒見てやってくれんか」と言うて頼んだら、「いや、そんな恐ろしい病気の人は、この病院には受け入れるわけに駄目」いうて、断られたんや。

◆村の助産師さんが取り上げてくれる

　んで困ったなと思ってたら、土地に産婆さんが1人いてね。んで「心配せんでも、家に居んなさい。身二つになる時には、私を呼んでくれたら、来てちゃんと出産のお世話するから、安心して家に居んなさい。」と言うてくれたわけ。そいで、家にいた。ほんで、臨月がきて、家で生まれることになったから、急いで産婆さん雇ってきてね。そして、産婆さんが取り上げてくれた。

7．長女（家族）：第二子に伝染しないよう長女は一度も抱かず
◆生まれるとすぐ、妻と二女が孫の面倒をみる

　んだら、生まれるとすぐに、産婆さんが産湯をつかわしたら、家内が待っとって、急いでその子を産婆さんから受けとって、子を生んだ奥の座敷から表の間へ連れてきて、家内と、今家を守っとる二女が、子どもの世話をしてね。着替えたり、ミルクを拵えて飲ます。

◆長女：乳が張る、氷で冷やして乳を止める

　そいだら、お産した長女は、乳が張ってね。乳を茶碗に搾っては捨てる。そしたら、「乳を氷で冷やしたら乳が止まる」ということを人から聞いて、10月じゃのに、氷の塊を買うてきて、タオルに包んでそれを乳に押し当てて、そうやって乳を冷やしたら、やっと乳が止まって。

◆出産後すぐに大島へ、子どもは1回も抱かず

　そして出産して35日たった、昭和37年の12月の22日に、連れだって家を出たわけじゃね。ほやから、わが子でありながら、1回も抱きもせんかった。

8. 長女：第二子の死
◆ 1歳で肺炎で死亡、こんなに早く死ぬのなら抱かせてやればよかった、可哀想なことをした

　ほいたら、その女の子は1年後に肺炎を患って亡くなってしもうた。ほやから、そんなに早よう死ぬのが分かっとったら、抱かしてもやったり、乳を搾って捨てな駄目ほど出とったんだから、1回でも飲ましてやったら、どれだけ本人は嬉しかったか分からんだろうに、無理に引き離してしもうて、可哀想なことをしたなあと思ってね。そんなことがあったんや。

Ⅴ．同病者の優しさと生きる努力に感化

1. デマ（療養所は酷いところ）
◆療養所はひどい所というデマ、家族が家にいるようにと言ってくれる

　ほやけども、らい療養所に入ったら、やれ薬で殺されるの、ひどい目に遭うのという、デマを耳にしとるもんじゃから、家の者も、「そんな所へ行かいでも、ここは1軒家じゃから、家に居れんようになったら、山で小屋かけて、ほいでご飯を運んで面倒見るから、あんたは指図だけしとったら良いんだから、家に居ってくれたら良えんだから、居ってくれ。居んなさい」と言うてね。

◆自分も行きたくない、島流し

　それで儂も家を出たくないし、島流しに合うと思うとるもんじゃから決心がつかず、家内と母の言葉に甘えて、とうとうずっとおったんじゃけんど、

◆発病した娘を治してやりたい一心で、一か八か来る決意

　娘が発病してしもうたから、「何が何でも、早う行って治してやらな駄目」と思って。「療養所も昔とは違うじゃろうから、とにかく、もう一か八か行ってみよう」ということで、やっと、私も娘が発病したことで、此処へ来た訳なんだけんど。

2. 入所者の笑う姿にびっくり
◆入所者の笑う姿にビックリ、私は発病以来、笑ったことがない

　しかし、私としたら、「此処はもう人生を諦めて、溜息交じりの寂しい暮らしを、皆さん送って居るのであろう」と、そう、想像して来てみた。

　そしたら、高松の出張所（＝高松港の桟橋近くに大島青松園の出張所がある）へ来たら、後で分かったんだけんど、ちょうど○さんが島の外へ買い物に出とった。それで、「店先に出とる物を見たら欲しくなって、買いよったら、商店街の真ん中へ行くまでに、財布が空になったから、もう戻ってきたわ、はっはっはー」ちゅうて笑うもんだから、「あれ、患者さんが笑いよる」と思って。儂は、そのくらい自分が笑うたことはなかった、長い間、発病してからずっと。そやからもう、びっくりしたわけや。

　そいで、ちょうど昼の便の船に乗って。大島丸っちゅうて、小まかったわな。それに乗って此処へ来たわけや。来たら、小雨がぽろぽろしていて、でも、大勢の人がもの珍しさもあってか、大勢で出迎えてくれて。

◆ここは皆が優しい、楽しそうに笑っている
　ここに来てみたら、みんな優しくて。そしてもう人生諦めて、ため息混じりの冷たい生活しよると思って想像してきたのに、まあ皆が「ははは、ははは」言うて笑うわね。楽しそうに。

3．患者作業の賃金の安さにびっくり
◆仮宿舎で一泊、大島での生活について説明、患者作業
　此処に来た日は、仮宿舎に親子で入った。ほんで、お世話係の男の患者さんが一人いて、大島青松園のことを一通り説明してくれたんです。
　ここでは、作業は全て軽症の患者がするということで、園内の掃除、炊事場の手伝い、それから、傷の手当、看護師さんが処置したら包帯を巻く、不自由な人にご飯を運び世話をすんのも、全て患者。患者が患者を看取って火葬までしとるということを聞かされて、びっくりした訳なんですけれども。

◆作業賃の安さにびっくり、ここはどこ？
　その方が言われるのには、付添看護は料金が良(え)ぇほうで、43円もらっとんだと。1日に43円。私は、それでびっくりしてしまいました。家では、女性は600円、男性は1日800円払って、来てもらいよった。「こんな賃金の少ないところが、日本にあるんじゃろうか、私はどこに来たんじゃろう」と錯覚を起こしてしまって、目も見えないもんですから、すっかり戸惑ってしまいました。

4．同病者の気遣いと優しさ
1）身の上を詮索しない
◆娘と別れて、不自由者棟へ
　そして、3日間を仮収容所に過ごして、娘は軽症の女子寮へ、私は、男子独身不自由者寮へ入れてもらったんですが、寮は、東から西へ、長く伸びていて、そこには、21畳の大部屋が、東と西に両端にあって、真ん中が10畳ほどの板間になっている。1部屋21畳の部屋に、7人が入居していて、それがその板の間に双方から出て、2列に並んで、食事をするようになっているんです。

◆身の上を細々(こまごま)と聞かれず、ありがたい
　んで入ったら、一般寮であれば、「どこから来たのか、年はなんぼになる、仕事は何をしていたか、目が見えんようになったのは何時からだ」というふうに、身の上について細々と聞かれるんですけど、此処では、「よう来たなあ。これから仲良うしようぜ」と、こう言うてくれただけで、一切身の上については聞かないんですね。それというのは、もうみんな、そういうことは一切、内密にして聞かないことになっているらしいんで、それは大いに助かりました。

2）ご飯を食べるのが早い－世話人（同病の軽症者）への心遣い
◆盲人はご飯を食べるのが早い、早さについていけない
　そしたら、食事時には、不自由者寮に、軽症寮から1人ずつ来て、食事の世話をして

くれて、その世話が済んだら、掃いて拭いて食器を洗って帰っていくんですけれども、もうみんながご飯を食べるのが、速いの速いの。速い人は、5分で食事を済ます。

◆ご飯が早い理由：自分達の介護を担当する同病者への心遣い

　ほいで、あんまり皆ご飯食べるのが速いから、みんなが作業に出払って年のいった人が一人、こたつのお守りしとるから、「どうしてみんな用もないのに、ご飯、こんなに食べるのが速いんですか」っちゅうて聞いたら、「今看護に来てくれよるのは、夫婦舎の人や。あの人も家では主人の世話もせな駄目(いかん)し、家の掃除も洗濯もせな駄目(いかん)。それを済ましたら、自分の治療にも行かな駄目(いかん)。自分の仕事があるのに、来てくれよるんじゃから、こちらも早う食べて用事を済まして、早う帰ってもらわなんだら駄目(いかん)。あんまりぐずぐずしよったら、嫌われるから、それで、皆、できるだけ速う用を済まして帰ってもらうために、食事も速いんだ」というてね。そういって、「なるほどな」と思ったんですよ。

3）自助具の準備

◆初めてのフォークや金属の皿に慣れない

　ほんで、私は、家では唐津の茶碗で箸で食べていたのが、ここでは、丸いアルミの下が平らな食器になっていて、それから箸からフォークに変わったもんですから、なかなか都合が悪うて、人よりも遅れて、人並みにご飯が済ませない。

　仕方がないから、食器へ顔を擦り付けるようにして、フォークでご飯を口ん中へぱくぱくと放り込んでいく。ほんで、ご飯済んだら、今度は、おつゆをごーごー吸うて、次はおかずをぱくぱくと食べたら、「おっさんよ、妙なことしてご飯を食べるのう。ご飯を1口食べて、おかず食べて、交互に口へ入れていったら、美味(おい)しいんぞ。そうして食べな」と、言うてくれるんですね。まあ自分の家では、そうして食べてきたんだけども、フォークで食べたことがなかったもんだから、あっち食べこっち食べするだけの余裕が無かったんですね。まあ、慣れてきたら、後には、そういうふうにできるようになったんだけども。

◆盲人用の湯呑みを買ってくれる、優しい

　そしたらまた、家から持って来た小さい湯呑を出したら、「おっさんよ、こんな小(こ)まい湯呑では、火傷(やけど)したり、飲みにくかったりするから、売店に『めくらまし』があるから、それ買うてきてあげるから、それでお茶を飲み」。そう言うたから、「ああそうですか、そんなもんがあるんだったら、頼んます」と言うて頼んでおいた。そしたら、「買うてきて、洗うて押入れに入れてあるから、明日の朝から、これでお茶飲んだら良えよ」って。

　あくる朝、それを出してきて、「おっさんよ、どのくらい入れようか」ってんで、目も見えないし、湯呑ぐらいのつもりで、「いっぱい入れてくれたら、飲みやすい」いうたら、「ああそうか、ほんなら、入れてあげよう」。そう言うて、じゃーじゃーじゃーじゃー入れるのを、じーっと待っとった。んで、「さあ、おっさん、入った、おあがり」。そ

う言うて入れてくれた。
　ところが、口持っていって触ってみたら、なんと「めくらまし」っちゅうのはうどん茶碗。それに並々とお茶をついでくれたもんじゃから、なかなか飲み切れんで、やっとこさ、お茶吸うてね。お茶で腹がいっぱいになって、朝ごはんが食べれん、これには、往生した。そんな失敗もあったけど、非常にみんなが優しかったで。

◆針金で作ったボタンかけ（自助具）
　そしたら、私が持ってきとるシャツは、ずっと前開きのボタンがついてる。そいで、「すんませんけど、ボタン合わしてくれますか」言うたら、ここでは、皆手が不自由で、ボタンをかけられる人は、1人も居らんの。
　だから、「世話人さん（＝軽症の入所者が身体の不自由な入所者の世話をする）が来たら頼んだげるから、それまで待っとり」言ううちに、世話人が来てくれて、ボタンかけてくれる。けど、「こりゃ、新のシャツやけん、ボタンかけ難いな、誰かボタンかけ、持っとらんか」つうたら、それを出してきて、造作なしにかかる。
　「ああ、香川県っちゅうところは、ボタンかける器械まで売っとんやな。うちの方では、ボタンかける器械やいうのは、聞いたこと無かった」そう思って、「わしも、ボタンかける器械を買おうと思うが、家から来る時に2万円持ってきとんじゃけど、それで買えますか」っちゅうたら、「そんなに2万円もボタンかけ買うたら、骨にいっぱい積むほどあるわ」いって、みんなが大笑いした。
　そしたら、1人が立っていって、「ちょっと唇で触ってみな（＝ハンセン病では知覚神経麻痺のため指先に感覚のないことが多いが、唇には感覚が残る）」っちゅうてね、ボタンかけを触らせてくれた。そしたら、針金を数字の9の字に丸めて、それをボタン穴にいれて、貝ボタンを引っ掛りだすんやった。なんと、針金やった。

4）焼き芋の差し入れー家を思い出して涙する
◆焼き芋を焼いてくれる、家を思い出して涙が出る
　んで、21畳の部屋に、7人が並んで寝床を敷いて、真ん中に、大きな掘りごたつが1つあって、それが暖を取る方法であった。んで、朝早く、寮長さんが、その掘りごたつへ炭を入れて、皆が寝よるうちに、火を熾してくれる。
　そしたら誰かが、芋を焼いてね。そいで、芋の焼ける匂いがぷーんと匂ってきた。「ああ、家に居る時にも芋を焼いて食べたなあ」と思うたら、家が恋しくなってきて、ぽろぽろっと涙が出るもんじゃから、涙見せまいと思って、布団を頭からかぶって寝とった。
　そしたら、トントンとわしの布団を叩いて、「おい、おっさん、芋が焼けた、おあがり。皮は半分むいてあるからな。手で持つところは、火傷せんように、新聞紙で巻いてあるから、この紙のところを握っておあがり」と言うて、まだ来て2日か3日やのにね。そういうふうに親切にしてくれたのは、今もって忘れられないんですけどね。
　聴き手：いくつの時ですかね。大島：46歳かな。ここへ来て52年になるから。

5）気管切開した寮長（みんな障害をもっていたわり合う）
◆寮長は熱こぶで気管切開をしていた

　んで、そんなふうに、非常に親切にしてくれた。ところが、寮長さんが、どうも変な声で物を言う。「妙な声を出す人じゃなあ」と思うたら、後で聞いたら、喉を切開しておった。熱こぶで、喉が腫れて呼吸がでけんようんなって、喉を切って、気管に管を入れて、ほいで、ここの管から息しよるわけ。ほんで、もの言う時には、その管をちょっと指でフタしてものを言うから、おかしな擦れた声が出るんね。そういう人が何人か、聴き手：何人かおりましたね。私の就職した頃には。大島：居ったんですね。そんなこと知らんから、ああ変な人だなあと思った訳です。

5．文芸への目覚め
1）盲人会への入会
◆盲人会への入会、皆が川柳・点字・手紙・音楽などを楽しんでいる

　そいで、隣の部屋にIさんがいてね、早速、盲人会へ入会の手続き取ってくれて、白杖1本貰ろてきてくれて、盲人会へ入会さしてもらったん。そいで、Iさんに付いて、盲人会館にいったら、その頃、Mさんが盲人会長をしとったでね。それで、短歌・俳句・川柳といった文芸を志す人は、それを熱心にやっとるし、年寄りは、そういうことはやらんから、週1回、盲人会館に集まって太鼓を叩いて民謡を練習する。それから、点字クラブがあって、点字を習って、点字で手紙を打ったり、短歌や俳句の新聞の募集があったらそれに投稿して、入選したら見せ合って喜び合う。それから刑務所へ点字の手紙を出したら、向こうから点字の礼状がくる。皆、それぞれにやっとんだそうです。

◆盲人会へ、心を入れ替える足しになる

　それを聞いて、「これは駄目」って思て、そこでもまた心を入れ替える一つの足しになったんだけどね。

2）川柳をはじめる
◆川柳をはじめる、薬の反応で熱が出て入院、はじめて作った歌は入院のこと

　此処に来て、1年も過ぎた頃、初めて39度の熱出して、初めての正月は入院しとった。ほいで、また1月20日ごろに熱が出て、3月にも入院してね。やはり、薬の反応で、再々熱出して、その年は、ほとんど病棟暮らしであったんだけどね。「川柳は、五七五で、思ったことを作ったら良えんだ」と教えてくれて、一番やりやすいからと思って初めて作った川柳が、「*蚊帳を吊り、破れているを蚊が教え*」。

　その頃、ベッド蚊帳いうて、ベッド一つ一つに蚊帳を吊っとった。「あれ、どっから蚊が入ってきよんだろう」と思ったら、隅っこの方に、ちょっと穴が開いとってね、そっから入りよった。そいで、そういう川柳を作ったら、「こりゃあ、推敲する余地はあるけんど、良えんじゃないか」っちゅんでね。それで川柳グループに入れてもうて、作るようになったんじゃけどね。

3）点字（舌読・頬に固定して点字を打つ）－生きるために努力する姿に感銘
◆点字を習う

　そして、点字もまた教えてもろて、点字機を借りて、あいうえおから五十音を覚えて、単語をやっと書けるようになったんだけど、その頃にテープレコーダーっちゅうのが出てきて、そっちで読書もできるし、声の便りもできるようになったから、点字はわずかに単語が打てるまでで、お終（しま）いんなったんだけども、

◆舌読（ぜつどく）、唯一感覚の残る舌で点字を読む、舌先の粘膜が破れ、点字が血に染る、痛みに耐えて続けるとやがて舌読できるようになる

　中には、点字で、文通やら文芸への投稿やらしよる人も居（お）って、手が麻痺してしびれとるから感覚が無いし、曲がっとるから、点字が読めんでしょう。そいだら、舌の感覚だけは残っとるから、舌先で点字を舐（な）めていくの。ほいだら、点字の固い用紙のつぶつぶを撫（な）でていくから、皮が破れて、ほいで点字が赤く血に染まる。そしたら、それをほかして（＝捨てて）、また点字をこつこつ打って、そいでまた舌で確認して、捨ててはまた打つ。舌先が裂けとるから、辛いものやら冷たいもの、酸いものがしみて痛（い）て、一時は食事も喉を通り兼（か）ねるというような時もある、それも我慢して。

　そうしよるうちに、だんだん舌先に薄い皮が張ってきて、ほいだら、舌から唾液も出んようになる。舌読（ぜつどく）っちゅうんだけど、そうしたら、点字が舌先で読めるようになる。

◆舌読：生きるためにそこまで努力する盲人の姿に感化される

　そこまでやっとる人が何人かいてね、生きるためにそこまで努力しとるんだ。それを見て、「こりゃあ、私もうっかりしとれんぞ。何とかしたい」と思って、それで、皆のように、まあ舌読まではいかなんだけどね、盲人会へ入って、向上心を養っていこうと思うようになったわけです。

◆頬に固定して点字を打つ

　一番感心したのは、手が不自由な人が、鉄筆（てっぴつ）をゴムひもで手にくくりつけて、こつこつやる。〇さんなんかは手の指が無いからそれでは駄目だから、ほっぺたに鉄筆をペタッと押し当ててね。こうやって顔をうつむいて、六つの点の穴を開けていくのね。びっくりしたね。そりゃあ必死にやっとるからね。そうやって点字習ろうて、友達のところへ手紙出したり、また刑務所へ点字の手紙を出したら、向こうは点字習ろうて返事くれるのね。こっちの手紙を喜んで、返事くれる人が何人かいたからね。わしゃ、そこまではようせなんだけど（＝できなかったが）それでも単語だけは打てるまで習ろたけどね。

4）哲学書を読破
◆仲間が本を読んでくれる

　ほいで、同じ徳島から来とったMさんは、わしの部屋を時折訪ねてきてくれて、「何でも用があったら言え、してやるぞ」って言ってくれて。私は、家で元気な時から、目が見えなくなってからも、百姓して働くことだけに集中してきたから、文芸とか学問的なものは何も身に付けてこなかった。学校9年間出ただけで、あとは、もう百姓仕事に打

ち込んできた。で、ここへ来て、皆さん方が、それぞれ、川柳や短歌や文芸を身に付けておられるのを知って、「こら、何とかせな駄目(いかん)」と思うた矢先だったから、勉強したいと思って、「本を読んでもらえるかしら」と頼んだから、夕食後1時間、時間をくれて、本を読んでくれだしたんや。

◆身に付く本を所望すると仲間が哲学書を紹介

ほれで、同じ寮にYさんっていう人が、私より1つ上で、戦争中、軍曹でビルマにも行っとった人なんだけど、その人が本が好きで、沢山本を買うて持っとったんで、わしが「Mさんに本を読んでもらうから、図書室で本を借りたいんやけど、手続きはどうしたら良いんか」っちゅうて聞いたら、「いやいや借りに行かんでも、儂(わし)が沢山本を持っとるから、何でも言え。雑誌が良けりゃ雑誌、単行本が良けりゃ何でもあるから、儂(わし)が貸してやる」言うてくれて。

ほんなら、「せっかく読んでもらうんじゃから、雑誌や小説よりか、少し為になる身に付くような本を読んでもらったらと思う」ってそう言ったら、「ああそうか、任(まか)しとけ」って、そう言うて帰ったら、3冊持ってきてくれた。ほいでMさんが見たらね、哲学書。聴き手：難しい。

大島：うん。難しい。西田幾多郎っつう哲学者、その人が書いた『善の研究』っていうのとかね。それから、『哲学入門』と『初心者のための哲学書』と、そんな本を3冊貸してくれた。聴き手：ああすごい。大島：それで、一番最初に、哲学書を何冊か読んでもらってね。

◆初めて哲学書に触れる、分厚い本も読破、友人の結婚でできなくなるまで継続

初めて、「哲学書ちゅうもんはこんなもんか」と知ったわけなんですけど、それから何冊も哲学書を読んでくれて。色々な本を50冊ぐらい、Yさんから借りて読んでもらいましたよ。分厚い本になると、500ページ以上はあっただろうと思うんだけど、戦艦大和は最後は戦争で沈められてしまったけど、戦艦大和の建造から沈められるまでのことを書いたぶ厚い本もありましたね。

それで、Mさんが結婚することになって、まあ奥さんの手前、私のところばっかり来とるわけにも駄目(いかん)から、本はそこで打ち切ったんじゃけど、5時に来て6時まで、1日1時間30ページだけ読んで帰ってくれた。それが大いに役に立って、結局50冊くらい読んでくれて、勉強させてもらいました。

5）機関誌「灯台」への投稿

◆機関誌「灯台」への投稿、代筆を手伝ってくれる友

それからMさんが、「何でも書くもんがあれば書いてやるぞ」ということで、『青松(せいしょう)』や『灯台』、これは盲人会や園の機関誌なんやけど、それに掲載する雑文を、Mさんに代筆してもらって、私も50遍以上は書いたと思う。それから島の外へも、十何回か出していったりして。相当、Mさんに世話になったんだけど、彼は先に亡くなって逝かれましたけども、まあそれが1つと。

6. 島から社会へ（壺阪寺住職の諭しと招待）
◆壺阪寺の住職：島からでるようにと諭される、壺阪寺に招待

　それから、もう1つは、昭和41年の12月末ぐらいでなかったかと思うんだけど、はっきりした日にちは、盲人会で調べりゃ分かるんだけども。奈良の壺阪寺の住職常盤勝憲先生いう坊さんが、盲人会を慰問してくれて。その先生があいさつの終わりに、「皆さんは、もう既にハンセン病という病気は治っているんだから、目が見えないとか、手や足に不自由はあっても、それは身体障碍者であって、ハンセン病者ではない。だから、もういつまでも島に籠ってないで、どんどん高松の街へ出ていらっしゃい。そうすることが啓発にもなるんだから、出て来な駄目。そんで、まず手始めに、私のお寺へ招待してあげよう。皆さんを一度に呼ぶわけに駄目から、1回に7人、それに付き添いが7人。それから園の係が1人と看護師さんが1名。一番最初は16名、招待してあげよう」と。2回目からは、もう1人、荷物やら買い物を手伝う人が増えて17人になったんだけど、1回目は16人。それで、昭和42年の4月頃であったと思うんですけれども、言った通り16名が招待されて壺阪寺へ行った。「来る時は、新大阪駅までの運賃は自分で持ちなさい。そして、大阪駅まで来てくれたら、あとは壺阪寺で全て費用は持つから、そのつもりでいらっしゃい」ということで、一行16名が、初めてこの島を出て旅行に行ったわけなんですね。

◆壺阪寺への旅

　そんで、まず、朝ここを出て、列車の中でお昼のパンを買うて食べて、それで大阪駅へ着いたら、もう既に○交通の立派な新車が迎えに来てくれて、そいで行きしな（＝行きの道中）には、法隆寺ですね、有名な。それと、橿原神宮をお参りして、そして、夕方に壺阪寺へ着く。

　そしたら壺阪寺には、慈母園という目の見えないお年寄りで、身寄りのない人を、全国から50人集めて世話しておられる。その方と、夕食後に懇談して、お互いに自分たちの趣味の歌を歌ったり、また三味線を弾ける人は三味線を弾いたりというような、交流を楽しんで。

　そして、明くる朝は、早うから朝食をとって、また○交通の車が来ていて、それで奈良の有名な法華寺とか、いろいろな有名なお寺を回って、奈良の大仏さんも行ったし、奈良の若草山で鹿と楽しんだりして、そいで、その日1日は奈良で過ごして、また夕方には、その車で帰ってきてね。

　そして、その晩には、その土地の有志の方、村会議員さんとか、婦人会の会長さんとか、県会議員さんとか、有志の方が集まってまた懇談して、そして、皆それぞれから、お土産の品やら金一封をいただいて、そして、その晩は壺阪さんで休んで、明くる日はその○交通の車で送ってくれた。それで、滞在中は、車の中にはガイドさんが付いてくれて。私は、それに2回参加さしてもらった。

◆盲人でも旅をすれば感じとることはできる→旅行が始まる

　そういうことで、壺阪寺へ、常盤勝憲先生が初めて、此処から盲人を導き出してくれて。それで、目の見えん者でも、旅行していろな所へいったら、見えんなりにも、其々感じてくるというんで。

　それから、北は北海道、南は沖縄まで、旅行をね。私は北海道行った時は、ちょうど脈拍が42しか打っていなかったから、お医者に止められたんだけど、沖縄へはそれが収まっとったから、3泊4日で行って、沖縄の戦争跡やら、首里城も戦争で焼けて、新しい門ができたところだったんで、その門の前で写真撮ったり。まあ、それが盲人会の私の活動の中で特に心に残る思い出なんです。

Ⅵ．故郷の家族への差別

1．孫の学校での差別
◆ PTA会長：孫を未感染児童収容所に入れろと迫る

　そんだら、これからは家のことなんだけど、まず、私の孫が、今53か54歳になるんやけど。その孫が小学校2年生の時に、PTAの会長が、校長室へ血相変えて乗り込んできて、「校長、未感染児童収容所というのがあるのを知ってるか」と。「いや、そういうものは、全く存じ上げません」、「そんなことでは、駄目ではないか」と。「ハンセン病を患った家の子どもは、その子が病気してなくて元気であっても療養所へ行って、療養所に未感染児童というのを集めて、そこで勉強させよるそうなんじゃ。うちの学校では、病者が療養所へ行っとるとはいえ、病気が出とる家の子が、我々、元気な家庭の子どもと一緒に勉強しよるではないか。早くその未感染児童収容所っちゅうところへ、やってしまえ。そうでないと、他の家庭の者がびくびくしよんじゃから、早くせえ」っち。そうしたら、「いや、そら、全く存じ上げませんで申し訳ございません」そう言うて、校長先生は謝った。

◆校長：保健所に苦情

　校長先生は叱られた腹立ちまぎれに、今度は、保健所へ、「ハンセン病を患った人が出た家庭の子どもは、療養所の未感染児童収容所という所に送らんと駄目のに、そこへ送らずに元気な子どもと一緒に勉強させよるばっかりに、私は怒られてひどい目にあった。それは、あんたらの怠慢によるものだ。早く未感染児童の収容所へ、やってしまえ」と。そう言うて、腹立ち紛れに、きついことを書いて、保健所へ手紙を出した。

◆保健所：校長の間違いを正す

　ほいだら、保健所では、「未感染児童の収容所というのは、例えば父親がハンセン病になって、その奥さんが実家に帰ってしまって子どもの面倒をみる人が誰も居らんとか、誰にも頼めんから、仕方なく子供を連れて入所してきた親子の場合に、子どもを一緒に住ますわけに駄目から、子どもは健康者の方へ置いて勉強させよる。病気した家の子は、誰でも彼でも、皆、そこへやらな駄目っちゅう訳じゃない。誤解しとる」って言うて、

保健所から2人が来て、こんこんと校長に事情を説明して。

◆保健所：自宅に寄り事情を説明、困ったことがあれば相談するように

　それから、帰りにうちへ寄ってね。そいで、「こうこういう事情で、今日、校長に話に来ちょったんじゃ」と。それで、「あんたたちが肩身の狭い思いせいでも病気のことやから、あんたたちは元気なんだから、今後、学校で何かがあったり、また、家庭でも、何かがあったら、皆、言うてくれ。そしたら、わしらが、それだけの処置をするから」と言うて、帰っていった。

◆孫：給食の食器は別にされる

　ほやけど、孫は、学校で給食が出よったんやけど、うちの孫だけは、食器は全部、色を変えて、洗うバケツもそれを保管しとく籠も、皆、孫のだけは別にしとったらしい。

◆孫：担任が家庭訪問で家の中まで入らない

　それで、年に1回、家庭訪問がある。ほいだら、担任の先生が「『あそこの家は行かいで良ろしい』と、校長先生がそう言うたけど、子どもが、『うちだけはどうして来てくれなんだんだろう』と不思議に思ったら駄目から、訪ねてきました。そやけど、もう家へ入るのはお許しください。ここで、立ち話で失礼します」と言うて、庭先で、家へは入らず仕舞でね。来てくれたことは来てくれたけど、庭先で立ち話をして帰っていった。まあ、そういうようなこともあったわけやね。

◆孫：いじめられる

　ほやから、孫は、だいぶ友達からも、「お前ところには、目の腐ったおじいさんがおったんだってなあ」いうて、だいぶ苛められたらしいけどね。学校から、帰ってきて、「そんなじいさんが居ったのかい」ってうちの家内に聞いたけんな、孫がね。その頃はわしはもう此処に入っとったけどね。

◆妻：いじめられた孫に対して、べそをかくなと叱る

　「そんな人は居らん、そんなこと言われたけんちゅうて、ベソをかくようなことでは駄目。男の子なんやけん、しゃんとしとんなさい。そんなことを人に言われたからって、気が惑うようなことでは駄目」ちって、わしの家内が、孫に、まあそう言うて叱りつけたって、聞いたんじゃけんどね。まあそういうことがあったんですよね。

2．隣組の習慣の廃止

◆隣組の習慣（葬式の手伝い、お伊勢講や金比羅講）

　ほいだら、一方、私の家庭の方ではね。隣組というのが昔からあって、15軒のご近所が1つになって、お葬式を手伝うてね。土葬だったから穴掘ったり、買い物に行ったり、昔は米を搗きよったから、その習慣で米一升を必ず持って、それと野菜か何かおかずにする物を持って、集まってお非時（＝会葬者に出す食事）を炊いた。突然亡くなったら、亡くなった家に、お客さんが大勢行ったら困るから、そういう習慣があった。

　それから、お伊勢講と金毘羅講っつんがあって、それは、お伊勢さんへお参りに行くのに、昔は歩いて行きよったけんな、裕福な家は良えけど、行けん家と行ける家がある。

それでお伊勢講と言うて、1つの組の内で、正月と5月と9月には、当番に当たった家では、お寿司とかを拵えてお酒を出して、みんなを招いて親睦を図る。その時に、皆が決めたお金を三回貯めといて、9月の時にくじ引いて、ほいで、くじが当たった人が、集めた金を路銀（＝旅費）にしてお伊勢参りをする。金毘羅講っちゅうのも、それと同じで、10月10日の金毘羅さんの例大祭の日に代表でお参りする。そういった隣組の習慣があったの。

◆若い衆：隣組から追い出そう、座敷に上がるのも食事をするのも嫌

　ほいだら、親が引いて代が変わって、若い者が集まるようになったら、そん中の若い者が、「あそこの家は、隣組から抜けてもらえ。あそこへ行って、座敷へ上がるのも嫌やし、それにも増して、あそこの家で拵えた物を食べるのは、どうも嫌な気がして駄目。」と、そう言い出したわけ。

◆年頭：家族は遠慮がちに寂しく生きている、村八分にする必要はない

　ほいだら、まあ大方の者は「それは良かろう」と、こう言ったんだけども、そん中で一番、年頭の人が「ちょっと待て。病気の出た人は、もう療養所へ行って居らん。そいで、家も、畳も何も新しく取り換えとるから、そんなに嫌がることもなかろうが。ほいで、あれだけ家族の者が寂しく遠慮がちにしとんのに、これ以上、隣組から村八分にするようなことしたら、可哀想な。そんなことはできるか」と。

◆若い衆：病気が移ったらどうしてくれる

　こう言ったら、若い者が、「ほんなら、もしあそこへ行って飲み食いしよって、病気が伝染ったら、どないしてくれるんなら。そうは言っても、菌がおって伝染ったら、どないしてくれるんだ。」

◆年頭：隣組の習慣を廃止、会堂を建築

　そう言って取り合ったら、「そうか、そんなら、もうちょっと考えさしてくれ」と言うて、その年頭の人が、ずっと腕組みをして考えよって、そんで、「もう今までやってきた習慣は、全てもう廃止せんか。全部廃止しよう。今まで家を順次回っていきよったのは、集会所が無いから、そうせざるを得なんだんや。儂の家に、皆が集まりやすい所に畑があるから、その敷地を提供するから、みんなで持ち寄って、皆が集まれる会堂を建てようじゃないか、この際。ほいで、そこが建ったら、家の主人はそこに集まって、当番は一人にビール1本ずつ準備して、それを飲んで親睦を図り、いろいろ土地の決めごとやらを決めようじゃないか。婦人会は、菓子を持ち寄れば良え。」と。

　んで、「お葬式は、今までは隣組で全部まかないよったけど、今は、仕出し屋っちゅうのがあって請け負うくれるから、無理にお米や野菜持っていって、隣組で煮炊きせんでも良え。ほいと、今までは、飛脚として隣村まで自転車で走りよったけど、今は電話があるから、電話でさっと用ができる。そやから、その家に集まることはせいでも良え。その代わり、その日は仕事を休んで、みんなは会堂へ集まって、用があれば手伝う。ほいで、出棺の時には、みんなでお見送りしよう。」そういうふうにいうてくれて、今

では会堂が建ったんですわ。
◆今では差別もなくなり、自分が療養所にいることを知っている人も少なくなった
　今はもう、そういう差別は無くなった、新しい若手に代わったからね。んで、わしが此処へ来とることも、もう知らん人が多くなった。まあ、そういうこともあったんじゃ。
◆昭和37年入所でも、戦前の差別とあまり変わっていない
　聴き手：最後に一つ聞いてもいいですか。大島さんは、昭和37年入所で、入所の時期が遅いんやけど、戦前や戦中に入った人の受けた差別と変わらんように感じるんだけどどうなんやろう、戦争終わって、時間がだいぶたっても、あんまり変わらんかったんやろうか。大島：らい予防法が廃止される前は一緒じゃ。差別も治療もあんまり変わらんかったと思うなあ。少なくとも、わしの周りのことは、話したとおりじゃった。

追悼：大島辰夫さんの最期のことば

　ライフレビューを語り終えた後しばらく経って、肺疾患により病状悪化し、病棟に入院された。草稿完成後（平成27年3月9日）、聴き手の三木えりかが、病棟のベッドサイドで原稿を音読し、大島辰夫氏に内容の確認をしていただいた。大島辰夫氏より、最後に一文、追加してほしいとの申し出があったので、以下に追記する。

最期に…
「今99歳まで生かされた。ありがたいと思っている。本にしてくれてありがたい、礼をいいます。おおきに……。大島辰夫より」
（3月18日に99歳の誕生日を迎えられ、平成27年3月26日3時18分　永眠）

3章

ハンセン病回復者　山本隆久　の語り

（聴き手　山端美香子）

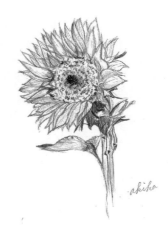

Ⅰ. 苦悩の時
  1. 発症から入所まで
    1) 旧制中学で発病、大学病院に入院、帰郷し復学
    2) 病状悪化、療養所入所を覚悟
    3) 親の反対を押し切って入所を決意
    4) 大島の海の美しさに驚く
    5) どうやって患者作業をすっぽかすか、評判が悪い
  2. 苦悩の時
    1) 自分の人生は終わった、死を考える
    2) 患者がどんな将来を送るのか分かっている、逃げるように療養所へ
    3) 入所者の自殺―精神が異常だから自分はこんな所でも無神経に生きられる
    4) 将来に燃えていた時期に発病した
    5) 人生を切り開く同級生と比べて惨めになる
    6) もし奇跡が起こって療養所を出られても、既に人生のスタートで出遅れている
    7) 夢希望が断たれた絶望感に押し潰される
    8) 老人のいない島―人生そのものが長くない
    9) 忘れることは最大の武器
  3. 体制に与(くみ)しない
    1) 自由のない苦しさ
    2) 体制に与せず、闘争にそっぽを向く
    3) 全患協の闘争は空振りに終わったが、目に見えない形で少しずつ改善
    4) 闘争に参加しないことへの批判には耳を貸さず
    5) 闘争の恩恵だけを受ける後ろめたさ
    6) 医療がない―命を守れるのか
  4. 学友との65年ぶりの再会を果たすのか否か―互いに歩んだ来た道の落差が大きすぎる

Ⅱ. 生き方の流れが変わった
  1. 暖かく見守る長老の勧めで全療協の東京本部へ
  2. 東京での生活
  3. 妻の勧めと内助の功
  4. 帰島の決心
  5. 帰島後、自治会長に祭り上げられる
  6. 時間と向き合えるものができた
  7. 全体としては中途半端な人生

Ⅲ．家族のこと
  1．母のこと
    1）療養所への入所を反対、一蓮托生で山奥で生きよう
    2）縁を切る覚悟を迫りつつも母の方が堪え切れず、母の面会が楽しみ
    3）高齢の母を心配して面会を止める
    4）マイコップを持ち込む母に怒り
    5）母に詫びたい
      ①自殺しないか心配をかけた
      ②母に当たり散らしたことが負い目
      ③母に詫びたい、墓に詫びる
  2．父のこと
    1）父を嫌う
    2）自分が年老いて、父の甲斐性に気付いた
  3．兄弟姉妹のこと
    1）発病後、一緒には住めないとけじめをつける
    2）兄弟と情の交流はない
    3）"一家の不幸を一身に背負った私が可哀想だ"と姉妹が心を配る
    4）甥姪の訪問を妹が止める
    5）"高松のじいちゃん"姪の子どもが甘える
  4．妻のこと
    1）まじめになってくれるのですか？
    2）患者同士の結婚を反対していた母の賛成
    3）周囲の大反対
    4）結婚後も遊び続ける
    5）妻への罪悪感
    6）妻への詫び状

Ⅳ．人生の友（陶芸）・淡い恋
  1．人生の友（陶芸）
    1）50歳を越えても生きている、いつまで生き続けるか分からない
    2）陶芸と自治会活動を隔年毎に、陶芸は自分の性に合っていた
    3）二度と島から出られない絶望感を刹那的に忘れさせるギャンブルよりも、陶芸の方が充実感があった
  2．青春の淡い恋
    1）准看護学校の学生との淡い恋

2）後遺症の出ている女性患者には目が向かない
3）周囲の反対

V．闘争と生活改善

1. 大島の閉鎖性
2. 闘争による生活の変化
   1）年金支給開始が生活改善の転機
   2）作業返還闘争
   3）抜いた刀を鞘に戻す―要求にも取捨選択を
3. 国には責任もって、最後の一人まで安心して天寿を全うできる体制を作ってほしい
4. らい予防法の違法性
   1）為政者・法曹界の無責任・無関心が、らい予防法廃止の遅れを招いた
   2）らい予防法がいかにハンセン病者を縛ってきたか

【プロフィール】
昭和 8 年（1933）　徳島県で生まれる
昭和23年（1948）　15歳で発病
昭和27年（1952）　19歳で入園
昭和30年（1955）頃　22～23歳頃に妻と出会い、昭和39年（1964）　31歳で結婚
昭和56年（1981）　48歳で全国ハンセン病療養所入所者協議会（全療協）に参加し上京
昭和60年（1985）　52歳で大島に帰園、自治会長に就任
平成 5 年（1993）　60歳で陶芸と出会う
平成26年（2014）　現在81歳、妻と生活。ハンセン病の後遺症は、両手足の拘縮・下垂足・視力低下。日常生活は自立し、陶芸と自治会活動を中心に活動している。自治会長。

Ⅰ．苦悩の時

1．発症から入所まで
1）旧制中学で発病、大学病院に入院、帰郷し復学
◆旧制中学3年で発病、大学病院で斑紋癩の診断

　山本：病気がわかったのが中学3年の終わりです。中学の3年が終わって、すぐ休学願を出して、京都大学病院に行って診てもらったら、「やっぱり間違ない、斑紋らいだ」って言われてね。で、「入院施設がありますか」って聞いたら、「ある」っていうことだったんで、もう家に帰らずに、そのまま貸し布団屋で入院道具を揃えてね、そのまま入院したんですよ。聴き手：京都大学病院は、強制隔離に反対された小笠原登先生のおられた病院ですね。山本：小笠原先生もいらっしゃいましたよ。私は、直接の関わりは少なかったですけどね。

◆大学病院に1年間入院、帰郷・復学

　で、大学病院に入院して、1年余りたっても病状に変化ないし、若いし、病院生活は退屈だし、で1回帰ってこようと思って。帰る時に先生には「注意はせんと駄目ぞ。これは3年から5年、注意せなんだら安心できんから、もし帰ってもまた病院へ。こっちに来るのが嫌だったら、薬代を送ってきたら薬を送ってやるけん」っていうことだったんだけどね。

　帰っとる間に、学制改革で、学校が変わってましてね。私が汽車通学で通った学校が、地元にできた高校に編入する形になっていましてね。そこの先生が「復学したらどうか。あなたはいつでも受験なしに、時期を問わずに復学できるから」って誘いにきてくれたんでね、その新しくできた新制高校に入ったんですよ。

2）病状悪化、療養所入所を覚悟
◆薬代は遊ぶ金に、新たな斑紋、ああもう駄目だ、療養所に入るしかない

　で、入って、親からもらった薬代を京都へ送らずに、友達と遊んで暮らしとったら、赤い斑紋（＝ハンセン病の初期症状として、白または赤褐色の平らまたは少し隆起した斑が皮膚に現れる。痛みも痒みも感じないのが特徴）が太ももに一つだけあったんだけども、それが顔にも一つ出てきたらからね、「ああ、こりゃもう駄目だな」と。

　で、決断をして。病院で居る時に、いろいろ知識が入っていましたから、やっぱり療養所に入るしかないんだなと。

3）親の反対を押し切って入所を決意
◆親：お前には我慢できない、療養所に行くなら逃げて帰らない覚悟を

　でも入るまでには、「療養所に入っても、おまえには我慢はできん」って、親も反対するし。当時、周囲の斑紋らいに対する評判は相当ひどかった。ですから、「逃げて帰ってくるようなことをしたら一家の恥。家族もここで住めんようになるから、もし行くんなら覚悟してくれ」って言われてね。

◆絶望感でいっぱい、自分の人生は終わった、1年間迷った末に入所

　で、行くまでにいろいろ迷いながらも、もう勉強する気もないし、もう絶望感でいっぱいでしたらからね。夢も希望も無くなったなと思ったから。

　どっちみち自分の人生がここで終わったんだったら、まあいつ療養所に行ったって、どっちみち将来がないんだから関係ないだろう、牛や豚みたいに飼い殺しにされることはないだろうと思って。それで1年近く迷って、うろうろしとったんだけどね、結局、親を自分が説き伏せて、自分で来たんですよ、此処へ。で、それが昭和27年の4月1日だったんですよ。

4）大島の海の美しさに驚く

◆大島の海の美しさにびっくり、山里の人間は海は知らない

　で、来てみると、これはあんまり人間が住めるような所ではないんかなって思ったけど、来てみて一番思ったのは、私は山里の人間ですから、海なんて知らなかったからね、海の景色が綺麗なのにびっくりしました。

5）どうやって患者作業をすっぽかすか、評判が悪い

◆此処で生きるのは大変、鷹揚に育ったので余計に、投げやり・成り行き任せ

　だけどやっぱり、ここで生きるっていうのは大変だなっていうのが実感でしたね、来た時は。ここに来るまでは割合、自由というか、鷹揚(おうよう)に育っておりましたから、余計ここでの生活が、投げやりにならざるを得なかったですね。ですから、ここに来て、人から受け入れられるようなことは、何一つせなんだ（＝しなかった）ですから、もう毎日がルーズで、投げやりな生活で、本当に成り行きまかせでね、何もする気もなかったですから。

◆患者作業をどうやってすっぽかすか

　ここへ来たら患者作業が待っていました。すぐ作業を割り当てられましたけど、その作業を「どうやってすっぽかすか」ってことばっかり考えてましたから。

　聴き手：作業はどんな感じで。山本：外来の治療助手っていってね、看護師さんが傷の交換をしたら、包帯巻いたり、注射したり。注射室に行ったら、針を研いだり、煮沸消毒したり。看護師さんと一緒に、終わった後は掃除したり。

　仕事は簡単なんだけど、やっぱり衛生が悪かったしね。厳しい仕事は、私、あんまりせんかったですよ。人に代わってもらってましたから。つき添いだとかね、病棟の看護だとかはね。

◆島外の妻子の生活を支えるために必死で働く患者に、代わってもらう

　聴き手：それはすぐに代わってくださる方がいらしたんですか。山本：それが、おったんですよ。やっぱり私みたいに、社会経験もなしに、学生からぽっと入ってきた者と違って、結婚してまだ十分に家庭が固まってないような人はね。子どもはいるし、僅かなお金でも、二重、三重に働いて、奥さんの所に送っている人がいましたからね。そんな人は、人が嫌がる仕事をいくらでも引き受けてやってましたからね。そんな人に頼

んでね、やってもらってました。
◆ 評判が悪い、若くて元気なくせに大人をこき使う、批判は気にならない

　評判悪かったですよ、そりゃ。「若くて元気なくせに、人がする仕事をせんと、年上の大人をこき使う」言うてね。評判悪くて、ぼろくそに言われましたけど、まあそんなことは何とも思わなんだ。こんなところに来て、希望のない生活してると、あれこれ言われたって、別にそんなこと気にならんのです、あんまりね。

2．苦悩の時
1）自分の人生は終わった、死を考える
◆ 自分の人生は終わった、ただ呼吸していくだけ

　聴き手：病気が分かって、園に来られる決意をされるまでに、かなり自分の中でいろいろな葛藤があったかと思うんですけど、そういった当たりにどういった思いが…。山本：そりゃもうね。「自分の人生、終わったんだ」と。「だからもう、これからは成り行きに任せて、呼吸をしていくだけだ」と。「もし行ったところが、どうにもならん程厳しければ、自ら命を絶ったら良いではないか」という思いで来ましたよ。だけど、そんなに簡単に死ねるもんではなかったですけどね。

◆ 死が絶えず頭の中にある、自分はなぜ生きているのか自問自答

　だけどもう、死に対するこう…、死の存在っちゅうのがね、絶えずもう頭の中の半分、隣り合わせにおりましたよ。それで、入ったところが24畳1部屋で、そこに11人ぐらいおりましたからね。自分の自由になるのは寝る時間だけですから。寝間を敷いて1人寝間に入って、寝つかれんままに考えることは、「自分は今、なぜ生きているんだろう」ということばっかりだったですね、夜が来ると。それにいつも悩みましたわね。しんどかったですね。生きるための目的だとか希望が無いんですから。どうしても自問自答するんですよ。

◆ 昼間はルーズに生活し、夜中になると真剣に考える、おまえはそれでも人間か、生きていられないのが普通だろうと自分を責める

　自分っていうのが、こっちとこっちに1人ずついて、昼間になったらルーズに、その時その時をだらしなく生きて、夜になると、今度はまともに考えるんですよね。「目的もないのに、今日もまた1日生きてきたやないか、一体おまえは何を考えとるんや、それでも人間か。人間なら生きておれないのが本真（ほんま）やろう」って。自分を責めるんですよ、一人の自分がもう1人の自分を。

◆ 犬猫でも自分の食い扶持は自分で何とかする、人から与えられた物で命を繋ぎ、生きている実感がない

　「犬や猫でさえ、自分の食べ物ぐらいは自分で持ってくるぞ」、今の自分の立場は、宛（あ）てがい扶持（ぶち）で、「旨くないなあ」って文句言いながら食べて、人から与えられた物で命を繋いどるだけですから。自分で生きているという実感が全然ないですからね。

◆生と死を行きつ戻りつ、明日は自殺しているかも
　そりゃもう絶えず、夜になったら死っていうものと隣り合わせで。本当(ほんま)に生きるか死ぬかっていうのを行きつ戻りつしながら、もうどれくらい、10年ぐらいは続きましたかね、いや、ずっと20年……。
　そりゃもう、絶えず、「明日はひょっとしたら、世の中とおさらばしとるんかな」と思ってみたりね。思うだけで、一つも行動には移さなかったけどね。ようせんかった（＝できなかった）けどね。

2）患者がどんな将来を送るのか分かっている、逃げるように療養所へ
◆ハンセン病者がどんな将来を送るのか理解している、人にばれては困ると思い退学
　大学病院から戻った段階で、この病気になった者の将来っていうのを、ある程度理解できましたから、ほりゃあもう、何するのもつまらかったですよ、学校を退学してからね。高校2年の2学期で退学したんですよ。「ああ、こりゃもう駄目、人に分かったらあかん」と思って、退学して。

◆自分で療養所に連絡し、逃げ隠れするように来た、学友間でうわさになったが「探したら悪い」とそのままに
　同級生もどうも、私のことを探したら悪いと思ったらしいです。急に居なくなったでしょう。こういう事情で退学して皆と別れるからって、表向き言うて辞めるわけいきませんから。自分から、この療養所の場所を聞いて迎えに来てもろうて、山のてっぺんで落ち合うようにして、そんでこっちに来ましたから。もう逃げ隠れするように来ましたから。急に学校へ来んようになったから、噂にはなったらしいんです。「どうしたんや、この頃一つも学校へ来んな」って、「どうも辞めたらしい」、その内に「どうも隔離されたらしい」って、こんな噂が出た。「隔離された。そういう立場だったら、探したら悪い」というんで、そんでそのままになったらしいんです。

◆大学病院から戻った時点で、投げやり、何もする気がない、人生の中で最も苦しい時間
　退学する前からとにかく、京都大学病院から戻った時点でもう、本当に何もする気がなくて、投げやりになって。あれはしんどい時間だったですね。自分の人生の中で、一番しんどい、あれから20年ぐらいっちゅうのが一番しんどい時間。寝ても覚めても、夜になるとそれを考えるから。

◆生と死を行きつ戻りつ
　本当(ほんま)にね、こんなに時間が経ってみると、あっけらかんと、毎日生活してますけど、病気になった当時の気持ちっていうのは、あの当時の気持ちを振り返ったり、思い出すっちゅうことはできませんもんね。あの時の心の葛藤っていうのは、毎日毎日、悩んだもんねえ。生と死を行き来するちゅうのは、ああいう時のことだろうね。

3）入所者の自殺―精神が異常だから自分はこんな所でも無神経に生きられる
◆入所者の自殺、人は妹の破談が原因と噂するが、本当は人生の絶望したこと
　私ぐらいの年齢で、3人首吊って死にましたからね。あれが本当(ほんま)なのかなと思ってね。

T高校の途中で発病して、私と同じ年ぐらいで来てましたけど、妹が結婚するようになっとったのに、この病気が分かって破談になったいうんでね。人は「破談を苦にして死んだんだろな」って言うけど、そればっかりでは無しに、やっぱり自分の人生にどうしても絶望するからね。私もそうでしたもん。絶望しとったもん。ほやけん（＝だから）、自分だってどうなっとったか分からんと思いますね、あの頃は。

◆ 精神が正常だから自殺する、自分は精神が異常だからこんな所でも無神経に生きられる

あの頃は割合ね、年がいった人でも首くくる人がおってね、松の木でね、私が入った当時はね。「あー、あの人は、精神が正常なんだな」と思ってね。こんな病気になって、こういう狭い所でしか、生涯もう生きられんっていう、そういう状況になって、まだ生きている自分というのがね、やっぱり当たり前に思えんのよね。普通に思えんのですよ。「どこか自分の精神に異常さがあるから、こんなところでも無神経に生きておれるんかな」と思ってね。

4）将来に燃えていた時期に発病した
◆ 大学を卒業させてくれれば親に望むものはない、後は自分で自立する、将来に燃えていた

ほんで一番多感ですしね。病気になったんが中3の終わりですから。いやー、ほらもう、燃えてましたから。

もし大学まで親が出してくれりゃ、後はもう親には何も望むものはない。それも早くから思とったからね。旧制中学に上がった時に、次はもう大学、親が出してくれりゃ、もう後は自分で自立していくんだという思いを持ってましたから。今の子らみたいに、高校生にもなって、将来何になるのかも考えんちゅうのは、どういうこっちゃ。贅沢過ぎるんかと思ってね、物がありすぎるからね。

5）人生を切り開く同級生と比べて惨めになる
◆ 同級生の進学や就職が気になる、同級生と比べて惨めになる

ほんでまた、しょうもないことを考える。「同級生の誰それは大学に行ったかな、どの大学に行ったやろかなあ」とかね。「卒業して何になっとるかな」とか、その時その時で考えるんですよ。妹から、ある程度のことは聞いていましたからね。そしたら、今度は、余計に自分が惨めでね「反対におまえは何や」いうたら、療養所の中でくたばっとんですからね。やっぱり10年といわず20年位は、しんどい人生でしたね。

6）もし奇跡が起こって療養所を出られても、既に人生のスタートで出遅れている

で、「我慢してがんばっとったら、何か思いがけない奇跡みたいなものが、降って湧いてこんかな」というような、しょうもないこと考えるんです。

でも、「今更、もし奇跡が起きて療養所から出れたとしても、もう人生のスタートで、わしは出遅れとるやないか」そんな、消極的な後ろ向きなことばっかりしか、考えなかったです。

7) 夢希望が断たれた絶望感に押し潰される
◆商社マンか国家公務員か医師になりたかった

聴き手：勉強をされていた当時は、教師になりたいとか、そういったことはあったんですか。山本：いや、教師はなっても良えけど、わしが教師になったら、良い生徒が育つだろうなとは思ったけどね、悪も知ってますから。中学高校時代は、いたずら半分、面白半分に、スリルを味わうように悪いこともしましたからね。

旧制中学を受験して入った段階で、もうどの大学行こうって決めてました。ほんで親には、大学を出してくれたら、もう、わしは世話にはならん、大学さえ出してくれたら、後は自分で自分の道を開いていくと。

なりたいと思うたのが、一流企業の商社マンが一つ、それと国家公務員だなあ。体がこんまい（＝小さい）から公務員になって、どんな役所に入れるかは分からんけれども、国家公務員になってある程度まで出世したら、民間に横滑りするだとか、打算的なことはよく考えてました。

一番親から言われて、進まな駄目のかなと思ったのが、お医者さんです。お医者さんになると食いっぱぐれがないから、親に「医者になれ」って言われてました。医者になるも何も、とにかくもう、高1で外れてしまいましたから。

◆進学断念よりも人生に絶望、夢希望が断たれた苦しみは乗り越えられない、絶望感に押し潰される

聴き手：進学を考えられてて、断念せざるを得なかった。それを、どう乗り越えてこられたんですか。山本：乗り越えられなんだです。

進学を諦めるっていうのは付属的なもので、むしろ、進学を諦めるよりか、人生に絶望する状況に置かれましたから、病気になったことで。これでもう、隔離されて二度と出ることができないとなると、これまで描いてきた夢も希望も、進学もその一つですが、そういうことは一切断ち切られたんだということを、覚悟するしかなかったですから。だからもう、そのことに、自分自身が押し潰されてしまいましたわね、此処に入ったことによって。何をする気にもなりませんでしたから。

8) 老人のいない島―人生そのものが長くない
◆老人がいない、50歳位までで人生が終わる、一層人生に希望が持てない、捨て鉢、虚無的

ここへ入ると隔離されて、貧しい極貧の生活を強いられるんだというようなことは、親からも聞かされていましたけれども、実際に来てみると、老人が居ないですわね、年いった人は。大体50歳ぐらいまでで人生が終わっとるような気配がしましたから。

これはもう、いよいよ自分の将来なんて、「命そのものがそんなに長くないんだ」と。じゃけん、一層、もうこれから先の人生に希望が持てないということに、拍車がかかりましたわ、「何をしたって、もうどうにもならないんだ」と。ですから、生活は捨て鉢で、気持ちが虚無的で、何をするのも虚しさが先でした。

9）忘れることは最大の武器
◆忘れることは最大の武器

　だけど、だんだんだんだん、やっぱりそういう思いが薄れてくるっちゅうか、忘れるっていうかね。「人間が忘れられるちゅうのは、大きな武器やな」と思いました。「こんなの忘れられなんだら、もうとてもじゃないけど、行き詰ってしもうて堪らんなあ」っちゅうようなことを、実感しましたけど。

◆20年過ぎた頃から苦悩が薄れ、今は過ぎ去りし過去となった

　20年過ぎると、いつの間にか、そういうふうな苦悩が薄らいできました。だんだんと薄らいでね。

　今や、年ですね。そういうことは一つも、一人で寝とっても、頭の中に浮かんできませんから。今は、もう全然。そんなことはもう、彼方へ行ってしまってますね。忘れてしまって。

3. 体制に与(くみ)しない
1）自由のない苦しさ
◆対社会的にも島内でも自由がない、プライバシーがない、古い者が力を持つ

　聴き手：入所後は、どんなことが苦しかったですか。山本：昭和27年に入所して、その時は精神的にも物質的にも、生活面では非常に厳しい状態が続きました。1980年代に入るまでは、大島青松園の場合は、園内の生活は非常に厳しいものがあったと思います。

　一番つらかったのは、自由がないっていうことです。拘束されて、法によって島から出ることは許されんし、島の中でもプライバシーが認められない。古い者が力を持つという状況がありましたんで、島の中の生活も、対社会的にも自由がない。そういうのが一番苦しかったですわね。

2）体制に与せず、闘争にそっぽを向く
◆体制からはみ出す、野放図

　聴き手：自由がないということに対して、ストレスもあったかと思うんですけど。山本：私の場合は、意識的に反発するっていうんでなくて、自分の本質的な体質いうんですかね、体制に入るということを受け入れられんので、それからはみ出すような生活を平気でやりました。割合、窮屈ではあったんだけれども、それに負けるっちゅうことはなかったです。

　本当に、野放図に、投げやりに、成り行き任せに生きてきたところがありますから、どうも一つの型にはまったり、体制にはまるっていうのが苦手で。

◆全患協や自治会の闘争にそっぽを向く

　私が入所した時にはもう、自治会組織があって、前年に全国ハンセン病患者協議会（＝全患協・現在の全国ハンセン病療養所入所者協議会）っていう全国組織が出来てましたから。その活動の中で、大島の自治会でも、らい予防法の改正あるいは廃止を目指

していました。自由を拘束されて強制作業をさせられたり、治外法権的に園長が懲戒検束権を持って、悪いことした者を罰として拘束したり、減食したりする権限を全部園長が持ってましたから。そういうふうな、社会的な矛盾についての反骨心はありました。組織としては活発にやってましたね、私が入った頃には。作業ストライキだとか、ハンガーストライキだとかいって、組織活動としては活発にやっていました。

けれども、私はそんな時でも、そっぽを向いてましたから、「今さらそんなことして、何になる」っていうような、投げやりな気持ちで。だから客観的に見れば、自由が無いっていうのが、自分の中でも大きなウェイトの占める苦しさではあったんですが、日常生活の中では成り行き任せでしたから、神経質に自分が悩むっていうようなことはあんまりなかったです。

3）全患協の闘争は空振りに終わったが、目に見えない形で少しずつ改善
◆ハンストや作業ストライキをしたが、らい予防法闘争は空振りに終わり、らい予防法は平成8年まで継続

聴き手：他の方がストライキをされたりしたことによって、何か改善されたこともあったんでしょうか。山本：改善されたことっていうのは、極端には無いんです。ある日突然に良くなったとか、期日を期してその時から良くなったとかいうんは、1980年代に入るまで無かったです。「何となく少しずつ」っていうことです。

組織活動やったからといって、あるいはハンガーストライキやって、あるいは作業ストライキやって、園の運営が立ち行かないような状況に追い込んで、そういうような反対活動もやったけれども、結局そのことで何かが変わったかっていうと、何も変わらない。それは、予防法闘争の結末が、国の行政を打ち破ることができなんだんですから。結局、らい予防法は、そのままずっと平成8年まで存続しましたから。大きな目的の予防法闘争は空振りに終わりましたから、その時に先頭に立ってやっとった連中は、虚脱感を味わったんじゃないかと思います。

◆目に見えない形で少しずつ改善

とにかく変わったというのは、目に見えないような形で、少しずつ少しずつなんです。例えば医療の問題でも、極端に医療費がドーンと増えたとか、あるいは医療従事者がドーンと増えたとか、年度が変わると同時に、画期的に改正されたとか、そういうふうな改善は、ハンセン病療養所には無かったです。

国は、それまでおとなしく言うことを聞いとったのが、予防法闘争で実力行使をやり出したから、「これはちょっと、頭を撫（な）でとかんと駄目」ということで、少しずつ少しずつ改善させていましたから。だけど、実態的に見て空振りでも、ちょっと国が作業賃を上げたとか医療費を上げた、あるいは職員も1人か2人増員したといった僅（わず）かなことでも、過大評価をして自己満足するところはあったように思います。それが少しずつ積み重なって、5年なり10年なり15年という大きな単位の中で振り返ってみたら、良くなっているという、そういうような改善の程度だったです。

4）闘争に参加しないことへの批判には耳を貸さず
◆闘争に参加しないことへの批判

　聴き手：皆さんで運動されている中で、「お前はどうして参加しないんだ」みたいな仲間からの言葉は無かったんでしょうか。山本：直接的にそのことで責められるっちゅうことは、無かったです。

　ですけども、親しい人間関係のある人間から、「お前は若いしまだ元気なんだし、人にやれることはお前にだってやれるはずだ、なぜ参加しないんだ、お前も戦力になって、自分達の生活改善のために、少しでも関わって努力するべきではないか」というような人はおりました。

◆自由もない境遇、虚しいので日和見でノンポリで行く

　おりましたけれども、「今さらそれをして何になる、島から出られないような、自由がない境遇に放り込まれて、もう自分の将来も夢も希望もない。何をしても、虚しいから、やる人はやってくれ。自分は日和見で、ノンポリ（＝ non-political、政治に無関心）でいく」いうことで、活動はしませんでした。

5）闘争の恩恵だけを受ける後ろめたさ
◆闘争の恩恵だけを受ける後ろめたさ

　けれども、それでも少しでも良くなってきたら、その良くなったものを享受できるんです。それが何となく、他人のふんどしで相撲をとってるような、自分としては後ろめたいような気持ちは、よく感じてました。

6）医療がない一命を守れるのか
◆医療がない、貧しい医療の中で自分の命が確保できるのか

　そして、国立療養所でありながら医療が無かったってことですかね、厳しかったのは。今のように、皆が、年がいってきて動けなくなって、看護や介護で切実な問題があるのと違って、私の場合は、入った時は、健康で若さもありましたし。ですから、そういう面での苦しさっていうのは無かったんですけど、病気になった時に医療が無い、「貧しい医療の中で、自分の命をどう確保できるか」っていうのは、常にありましたわね、そういう不安感が。たまたま、余り病気せずに今まできましたから、そういう面は恵まれてたといえば、恵まれとるんです。

4. 学友との65年ぶりの再会を果たすのか否か―互いに歩んで来た道の落差が大きすぎる
◆学友がテレビに出演した自分を見て気付く、会わないかと誘われる

　今、考えるのは、徳島で今年、ハンセン病フォーラムがあるんですよ。私は時々、しょうもないテレビに出たりするから、「あ、あれ、山本やないか」って、気がついたやつが居る。もう80歳ですから、みんな定年退職してますけどね。そいつが、小学校の校長まで行って。もう1人のやつも、国立大学を出て、校長になっているんですよ。高校の頃に、いつも5人つるんどった（＝いつも一緒にいた）仲間がおりましたからね。

◆ 学友は自分の選択した人生を順調に歩んだ、自分は人生の谷底で呻吟、会わない方が良いのでは

　その2人が、「会わんか」っていうんですよ、地元でね。もう、やっぱり気が重うなって来とりますね。そういうのって、やっぱり過去を振り返えさせられるんですよ。向こうは、自分が選択した人生を順調に歩んできて、一応、自分なりの人生を歩んで、もうほとんど人生の卒業時期に来てますわ。こっちは卒業するまで、もう谷底で呻吟しとるような生活状態でしょ。「会うたって話にならんだろう、会話になるんかな」って思たり。そんな心配ばっかりしてますわ。「いっそ会わんとこうかな」と思ったりね。

◆ 自分だけが落後者、どんなに足掻いてもここは出られない、惨め

　5人の内、もう一人は、銀行に入って定年退職して。ほんで、もう一人は、こいつは一番頭が良いけん、地元の大学は超えて行くやろうなあと思っていたら、やっぱり旧帝国大学に入ってましたわ。

　結局、私が途中下車して、他の4人は全員、大学出ていますから、自分だけが落後者みたいで、惨めでね。どう足掻いたってここを出れんのやからね、何もする気が起きんわね、諦めな気持ちで。やっぱり、この病気になったというのが、どうしても染みついてどうにもならんですね。何かにつけて、こんな形で出てきますから。同窓会に呼ばれたけん、行ってきたっていう人も居るんですよ、中にも。私は、よう行かんなあって思ってね。これが総理大臣にでもなっとったらね、「おう元気か」って行けるんだけどね（笑）。

II．生き方の流れが変わった

1．暖かく見守る長老の勧めで全療協の東京本部へ

◆ 流れが変わった、暖かく見守る自治会の長老

　聴き手：そういう希望のない状態から、徐々に希望が芽生えてきたというか、変わってきたっていうのは、何かきっかけがあったのでしょうか。山本：希望っていうよりか、流れのようなのができてきて、その流れが変わっただけですわね。

　流れが変わったっていうのは、私みたいにあんまり感心できないような生き方をしとる者でも、温かく見守ってくれていた人も一部にはおったんですよ。それがSさんやMさんで、自治会の長老だった人です。その頃の私の評判は、元気で若いのにズボラな奴という最悪のものでしたから。

◆ 自治会活動　あほらしい

　私は自治会の活動さえも、「アホみたいなことしとるなあ」思ってね。「夢も希望もない、こんな二度と出られへんような所に入れられて、何が自治会活動だ」っていう思いがあって、ほんまに日和見でしたからね。

◆ 全療協の本部（東京）3園の代表として推薦される

　とにかく1980年になって、うちの自治会の組織上の問題なんですが、瀬戸内3園

（＝邑久光明園・長島愛生園・大島青松園）で瀬戸内ブロックという一つのブロックを形成しとったんですが、瀬戸内ブロックで全国組織の中央執行委員を選出して送らな駄目（いかん）。そんでその時に、大島の番になった時に、人選ができないということで、ある日突然、Ｓさんに「全療協の本部行ってくれないか」と言われたんです。

「本部に行け言うたって、普段ノンポリでやってきて、組織がどういうふうな活動目的で、どういう状況にあるのかも分からんのに、行ってやれるはずがないし、無理無理」って言ったんですけれども、「とにかくお前に必要な資料はそろえてやるから、とにかく行ってくれ」と。

◆このまま大島にいても野垂れ死にするだけ、仕事は永田町や霞が関との折衝、刺激になるかも

ほんで行こうかなという気持ちの変化があったのは、これもまるっきり不純な動機で、「このままずっと大島でいたら、野たれ死にするだけだ」と。話を聞けば、東京に行けば、厚生省だとか国会議員の議員会館だとか、永田町と霞が関へ行って帰ってっていうのが主な仕事になる。あとは自分がいろいろと要求してきたら、それをどういうテーマで、いつどういう要求して、結果がどうであったかと、厚生省や議員の反応はどうだったかを、自分が報告書に書いて各支部に送る、それが主な仕事。それさえやっとったら、あとは暇があるんだと思うたら、東京で違った生活ができるかなと思って、ほんでＳさんに言われるまま行ったんですよ。

2．東京での生活

◆東京での生活：最初は苦労

行って１カ月余りは、ちょっと自分としても苦労しましたけど、どういう仕事やっとるんかと。当時は、中央執行委員７人の合議制でやってました、それぞれのブロックから７人選出して。組織活動上の勉強にはなりました。最初は分からんから苦労しましたけど。

◆大島の評判は落とせない

大島から指名されて来て、他の６人よりかなり劣っているようでは話にならん、人並みに仕事ができないと。今のオリンピックじゃありませんが、「大島の評価を落とすわけには駄目（いかん）」という思いもありましたから。そういう組織化活動上の努力はしました。

3．妻の勧めと内助の功

◆妻の賛成、仲間の賛成、妻は変わるきっかけになることを期待

それと、うちのやつが行く気になったんですよ。生活上げて行かな駄目（いかん）から、戦場になりますからね。ここで居ると、あんまり、碌（ろく）なことしない、はみ出しの生活ばっかり、マージャンとかばっかりやってましから。だけん、「行くことで、一つの変化が起きやせんか」という、うちのやつの思いがあったらしいですわ。ほんで、「東京へ行ってみるのも、良えんじゃないの、自分も大島で居るばっかりよりかは、東京も覗（のぞ）いてみたい」と言うんです。本当は、うちのが反対すると思ったんですよ、大体。うちのには、おじもおばもおりましたから。

それから私にもIさんだとかTさんだとか、盲人会の会長しよるような人は、普段私がいたずらしよるのに、いろいろと心配してくれていましたから、そういう人を置いて東京へ行くっちゅうのは、どうなんかなっていう、後ろ髪引かれる思いもありました。けれども、そういう人たちも、「とにかく行って勉強してきてくれ。ほんで帰ったらそれを活かしてくれ」言うて、えらい前向きに励ましてくれるわけですよ。

◆東京での4年間、良い友に恵まれ各地を訪問、良い刺激

　ほんで、4年ほど東京に居たんですが、向こうで大事にしてくれる人が何人かいましたしね、良いつき合いできる人が。東京の友達なんかが車であっちこっち連れていってくれたり、良え刺激にはなったと思いますわ、その間がね。

◆妻：東京での生活が一番良かった

　家内も楽しかったみたいで、「東京におった時だけが良かったわ、後は一つも良うなかった」、それを言われるんが辛いんですよ。

4．帰島の決心

◆大島の友を見捨てるのか、在職を延長せず帰島を決意

　ほんで、結局2期4年おって、それで「さらに延長して居てくれ」。ちょうど任期が終わった頃に、事務局の局長制度に変わって、「局長として残ってくれ」となったけれども、大島のO夫婦なんかが、「自分たちのことを、もう見捨てるつもりか」なんて言うてくるでしょ。そんで、そういうふうなことを言うのも言われるのもきついし、心苦しいし、それだけうちのやつを、私よりもうちのやつを当てにしとるわけやから、面倒みてもらおうと思って。それは、うちのやつも辛いんだろうなと思って。

　それで、うちのやつに「どうする？」って聞いたら、「居っても良えし、帰っても良え」って、こういうようなこと言うから、「ほんだら、もう帰る」ということにしたんです。

◆妻の支援なくして、東京での生活は無理

　聴き手：奥様の支えもあってということですかね。山本：そうですね。本部で働くっちゅうのは、それが無いと。私なんかの場合は、単身で行ったらきついです。昼は本部の仕事して、帰ってきたら飯も自分でせな駄目わ、部屋の片付けから洗面の周りから、洗濯もせな駄目っていうことになってくると、私ではあかんでしょうね。「男やもめに蛆がわく」って、本当に蛆がわいたかもしれません。

5．帰島後、自治会長に祭り上げられる

◆東京本部に行く前と後では立場が反転、本部での学びを大島に活かして欲しい、自治会長に推挙

　ほんで大島へ引き上げてきたら、4年前とコロッと立場が変わりまして。「4年間、本部で仕事したり学んだりしてきたんだから、それを活かしてくれ」っちゅうことで、すぐ自治会長に祭り上げられたんですよ、次の選挙から。私が戻った時は、まだ600人超えて、患者がおりましたからね。そういうふうなんで、ついつい祭り上げらて、それで

変わってきたんですよ、生き方が多少ね。
6．時間と向き合えるものができた
◆それまで碌^{ろく}なことをしていない

　それまではあんまり、人様に褒^ほめられるようなことは一つもしてませんし、今だって、人から褒められるようなことはしてませんけれども、60歳過ぎてから陶芸やったりね。それまでは釣りをしたり、夏が来たら潜りに行くぐらいのことで。

◆有り余る時間に向き合うことは苦しい、無目的・無味乾燥に生きてきた

　で、作業は嫌だし、毎日毎日することがないでしょう。それは、ちょっとまた苦しいんです、生きるっちゅう面では。あり余った時間に向き合う。その向き合い方が碌なもんじゃないし、向き合えない。お酒飲んだり博打^{ばくち}したり、そんなことしかしませんから、だからほんまに、無目的、無意味に生きてきましたから、

◆締りのない生き方

　ですから、人間として見たら、一つも締まりがない、生き方そのものは。自分自身の中でも、大いに反省もする、だから、もう少し、人並みに充実感を持てるような向き合い方ができれば良いんでしょうけど、余程人間がだらしなくできとるのか、なかなかそれができないんですよ。

◆自治会長の仕事―退屈しなくて済む、時間との向き合い方の一つ

　だから自治会の仕事なんかに出とる方がむしろ退屈せんで済むんですよ。否応なく、しなくちゃならんことがありますから。今もその流れは変わらんですわ、あんまり。時に、これと思った仕事、例えば、不合理なことがあれば、それを何とかせな駄目^{いかん}と思って、がむしゃらになることもありますけれども、私にすれば、時間との向き合い方でね、退屈せんで済むんですよ。それだけのことですよ。

　聴き手：積極的に、いろいろ活動してらっしゃるように感じますけど。山本：人の為にだとか、人権の闘いの為になんて、正面きって私はよう思わなんだですよ。あくまでも、自分が生きる上で、時間とうまく向き合えないから、このような活動していると、それが一つの時間との向き合い方になるだけのことでね。

◆ここでは理系は役に立たない、文系なら時間に向き合える文芸ができたかも

　私は、学生時代でも、文系よりか理数系が好きだったですから、こんなとこへ来たら一つも役立ちませんわね。「文系だったら、時間を活かした使い方ができたんじゃないか、失敗だったな」って思います。こんなとこに来たら、体を使って何かするというよりか、精神的な何か、文芸作品を作る。私には、評論や小説は無理だろうけど、俳句や短歌ぐらいなら作ることができたかも分からんと思うんです。俳句や短歌ぐらいって軽く言いよったら、その道の人に叱られるかも分からんけど。

◆元気なら、もう一度東京に行っても良いが、体が衰えた

　この間も、「また東京に出てきてもらえんか」っていう話が本部からあったんやけどね。今、組織が困っとるから、目と耳が良かったら、自分から買うてでも出ていくんやけど、

もう目と耳がいけませんわ。わざわざ東京まで行って、いつもいつも付き添いつきで、仕事をせな駄目（いかん）ようなことになると、嫌だし。

◆老い先短く、辛抱しても無限大の辛抱の時間ではない、大島で過ごせば良い
「もう大島で居って、大島でできることをして、時間過ごしたら良えかな」と。もう先もそんな長くはないし。もう辛抱してもそんなに、無限大の辛抱の時間じゃないですから、このままで良いかなあと思っているんです。

7. 全体としては中途半端な人生

◆ぐうたらのまま、人生が終わりそう
とにかく、何もせずに、ぐうたらのままで、もう人生の終わりが見えてきました。もうぐうたらはぐうたらのままで終わりそうです。こういう自治会の仕事でも、片手間に楽にいこうと思うたら、何でも楽にいけますし、がむしゃらにまともにやっていこう思うたら、それなりに努力もせないきません（＝努力しないといけない）、こういう組織でもね。組織や社会秩序、福祉の書物を読んだり、専門的な勉強も必要ですしね。分かっていてもする気になりませんわ。もう人並みに何とかくっ付いていけたら、それで良えやないかって、妥協してしまいますから。

◆生きざまが中途半端、後世に残せる言葉が見つからない
聴き手：大島で経験されたことを後世に残すとしたら、これだけは言っておきたいとかっていうことはありますか。山本：いや、そういうようなことは考えたこと無かったから。問われてもさっと答えられんですね、そういうことには。

自分が大島でしてきたことっていうたら、40過ぎ位まで、マージャン・博打（ばくち）に現（うつつ）を抜かしてきた、そのぐらいですから。後は、「私はこれをやってきたぞ」と、人様に言えるものは何も無いですから。

ですから、自分を振り返ってみると、生き様（ざま）が全て中途半端です。もう少し、自分自身で、自分の人生に対して、身構えて生きるような生き方をしてくれば、今どういう言葉を残したい、あるいはどういう事柄を残したいっていうようなことはあるんでしょうけども、ぐうたらで来てますから、到底、真面目には、よう成り切りませんでしたから。瞬間的に、刹那的にはあるんですよ。仕事に取り組むでしょ、その時は、自分なりに、例えばハンセン病フォーラムみたいなことだとか、人様が来たらお話せな駄目（いかん）だとか、そういう時には「今度はどういう切り口で話をしよう」だとか、そんなんは考えますよ。行き当たりばったりっていうんでは、なかなか。無責任に行けるだけの知識も余裕も、自分にはありませんから。行き当たりばったりじゃ駄目（いかん）から、必要に応じて、今度はどんな話をしようかなって、下手は下手なりに考えますけどねえ。

Ⅲ．家族のこと

1．母のこと
1）療養所への入所を反対、一蓮托生で山奥で生きよう
◆療養所の生活に辛抱できる男でないと母が反対、一蓮托生で山奥で一緒に暮らそう

聴き手：自ら大島に来られたわけでしょ。最初、お母さんは反対されていたとおっしゃっていましたけど。山本：両親とも反対してね、「おまえは辛抱できる男ではないんじゃから、行くな」と。「それやったら、もう家をたたんで、山の奥で1坪の土地でも買うて、掘立小屋でも立てて、そこで一蓮托生で、一緒に住まんか」って言うたけど。

◆親が先に死ぬので自分が残される、兄弟姉妹には各々の生活がある、母の提案は無理

「そんなこと言うたって、親と子で年が違うんだから、住めるはずがない」って。「順番どおり死ぬんが普通じゃから。親父やおふくろが死んだ後、わしは一人でどないするんかな（＝どうすれば良いのか）。他の兄弟に、飯を運ばせたり、何だかんだいうて面倒みさすいうたって、みんなそれぞれに家庭持ったら、そんなわけに駄目」言うたんです。

2）縁を切る覚悟を迫りつつも母の方が堪え切れず、母の面会が楽しみ
◆家族に見捨てられなかった

私が恵まれていたのは、ここで大勢の人を見てきて、家族からは見捨てられなかったちゅうことやね。

◆母に縁を切る覚悟を迫られる

ただ、此処に入る時に、「おまえにはもう故郷は無いぞ。もう帰る家も無いんだという覚悟をして行ってくれ。どうしても行くんなら」。まあ言うたら、縁切りですわね。「そりゃもう、私もそれだけの覚悟はできとる、行くからには、それだけの覚悟をして行く」って言うて、来たんじゃけどね。

◆母の方が我慢できずに会いに来る

でも、おふくろは、もう1カ月もしたら、堪らずに、おふくろの方から会いに来てましたから。それからは、もう毎月毎月、判でついたように、こんな小さな妹の手を引いて来てましたから。やはり、ある時期、楽しみでしたね。今月はいつ来るじゃろなって、もう予告なしに来てましたからね。

3）高齢の母を心配して面会を止める
◆高齢の母が会いに来ないように、妹に言い含める、乗船時の転倒を心配

母が70歳になった時に、妹に、妹はその時は結婚もして、子どももおりましたけど、「おまえも、もう付いて来るなよ、来させるなよ」と。船がぐらぐらぐらぐらするでしょ、乗り降りの時に、危ないから。「骨折でもして動けんようになったら、おまえの方が大変だぞ」と。「親を捨てるわけに駄目のやし、面倒見なきゃ駄目のに大変じゃから。おふくろにも皆にも言い含めて、辛抱して大島へはもう来るな。おまえが一緒に付いて来なん

だら来れんのだから、もう絶対に連れて来るなよ」って言ってね。もう、ヨタヨタした足で来とりましたから、70歳すぎるとね。
◆母は張り合いを無くした
　でも、やっぱりこうなると、親は親で張り合いが無いんやね。すぐに頭のほうへ来たらしいです。もう、此処には来れんもんじゃけん、「孫をお迎えに行く」いうて、小学校へ孫を迎えに行くんですって。ほんで、母親が帰るまで、車に当たれへんか、怪我せんかって、心配になるんですよ。妹が困っとる時期もありましたけれども、割合、寝たきりになるのが早かったですからね。
◆ここに来る張り合いを残しておいた方が良かったと後悔
　此処へ来る道を残しとけば、それが張り合いでね。もう少し元気におれたんかも分かりませんけど。足止めしたことが、やっぱり自分の悔いとして残っております。こっちは母親を想ってね。親に孝行したことも無いから、だから母親のことを想って、足止めしたんじゃけどね。
　本当にね。判でついたように、来てましたからね、毎月。あれ、待ちかねよったんだろうね、来る日を。
　4）マイコップを持ち込む母に怒り
◆マイコップを持ってくる母に腹が立つ
　でも、来たら来たで腹立つんですよ。自分でお弁当持ってきてね。「お湯くれ」っていうんですよ。自分の急須から茶の葉からマイコップから持って来てね。「嫌ろうとるんか。そんな嫌だったら来いで良え」っちゅうたこともあるんじゃけどね。そりゃやっぱり同じ部屋に何人か患者が居るからね。「嫌がって、自分のを持って来よるんかな」と思たりね。気を回したこともありますけど。
　5）母に詫びたい
　①自殺しないか心配をかけた
◆母が、自殺しないか心配する、木登りしていると飛んでくる
　発病した当初は、母親は母親で心配してねえ。家の裏に塀があって、塀の片隅に大きな樫の木があるんですよ。その樫の木に登って、縄持って遊んだりしよったら、私が首吊るんじゃないかと思って、すぐ飛んできてましたからね。病気になってから、絶えず、私のことが気になっとったんでしょうね。
◆兄を道連れに死ぬと冗談で言うと怒る
　「もしかしたら死ぬんでないか」って、気にしてね。包丁を研ぎよったら研ぎよったで、「どうしたん？」いうて。「そりゃ切れんけん、研いであげよるだけなんじゃ」言うて。ほれで、驚かそうと思って、「どうせ、わしはもう望みがないから、親のためにならん。兄貴を道連れにして、これで刺してやろう思いよった」っていったら、「ばかなこと言うな」言うて怒りよったけどね。うん。

②母に当たり散らしたことが負い目

◆母に当たり散らしたことが負い目、母にしか当たれない、苦しみを自分の胸に収めておけば良かった

　その頃は、良くイジメましたから、この病気になって。もう自分の病気になった辛さ、当たるとこが無いからねえ、母親しか当たるとこ無いから。それが、今、大きな負い目です、苦しめて苦しめて。自分だけが苦しんどんだから、自分だけで一人でそっと、その苦しみを胸に収めときゃ良いんじゃけど、母親にはよう当たったからねえ。

◆こんな病気になる息子をなぜ生んだ、生んだから苦しまなければならない

　「こんな病気になる息子をなぜ産んだ、おふくろが産んだから自分がこういうふうに苦しまなくちゃならん」、もう切ないっちゅうか、苦しみだけだったですからね。

◆刹那的な遊びはしても、本質的には夢も希望もない、その苦しみを母にぶつけた

　刹那的な楽しみや遊びはしても、本質的には何の夢も希望もない、本当(ほんま)にしんどい、つらい気持ちでしたからね。だからそれを絶えず、家で居る時は、母親に当たったんです。自分の気持ちが落ち着いてくる程に、言ってはならないことを言葉に出して、母親に当たって苦しめたことを悔いております。

③母に詫びたい、墓に詫びる

◆母に詫びないままに母が逝去

　母親に面と向かって、1回詫びたいなっていう気持ちは絶えずありましたけどね。おふくろに「すまなんだな」と一言だけ伝えたいと思ってたけど、結局それができんままに亡くなってしもうて。ほんで墓参りに二、三度行ったんですかね。家に帰った時に、妹が連れてってくれて。行く度に、お墓に向かって詫びてますけど、それが伝わるかどうか分からんけどね。

◆'お前を残して先に死ぬのは辛い'

　親子だから気にしてないでしょうけど、辛がってはいましたから、母親も。「そんなおまえを残して、先に死ぬのは辛い」っていうことはよく言ってましたからね。

2．父のこと

1）父を嫌う

◆父とは冷たい関係

　父親との関係っちゅうのは冷たかったですわね。ただ格好が悪いっちゅう思いばかりが強かったですから。

◆昔気質(かたぎ)の商売人の父は格好が悪い

　商売人ですから、朝早くから起きて仕入れに行くでしょ。県の市場に仕入れに行く。それが同じ列車になるんですよ、よく。私も旧制中学時分、年頃になってから、列車通学してましたから。それも商い姿で、どてら（＝丹前）着て腹巻きして、帯締めて行くでしょ。そういう姿見るが嫌でしたわね。みっともないっちゅう、格好がね。もう少し、その時の時代に合わせたズボン履いて、ベルトをしてでも行ってくれりゃ良えけど、や

っぱり昔風の腹巻きをして、帯でないと腹がしっかりせんらしいですね。がまぐちでもやっぱり、腹巻き入れる方がどうも使い勝手が良かったらしくて、それは何回言うても聞かなんだですからね。

◆父のそばに寄るのが嫌、父子の会話はなし

　だから、そばへ寄るのが嫌っちゅう思いが強かったですわね、父親には。ですから、親子としての話なんてしたことないですから、父親とはね。ですから、父親にも、不幸な子だったと思います。

◆父は事業を託そうと期待していたが、自分は父に反発

　父親はすべて家のことは私に託さな駄目と思うて、期待しとったようです。それがこんなめくら（＝盲目、原文のまま）になって、ここに来ざるを得なくなった。親子みたいな関係を持ってこなかったからね、一つも持ってこなかったですから、私はすべて反発してましたから。

2）自分が年老いて、父の甲斐性に気付いた

◆子供を8人育て上げ生計を立てた父の甲斐性に、自分が年老いて気付いた

　ですが、自分が60歳も過ぎて、親父が死んだ年頃になると、「いやいや、親父は親父なりに、これは大したもんだったな」と思うて、8人もの子供をそれなりに育てて、生計を立ててきたんだから。

　私が、もし家庭を持って子どもができたりしとったら、子育てができただろうかなってね。そんなことを思うと、親父は親父なりの甲斐性があったのかなと。やっぱり、親父にも一言、詫びな駄目のだろうなとは思う、親不幸をね。

◆親父を避けていた、さびしかっただろう、親不幸を詫びる

　親父も言葉では何も言ってませんけども、こっちが避けて、避けてしてきましたから。学生時分から。ですから淋しかっただろうなとは思うわね。

　貧乏人の子だくさんで、商売人の家庭ですから、1人や2人、居らんでも良え（＝いてもいなくも良い）っていう形で、本当にその子育てっていう面では、今の子どもみたいに、親から温かい目で絶えず関心持って見られるっていう育ち方じゃ無かったですからね。

3．兄弟姉妹のこと

1）発病後、一緒には住めないとけじめをつける

◆この病気になったた時点で、一緒に生活できない割り切りはあった、会いたいと思わない

　私がここに入るまでに、京都の大学病院に行っておりましたからね。その間に親や兄弟姉妹と別れて生活するっちゅうことには、もう慣れてました。

　それに、こういう病気になった以上は、もう一緒の生活できないんだ、もう住めないんだという、そういうケジメっちゅうか割り切りはできてました、早くから。

　ですから、兄弟姉妹らと会いたいだとか、そういう思いも一切なかったですね。どうもなかったです。

2）兄弟と情の交流はない
◆ 男兄弟は、妻子に知られたくない、手紙一本なし

　それに第一、男の兄弟は3人おりましたけれども、手紙1本来るで無し、電話一つ来るで無し。完全に自分の家庭に目がいっていて、やっぱり自分の嫁さんだとか子どもたちに、私のことを知られるのが都合が悪かったんだと思いますわ。

◆ 出来の良い兄弟姉妹ばかりでない、自分が一番しっかりしていた

　しかも、兄弟姉妹も沢山居ると、できの悪いのもおりますから。本当、ようしたもんで、できの悪いのが半分、まずまずなのが半分。良えのばかりはできんですね。たまに道を間違えているのもいたり。

　こんな出来の中で、そのままいけば私が一番まじめにいくのかなと、きょうだいも隣近所も、そういう見方をしとりました。よく言われましたよ、「○チャン（＝山本氏の小さい時の呼び名）がしっかりせにゃ駄目ね（＝しっかりしないといけない）」って、よく近所の人。まあ、「言われんでもしっかりするわい」とか思うとったけどね、自分では。

◆ 父・男兄弟とは情は通い合っていない

　親父あるいは男の兄弟とは、情の通い合いっていうことが無かったですから。ですから、何ともないですね。

3）"一家の不幸を一身に背負った私が可哀想だ"と姉妹が心を配る
◆ 女姉妹は心配して寄って来る

　ただ、女姉妹は、妹が1人で姉が3人でしょう。ほんで一番上の姉は、90歳近くなってから死にましたけれども、女姉妹はみんな心配してね、私のことを。何かあると、寄ってきよったんですよ。私がちょっと、大島を離れた駄目ようなことがあると、すぐ寄ってきて、「体、気をつけよ」いうてね。

◆ 私が家族の不幸を一身に背負って可哀想だ

　どうも考え方が古いんですよ、姉たちは。兄弟姉妹8人の中で、私だけがこの病気になったから、「おまえだけがみんなの不幸を背負ってくれた、おまえだけが自分たちの犠牲になって可哀想だ」いうて、とにかく「私が可哀想だ」って言うんです。

◆ 女姉妹は、何かあると駆けつける

　ですから、元気な時は時々、私のところに集まって来よったんですよ、母親とは別に。ほんで、「行ったら体に気つけよ」だとか、「元気でまた帰って来いよ」とか、よく心配してくれてました。何かあると来てました。

　十数年ぐらい前に、最初の目の手術した時も、すぐ心配して来てました。どっか入院するいうと、委託治療（＝島外の病院に委託して入院治療する）でしょう。ほな、妹は、そこまで直ぐに駆けつけてくれて、洗濯してくれて、そういう心配は、今も妹はずっとしてくれてますけども。

◆ 一番上の姉は死亡、二番目は口うるさい、三番目は放っている

　2番目の姉は今、90歳近いですからね。まだボケとらんのだけども、「口うるそうて、

どうも始末が負えん」いうて、妹は言ってますけどね。
　その次の、すぐ上の姉は、これも私が80歳ですから、もう80半ば過ぎてますわね。これは、何となく頭の程度が弱いんかしらん、自分1人では来ませんし、あんまり気の利いたことも言うてきませんし、私もほったらかしにしてあるんですよ。

◆二番目の姉が一番心配してくれる、一人暮らしで迷惑かけないので、私の方が訪ねる
　2番目の姉が90歳ぐらいになるんですが、これが一番私のことを心配して。来たいと言うけど、緑内障も出て目が不自由ですから、「もう来んでも、私の方が行くわ」いうて、私が姉の家へ行くんです。一人暮らしですから、私が行っても邪魔にならんし、周囲の目を気にすることもないから、たまに帰るんですけど。
　でも、兄弟姉妹も、この年になってくると、お互い元気じゃないですからね。男兄弟も、全部それぞれの家庭があって、孫の時代になってますから。私のことは全然知らんのでしょう。

4）甥姪の訪問を妹が止める
◆甥姪で作るいとこ会が会いに来たいと言うが、妹が止める
　ただ、妹の子どもが3歳位から、此処へもしょっちゅう来てますから、遠慮もないしよく知っとんですが。
　それが言うのに、自分のいとこ、私の甥や姪ですわね、5、6人でいとこ会を作っていて、誰かが私のことを言ったんでしょう。「そんなおじさんが居るのなら、1回、いとこ会で会いに行こうか」っていう話はあるらしいけども、いざとなったら、妹が来させんのよね、どうも。もうそういう時代は超えとるはずなんじゃろうけども。

◆来ても来なくても良い
　こっちから来い来いいう問題でもないし、「来てほしい」じゃ、哀れなこと言うこともないしね。「来たけりゃあ来たら良えし、来んなら来んで良えわ」って、こっちも開き直ってますから。
　こういう病気を持つと、どうしても自分としては苦になりますから、やっぱり自慢できる立場じゃないですからね。ですから、こちらのほうが避けますね、どうしても。

◆出来の良い甥姪には、特に私の病気を隠す
　姪たちがもう皆、50歳は過ぎとるはずじゃからね。大体、碌（ろく）なやつが居らんのだろうなと思うとね、会うんもたいそうに（＝面倒くさく）なるですよね。中には飛び抜けて、出来の良えんが居るんですよ。そんなんには格別隠して、私のことは言いませんからね。人の手を借りずに独立独歩、頑張っとるのが居るらしいんですけど。ミッチャン（＝聴き手）は、会うたことないな、甥や姪とは。第一、誰も来もんな。

5）"高松のじいちゃん"姪の子どもが甘える
◆姪の子ども、'高松のじいちゃん'とおねだりする
　だけど、妹の孫が大学の2年になるんじゃけど、それは遠慮なし。「高松のじいちゃん、高松のじいちゃん」いうて、自分の都合の良え時は言うてくるんですよ。「高松のじいち

ゃん」いうて、甘い声で電話来たら、大体碌なことないんですよ（笑）。子どもの時から、ようホームステイに行っとんですよ。ほんで、そんな時は必ず、「カンパせえ」ってことでね、「ちょっとじいちゃん、足らん」っていうんで。だからあんまり来たら碌なことないですわ（笑）。今年9月が来たら、またアメリカへ1年、留学するらしいですわ。

◆親戚と全てが疎遠ではない、べったり繋がる親族もいる

　そういう、まるっきり、自分の親族関係でも、私はこの病気だからいうて、完全にばっさりと全部疎遠っちゅうんでは無いんですよ。つながっとるんは、またべったりつながっとるんじゃけどね。

2. 妻のこと

1）まじめになってくれるのですか？

◆妻との出会い：真面目になってくれるかと問われ、真面目になると答える、結局は真面目になれず

　聴き手：奥様と出会われた時は、どんな感じだったんでしょう。山本：いやそれは「もう、だまされた」って、今も言ってますけど、結果的にはだましとるでしょうね。「真面目になってくれるんですか」って聞かれました、評判悪かったですから。「一緒になったら、真面目にならざるを得んやないか」って答えたんですけど、でも、結局、真面目になれませんでした。

◆夜中に抜け出して博打場へ、妻に閉め出される

　隣で寝息がたったなと思ったら、こそっと夜出ていって、博打場で勝負ごとをして、それで夜が明けんうちに帰らな駄目と思うて、5時ぐらいに帰ってきたら、気が付いとって、中から全部鍵閉められて、閉め出されたこともありますわ。

　そういう自分の生活振り返ってみると、自治会活動だとかそういう仕事は別にして、自分の本質は直ってなかったです、結局は。

◆真面目で気の小さい妻は何度も別れようと思った

　うちのは、真面目で気が小さいでしょ。もう曲がったことができん方ですから、とても耐えられなんだらしいです。私がマージャンばっかりして、真面目に作業もしない、自治会も出ない。かなりイライラして、別れようかなって思ったことが、何度もあった。「そら、そうだろうな」って思います、私も。彼女の立場に立って考えてみたら、私が勝手なことばっかりしてきてますから。

◆ずるさがない、大島の垢に染まっていないところが妻の魅力

　聴き手：ご自身から奥様に「結婚しませんか」ってお話をされたんですか。山本：しました。聴き手：どういったところがこの人だなと。山本：ずるさがない、真面目、裏表がない。ある時期、ここの園内作業で仕事が一緒になったことあるんですよ。それと自治会活動の中で、庶務を1年だけやったことあるんですよ。その時に、書記に引っ張ったのは何でかっていうたら、うちの（＝妻）が、真面目さが表れとるし、どっちかって言うたら、人間的にも、大島の垢にまだよう染みてない、汚れてないっていうような

ところがありましたから、一緒に仕事してみても、本当によく分かりました。
2）患者同士の結婚を反対していた母の賛成
◆患者同士の結婚を母が反対する"息子の姿を見るのが辛い、哀れだ"

それでも、本当は結婚するつもりなかったんですよ。おふくろが、毎月面会に来るんですけど、後遺症が顔に出とる人ばっかり、見とるでしょ。私の部屋に来る途中に女子寮があるから、否が応でも、目につくんですよ、女の人ばっかり。ほんならもう、「患者同士の結婚は止めてくれ。お前を見るのが辛い、哀れだ」って言う。「わしが結婚したら、どうして見るの辛いんかな」って言うたら、何にも言わなんだけど。

◆洗濯板で洗濯する姿を見て、母が自分の非を改め結婚を勧める

それから、私が30歳を過ぎた頃、突然、面会に来た時に、冬の寒い時に、昔やけん、洗濯板でゴシゴシやるわけですよ。そんでその姿を見て、「いや、自分が間違とった、お前がそんなに毎日、しんどい思いしよるなら、嫁さんもろうたら、嫁さんが半分は手伝ってくれるやろう。もう好きなようにしたら良えわ」って、おふくろも言いましたし。

◆母が妻を気に入る

ほんで、ちょうど彼女とも、そういうタイミングの時に、付き合いができかけとったから、おふくろに会わせて。そしたら、「静かなおとなしい、良い子やないか」いうて、帰りに言うから、それも決定的になって、アプローチして。その代り一緒になってからは、最近、特に言われますわ、「もう失敗やった、失敗やった」って（笑）。

3）周囲の大反対
◆周りが反対、妻が意志を通せるか

聴き手：すぐオッケーはしてくださったんですか、結婚しようって言った時に。山本：それは、あれ（＝妻）の反応は分かっとったんで、すぐOKでした。

ところが、本人よりか、外野の反対がきつくて。そら、もう有名でしたから、大島では。知らん人にまで反対されましたから。ほら、きつい反対だったんです。

聴き手：それをどうやって乗り越えられたんですか。山本：そらもう、彼女自身がどこまで付いてくるか、それにかかっとると思ってましたから。彼女自身が、それに挫けるようだったら、これは一緒になっても、先々、思いやられると思いましたから。

そら酷かったですよ、彼女の方の親しい人たちの反対っていうのは。「ああいう男は、どうにもならん、あれは頭は良いんだろうけど、とにかく生活態度がなっとらん、信用できん。第一働かん。」此処では働く人が第一なんで、働かん人間は、本当に役立たずです。そらひどい反対だったですね、自分でも。でも、あれだけ反対されると、かえって意地になりますしね、「何を…」っていうような。

4）結婚後も遊び続ける
◆意志を通して結婚、やっぱり遊ぶ

結局2人で、意志を通しました。意志を通した揚げ句が、夜中に抜け出してマージャンしに行ったりするから、もう散々ですわ、信用がなかったですよ。

3章　山本隆久の語り（聴き手　山端美香子）

◆ ハンセン病を気にせず、遊び好きの義弟と漁船をチャーターして島を抜け出す、妻の反対を押し切って、夜中でも遊びに行く

　ほんで、私が出歩くのが好きなんで、旅行が。ここで居ったら、そう簡単に行けんでしょ。だけど、妹が婿養子取っとんですが、それがこの病気をあんまり嫌いませんで、平気でしたから、私の所に時々来よったんですよ。その弟が、私に輪をかけて、遊ぶのが好きだから。夜中にでも電話が来るんですよ、「お正月や、どっか行かんか」って。そしたら、すぐ自分も乗るでしょ。夜中に、庵治の知り合いの漁船持っとる人に電話かけて、夜中の12時でも1時でも、「ちょっと大島まで迎えに来てくれんか」言うて、ポンと出ていくでしょう。「もう夜中じゃし、今回は止めとけ」っちゅうて、うちのは言いますわね。そんなん、振り切ってスッと行きよったから。だけん、好き勝手なことしてきてますわね、私は。

◆ 園の管理者にばれることなく旅行する、大島の唯一の交通手段の船の乗船者をチェックすれば、患者の逃走は把握できると園の管理者は考える

　聴き手：その頃には、もう出入りは自由になってた？　山本：なってないです。聴き手：園には、内緒で。山本：はい。園には内緒で、黙って行って帰って来たら、良えやないかちゅう。そんで、富士五湖巡りを車でしてきたり、そやけん、3日や5日は、出たら出っ放し。聴き手：それはバレなかったんですか、園の人に。山本：福祉の方（＝現在の福祉課）も、誰が何しよるかって気にかけとりゃせんですから、数が多かったですからね。だけん、誰かがばらさない限り、福祉の方には分からへん、何も言われたことは無いです。園の方も、ここを抜け出だそうと思うたら、船に乗るしかないから、船の方で分かるという大前提がありましたから。で、船員もすぐ連絡するから、福祉の方へ。

◆ 学生気分が抜けないままの園での生活

　ほんまに、振り返ったら良いことは、一つもしてないです、悪いことばっかり。中学時分からの学生気分が抜けてないです。「ちょっとぐらいの悪いことは、悪戯で終わるわ」ぐらいにしか思うとらんから。旧制中学時分でも、勉強するときは勉強し、遊ぶときは精いっぱい無茶な遊びもしましたから、あれも形を変えた文武両道だろうね。友達と喧嘩しに行ったり。自分はしないですよ、体は小まいし、負けるし、叩かれたら痛いから、大きなのに任せといて、要領は良かったです。ですから、悪者のグループとも遊ぶ。悪者のグループでも、まあまあ立場は認めてくれる、うまいこと要領良く。そやけど、進学部の勉強するグループとも適当に付き合う、両方にいつも足掛けてましたから。

5）妻への罪悪感

◆ 見知らぬ土地で狼狽える妻の涙に罪悪感を覚える、いつも悪いのは自分の方

　聴き手：でも、すごく仲睦ましくみえますが。山本：いやいや。私が、根がずるいから、彼女が深刻に何か言うてきても、はぐらかしてしまいますから。聴き手：その場ではぐらかすけど、後ではきちっとされるんでしょ。山本：自分の気持ちが、痛みますわ

ね。だけん、今でも寝間に入って考えよると、自分がしてきた嫌(いや)らしいところばっかり思い出すわね。あの時、あんなこと言うて、悪かったかなとか。

方向音痴やのに、「知らぬとこに連れていって、そっと自分が姿隠したら、どういうふうにするじゃろ、どう狼狽(うろた)えるか見てやろう」とか、そんな悪戯(いたずら)しましたわね。その時に2度ほど見失って、その時は気を揉みましたわ。自分一人で帰るタイプでないですから、探し回って見つかりましたけど。その時の表情を見た時に、男としても辛かったですよ、不安そうな顔でポロッと涙流したから。「なんぼ面白がっても、ああいうことはしてはならない、これは度を超えた」というか、「してはならんことをしたな、悪かったな」と思うことばっかりやね。

それ以後、余り大きく逆らわない、いつも罪の意識持ってますから。彼女は、私に対して、そういう嫌がらせだとかいじわるは、まずするタイプでないですから、私の方から一方的にしてますから、私が悪者ですから。

◆**妻はくそまじめ、私はこんな所に来てまで窮屈にしてどうするかと思う、性格が違う**

いや、ほんまに自分を振り返ってみると、我慢できないような生き様してきたじゃろうね。あっち（＝妻）が遊び好きじゃったら、2人して遊んで、どうにもならんかったやろうな。あっちはくそまじめで、人から何か言われるようなことは絶対に避ける、世間を気にする方ですから、気ばっかり使ってね。

私は「こんなところまで来て、自分から、気持ちを狭(せば)めて狭めて生きてどうするか」と思ってました。別に法に触れたり、人をなぐったり、人のものを取ったりだとかは、しちゃあならんけども、それ以外のことは、自分を窮屈にして生きてどうするかと。ただでさえ、こんなところに来て、もうどん底に落ち込んどるのにね。

◆**自分の性格には妻があっていた、離婚しても解決にならないところが人生の妙味**

聴き手：奥様を選んで良かったないうのは。山本：私のこういう性格には良かったんでしょうね。神経質すぎるちゅうところは感じますけれどもね。そのあたり割り引いても、私みたいな性格の者に辛抱してくれてるっていうことだけでも、十分かなと思うわね。普通の人だったら辛抱しとらんですよ。今でも言うもん、「別れる、別れる」って。「もっと早よう別れとったら、良かった」と。ほやけど、人間って、今気に入らんけんって、ぱっと別れたけんいうて、じゃあ今度は幸せいっぱいの人生があるかいうたら、そうでもない。難しいとこじゃ、人生は。

6）妻への詫び状

◆**自分の生きてきた道をふり返る**

やっぱりこうやって、年が寄ってくるといろいろ考えさせられることが多いですね。聴き手：どんな時に考えたりされますか。山本：自然に、寝とる時だとか、何も考えずに横になっとる時なんかに、ふっと自分の生きてきた道だとか生き様だとか、いろいろ考えることがありますわね。

3章　山本隆久の語り（聴き手　山端美香子）

◆一方的に好き勝手なことをしてきた
　それを考えると、「私が一方的に、好きなこと・したいこと・やりたいことをやってきたなあ」と。それも、相手が一番好かんこと（＝嫌いなこと）をしてきてますから、「辛抱がいったじゃろうな、ちょっと悪かったなあ」っちゅう思いはあります。私はもともと「おまえは難しい」って、子どもの時から言われてましたから、きょうだいや親から。我がままいっぱいで来ましたから。ほんで、ここに来ても、自分の我がままをとおしてますから、彼女は大変だったと思います。よう辛抱してきたと思います。

◆妻へのわび状は既に書いている、賭け事や遊び、申し訳なかった
　私、それを分かっとんですよ。だから、自分の頭が確かなうちにと思って、一応、謝罪するかたちのものは書いて残してあるんですよ。彼女の知らん所へちゃんと置いてある。私が死んで調べたら、目に付くじゃろうけどね。私の精いっぱいの気持ちというか、嫌な思いをさせて辛抱させてきた、賭け事をしたり、遊びに行く時も、出不精じゃからって誘っても行かないしね。そんな、わがままいっぱいの生活をしてきとるっちゅうことを、自分が一番自覚していますから。そのあたりは申し訳なかったなっていう思いを、ちょっと綴って残してあるんですよ。

◆直接は妻には伝えない、照れもあるし、弱みは見せたくない
　聴き手：直接は伝えられないんですか。山本：今、言うのは、照れもあるし、すべてさらけ出してしまうと、今度、弱みになるんでね、渡してないんです。これはもう、ちゃんとしたところ、ここなら普段は見んじゃろうなというところ、だけど、死んだらどうせ全部整理はするじゃろうから、その時に必ず目につくじゃろう思うて。自分が死んでから見てくれりゃ良し、見ずにもう焼かれたらそれで良し。それはもう彼女の受け止め方ですけどね。

Ⅳ．人生の友（陶芸）・淡い恋

1．人生の友（陶芸）
1）50歳を越えても生きている、いつまで生き続けるか分からない
◆陶芸：きっかけは、初めて入所者の生きがいに繋がる予算がついた
　聴き手：そういう中で、陶芸はどうして始められようと思ったんですか。　山本：陶芸は、平成元年に国からリハビリの一環として設備されました。国は、療養所を運営するためにいろいろ予算をつけてきます。けれども、入所者を遊ばせたり、何か学ばせるために予算を使うことは無いです。それは職員の人件費だとか、運営に必要な整備費であって、本当に入所者の為を思って、「入所者に毎日、生きがいのある生き方をさしたろう」なんていう目的で、予算をつけてきたことは無かった。それが、平成元年に初めて、陶芸の釜を築いてくれる予算がつきました。

◆50歳まで生きることはないと思っていたが、まだ死にそうにない
　その時、私はもう60歳がきてましたけれども、趣味を一切持ってなかったです。何し

ても中途半端に終わると思ってましたから。どんなことに取り組んだって、恐らく50歳以上は生きられないだろうし、そういう環境の中に置かれて、前向きなことは何をしても中途半端になってだめだと。自らやる前から捨ててましたからね、前向きな姿勢を。

　ちょうどその陶芸の釜が築かれた時に、募集があったんですよ。「これは、老化の防止にもボケ防止にもなる、健康維持のためにどうか」って、放送で誘いがありましてね。

　その時、「あっそうだ、自分は趣味が一つも無い。人は畑をしたり、花を作ったりしとるけど、そんなのも無い。このままいくと、最初に思ったように50歳では死にそうでないぞ」と。もう50歳を過ぎてましたから、「これはいつまで生きるやら分からん」、そう思ってくると、

◆**認知症になって、人に迷惑をかけてはいけない**

　ちょうどその頃、生活習慣病が言われ出しましたから。「ただじっと、自分から積極的に何かをするという姿勢を持たずに、のんべんだらりと生きとったら、ボケるかも分からん。ぼけた時には、また人様に迷惑をかける」。今まで中におって、自分のことが自分で表現できなくなる人を随所に見てきて、そういう人達がどういうふうな老後になっていくのかを見てましたから。「わしもああいうふうになると辛いなあ」と。なんぼ辛いなって思ったって、病気だからなる時はなりますけどね。「だけど趣味を持って、何かに熱中するようなことができるといいかな」と思ってね。自分にその趣味が合うかどうか分かりませんけどね、参加したんですよ。

2）陶芸と自治会活動を隔年毎に、陶芸は自分の性に合っていた

◆**土の塊から作品の生まれる陶芸は自分の性にあった**

　素人ばっかりが参加して、だいぶ辞めていきました。14～15人おりましたけどね。焼きあがって、できあがるまでに時間がかかるから、みんなついつい億劫でね。でも、自分には性に合ったのか、とにかく一つ土の塊から、自分の思ったようなものの形ができる。最初は思いとおりに駄目けん、「やっぱりしんどいな」って、挫折の気持ちもあった、なかなか土も自分が思ったとおりにはなってくれませんからね。でも半年、1年とたつうちに、初歩的なものが、今も初歩的ですけど、何とか形になる。

◆**作品を人に見てもらいたくなる、園長が島外のギャラリーを探してくれる**

　形になると、人に見てもらいたいという気持ちも起こる。そんで、「陶芸クラブとして、作品展をしてみるか」って、I園長なんかがよく誘ってくれたんですよ、「園内でやれ。園内でやって、おまえらがもう少し上手になったら、わしが外でギャラリー探してきてやる」いうてね、それで何度か、島の外でもするようになった。まあ性分に合うたんでしょうね。

◆**陶芸と自治会を一年ごとに交互に、夢中になれる陶芸は生涯の友、億劫に思うのは年のせいか**

　陶芸をやるようになってから、自治会の仕事と陶芸とは1年交代の形でやってます。陶芸をやりだすと、どうしても夢中になりますからね。けれど、やっぱり年ですね。陶芸を1年休んどったら、待ちかねたようにやりたいっていう気持ちが起こってましたけ

3章　山本隆久の語り（聴き手　山端美香子）

ど、最近はちょっと億劫になってきよる自分があるのかな。やっぱり年のせいかなと思いよるけどね。体が続く間はやってないと、一気にガタが来そうな気もするからね。陶芸が、一番の人生の友ですわね。

3）二度と島から出られない絶望感を刹那的に忘れさせるギャンブルよりも、陶芸の方が充実感があった

◆ ぎりぎりのところまで退屈していた

やっぱりそれまで、ぎりぎりのところまで退屈してきた。で、そこで陶芸と向き合った。陶芸はもう、自分の生きてる間の人生の友だと思ってます。

◆ 陶芸を始めて、だらしない時間の使い方をしなくなった

聴き手：陶芸に出会われてからは、気持ちの面でもちょっと変わってきたことがありますか。山本：そうですね。だらしない時間の過ごし方はしなくなりましたね。それまでは、時たま、競輪や競艇に人に誘われたら行ったりすることありましたけど、そんなことは一切なくなりましたから。そんなのに行くよりかは、土と遊んどる方が、時間が充実するから。充実感がやっぱりありましたから。

◆ ギャンブルは刹那的でも夢中になれる、ギャンブルに夢中になっている時だけは二度と島から出られない絶望感を忘れさせてくれる

聴き手：ギャンブルは？　山本：40過ぎる頃には、ひとりでに止まりました。何時とはなしに。

ここでギャンブルを始めたっていうのは、やっぱり、夢中になれるんですよね、賭け事は。自分の病気の辛さだとか、此処からもう二度と出られないような絶望感を、その時だけは忘れさせてくれるんですよね。

だけど、勝ったら勝ったで、負けた者の気持ちも考えるんですよ。そうしたら、今度はこっちが負ける、賭け事っちゅうのは妙なもんで、同情したら必ず負けますね。

◆ ギャンブルにのめりこむ自分を批判的にみる自分、ギャンブルは自然に止まった

だけど、そういうことをしながら、一方では「こんなことして、どうなる」っていう気持ちもありましたからね。それもあって、自然にやまったんだろうね。博打打ちっちゅう程ではないけれども、遊びが主の人間っちゅうレッテルは貼られとったと思いますからね。

2．青春の淡い恋
1）准看護学校の学生との淡い恋
◆ 准看護学校の学生の存在が癒し

もう一つの癒しっていうか救いは、私がここへ来た昭和27年に、ここに准看護学校（＝現在は閉校）ができたんですよ。若い女の人が1学年20人で、2年したら40人になりました。そこらあたりが、気持ちのはけ口っちゅうか、確かに一つの癒しになったような気がします。ああいう学園の生徒さんが居らなんだら、もう本当にここの生活は、自分にとっては無味乾燥で。

77

◆ 医師や看護師長の目を盗んで、逢瀬を重ねる

聴き手：学生さん達との交流っていうのは結構あったんですか。山本：お医者さんや看護師長さんをはじめとする看護師さんは、14〜15人ぐらいしか居らんかったですかね。だから、そんな人の目を盗んで。実習に出てくるでしょう、実習に出てきた時はチャンスで。

若い者同士ですから、学園の生徒さんも近くに若い男はおりませんから、お互い中途半端なのばっかりですから、だけんいろいろ情報交換したり、議論をしてみたり、そういう時間は本当に何ていうかね。人目を避けるように、うまいこと、その時間を盗んで、それが一番癒しになりましたよ。

そんでお腹がすくから、学園の子と親しくなったら、おにぎり作ってそっと持ってきてもらったり、あっちの山こっちの山、デートっちゅうほどじゃないんじゃけれども、ささやかなふれあいですね。そういう時間は持てました。

2）後遺症の出ている女性患者には目が向かない
◆ お互いに、後遺症が出ている患者には、異性としての関心が向かない

聴き手：その時はまだ奥様には出会ってなかった頃ですか。山本：はい、まだ。もうこれは、お互いでしょうけれども、患者同士は眼中になかったですよね、入所者の女性っていうのは、皆、傷んでますから、みんな後遺症が出てますから、顔にも四肢にも。自分はまだ、入った頃は後遺症も出てなかったですから。ですから、入所者の方へは足は行かなんだし、関心もいかなんだ。だから、おんなじ年頃の女性にとったら、嫌なやつだったでしょうね、看護師さんの方へばっかり目がいっとるから。

3）周囲の反対
◆ 医師や親族から別れるように言われる

聴き手：学生さんと交流を持つことに関して、受け入れは良かったんですか。世間からは隔離されていて、病気に対して怖いイメージとか、近寄りがたいイメージがあったと思いますが。山本：いや、中にはそういう人も居たでしょうし、居ましたわ、確かに。でもそうでない人も、居ましたから。それでも、親御さんや兄弟なんかは、嫌だったでしょうね、深い付き合いでなくても。付き合いをしよるいうようなことが、耳に入ったら嫌だったでしょうね、

私らも注意受けましたから。どうしても、2人だけがそっと隠れて、少しの時間を逢瀬を楽しむっていうような状況ではありましたけれども、分かるんよね。門限があったり、それと授業時間があるじゃないですか。実習は何時に切り上げるだとか、毎日の勉強のための時間設定がある中で、やりくり付けるんだから、大変ですよ、なかなか。

ですから、一度お医者さんからも注意受けましたし、彼女のおじさんという人が、薬局に来てましたから、そういう人たちの耳にも入るんでしょう。「付き合いをやめてくれんか」って、おじさんとお医者さんと2人で言われましたわ。

「こういう付き合いをして、お互いに好きな感情が高まっていっても、お前たちは結婚

はできないんだから、今のうちに清算した方が良いんじゃないか」って。「いや、そんな大それたことは考えてませんよ、プラトニックですよ」って。そう言うても、「何とかそこを断ち切って、あんまり声の掛け合いをせんようにならんか」っていうようなことをね。

聴き手：注意を受けても、すぐにはなかなかねえ。山本：言われた人を裏切ることでもないし、そんなに恥じることはしてないんだし、若いけん考え方が真面目ですから。一方ではずるくても、一方では結構、真面目なとこがありましたから、自覚すべきとこは、ちゃんと自覚してました。その子も、そういうようなことはきちっと整理ができているようで。かなり噂はされましたけれども。

聴き手：でも良い出会いがあったんですね。山本：そうですね。周りの人が考えすぎるんやけどね。

Ⅴ．闘争と生活改善

1．大島の閉鎖性

◆特効薬ができて、精神的には縛られていたが、島外には自由に出られるようになった

聴き手：外には自由に出て行けてたんですか。山本：その時にはもう、治る病気になって、特効薬も出ていましたから。まだらい予防法という法律があって、精神的には縛られてましたけれども、でも、病気が治るというその事実がはっきりした時には、やっぱり、気持ちに大きな変化がありましたね。国も園も、閉じ込めて一切出さないというような、厳しい管理は緩んできていましたから。

それまでは用事があって、園から出たいと思って外出願を出したって、何だかんだって理由つけて、出してくれなんだですから。

陶芸が始まった頃は平成に入ってましたから、厳しいことはなかったです。その前でも競艇バスに乗って、気分転換に行ってこようかと思ったりすると、1980年代ぐらいからは、園は外に出しましたから。届け出をすればね。

◆全国の療養所の中でも、開放は大島が一番遅れていた、大島の先駆者は人権闘争より生活闘争に重きをおいた

そういう面で、本当の意味での開放っていうのは、大島は一番遅かったですよね、こういう島で、完全に閉鎖されてますから、他の情報も入って来んしね。全国の集会がある度に笑われてました、「いったい大島は何をやっとんだ」と。大島は、閉鎖性っていうか開放っていう面では遅れてましたね。

これについて一番戦わなくちゃ駄目自治会が、戦ってなかったですから。予算の獲得だとか、実生活の改善のためには、大島の人は頑張ったんですよ。全療協（＝全国ハンセン病療養所入所者協議会）でも、青松園の入所者の誰かが先頭に立ってました。人権を開放しろとかのスローガンは貼ってましたけど、大島は、人権闘争よりも生活闘争の方にいってしまった感があります。

◆大島の閉鎖性に母はショック、船内で患者と一般人は別の席に区別される

　大島で会議した時なんか、他の園の人が来るでしょ、船の中で差別されるじゃないですか、患者席と一般席が区別されていて、患者はエンジンの真上の部屋に入れられる。そういうのも、大島の閉鎖性の象徴だって言われましたね。多磨全生園なんか、一歩出たら、バスに乗るしかないんですから。バスに患者席・一般席ってありませんからね。

　ですから、外から来た人は相当ダメージを受けたんでしょうね。うちは、おふくろが70歳を過ぎるまで、毎月来てましたから。最初の内は、区別されて後ろの患者席に放り込まれるんですが、「自分達は病気でもないのに何でやろ」っていうんで、抵抗があったらしいです。そのうちに「こんなもんだろう」と諦めたようですが。

2．闘争による生活の変化
1）年金支給開始が生活改善の転機
◆国の改善は少しずつ、時間がかかる

　聴き手：生活の大きく変わった時期って、あったんですか。山本：大きな転機ってあんまりないんですよ。生活闘争でもね、あんまりにも低すぎたでしょ。例えば給食費なんかでも、1日の単価が3円上がったっていうだけで、活動の大きな成果だっていうんです。国も、毎年少しずつ少しずつ改善したから、暇がかかってましたよ。

　大きな柱は医療の改善でしょ。医療の改善のためには医者よこせ、薬よこせ。それと職員の増員ね。これが一番大きな柱でした。職員の増員なんて、なかなかでした。1年に2、3人ずつしか増やさないんですから。

◆年金の支給開始で大きく生活が変る、最初は年金受給対象から漏れる、支払われた給与金は微々たるもの

　一番、画期的に変わったのは、昭和36年の年金の開始でしょうね。しかし年金の制度が始まった時には、国に一切の面倒を見てもらっとるからという理由で、年金給付の対象から除外されたんです。除外された代りに、国から給与金が、月に150円ぐらいくれたんです。なんぼ物価が安くても、あの当時150円いうたら、たばこ1個吸ったら1カ月分がぱっと消えますからね。そんなもんでしたから。

◆年金闘争、障害の重い者（不自由者）に年金支給開始

　その当時は年金闘争を、全療協として全国組織でやりまして、そして、障害の重い者については障害等級が認められて、障害年金が適用されたんです。そうすると、びっこ（原文のまま）を引く人が増えるんですよ。国の給与金を月に150円ぐらい貰って生活しよる者は元気だから、年金はくれないんですから。

◆介護を受ける不自由者のみ年金をもらい、介護する軽症者は無年金→施設内の平和は保たれないので、皆平等に年金支給を求める

　不自由者の面倒を看てあげる軽症者の方は年金なし、世話される不自由者の方は、年金で月に何千円ってもらうでしょ。それでは各施設の平和は保たれんいうので、大きな年金獲得闘争をやって、入所者全体に適用されるようになったんです、入所者のほとん

ど全員に近いかたちでね。後遺症が全然ないような者には、年金と同額の給与金を厚生省の予算で賄うということで、実質的には年金と同額をくれるようになったんですよ。
　その時に、その前の段階で自要費制度っていうのができまして、それは生活ができん人にくれる、聴き手：生活保護ですか。山本：生活保護とおんなじ基準で見てやろうというんで、自要費、自らの要件で使う費用っていうんで、厚生省にあの人が働きかけてくれて、国会議員の二階堂進さんが。鹿児島から出てましたよね。鹿児島の療養所が地元だというんで、全療協の連中が二階堂先生のところに行って、ほんなら二階堂先生が「よし、相談してやる」いうて。ほんでそのとき田中角栄さんが首相でしたから、角栄さんに言うたら「よっしゃ」ってその一言で自要費がついたんですよ。その自要費がついて、みんな生活が明るくなってきた、十分ではないけどね。それをステップにして、今度は年金に変わったんですよ、みんなが年金制度になるように。自要費でいくと厚生省が予算を全部、賄わないといけませんが、年金を適用させると、厚生省の予算が少なく済むいうことで、かなりの者は、障害に応じて、年金の方に適用させました。その頃が一番生活の転換期でしたね。

2）作業返還闘争
◆年金を貰い始めて、園内作業をしなくなった

　それからは、園内の作業があんまり進まんようになりましたわね。園内の作業って、1カ月に煙草を一箱吸うたら終わるような金額でね。作業賃じゃなくて、作業所与金ですから。だから労働の対価ではなく、「おお、お前らよう働いてくれたなあ」いうんで頭を撫でて与える賞与金ですから、金額も知れとる。一方、年金は、贅沢さえせんだら、じっとさえしとれば自分の小遣いぐらいは賄える。そうなってくると、作業はしない。

◆作業返還闘争、換算式に基づいて職員増員を折衝

　それを契機に、作業返還っていう形で、作業返還闘争がおこったんです。国と何年から始めたんですかね。私が本部でおった最後の頃、昭和60年頃に厚生省と最後の交渉をやりました。「全国の療養所で作業がいくつ残っとる。いくつの作業に対して、就労人口が何人だ。そうすると、入所者1人は健常者の何％に換算する」という換算方式で。そのときは1対3いうて、職員を1人採用したら患者作業3人も減らすという約束で、最終的に厚生省と私らでまとめたんですよ。

◆国は約束通り増員したが、非正規職員を増員

　そのまとまった数字に沿って、国は間違いなく職員を増員をしてきましたけどね。これがちょっと問題なのは、全部正規の職員として採用されていくんじゃなしに、国も利口でずるいというか、賃金職員というかたちで人を増やすようになったんですよ。それがいまだに尾を引いてますけど。

◆年金支給が、ハンセン病療養所での大きな転機、入所者が働くことはなくなった

　いずれにしても職員は、正規・非正規合わせて増えてきた。それで、入所者が働くこ

とは一切なくなってきましたからね。年金が適用されたっていうのは、非常に大きなハンセン病療養所では転機になりましたですかね。生活面で一番大きな転機でしょ。

3）抜いた刀を鞘に戻す—要求にも取捨選択を
◆ 医療は一気には良くならない、医師が辞めるとレベルが下がる
　一方、医療の問題は、一気に良くなることは無いです。良くなったと思うても、お医者さん辞めて居らんようになると、また落ちますしね。

◆ 今の医療介護レベルは良くなった、要求が行き過ぎている
　だけど、医療にしろ、看護にしろ、介護にしろ、今のレベルは非常に良くなってますわね。

　今、全療協で「介護が手薄だ。人を増やしてくれ。それができないんならストライキだ」いうようなことをやってます。私は、ちょっと行き過ぎだと思ってるんですよ、今の現状見てね。

◆ 犬食い、アピールのためにとりあげた？
　この間もね、ある施設にまわった時、まあ我々の言葉でいったら犬食いっちゅうんですよ。「箸も持たんと、直接、顔をお皿に持っていって食べる、どんぶりに、ご飯とおかずを移してぐるぐると混ぜて、それを放ったらかしで食わしとる。それは生存権の侵害だ、人権の侵害だ」ってちゅうことで、本部が騒いだんですね。何となく私は、口実にしたと思うんじゃけどね。全療協はもう、世間にアピールするような活動が、今はもう取れてない、落ち着いてきましたから。そのために、それを取り上げたんかなと思うんじゃけどね。

　私、園長にも言うたんですけど、「そんなこと、うちはないだろう。そんなことがあったら、自治会だって気がつくし、そもそも、そのようなことを自制してもらうように動くのが自治会の仕事や。園長やって、そんな状況になっとったら園の管理者としてそれを自制するために努力していくじゃろう」と。

◆ 風習も原因の一つ
　でね、問題になった地方では、昔からの生活習慣があって、割合、療養所の中でも、あちこち自分たちの好きな場所へ行って、好きなところで食べたい。そういう風習が昔からあるらしいです。うちみたいに、中央給食棟でちゃんと出来あがったものを持ってきてくれるんじゃなくて、現物支給して、自分たちで好きなようにするんですって。ほんで特にその地方の人は、食事の時に人に世話されるのが嫌でね。「面倒くさいから、一緒にここに移しといて、後は放といてください」というケースが、ままあるらしいですよ。それを見て、全部がそうであるかのようなことを言っとるからね。それはちょっと違うんじゃないかなと思うんでね。

◆ 厚労省の怠慢、犬食いがあるか否かは、実態は調べれば分かること
　厚労省も怠慢だと思うのは、そういう実態があるのかないのか、各園から報告させたら済むことですから。そういう手続きもどうもしてないようだし。もしそれが事実なら、

国として、そんなことがないように、きちっと手当てをしてもらわにゃならんのですけど。どうも実態が今一つはっきりしないんでね。だけど、うちなんか見よったら、食事介助は、みんなちゃんとしてくれてますわ。

◆抜いた刀をおろしてはどうか、弁護団は反対、クレームと前向きな改善要求は異なる

　私が、会議に行った時にも、「もうストライキいうのは、このあたりで一応中止して、国が、とにかく平成30年までは正規の職員を減らさないと言っとんだから。我々の立場を国も受け止めて約束したんだから、それは大きな成果じゃから、それを成果として、ここらで1回、抜いた刀はいったん下ろしたらどうか」と言ったら、

　弁護団が「それはだめや。今そんなことして旗下ろすと、平成30年までは職員を減らさないと約束しとるのに、それが崩れてしまう」っていうんですよ。

　私は「そんなことない。お互い、子ども同士の話し合いじゃないんじゃし。紳士協定は守られる」と思うんじゃけどね。だけど、まあ、「今、旗を下ろすのは、形勢が良くない」っちゅうことで、結局、実力行使の方式を継続することになっとんですけどね。私はちょっと、根拠が弱いような気がするんですよ。前向きに改善要求するのと、単にクレーマーで何でもかんでも気に入らん言うて、文句ばっかり言うて要求するのは違う。我々自身の中で、ある程度、取捨選択できないとねえ。

3. 国には責任もって、最後の一人まで安心して天寿を全うできる体制を作ってほしい

◆国に対して：法律で隔離され、ここで生きるしかなかった、人数が減って今後どうなるのか、安心できる体制を国に責任もって作ってほしい、昔のように心身共にぼろぼろになるのは避けたい

　聴き手：この島に入られて体験されたことで、これだけは言っておきたいっていうふうなことは。山本：やっぱり国に対してはありますね。此処へ入らざるを得ない法律を作ったから、此処で生きていくしかなかった。今、入所者が減ってきて、療養所がこれからどうなっていくんだろうかというような状況に来てますが、そもそもはあの法律（＝らい予防法）のせいで此処へ入れられたんだから、我々がそれを心配するんじゃなくて、あんまり不安なしにあの世へ送ってくれるように、国にはしてほしいし、それだけの責任は持ってほしいなというのはありますわね。

　それは私1人でなくて、今生きている人間みんながね、また昔のように身も心もぼろぼろになって、生きていかな駄目というような事では困りますからね。国も、らい予防法の憲法違反を認めて、かなりの理解は示してくれるようになったんですから、やっぱりその延長線上で、不安なく人生を終わっていけるように、国がどう責任を果たしてくれるのか、それはやっぱり気になりますね。

4．らい予防法の違法性
1）為政者・法曹界の無責任・無関心が、らい予防法廃止の遅れを招いた
◆為政者の無責任・無関心、敗戦・民主憲法に変わった時点で強制隔離政策を見直すべき

　政治側の人はやっぱり、ちょっと無責任であり、無関心すぎたんじゃないかな。らい予防法がいつまでも残ったのは、為政者の無責任・無関心でしょう。戦争が終わって、世の中の価値観が180度変わって。

　それまでは帝国憲法で御上御一人、国民一人一人すべてが天皇の子どもで、天皇の言いなりでどっちでもなるような、要は自由のない、それが当たり前の世の中でした。そこを辛抱して受け入れてきた国民も悪いんだろうけど、日本の民度が低かったと言やあ、それまでなんだろうけど、やはりやっぱり戦争負けるまでは、自由だ平等だとか無かったですよ。

　だけど、戦争に負けて、民主憲法に変わって、いわゆる主権在民になって、自由や平等が憲法上の国民の権利として認められるようになりましたよ。

　そうなった時に、強制隔離政策がどうなのかっちゅうことは、やっぱり政治の側が考えな駄目ことですよ。立法や行政の側がね。そのときに全然考えてないんです。

◆らい予防法の違法性は法曹界の人間には分かったはず、法曹界の無責任・無関心

　それから悪いのは、法曹界の人間ですよ。司法に携わる職業の人たち、弁護士も含めてね。そういう人たちが、らい予防法を読んでみたら、かなりむちゃくちゃ厳しい法律だっちゅうことは分かるはずなのに、その存在を知らなんだのか、知ろうとしなかったのか。

◆らい予防法の廃止は40年遅い、国・法曹界の怠慢は許し難い罪、国賠訴訟で断罪された

　戦争に負けて、自由な世の中になったのに、この療養所の中に自由が入ってくるまでには約20年ぐらいかかってますよ。特に大島なんかはもっと長くかかってますよ。やっぱり外界と閉ざされてましたから。他の療養所よりかは、かなり遅れましたよ。

　そういう為政の側の無責任が、結局この間の裁判（＝らい予防法違憲国家賠償請求訴訟）で、断罪はされたんだけれども、あそこまでかかったっちゅうのがね。平成13年までかかってますから。そりゃもう、国だとか、法律関係者の怠慢っちゅうのは、我々から言うと、許すことのできない大きな罪を犯したと思いますね。償うことのできない罪、結局罪を犯したんだと思いますね。もっと、早うに開放政策に変えられとったはずやからね。らい予防法が廃止されるんでも、平成8年までかかってますから。40年遅れてますよ。予防法の廃止がね。

2）らい予防法がいかにハンセン病者を縛ってきたか
◆らい予防法は形骸化していたと言う人があるが、心を縛り付けてきた

　「らい予防法は残っていても形骸化していて、療養所の中は昭和50年を過ぎると、もう自由になっとったやないか」という人も居るけれど、らい予防法が存在することが、あの拘束法が、どれだけ我々の心を縛ってきたか。

3章　山本隆久の語り（聴き手　山端美香子）

◆差別的な扱いを受けても、らい予防法がある以上、反論もできない、病気が治っても惨めな思い

　例えば、高松の街に買い物に行って嫌な思いさせられる。釣り銭を上から落とされたとか、食堂入っても相手にしてくれんだとか、放っておけばそのうちに勝手に出て行くだろうっていう仕打ちをされただとか、いろいろありますよ。

　そういうふうなことがあった時に、「病気は治るようになったんだから、もう危険はないんだから」って文句を言ったって、らい予防法があったらどうにもなりませんから。「ほやけんど、法律があるやないか。おまえたちは療養所の中で生活して、外へ出れんようになっとるやないか」と言われると、もう、ぐうの音も出ませんから。

　やっぱり、病気が治るようになってでも、ああいう惨めな思いをせな駄目ような立場に置かれてきたっていうことが、我々には本当にしんどいことでした。らい予防法がずっとあったっていうことが。

◆訴えるタイミングを逸してしまった

　このことは、絶えず忘れられんのんですけど、じゃあそれを今、どこへ向けて言うかっちゅうことなんですよ。今言うたって、もうタイミングがずれてしもうてますからね。

◆ハンセン病以外の病気や障碍でも、国が同じ過ちを犯すことがないように

　まあ、言っておきたいことは、こういうふうな人権を奪われ踏み躙られる立場に追い込むようなことは、二度とはあってはならない。ハンセン病だけじゃなくて、ほかにも病気や障碍はいろいろあるんだろうけれども、そういう人たちが日本のハンセン病のように、国策によって縛られるっちゅうことを、二度と起こしてはならないし、そういうことがないように、国は十分に心がけてほしいと思う。

◆今は良くなって、当時に惨めな気持ちは彼方へ

　今は、こういうふうに時代が変わって、もう縛られるものがないから、らい予防法によってここに入らざるを得なかった当時に惨めな気持ちだとか、息が詰まるほどの生活にも耐えたあの時の思いを、今、同じように感じて言葉にできるかっちゅったら、なかなか時が経ち過ぎて、もう愛憎は彼方に行ってますから、なかなか言葉にして語ることはできないですけどね。

◆当時の職員による屈辱的な扱い、こんな者にまで追い払われる惨めさ

　職員なんかでも、よく気を遣ってくれるし、そりゃあもう、言葉の使い方一つでも気を遣ってくれてます。私が入った頃なんか、「おい、こら」ですからね。ちょっとでも奥に行こうものなら、「おい、そんなところ行ったら駄目やないか。あっち、あっち」って、蠅か蚊を追っ払うように、手で追いやられて。そりゃ、惨めなことがありましたよ。

　もう、「こんな屈辱は無いなあ」と思たことが、一度あるんですよ、福祉で。あの時、昔、福祉の分館長って言っとったんですが、その子供にちょっと頭の緩い人がおったんですよ。分館長も、普通の子供だったら、ここへ職員で採用させるんじゃろうけども、

85

さすがにそれはできん、知能が低いから、掃除か用務員みたいな形で来させてましたよ。ほんで、分館長が当直の時に、自分が官舎へご飯食べに帰る間、その息子に留守番をさせるんですよ。

そんな時にたまたま用があって行く。すると「あっち！、あっち！」って追っ払われるんですよ。腹が立つ。こういうふうに、ものごとがまともに判断できんような人に当直の替わりをさせて、ほんで用事を聞いたって分からんから、患者が来たら追え払えよって、親が言うてあるんですよ。だけん、「あっち、あっち」って追い払う、帰れっちゅうわけですよ。

あの時の惨めさ、こんな人の話もまともに聞けんような人間に、ごみを追っ払うようにされて、こんな人にまで馬鹿にされるんかと思うたら、そりゃ若い時だったですから、もうむかつくやら惨めなやらね、しんどい思いをした。それが普通にまかり通ってましたから、昔は。

今、そんなことしたら大変ですよ。また、しませんわ、普通の職員はね。あの頃までは人間扱いしてくれなんだからね。まあ、そんなところですかねえ。

4章

ハンセン病回復者　坂田ヒデ子　の語り

（聴き手　眞田真紀）

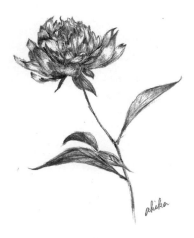

Ⅰ．お日様に当たれない実家での生活と両親のこと
　1．遊びに行くと母に呼び戻される
　2．母を恨む、押し入れで泣き寝入り
　3．父はどこにでも連れて行ってくれる
　4．徐々に病気が進行、幼いので「家で死ねばよい」
　5．ハンセン病の診断・両親の衝撃
　6．療養所に入る前準備として、母が親戚に預ける
　7．小学校でいじめられ中退
　8．独学では本を読んでも理解できない
　9．お日様に当たれない生活
　10．親の恩に気付いた（母は私を守るために人目につかないようにしていた）
　11．虚弱体質の私を母が手放さない
　12．父は自分が苦労して育ったので、余計手放したくなかった
　13．姉の嫁入りを機に、両親の反対を押し切って自ら入所を決める
　14．やっぱり家に帰りたかった

Ⅱ．兄弟姉妹のこと
　1．末妹が探してまで会いに来てくれた
　　1）末の妹は、私の存在自体を知らなかった
　　2）隠し事があると気付き母親を問い質す
　　3）電話帳で調べて会いに来てくれる
　　4）口止めしたが、妹は夫に隠し立てはしない
　2．兄弟姉妹でも異なる対応
　　1）嫁に行った長姉との再会
　　2）末妹の家族は、親が嫌わないから子どもも嫌わない
　　3）別の妹は家族に隠している
　　4）一人でも来てくれる家族がいれば上等
　　5）跡取りの弟には父が言い含める
　3．お墓の準備
　　1）母と同じ墓に入れるように
　　2）妹のそばで、友人（＝ハンセン病者）と同じ墓に入る
　　3）夫も一緒に連れていく
　4．夫にはもう誰も身内はいない
　　1）弟との再会、弟の死
　　2）弟は社会で辛い目に合い、家族には隠していた

4章　坂田ヒデ子の語り（聴き手　眞田真紀）

Ⅲ．夫との出会いと大島での暮らしぶり

1. 大島に来て嬉しかった
2. 夫との出会い
3. 暮らしぶり
4. 楽しみ
5. 医療のこと
    1）熱こぶが出るからお日様に当たってはいけない
    2）ハンセン病の外傷は表面はきれいでも深部で化膿し悪化する、赤線を引く
    3）昔の医師は長靴を履いて入ってくる
    4）パラフィン浴をすると筋切れができない
    5）眉毛の植毛

Ⅳ．島内での引っ越し

1. 引っ越し作業は大変
2. 盗難
3. 夫の骨折
4. 高潮による浸水被害
5. 引っ越し後、夫の世話を一人でしなくても良くなった
6. 神経痛に優しい風通しの良い住環境

Ⅴ．農作業と腎不全

1. 農作業
    1）生きがいとする農作業を縮小する
    2）麻痺した手に鍬(くわ)を縛り付けて耕す、知恵を働かせて工夫する
2. 腎不全
    1）透析をしないと長くは生きられない
    2）薬が効いて、症状が治まってきた
    3）透析は避けたい
    4）薬に恐怖心がある

後記：透析開始

【プロフィール】
昭和 6 年（1931）　四国で生まれる
昭和16 年（1941）　10 歳でハンセン病を発症

昭和25年（1950）　19歳で入所
昭和29年（1954）　23歳で結婚
平成12年（2000）　末妹との再会
平成26年（2014）　現在83歳、夫と同居。ハンセン病の後遺症は、両手足の知覚麻痺・両足下垂足・両手拘縮・右眼兎眼。日常生活は自立し、盲目の夫の世話をしている。現在、慢性腎不全の治療中。

4章　坂田ヒデ子の語り（聴き手　眞田真紀）

Ⅰ．お日様に当たれない実家での生活と両親のこと

1．遊びに行くと母に呼び戻される

◆石けり・縄跳びなどをして、男女一緒に遊んだ

　坂田：私は、四国のあるお寺の近くで生まれたんよ。近くに大きな池もあって。お寺の横のお墓の近くに、「おんにょさん」の家があるんよ。聴き手：おんにょんさん？　坂田：「おんにょさん」いうて、鬼がよく来る家。聴き手：鬼が来るん？　坂田：よう分からんけど、小(こ)まい時（＝小さい時）にはそう言いよった（＝閻魔(えんま)堂のことか？）。

　聴き手：子どもの頃は、どんな遊びをされよったん？　坂田：石けりとか縄跳び。銀玉いうて、ラムネの玉を打ちつける、石に当てたら良えんや。それから、けん玉。かくれんぼもしたり、男の子も女の子も一緒に遊びよった。家の裏やら、物陰やらに隠れて。

◆遊びに行くと、母が呼び戻す、理由は病気だから

　聴き手：楽しかった？　坂田：うん。ほんだけど（＝けれども）、遊びに行きよったら、お母さんにすぐに呼び戻されるんよ。聴き手：何で？　坂田：病気やけん。小学校2年生からこの病気があったけん。

　その時はまだ、遊びに行きたいんよ。それやのに、行きよったら、お母さんが「戻(も)んて来い」言うて、姉さんを呼びに寄(よ)こすん。ほんで、戻んて来て、「何の用事か」って聞いたら、「遊びに行ったら駄目(いかん)」って。

　ほんだけん、戻んて来たら、押入れの中で泣いとったんよ、遊ばしてくれんけん。「表から出たら駄目(いかん)」言うから、「私は、ちゃんと裏口から出たのに」と思うてな。表で遊ぶんじゃから、表から出ても裏から出ても一緒じゃわな。

　その頃は、自分が病気やいうんは分からんけん。兄弟は沢山居(よう け お)って、誰にも言わんのに、私だけ「駄目(いかん)」って言われる。

2．母を恨む、押し入れで泣き寝入り

◆「継母か？」と思い母を恨んだ

　私としたら、遊びに行きたいのに、出してくれんやろう。ほんだけん（＝だから）、お母さんを恨みよった。「なんで、私だけ遊ばしてくれんのやろか。うちのお母さんは継母(まま はは)やろか」と思いよった。

◆押し入れで泣き寝入る、母を心配させたい

　母親を恨んでなあ、あんまり辛い時は、押入れの中の長い箱の中に隠れとったんよ。お母さんが呼ぶけど、知らん顔して。ほんだら（＝そしたら）、「また、外に行ったんじゃろか、何処(どこ)行ったんじゃろうか」いうて、探しよった。その内、その中で寝てしもうて。

　聴き手：ちょっとお母さんを心配させたい気持ちもあったんかな？　坂田：そら、そうよ。それだけ、お母さんのことを恨みよったんよ。

91

3. 父はどこにでも連れて行ってくれる

◆父はどこにでも連れて行ってくれる、眉毛があるので恥ずかしくない

　でも、お父さんは、「自転車だったら何処(どこ)へでも連れて行ってやる」言うて。その時はまだ乾性なんや、眉毛があったけん。聴き手：ハンセン病も、種類がいろいろあるんよね。坂田：そう。ほんだけん（＝だから）、お父さんが、「これだったら、何処に行ったって恥ずかしゅうない」言うて、自転車で連れて行ってくれよった。

◆既に下肢の下垂（運動神経麻痺）は始まっていた

　でも、もうその時は、足投げよった（＝下肢の下垂が始まっていた）。乾性なんやけど、片一方の足は投げよった。

4. 徐々に病気が進行、幼いので「家で死ねばよい」

◆病気が進む、眉毛が抜ける、熱こぶで高熱が出る

　ほれで（＝それで）、治療せんけん（＝治療しないので）、病気が進むやろう。そうしよったら、順々と眉毛が抜け出して、乾性から変わったんやのう、結節癩(けっせつらい)に。ほんで、熱こぶ（＝らい反応、急性反応で40度近い高熱が出る）が出て、熱が沢山(ようけ)（＝いっぱい）、出だしたんや。

◆医師には診てもらわない、療養所に行かず家で死ねばいい

　聴き手：お医者さんには掛からずに？　坂田：掛からん、掛からん。お母さんも、「療養所には行かんで良え(え)。うちで死んだら良えんじゃ(え)」言うてな。聴き手：それは何で？坂田：まだ小さいけん。八つで病気が出たけんな。

◆眉毛の脱毛―周囲に病気と分かる、外に出してくれない

　で、九つぐらいからは、あんまり外に出してくれなんだ（＝くれなかった）。眉毛(まゆげ)が落ちて、周りの人に分かるからな、だけん（＝だから）、出してくれなんだ。

5. ハンセン病の診断・両親の衝撃

◆総合病院受診

　お母さんが、「何の病気やろか」いうて心配して、お父さんとお母さんが二人揃って、N総合病院に診てもらいに行ったんよ。ほんだら、ハンセン病や言われて。

◆診断を聞いた両親が、ボーとして、朝から夕方まで山から下りてこない

　その言葉を聞いたら、お父さんもお母さんもボーっとなって、山奥に入ってしもうて、「自分でもどうなったんか、よう分からんや」言うて、朝に出て行ったのに、晩遅うになるまで帰ってこん（＝帰って来ない）。「分からんようになっとった」言うて、二親が揃ってな。

◆大病院の消毒を避けるために、小さな医院を紹介される

　ほんで、地元にM医院いう診療所に行くように、N総合病院の医者が言うた。大きな病院やけん、この病気や言うのが分かったら、消毒せな駄目やろ。ほんで（＝それで）、「M医院やったら小さいから、あそこに行きなさい」言うて教えてもろた。

4章　坂田ヒデ子の語り（聴き手　眞田真紀）

6．療養所に入る前準備として、母が親戚に預ける
◆療養所に入れるしかないが、母と私の心の準備をするために、親戚に預けられた

「ハンセン病やけん、今すぐ手放すんだったら、すぐに大島青松園に連絡してあげます」って言われたけど、まだ「小さいけん、九つにもなってないけん」言うて断って。それに、その時はまだ眉毛もちゃんとあるし、手で悪いのは左手だけで、右手は良かったけん。

だけど、あの頃は、この病気になったら、療養所に入らんと駄目って法律で決まっとったけん、「いずれは手放さんと駄目ようになる」って、覚悟を決めたみたいなんよ。

だけど、「大島に入ると二度と会えんようになるから、一気に大島に入るのは辛すぎる」言うて、親戚の家に預けたんよ。親戚の家やったら、何時でも会えるやろう。大島に入るために、徐々にお母さんから離していって、お母さんも心の準備をしよったし、「私のためにもその方が良えやろう」と思っとったみたいやわ。

◆可愛がってくれるので淋しくはなかった、母に会うと、「一緒に帰る」と泣く

そこの親戚は、ちょうど女の子が死んで、居らなんだけん（＝いなかったので）、半年の間は、そこの男の子と２人で遊びよった。けど、なんぼ（＝どんなに）可愛がってくれても、やっぱり親が来たら、「もう帰ぬ」っちゅうて聞かなんだ。それで、もう戻んて来たけどな、親元に。聴き手：ほな、半年間だけ？　坂田：そう、預けられとった。聴き手：それは知り合い？　坂田：いとこの家だったと思うんやけど、よう分からん。

聴き手：預けられとる間、お母さんが恋しいみたいな気持ちはあったん？　坂田：いや。その時は、可愛がってくれるけん、何とも思わなんだ。けど、お母さんに会うたら、堪らんようになって、「一緒に帰る」いうて、子どもを背負うとるお母さんの半纏を握って泣いたん。それは覚えとんや。聴き手：今だに覚えとんやな。坂田：覚えとる。

7．小学校でいじめられ中退
◆小学２年で学校をやめる、指が伸ばせないことでいじめられる

小学校は２年生までしか行っとらんので。左手が曲がっとるじゃろ。ほんだら、１年生の時に、男の子にいじめられて。手が曲がっとるのを、「伸ばせ伸ばせ」言うて、「前へならえ！」言うて。前にならえってこうやってするやろ、ほんなら、こっち（＝右手）はちゃんと伸びるけど、左手がかがんどるけん（＝曲がっているので）、伸びんのよ。指だけが。

◆母が中退を許す、私は喜んで辞める

ほんだけん、「辛い辛い」言うたら、お母さんが、「ほんだらもう（＝そしたらもう）、学校は辞めえ」言うて。ほんで、喜んで辞めたんよ。聴き手：いじめられて辛かったなあ。坂田：そうそう。女の子はそんなこと言わんけどな。男の子がいじめるんよ。ほんだけん、もう嫌で嫌で、学校に行くんが。

93

8. 独学では本を読んでも理解できない
◆姉がお下がりの本をくれるが、誰も教えてくれないので、分からない、面白くない

　ほんで、姉さんの本をくれて、「これを読め」言うけど、誰も教えてくれんのに分からんやろ、何が何やら。聴き手：授業に出てないけんね。坂田：うん。

　ほんで、昔は、「キング」とか「娯楽の本」とかいう漫画があったんよ。それには、仮名を打っとるけえ、それは読めよった。それを見るけども、誰っちゃ教えてくれんけん、何ちゃ面白うない（＝全然面白くない）、意味が分からんけん。ほんだけん、「もう嫌じゃ」言うて読まなんだ。読んだって意味が分からんもん。

9. お日様に当たれない生活
◆お日様にも当たれない、つまらない生活、外に出してくれない

　ほんだけん、向こう（＝実家）で居る時は、ほんまに辛かったよ。ほんで、此処（＝大島）へ来た時は、本当に嬉しかった。聴き手：逆に。坂田：うん。向こうではお日さんにも出れなんだけん。病気が出てから、外へは出してくれなんだけん。

◆誰にも会わなくてもトイレに行ける別室で暮らす

　聴き手：ずっと一部屋にいたん？　坂田：そう。聴き手：おトイレとかは？　坂田：部屋の奥に作ってくれとったけん、どこにも行かんで済んだんよ。

◆ご飯は母親が運んでくれる、退屈で一杯食べる

　聴き手：ご飯は？　坂田：ご飯は、ちっさいお櫃に入れて、お母さんが持って来てくれよった、三度三度を。ほんで、沢山（＝いっぱい）食べよったらしいわ。子どもやし、退屈なけん、行くとこはないやろう、毎日全部食べてしまいよったんよ。

10. 親の恩に気付いた（母は私を守るために人目につかないようにしていた）
◆配給の少ないおやつを自分にだけくれる、母は良くしてくれていた

　戦争中やけん、おやつは無かったんよ、配給でな。年寄りと5歳位までの子どもにしかくれんの（＝もらえない）。私より下に妹が居るけど、その子にはくれんでも（＝やらなくても）、私には、お母さんが内緒で、おやつを分けてくれよった。やけん（＝だから）、そんなんしてくれる時は（＝そうやって大事にしてくれる時は）良かった。聴き手：気に掛けてくれとったんやな。

◆母が病気に悪いと言われる豚肉は避けて、鳥肉を食べさせてくれた

　ほんで、「豚肉はこの病気に悪いけん、駄目」言うて、私だけ、別に鶏肉を買うて食べさせよったんよ。「お母さんは、私のことを考えてくれとったんや」と思うなあ。ほんだけん、今でも、豚肉はすかん（＝嫌い）けど、鶏肉は好きなんよ。

◆母が自分を大事に思って、目立たないように外に出さなかったことに、後になって気付いた

　だけど子どもやけん、遊びに行っとったら呼び戻すけん、「うちのお母さんは継母やろか」思うて、だいぶん憎んどったんよ。けど、此処（＝大島）へ来てから、親の気持ちが良う分かった。「やっぱり、お母さんは良うしてくれたなあ」と思てな、親の恩やな。「お母さんは私を思うて、あんまり外へも出さんように、人にも見せんようにしよったん

4章 坂田ヒデ子の語り（聴き手　眞田真紀）

じゃな」と思うんよ。その時は、小んま過ぎて（＝小さ過ぎて）、この病気のことが分からんかったけどな。お母さんもやっぱり可愛かったんじゃろな。聴き手：お母さんってありがたいね。坂田：そうよ、良かった。

11. 虚弱体質の私を母が手放さない
◆祈祷師に相談、感染ではなく体質が原因
　ほんで、何の病気やろか言うて拝んでもらいにいったら、「これは伝染ったんでも何でもない、この病気は体質や、自分の体調が悪い時に出るんじゃ」言うて。ほんで「それがで出た子が、沢山、不具になったんじゃ」言うてなあ。
◆医師や看護師に感染しないのだから、感染はしないと反論
　ほんだけん、私も、お母さんが「伝染る、伝染る」いうて他の兄弟姉妹を寄せ付けんかったけん、言い返したんや。「伝染るんやったら、お医者さんや看護婦さんに先に伝染るわ、血が付いた手で手術したりするんやもん。お医者さんや看護師さんに伝染らんのやけん、伝染れへん（＝感染することはない）」。
◆ひきつけをおこす、身体が丈夫でない
　ほんで、私は小さい時に、引きつけ（＝痙攣）を起こしよったらしい。生まれた時から、あんまり体が丈夫じゃなかったらしいわ。お母さんが抱いて、湯たんぽを入れて温めよったらしい。体も小ちゃかったし。遊びよったら、ようひっくり返りよったらしいわ、引きつけを起こしてな。
◆ひきつけを治す民間療法
　ほしたら、向かいのおばあさんが来て、「鍋の底をこさげて（＝擦り取って）、それを練って、早よ飲ませ」言うて、ほんで、「それを飲ましてから、あんまり引きつけを起こさなんだ（＝起こさなくなった）」言いよった。聴き手：鍋の何？　坂田：鍋の底の外側に炭がつくやろう、炊いたら。あの炭をこさげて取って、お湯で練って飲ませよったんや。
◆母が手放さない、虚弱な子はかわいい、母も辛い目をしている
　そんな小さい時から、「親にあんまり縁のない子や」いうんが分かっとたんやろうなあ。「お母さんが放さなんだ」言いよった。聴き手：身体が弱い分、心配で可愛いかったんかね。坂田：そう。この病気になる子は可愛いらしいな、色が白うて、虚弱体質やけん。ほんだけん、お母さんも辛い目しとんで。お父さんみたいには悔やまんけどな。

12. 父は自分が苦労して育ったので、余計手放したくなかった
◆父は母と生き別れ、兄嫁に粗末な物しか食べさせてもらえない、父は辛い思いをして育った
　お父さんも、母親が早よ死んで、兄貴の家で育ったらしいわ。ほんで、「辛い目した」言いよったわ。
　そこの家ではな、お魚を注いででも（＝注ぎ分けても）、「わが子には良え所を注いどる」言うてな。だけど、お父さんには、えらの所に身が付いとるやろ、それまで付けとった言いよったわ。聴き手：物がない時代やけんね。坂田：そう。お父さんがそれを見

て泣いたらしいわ。「兄貴、見てくれ、皆には良え所が付いとるのに、わしにはこんなん（＝えらの身）まで付けとる」いうてな。

ほんだら、嫁さんが怒りよった、「働く人に食べさせんと、子どもに良え所をやる」言うて。ほんだけど、「それからはあんまり、露骨なことはせん（＝しない）ようになった」言うとったけどな。聴き手：良え気はせんわね。坂田：そう。子どもながらも分かるけん。

だけん、「お前も辛いやろうけど、お父さんも辛い目しとんで」って、小まい時に言いよったわ。お父さんも親が居らなんだからな（＝親がいなかったので）。聴き手：ご苦労されたんやな。

◆父は自分が苦労した分、私を手放したくなかった

坂田：うん。両親が居らんけん。ほんだけん、私のことが余計に可愛いかったんよ。聴き手：自分の思いと重なる部分があったんやな。坂田：そう。此処に来る時も、「もう行かんで良え、家で死んだら良えんや」言うてな。聴き手：そこでその言葉につながるんやね。坂田：そう。余計に辛かったんだろうな。

13. 姉の嫁入りを機に、両親の反対を押し切って自ら入所を決める

◆姉が嫁入り、自分のせいで破談になってはいけない、自分の意思で大島に行かしてくれと頼む

此処（＝大島）へ来るんも、姉さんが嫁さんに行くようになったけん、「お母さん、姉さんも嫁さんに行くのに、うちがおったら邪魔になるけん、（大島に）行かしてくれ」言うたんや。ほんだら、お母さんが、「お前はそんなに行きたいんか？ 行ったら、もう戻て来れんのぞ」と言うた。ほんでも、やっぱり、姉さんが嫁さんに行くけん、「私なんかが居ったら駄目」思うて、此処へ来たんよ。聴き手：坂田さんご自身の気持ちで、両親も説得して此処へ来たんやね。坂田：うん。

聴き手：それは、お姉さんに迷惑かけたら駄目いう気持ちから？ 坂田：うん、そうそうそう。こんな病気やけん、自分がおって、破談になったら駄目思うてな。ほんで、「行かして、行かして」言うたんよ。

◆父も母も療養所に行かせたくないので、互いに擦り合い

お母さんに、「ここ（＝実家）におっても、どっこも外へ行かれんし、大島に行く」言うたら、「もう今まで居ったんやけん、うちで死んだら良え」言うてな。それでも「行く行く」言うたら、今度は、「お父さんに言え」言うんや。「お父さんに言うて、連れて行ってもらいな」って。

で、お父さんに言うたら、今度は、「お母さんに言え」言うの。二人が擦り合いや。ほんで、昭和25年まで、ずっと家に居ったんよ。聴き手：やっぱりご両親は手放したくなかったんやね。坂田：そう。「行かんで良え、今まで居ったんやけん、うちで死んだら良え」言うてな。聴き手：やっぱり自分の産んだ子どもやもんね。

14. やっぱり家に帰りたかった

◆もう帰ってこれないと諭されるが、それでも行かしてくれ

　あんまり私が行く行く言うもんで、「行ったら、戻って来る言うたって、戻って来れんのぞ」と言い聞かせられらけど、「戻って来れんでも構わん、行く」言うてな、それで来たんよ。

◆入所後、やっぱり家に帰りたい、もう帰れないからと父母が面会に来る

　だけど、そうやって此処に来たけど、やっぱり帰りたかった。なあ、帰りたかった。
　ほんで、「帰りたい」言うたら、一緒に面会に来てたお父さんとお母さんが、「もう帰れんけん、お母さんの方が来る」言うて、ほんで、それから、二人でちょこちょこと面会にも来てくれ出したんや。

Ⅱ．兄弟姉妹のこと

1．末妹が探してまで会いに来てくれた

1）末の妹は、私の存在自体を知らなかった

◆九人兄弟、末の妹が私を親と思って会いに来てくれる

　うちは、兄弟姉妹が9人居るん。2人亡くなって、まだ7人居るけどな、私は上から3番目や。聴き手：ここに来てくださっているのが、妹さんやね。坂田：あの子は、一番最後の子や、末っ子。19歳、離れとる。私のことを「親やと思うて来とる」言うて、来てくれるんや。もう親が死んで、居らんからな（＝いないので）。

◆妹は私の存在自体を知らなかった

　聴き手：19歳離れとったら、その妹さんと一緒に遊んだことはないわね。坂田：遊んだことない、別居をしとったけん、私が。聴き手：もう此処に来られとったん？　坂田：いや、家の中で別居しとった。お母さんが「遊びに行ったら駄目」言うて。聴き手：同じ家で、行き来が無かったん？　坂田：そう。病気が伝染ったら駄目けん。やけん、その子は知らなんだんよ、私が居るいうことをな。聴き手：存在自体をご存知なかったん？　坂田：そう。知らなんだんよ。

　1歳位の時分に、お母さんが此処に一回連れて来たんよ。ちょこちょこ歩きよるけん、「お蜜柑を剥いで、お姉ちゃんに持って行き」言うたら、「はい」っちゅうて持って来て、そんで、飛んで逃げて、お母さんにかじりつきよった。それを私は知っとるけど、妹は知らんのんよ。

2）隠し事があると気付き母親を問い質す

◆末妹：隠し事があると気付き、母親を問い正す、母が事情を話す

　その子が、「家んとこは、何かお母さんが隠し事をしとる」と思ったらしくて、自分が子どもを産んでから、お母さんに聞いたらしいわ。

　ほんだら、「もう、お前も嫁に行って子どもも居るから。ほやから（＝だから）言うけど、実は、こうこういう理由で、姉さんが大島に行っとる」と聞かされたらしいわ。

3）電話帳で調べて会いに来てくれる

◆末妹：「姉さんが可哀そう」、電話帳を調べて会いに来てくれる

　妹は、全然知らんかったけんな。妹が「お母さん、今だったら電話もあるし、電話でもしよるか？」言うたら、お母さんが「しとらん（＝していない）」言うて。ほんで、妹が、「それじゃあ、姉さんが可哀想や」言うて。電話帳で調べて、電話を掛けてくれて、それから此処へ来出したんよ。聴き手：それから姉妹の交流が始まったんやね。

◆会いに来てくれるのは末の妹だけ、かわいい

　坂田：そう。他にも沢山兄弟姉妹は居るけど、誰っちゃ来ん（＝誰も来ない）、あの子だけよ。あの子だけが、何かあったらすぐに来てくれる。ほんだけん、可愛いんよ、あの子だけがな。聴き手：電話帳でまで、自分で調べてね。

◆初めて会った時は、一緒に泣いた

　坂田：そう。最初に電話が掛かった時は、もう２人が泣いてな（泣）。聴き手：泣いたんや（泣）。坂田：うん。言葉にならんのんよ。坂田：ほんだけんな、今だにそれを言うわ。聴き手：うん、うん。

◆一緒に遊んだこともない妹が「辛かったやろう」と言ってくれた

　「姉ちゃんも辛かったやろう。帰るいうたって、帰れへんし」言うてな。その子とは、遊んだこともないんやけどな、お母さんが「伝染ったら駄目」思うて、止められとったけんね。ほんだけど、そう言ってくれたんや。

4）口止めしたが、妹は夫に隠し立てはしない

◆夫には言わないように口止めする

　ほんで、「旦那にも、言うたら駄目で」って言うたんよ。聴き手：ヒデ子さんから口止めしたん？　坂田：うん、そう。口止めして、言うたら駄目って言うたんや。

◆末妹：理解されなければ別れてもいい、夫も一緒に会いに来てくれる

　ほんだら、「姉ちゃん、何ちゃ構わん（＝全然どうもない）。別れる言うんだったら、別れても良え」言うてな。聴き手：すごい。坂田：ほんで、それから直ぐに旦那に言うて、旦那と二人で来てくれるようになった。聴き手：じゃあ、ご主人さんも理解を示してくれたんやね。坂田：うん。「何で、そんなことせな駄目のな（＝隠し立てしないといけないのか）」言うてな。ほんで、来るいうたら、大概２人が一緒に来てくれよる。聴き手：そんな経緯があったんやね。

2．兄弟姉妹でも異なる対応

1）嫁に行った長姉との再会

◆末の妹が長姉を連れてくる、姉の方が老いている、姉が長く訪問しなかったことを謝る

　聴き手：ヒデ子さんの入所の切っ掛けとなったお姉さんは、嫁に行ったん？　坂田：嫁に行ったけん、家には居らなんだ。聴き手：その後、お会いしてないん？　坂田：いや。何年位かな、もう５年位なるかな、高松まで来たんよ。末の妹が連れて来たんよ。

　姉さんはもう、杖をついとった。ほんで、「長いこと、来んかってごめんよ」言うてな。

4章　坂田ヒデ子の語り（聴き手　眞田真紀）

「ヒデ子は病気や言うたって、早いもんじゃ。姉さんよりか、歩くの早いやん」言うて。姉さん、杖をついとるけん。早よ来い言うても、早く歩けんのよ。

聴き手：やっぱり嬉しかった？　坂田：そうやのう。久しぶりやけんな。ほんで、小遣いまで持って来てくれて。「いらん」言うのに持って来た。ほんだけん、姉さんが持って来たものを貰ろうて、私が持っていったものを、また姉さんに遣ったんや。「お前から貰らおう思うて、来とらんのに。こんなことまで、してくれた」言うて、喜んでな。

ほんで、「また来る」って言いよったけど、あれからは、もうよう来んなあ（＝来ることはできない）。一人でよう来んやろう、腰が曲がって足が悪いけん。田んぼばっかりしよったけん、腰がうんと曲がっとる、農家に嫁いだけん。だけん姉さんも、2人子ども産んで、苦労しとるんやろうなあ。

◆姉は、夫が亡くなってから会いに来た、夫には伏せていた

姉さんも、兄さんが死んでから来てくれたわ。やっぱり隠しとったけんな。聴き手：じゃあ、ご主人さんには亡くなるまで内緒。坂田：そう。聴き手：やっぱりそういう時代だったんかなあ。坂田：そう、昔はな。今は、何処へ行っても平気やけど、昔はそんなのが、普通やったからな。

2）末妹の家族は、親が嫌わないから子どもも嫌わない

◆末妹の家族は大事にしてくれる、親が嫌わなければ子も嫌わない

だけど、末の妹の家は「遊びに来い、来い」言うんで。今も「来い」言いよるけど、「もうちょっと温くなったら行くわ」言うて。ほんだら、うちの旦那の誕生日に「お祝いや」言うて、酒を3本持ってきてくれたんよ。甥が2人居るけん「1人ずつや」言うて。聴き手：すごい気遣いやね。坂田：そう。ほんで、あっち行っても、みんなと一緒にご飯も食べて。「おばさん、おじさん」言うて皆が寄ってくる。親が嫌わんけん、子も嫌わん。聴き手：やっぱり、子どもは親のふり見ているんやな。

◆甥の嫁まで、引っ越し作業を手伝ってくれる、いつでも泊まれる準備、ご馳走でもてなしてくれる

坂田：そう。ほんだけん、此処の引っ越しの時でも（＝大島青松園内での引っ越し）、皆、来てくれたんで。甥の嫁まで来てくれたんよ。此処の作業用のトラック（＝療養所の所有するトラック）を借りて、引っ越しを手伝ってくれて、ほんまにありがたいんよ。

向こうの家に行っても、「姉ちゃん、ここへ来てみい」言うて、花植えとるんを見に行ったり。何時もで泊まりにいけるように、布団も用意してくれとる。行った晩はすき焼きで、次の日はシマアジの刺身、お御馳走をしてくれる。ほれで、入れ替わり立ち替わり、皆が話に来るけん、退屈せん。

◆他の兄弟姉妹は寄り付かない、母親が感染を恐れて一緒に遊ばさなかったため

あの子は1つも嫌とりゃせん（＝嫌っていない）。他の子（＝他の兄弟姉妹）は、やっぱり、親が「病気が伝染る」いうて遊ばさんかったけん、近づいたら駄目（＝良くない）と思うとったんかどうか知らんけど、此処へは来うへんわ。あの子だけは、よう来

99

てくれるけどな。
3）別の妹は家族に隠している
◆別の妹は家族に隠している、電話も掛かってこない
　もう一人の妹も、「『旦那に言うとる』って言うとったけど、ありゃ、言うとらんわ」って末の妹も言いよった。言うとったら、その子からも電話の１つぐらい掛かってくると思うけど、掛からんもん。その子は、私と２つしか違わんけん、やっぱり隠そうとするわ。

4）一人でも来てくれる家族がいれば上等
◆一人でも会いに来てくれれば上等
　まあ良えんよ、皆と会わんでも。一人きりでも、そういうふうに来てくれるけん。「一人来てくれとったら上等や」って、旦那も言いよる。

◆末妹の存在は大きい、母のように思ってくれる、すぐに来てくれる
　聴き手：末の妹さんの存在が、やっぱり大きい？　坂田：そう、大きいな。嬉しいわ。全然知らん子が、ああやって訪ねてきて、電話帳まで見て。初めて電話掛かってきた時は、２人が泣いて泣いて、話にならなんだんでなあ。
　「姉ちゃん、元気でおれよ。私はお母さんのように思うとんで」言うてな。お肉とかも、持って来てくれる、好物を知っとるけん。ほんで、今までは仕事があってなかなか来れなんだけど、退職したけん、「姉ちゃん、いつでも言いないや（＝言いなさい）、これからは何時でも来れるけん」言うて。「此処まで来れんでも、高松の船着き場まででも届けるけん」言うてな。「買うて来い」言わんでも、買うて来てくれる、いろんな物を。聴き手：妹さんの優しさやね。

5）跡取りの弟には父が言い含める
◆跡取りの弟には、父が死に際に言い含める
　坂田：弟は１人死んで、今２人居るけど、知っとるけど来んな。聴き手：弟さんも。坂田：うん。来ん。
　ほんだけど、お父さんが死ぬ前に言うとるけん。「ヒデ子が、此処（＝大島）に居るけん、何かあったら、行ってやっても良えし、家に来たら入れてやってくれ」って。

◆妹の方の墓に入る、弟からは年２回しか電話なし
　お墓も、妹の家の方に立てとるけん。妹が「兄ちゃん。姉ちゃんは、こっちの墓に入る言いよるで」言うたら、安心しっとったらしいわ。「お前らがそういうふうにしてくれとるんだったら、よろしく頼む」言うて、弟はもう、盆と正月しか電話も掛からん。

◆弟の嫁は、跡取りで知っているが、あまり来ない
　聴き手：弟さんは奥さんには内緒ですか。坂田：いや知っとる。やっぱり、跡取りやけん、お父さんが言うとる。嫁さんも知っとるけど、来んわ。ほんだけど、昔、面会宿泊所があったやろ、泊まるとこが。あそこには来てくれよった。今はあそこで泊まらさんけど、前は泊まらせてくれよったんよ。だけん、その時はよう来てくれよった。

3．お墓の準備
1）母と同じ墓に入れるように
◆母と同じ墓に入れるように名前を入れる予定だったが、実際には入れない

　聴き手：お墓は、故郷にあるん？　坂田：妹の家の近く。実家の墓は、跡取りの弟の家の近くや。「お母さんと同じ墓に入れるように、墓に名前を彫（ほ）っとく」って言うたんやけど、向こうが「書かんでも良え」って言うてきたんや。「『死んだ時に直ぐ入れてあげます』って、石屋が言よる」いうてな、ほんで、今でも書いとらんのよ。

2）妹のそばで、友人（＝ハンセン病者）と同じ墓に入る
◆面倒を見ていた同病者（友人）と一緒に入る墓を準備

　聴き手：お墓ってどんな所？　海が見える所？　坂田：いや、山なんよ。妹の家から、上を向いたら見える所にあるんや。

◆同病の友人に身寄りはなく、墓ができたことを喜ぶ

　ほんで、Ｉさん（＝盲人で、坂田さんがお世話係をしていた）、知っとるやろ？　あの人は、誰も身寄りが居らんけん、私も看てあげよったんよ。ほんで、その人と一緒に入るように、ちゃんとお墓を作ったん。Ｉさんが亡くなる時に、「ここへお墓立てるけん、Ｉさん、死んだら一緒に入ろうな」言うたら、「うん、先に逝っとくけんのう」言うて、すごく喜んでな。で、「出来上がったで」言うたら喜んどって、一時（いっとき）したら直に亡くなったわ。聴き手：安心したんかな。坂田：うん。安心したんやな。

◆妹が墓守

　やっぱり、末妹は、何か隠し事がある思うて、親に聞いて来てくれたぐらいやけん、ようしてくれよるわ、お墓の守もしてくれる。お彼岸の花も、直ぐに萎（しな）びるけん、造花と生花を混ぜて上げとる言うとったわ。山やけん、鳥が来てウンコするけん、しょっちゅう（＝頻回に）掃除に行きよる言いよった。

◆賠償金でお墓を建てた

　ほんで、庵治の石でお墓立てとるけん、沢山いった（＝費用がかかった）ようけらしいわ。ほんでも、良え石やけん、みんなが「綺麗（おおかた）な」って言うてくれるんや。Ｉさんが死んで、大方10年になるかな。賠償金くれたでしょう。聴き手：らい予防法が廃止されて、国を相手に闘った時のことやな。坂田：うん。あれを貰ろうてから亡くなったんや。聴き手：じゃあ、裁判終了後に。坂田：うん。ほんで、「そのお金でお墓を立ててくれ」言うて、ほんで立てたんや。

◆一緒に墓に入る友人とは、長い付き合い、一緒に旅行にも行った

　Ｉさんとは長い付き合いよ。北海道も５回も行ったし、Ｉさんも連れて行ったんで、盲人会からな。沖縄も１回行ったし、もう行くとこは、大概行っとる。

　ライスカレーが好きだったんよ、Ｉさん。「もう１回ライスカレー食べに行こうや」言いよった。ほんで、動く歩道があるやろう、東京に。あれ喜んでね。自分は尿道通しとんで（＝尿道カテーテルを入れ、採尿用の袋をつけている）。それやのに、「また行こ

う、また行こう」言うてな。「ほんなら、元気になったら行こうで」言いよった。ほんで今来よる妹の夫が、背負うてやるんよ、旅行が好きじゃったけん。

　Ｉさんの実家の方も連れて行ってあげた。ほんだけど、もう誰も居らなんだ（＝いなかった）、身寄りが無いけん。Ｉさんは、人に良うしてあげる人やった。私が来た時には、もう死んで居らなんだけど（＝死んでいなかったが）、高松から来た人もよう看てあげてな、優しい人やった。

3）夫も一緒に連れていく
◆夫は外の墓には入らないというが、一緒に連れていく、納骨堂と分骨する

　聴き手：ご主人も、お墓のことはご存知なん？　坂田：知っとるよ。もう何回も行っとる。妹がお彼岸には、必ず１回は連れて行ってくれよるけん。聴き手：ご主人はどう言われよるん？　坂田：「わしは行かんぞ。ここで居るぞ」言う。「そんなん言わんと、みんなと一緒に行ったら良えが」言うたら、「行かんでも良えけん、お前ら２人で入れ」言いよるけど、死んだら知らんのやけん、連れて行くよ（笑）。

　こっち（＝大島の納骨堂）に１つ置いてな。ほんで、１つは持って行こうかなと思うとる。聴き手：じゃあ分骨やね。聴き手：そう。１つは納骨堂に置いて。聴き手：やっぱりご夫婦やけん、一緒にね。坂田：うん。

４．夫にはもう誰も身内はいない
１）弟との再会、弟の死
◆夫：家族は死んでいない

　旦那の家も、もう全部死んで居らんのよ。弟が１人おったんが、この間、死んだけん。ほんだけん、「もう九州（＝夫の実家）は行かん」言いよる。聴き手：去年は、里帰りされとったけどね。

◆夫：賠償金を弟に渡す、弟はそのお金で手術を受ける

　坂田：会うてお金も渡してあげたけん、弟に。一人で会いに来たんよ。その時はもう病気だった。「癌じゃろう」言いよったわ。頭に出とって（＝脳腫瘍？）、手術して４日目から物言わんようになった。ほんじゃけん、もう癌が広がっとったんやろうな。

◆夫：弟の死、もっと早く会えば良かったと悔やむ、こちらからは会うと言えない

　今だに（＝今でも）言いよるわ、「もうちょっと早う、会うとったら良かった」って。ほんだけど、向こうが来る言わんのに、「こっちが行く」言われんやろう。聴き手：なかなかね。いつ頃、来てくれたん？　坂田：最初は、昭和50年に弟２人揃って１回だけ来てくれた。だけど、その時はもう、旦那は目が見えなんだけん、弟２人は泣きよるけど、本人は知らんの。目が見えんけんな、様子が分からんのや。その後音信不通で、最近になって来てくれた。「もう、わしは誰も居らんのやけん」言いよるわ。聴き手：身内が居らんのやな、寂しいね、ご主人も。

◆夫：最後にお金を渡せてよかった

　坂田：そう。ほんだけど、弟には、最後の最後で会えたけん。お金も渡してあげたし。

4章　坂田ヒデ子の語り（聴き手　眞田真紀）

だけん、「ちょうど良かったばい」言いよる。聴き手：そうやね。タイミング逃したら、今生の別れになっちゃうからね。坂田：そう、最期に会えたけんね。

◆弟は手術しなければ生きていたかも、夫はさびしい

ほやけん、お金も貰うたけん、自分が手術する気になったんじゃろう。「あの時、手術をせなんだら（＝しなければ）、もっと生きとったかもしれんな」言うて、２人で話したんやけどな。旦那は寂しいもんじゃ。もう誰も居らんけん。もう会うて３年になるけど、やっぱり、毎晩言うわ。「弟が２人おったのに死んでしもうて、わし１人きりが長生きしとる」いうてな。

◆夫：弟の息子が代筆、妻は介護が必要

弟に嫁さんが居るけど、手も足も悪いけん、弟が死んだけど「手紙が書けんけん（＝書くことができないので）」いうて、子どもが代筆しとった。弟も来る言うても、なかなか来れんかった、嫁さんを看てあげな駄目けん。ほんだけん、嫁さんも今は、辛い思いしよるやろと思うんよ。息子さんは２人とも遠くへ行っとるし。「今一人ぼっちやけん、養老院にでも入ったかな」言いよるんやけどな、旦那と。

2) 弟は社会で辛い目に合い、家族には隠していた

◆夫は、弟の嫁とは会ったことない、弟は死ぬ前に家族に打ち明けた

ほんで、嫁さんや子供とは会うたことないんで。隠しとったけん、弟が。最後に亡くなる前あたりになって、やっと言うてくれた。ほら、お金あげたやろう、だけん、「言わな駄目」って思ったんやろな。「来年は、お父さんの供養を兼ねて四国に‥」、この病気や言うんも隠しとったけん、大島は出さずに、「四国に行こうなって、言よるんです」って書いとったわ、死んだ時の手紙にな。

◆弟は、職を紹介した友人に兄の病気をばらされ退職を余儀なくされた、弟も辛い目をしている

聴き手：弟さんも長い間隠しとったんやね。坂田：そう、隠しとったんよ。やっぱり自分も辛い目しとるらしいわ。自分が行きよった会社に、友達を紹介して入れてあげたんやと。ほんだら、「兄貴がこの病気や」いうのを、言いふらしたらしいわ、その友達が。ほんで、「自分はそこには居れんようになって、他の仕事に替わった」いうて言いよったけん。「ほんだけん、嫁さんにも言わなんだんじゃろ」言いよったわ、夫が。

Ⅲ．夫との出会いと大島での暮らしぶり

1．大島に来て嬉しかった

◆大島に来てよかった、お日様に当たれた、友達ができた、

聴き手：大島青松園に入られて、どうでしたか。坂田：家でおった時は、家から出してくれなんだけん、閉じ込められとったけん、此処へ来た時は、嬉しゅうてな。「お日さんにも当たれて良かった」いうて喜んどった。聴き手：ほな、隔離されたいうマイナスイメージはなかったん？　坂田：此処へ来てからは無い。逆に喜んどった。お日さんにも当たれるし、友達とも会えて嬉しかった。聴き手：同世代の入所者と交流できたんや

103

ね。坂田：そう。
◆ **家では幽閉され、死のうと思うくらい思いつめていた**
　家で居った時は、子ども心にも、「遊びにも行かれんし何処も行かれんけん、もう死のう」と思いよったんや。聴き手：そこまで追い詰めとったん。坂田：そうよ。もう出してくれんからな、家から。聴き手：辛かったんやね。ほな（＝そうしたら）逆に此処に来て良かったん？　坂田：そう。ここへ来たら、友達も沢山できたし。
　聴き手：ここに来て生活し始めて、困った事とか辛い事ってあったん？　坂田：それは無かったな。お母さんもお父さんも会いに来てくれるし。

2．夫との出会い
◆ **不自由者の結婚、煙草を３本おいて結婚式**
　聴き手：ご主人さんとは、どういう出会いがあって結婚したん？　坂田：「結婚せんか」言うてくれる人が居ってな、「ほんだら、しようか」言うて。ほんで、作業が済んで皆が映画を見たりしよる間に、私は旦那の所へ遊びに行きよった。
　聴き手：結婚式は？　坂田：「不自由やけん」言うて、何ちゃせんと（＝何もせず）、たばこを３本置いて、それで済ませた。不自由者やけんな。健康室の人だったら、皆元気なけん、しよったんかな。知らんけど、私の時は、あんまり派手にはしよらんかった。聴き手：当時から、健康な人が入る健康寮と体が不自由で介護が必要な人が入る不自由者寮に分かれとったん？　坂田：うん、分かれとった。だんなは健康室で、私は不自由者室やったんよ。ほれで、不自由者の人が三組おったけん、その三組が一緒に結婚式をしたんよ。

◆ **結婚当初、夫は障碍なし、今では障碍の重症度が夫婦で逆転した**
　その時は、旦那はまだ元気だったけん、手も足もどうもなかった。それから順々と、海へ行ったりして、手が悪うなったけど。聴き手：ご主人さんの方が、不自由度が進行したってこと？　坂田：そう、今とは逆で、結婚した当初は、私の方が不自由で夫が手伝ってくれて、今は夫の方が不自由になったけん、私の方が手伝ってあげよる。

◆ **結婚してよかった**
　聴き手：園内では評判のおしどり夫婦と言われてますけど。坂田：今になったら、結婚して良かったわな。旦那も足の傷ができたりして、再三、入院もしたけど。金魚も鳥も飼いよったけん、入院中は、私が井戸まで水くみに行って、その世話が全部、私の身にかかってきとったけど。あれも飼いよったら、可愛いけん。

◆ **熱こぶが出て高熱で苦しんでいる時に、構ってくれない、浜辺で泣いていると探しに来る**
　聴き手：今までに大きな夫婦喧嘩も無く？　坂田：いや、仲は良えこともなかったで。聴き手：そんな時期もありましたか。坂田：うん、あった。私が熱こぶが出て、フーフーいよるのに、豚に肥料をあげに行って、晩遅う戻て来たり。聴き手：えらい（＝苦しい）時に構ってもらえんのは辛いなあ。
　坂田：そう。ほんだけん、私は海に行って、座って泣きよったんよ。ほんだら、「ど

こに居るんや」言うて呼びに来たけど、知らん顔しとったんよ、怒っとるけん。そんな時もあった。聴き手：夫婦やから山あり谷ありやね。坂田：うん、そうや。もう60年やな、長いな。聴き手：もう金婚式どころでないね。坂田：ないない。

◆洗濯が困るので大きな人とは結婚したくない

聴き手：結婚されてからの生活は、どうでしたか。坂田：私は背が低いし、体が弱かったけん、「あんまり大きな人は嫌や」と思うとったんよ。皆が洗濯しよるんを見て、「あんなん、私にはようせんわ（＝あんなことは私にはできない）」と思ってな。昔は手押しポンプを押して、井戸から水を汲み上げて洗濯しよった。「大きな人じゃったら、着とる服が大きいけん、綺麗に濯げんけん、大きな人は嫌じゃ」と思いよったんよ。ほんなら、案外小さい人が居ったけん（笑）。小さい人と一緒になれて良かったなあと思って。

3. 暮らしぶり

◆冷たい水で洗濯

聴き手：じゃあ、お水も今と違って冷たい水？　坂田：そうそう。冬場は冷たい。やけど、やっぱり洗わな、しゃあないけん（＝仕方がないので）。聴き手：洗剤は？　坂田：昔は、石けんつけて洗濯板で洗いよった。やけん、洗濯するんでも大変だったよ。大きなもんだけ、洗濯場に出しよった。包布とか、あんな大きな物は、よう洗わんわ。背も小さいしな。

◆アイロンはかけない、感覚麻痺があって火傷は恐い

聴き手：アイロンがけは？　坂田：アイロンは、せなんだ（＝しなかった）。火傷したら駄目けん。火傷は、恐いけん。やっぱり手の感覚がないけん。私は、肘まで感覚がないんよ。右手は遅うまで感覚が残っとったけど、左手は早ようから、肘の辺りから感覚がなかった。

◆掃除は皆で一斉に

聴き手：お掃除は？　坂田：自分が居る大広間は、皆で一斉にしよった。今みたいに、掃除機なんかないから、箒でしよった。

◆夫婦でも別々の生活、夜だけ男の人が枕を持ってくる

24畳間に12人がおった。ほれで、男の人が泊まりに来よった、女の部屋にね。聴き手：ご夫婦でも、ずっと同居じゃなくって、夜だけ一緒で日中は別々に、男性女性で分かれて行動されるんですか。坂田：そうそう。食べるものも全部別個や。夜だけ、男の人が枕を下げて来よった。お布団を敷き詰めるけん、足の踏み場もないぐらいになりよった。

◆夜が来たらトランプ、楽しかった、家では遊ぶ人もいなかったので嬉しかった

夜が来たら、トランプしたり遊びよったな。だけん、その頃は楽しかったよ。家に居るときは、一人きりで遊ぶ者も居らんかったけん、こっち来てからは嬉しかったわ。聴き手：子ども時代に遊べない分、こっちに来て遊んで楽しかった。坂田：うん、楽しかった。みんな辛かったって言うけど、私は初めの内は嬉しかった。お陽さんにも出られ

るし。ほんで、男の人が女の部屋に遊びに来るやろ。その人らの中で、手の良え人が果物の皮を剝いてくれて、それを頂くんよ。そんな時も楽しかったよ。

◆食器洗いは看護人さんがしてくれる、船の出航時間に合わせて勤務時間が決まる

聴き手：炊事は？　坂田：できたものが配食されよった。お皿に注ぎ分けたりは、自分達でしよった。看護人さんが一人だけおって、お世話してくれよった（注：古くは全ての作業を患者がしていたが、徐々に職員に移行した。坂田さんの話は、職員への作業返還後のことと思われる）。ほんで、隣の寮と廊下でつながっとって、そこに炊事場があってな。そこで食缶に分けてくれよった。聴き手：お皿は自分達で洗いよったん？　坂田：看護人さんが洗ってくれる。だけど、遅うに食べたら、自分のは洗わな駄目かった。聴き手：時間が決められとったんやね。坂田：そうそう。私らが食べよる間に食缶洗って、それが済んだら、茶碗なんかを洗うて帰りよった。あの人達も、船の時間に合わせて、終わりの時刻が決まっとったけん、それまでに終わらせにゃあ、駄目かった。

◆野菜作り、昔は元気な夫がして、今は私はしている

聴き手：趣味とかは？　今、野菜作りされていますよね。坂田：昔は旦那が元気なけん、全部しよった、野菜とかも全部作りよった。ほんだけん、草抜きしたり、手伝いをしよった。その時も楽しかったで。今は、夫は不自由になってできんけん（＝できないので）、私が全部しよるけど。

◆小鳥を飼う、不自由になると世話が大変で止める、楽しかった

小鳥も飼いよった。あんな時も楽しかったよ。餌を作ったら、鳥も喜んで食べてくれるけん。けど、今は居らんの（＝飼っていない）。体が不自由になったらな、やっぱり、めんどいけん（＝難しい）。餌をやったり、ケールも作ってやらにゃ駄目やろ。

◆手が不自由でも、包丁を使って料理する、不自由でもしないと生きていけない

聴き手：包丁も上手に使われますよね。坂田：やっぱり、せな（＝しないと）食べれんけん。指は残っとるけど、麻痺してしもうて、全然、言うことを聞かんから、指は使えん。だけん、掌で挟んで持つしかないんやけど。果物の皮も、自分でできるけん。皮を剝くんでも、できんのは（＝できないのは）、ごっついみかんの皮ぐらいや。聴き手：メロンとかも器用に包丁できれいに剝いでるね。リンゴも剝きよるね。麻痺があるのにすごいよね。坂田：リンゴも柿も全部自分が剝く。剝いてもらうは、文旦とかのミカンだけ。ごついけん。ほんで手が悪いけん、薄皮が取れん。自分が食べるんだったら、大きな皮だけ剝いて、半分に切って、口の中で薄皮を取って食べるけど、主人にそんなことせい言うたってようせんもん（＝そんなことをやれと言ってもできない）。主人にはきれいに剝いてあげて、美味しいものを食べさせてあげんとな。

煮炊きも、今でも自分でしよるで、何ちゃ手伝ってもらわん（＝何も手伝ってもらわない）。自分でしたら、何でも好きなように作れるけんね。旦那も喜ぶし、自分で炊いて食べる楽しみもある。自分で収穫した物を料理して、自分でできる間は、自分でしようと思うとる。

4章　坂田ヒデ子の語り（聴き手　眞田真紀）

◆服は友人が縫ってくれる

聴き手：着る服はどうしよったん？　坂田：部屋に友達がおって、その人らが縫うてくれよった。服の配給はあっても、私には大き過ぎるけん、直してもらわんと駄目かった。

4. 楽しみ

◆以前はじろじろ見る一般人の視線が気になった、今は一緒に食事できる、今は視線が気にならない

聴き手：今、里帰りとか旅行とかは？　坂田：もうずっと行きよるけん、今は何ともないな、どこ行っても。前はみんながじーと見よったけど、今はそんなこと全然ない。あんまりじろじろ見る人も居らんし、今となったら、みんなと一緒にご飯も食べるけん。ほんだけん、今は、何ともない。昔は、「みんなに見られよれへんか（＝見られていないか）」と思うて、周囲が気になって、自分の方も周囲を見よったけどな。

◆旅行ほとんど行った

聴き手：里帰りは、四国と九州と両方行きよるんやね。坂田：両方行きよる。旅行も、もう行く所は、ほとんど行ったけん。北海道ももう5回ほど行ったし。沖縄も行った、別府も行って温泉に入ったし。大概、行ったなあ。

聴き手：それは、妹さんの案内とか介護で？　坂田：そうそう。今は旦那が患うとるけん、行けんけど。一緒に付いて行ってくれたら、自分が何もせんでええやろ。向こうに行ったら行ったらで、してくれるしな、助かるんよ。

◆カラオケが楽しみ

聴き手：他に趣味は？　坂田：他に趣味いうたら、カラオケにも行ったり、トランプにも行ったりかなあ、そういう行事に出ることかなあ。歌は、もっぱら、演歌ばっかりや。今頃の踊ったり跳ねたりするのは、覚えれんわ。

5. 医療のこと

1) 熱こぶが出るからお日様に当たってはいけない

◆お日様に当たると、丹毒になる、熱こぶが出ると言い伝えられた

昔はな、「お陽さんに当たりよったら、丹毒になって熱が出る。そうなったら入院させられるけん、お陽さんに出たら駄目」って言われよった。聴き手：お母さんに？　坂田：いやいや、同じ部屋の人に。昔は、お陽さんに当たったら、丹毒になりよったらしいわ。

聴き手：その「丹毒」いうんは、今で言う感染症みたいなもんですか。坂田：そうやな。聴き手：ハンセン病の人だけが、日光に当たったら丹毒なるって言われとったん？坂田：そうそう。ほんだけん、病気の出始めで、お陽さんにあんまり当たらなんだ人（＝それまで自宅で太陽に当たったことのない人）が、此処（＝大島）に来て、お日さんに当たるようになったら、丹毒になりよった。言うたら、熱こぶみたいなもんや。聴き手：お陽さん浴びたら、熱こぶが出るって、口コミで伝わっとったんやね。坂田：う

107

んうん。
- ◆熱こぶが出た時の薬はない、一週間くらい寝ると自然に高熱が引く

聴き手：実際、熱こぶは出ました？　坂田：熱こぶは出たけど、入院まではせなんだ（＝しなかった）。聴き手：熱こぶが出たときの治療は？　坂田：お薬いうお薬は無いな。ものすごく高い熱が出るけん、熱冷まし（＝解熱剤）だけやな。ほんだけど、それももう決まっとったな。1週間ぐらい寝たら、熱が引きよった。聴き手：熱の周期とかパターンが分かっとったってこと？　坂田：そうそう、1週間したら自然に熱が下がる。熱こぶが出たら、えらい（＝苦しい）からな。熱こぶが出たら入院させられるけん、外にあんまり出たら駄目言われた。

2）ハンセン病の外傷は表面はきれいでも深部で化膿し悪化する、赤線を引く
- ◆直ぐに蓋をするので、中で膿んでいても分からない、深部で化膿して骨髄炎をおこす

聴き手：さっき（＝先ほど）、傷交換に来られとったけど、傷の方はどうですか。坂田：傷の方は、どうもない。先生が「傷がどこにあるのか分からん」言うて、削りよった、「ああ、ここにあった」言うて。下にあったらしいわ、すぐに蓋するんや。聴き手：傷が奥にあって、直ぐに蓋するから、傷が下に潜り込むいう感じですか。坂田：そうそう。表面から見たんでは、分からんのや、中で膿んでいてもな。私らの傷は、皮膚の表面はきれいでも、奥で膿んで、それが骨までひろがって骨が腐って指が落ちるんや。

- ◆赤線を引くのは新しい傷の時だけ、自分で処置する

聴き手：たまに赤線とか引きますか。坂田：最近は引いたことない。赤線（注：体の末端から中心に向かって、皮膚に赤い線が現れる）を引くんは、初めて傷ができた時や。古傷になったら、赤線は引かん。聴き手：昔は、自分で処置しよったんですか。坂田：しよった、しよった。赤線ひいたら、自分でしよった。治療室まで行くのが遠いやろ。ほんだけん、自分家で、材料を貰といてしよった。ほんで、看護師さんが昼までで仕舞うけん、いつも居らんやろ。今は、良うなったよ、風呂入ったら、すぐ交換してくれる、先生も、すぐに来てくれるけん。

3）昔の医師は長靴を履いて入ってくる
- ◆昔の医師は往診しない、「ござを敷け、入口まで出てこい」

昔は、先生は医局の方に居るけど、呼んでもなかなか来んかったよ、私らが来た時は。熱こぶもよう出よったけど、その時でもなかなか来てくれへんで。

ほんで、来ても、「家に上がってくれ」言うたら「ござを敷け」言うて、畳の上にな。聴き手：先生用のゴザを敷かんかったら、座らんかったん？　坂田：座るんじゃないんよ、長靴履いてくるんけん。ござを敷いた上を、長靴で歩くん。それで、入って来ん時は、先生が外におって、「入口まで出てこい」言うて、外で診断しよったんよ。

聴き手：そんな時代があったんやね。坂田：今は、うんと変わった。今、普通にこうやって訪ねて来て、座って話ししてくれるけど、前は絶対来んかった。時代の流れやな。良うなったわ。

4章　坂田ヒデ子の語り（聴き手　眞田真紀）

◆今の医師は友達みたい、冗談を言い和ませてくれる

　聴き手：今は、先生はどうですか。坂田：今の先生は良えわ。友達に、ものを言うようなもんだ（笑）。みんな、良え先生や、笑うて冗談いうて和ませてくれよる。聴き手：前とは違うんやねえ。坂田：違う違う。前のような先生は居らん。昔はきつかったけんな。やっぱり伝染病いうのがあったんかなあ。

　4）パラフィン浴をすると筋切れができない

◆毎日、全科の外来受診、パラフィン浴すると筋切れが起こらなくなった

　聴き手：外来は、毎日行きよんですね。坂田：今んとこ（＝今は）全部の科、行ってる。歯科、眼科、耳鼻科、リハビリ。

　リハビリでパラフィン浴（＝パラフィンを温めて溶かし、それに手足を浸して乾かす動作を繰り返す温熱療法の一種）すると、手が割れんけど、あれをしないと手が割れてくる。聴き手：筋切れ？（＝手指の関節など屈曲する部分の皮膚が裂ける）　坂田：そうそうそう。筋切れがせんの（＝しない）。おかげで、今ごろあんまり手に傷ができへん。手、きれいやろ。あのパラフィンは良えね。

◆どこに行っても空いている

　昔は結構患者さん居って、外来の順番取りも大変で、一旦戻ってきて、また行きよったけど、今もう、よう空いとる、どこ行ってもな。

　5）眉毛の植毛

◆眉毛がないとハンセン病と分かる、盲人も含め多くが駿河まで眉毛の植毛に行った

　駿河療養所まで、まゆ毛を植えに行ったこともあるんで。聴き手：1人で？　ご主人は？　坂田：こっちで鳥を飼いよったけん、行かれん（＝行けない）。私だけ、向こうで40日ぐらいおったかな。聴き手：大島ではできなかったん？　坂田：そう、みんな向こうへ行ってしよった。あの時は、大島からも沢山行ったで。男女を問わず、目の見えん人もみんな行って植えて来た。寝台列車で、丸一日かかってなあ。眉毛がなかったら、一発で、この病気やって分かるけん、眉毛が作れる言うたら、皆、喜んで行ったわ。

　まゆ毛は片方ずつ、チクリチクリと植えてくけん、時間もかかるし、痛かったのう、差し込むんがな。

Ⅳ．島内での引っ越し

1．引っ越し作業は大変

◆引っ越しは三回目、妹と甥が手伝ってくれた

　去年、ここ（＝新築した共同居住棟）に引っ越してきたんやけど、これで3回目や。引っ越しは大変や。今回は職員がしてくれたけど、前は、妹と甥2人が来て、全部してくれた。甥や妹やったら、「ここに入れて」「あそこに入れて」言えるけん、荷物を解いてからも楽なんよ。

　旦那は、一切手伝えん。これまでの引っ越しも、私が全部してきたけん。まあ、まだ

若くて元気だったけん、できたんじゃろうなあ。
◆昔は亡くなった人の後に引っ越した、荷物がなかったので簡単
　昔は、前の人が亡うなって、部屋が空いたら、どんどん次の人が入りよったけん、あふれる程患者がおったけん。あの頃は、みんな何の荷物も持ってなかったけん、風呂敷一つで引っ越しが出来よった。洋服ダンスやテレビをみんなが買い出したのは、ずっと後のことで、あの頃は何もなかったけん。

2. 盗難
◆島外から来た大工に盗られた、島内者のみなので鍵をかける習慣なし
　前の引越しの時なんかは、建て直すのに、島の外から大工さんが、沢山来よるでしょ。ほしたら（＝そうしたら）、「ヒデちゃん、おまえの所の戸が皆、開いとるぞ」言うけん、見にいったら、何じゃい、お酒からいりこ（＝煮干し）から、冷蔵庫の中の物が、盗られて無くなっとるんじゃ。その頃は、家に鍵も掛けとらなんだけんなあ。大工さんが、どうせ酒盛りでもしたんじゃろう。あの頃は、島の者だけしかおらんけん言うて（＝島の者しか住んでいないので）、あんまり鍵も掛けよらんかったけんなあ。

3. 夫の骨折
◆引っ越し直後、夫が転んで骨折した
　ほんで、引っ越して5日目に旦那が転けて。足の骨折ったんよ。来て間が無いけん、何ちゃ分からんけん（＝来て日が浅いので何も分からない）。「トイレの戸は閉めんでも良え（＝閉めなくても良い）」言うのに、「半分閉める」言うて半分閉めて、ほんで帰りに、戸にもたれかかったら、戸がサーッと開いて、ほれでこけて、尻もちついて「痛い、痛い」言いよった。

◆打撲だけと思っていたら骨折していた
　「動いたら痛くて動けんけど、じっとしていたら痛ない」っていうけん、「打っただけやろう」思って、ナースコール押さずに、じっと寝よった、看護婦さんが見回りにくるまで。
　ほんで、レントゲン撮ったら、「折れとる」言われて、それで入院したんや。まさか折れとると思わんかったんや。引越し言うたら、旦那が怪我した思い出や。

4. 高潮による浸水被害
◆海から離れているので新居の方が安心
　ここ（＝新居）は良えわ。海ともだいぶ離れとるけん。前の家は、海の際（きわ）だったけん、高潮が畳の上まで来たけん。聴き手：平成16年の台風の床上浸水やね。

◆高潮で夜中に避難、盲腸の手術後で痛くて歩けない、友人が背負ってくれた
　避難したんですか。坂田：病棟へ逃げた。「もう来よるけん」いうたら、うちの人、自分だけサッサと行ってな、私は一人きりで後から逃げた。旦那は目が悪いけん、先に連れて行ってもらったんや。私の方は、ちょうど盲腸の手術した後やったけん、「早よ来（は）い」言うたって走れんの。こうやって傷口を押さえて、縁を伝って行きよるのに、職員

さんも車椅子持って迎えに来よるけど「乗れ」言わんけん。抜糸はしとったけど、退院して間がないけん、痛かったよ。聴き手：忘れられとったんかな。坂田：自分で歩きよるけん、大丈夫やと思ったんやろう。

　ほんだら、友達が「ヒデちゃん、一緒に行かんか」言うて手をつないでくれたけど、早よ歩かれへんのよ。「痛うて駄目」言うたら、私を背負うてくれた。それでないと、おなかが痛うて、歩けんのや、盲腸やけん。

◆高潮で、畳もクーラーもびしょびしょ

　それで、病棟の寝台で、旦那と2人で寝たんやけど、狭くてなあ、夜明けに早うに戻ってきた。そしたら、水は引いとったんやけど、わやや（＝無茶苦茶や）。クーラーも、潮に浸かって、めげてしもうた（＝壊れてしまった）。畳をはぐって乾かさな駄目けん、大変やったで。

◆長生きしているといろんなことがある、大島は高潮の被害が多い

　今の所は、もう大丈夫じゃ、海から離れとるけん。前は、海の際やったやろ。高潮もしょっちゅう（＝頻回に）来よったんよ。長生きしとったら、いろんなことがあるわ。思い出もあるわな。聴き手：東北は津波も来たしね。坂田：ここは瀬戸内やけん、まだ津波は来とらんけど、次の地震の時は分からんのう、堤防はしとるけど、海が近いけん。

5. 引っ越し後、夫の世話を一人でしなくても良くなった

◆引っ越し後、夫の入浴介助をしてもらえるようになって楽になった、時間が決められていて窮屈

　聴き手：引っ越ししてみてどうですか。坂田：引っ越して良かったけど、引っ越し作業が大変や。もう次は無理や、えらいわ（＝体が辛い）。

　けど、ここに来てから、お風呂も入れてもらえるようになったけん、だいぶん楽になった。前は、旦那のお風呂も全部、私が介助しよったけん。5時半なったらお風呂へ連れていって、着替えさしてな。それから足の傷交換があるから、処置室に連れて行って、済んだら迎えに行って。今は、放っておいても、風呂にいれてくれるもんなあ。

　まあ、職員さんの都合もあって、風呂の時間が決まっとるやろう。自由がきかん（＝時間的に自由にならない）ことくらいが窮屈なくらいで。看護師さんや介護員さんが近くに居るいうことは、心強いことや、年をとるとなあ。

◆夫は、畑仕事で私の帰りが遅いと呼び出しをする、私の心配、自分も心細い

　旦那も、自分が目が見えんけん、私が畑行ってちょっと帰りが遅かったら、呼び出すん。「早よ帰れ」言うて、介護員さんに頼んで放送かけるん。「また、かけよるわ」思て（笑）。戻ってきたら怒ることよ。「何ぼ早よ帰れ言うたって（＝いくら早く帰れと言っても）、用事が済まなんだら戻ってこんで（＝用事が終わらないと帰って来れない）」言うたけど。今は、ちと（＝ちょっと）気が長うなったんか、戻ってくるまで黙っとる。大した用事もないのになあ。「畑に1人で遅うまでおったら危ない」いうんがあるけん、呼び出すんやろ。「壺の中にでも落ちて、怪我しとれへんか」って言よった。自分も一人

では不安やし、私のことも心配なんやろうなあ。

6. 神経痛に優しい風通しの良い住環境
◆新居は良い、傘なく移動できる、外来に近くなった

　新しい家は、どこ行っても近いけん、場所的に良え。向こうは、治療場に行くのも遠かったけんどな。今は、傘も要らんと、すっと行けるけん。

◆神経痛があり、クーラーは使わないが、風通しがよく住みやすい

　日当たりも良えし、風もよく入る。神経痛があるけん、クーラーは嫌いなんよ。夏の暑い時でも、あまりクーラーはつけん。自然の風が一番じゃあ。前の家は風通しが良かったけん、新居に移って心配しとったんやけど、ここも風通しは良え。

　弟も、「ここは涼しいて良えな」言いよったわ。山も海もあるけん、風が良く通る。ごみが集まって来るんが困るけんどな（笑）。

V．農作業と腎不全

1．農作業
1）生きがいとする農作業を縮小する
◆畑仕事がしんどくなった、手入れの大変な西瓜作りは来年から止める

　畑は毎日毎日行きよる。なかなか大変じゃ。83歳にもなったら。皆が「もう、止め、止め」言うけん、今年だけは、もう苗を買うとるけん作るけども、来年からスイカは止める。トマトとキュウリは、放っといても良えけど、スイカは囲いをせんと駄目。ビニール張らんと駄目けど、それしとったら今度は温いけん、ちょこちょこ見にいかな焼けるやろ。温度が上がり過ぎても駄目なんや。それに交配もせんと駄目。おしべとめしべを交配せんかったら実が成らん。それもあんまり早よても遅ても駄目、時期がある。ほんだけん。今年一年スイカを作ったら、来年からやめる、スイカはえらいで（＝作業が大変で負担になる）。

◆腎臓が悪くて食べられない、成長の喜びを見るために少しだけ作る

　年が寄ったら、食が細うなって、沢山は食べれん。それに、私が腎臓が悪いけん、生物が食べれんやろ。ほんだけん、「沢山要らん、楽しみにだけ作るわ」言いよる。「どれくらい大きくなったかなあ」思って、見るんが楽しみなんよ。

◆80歳を境に農作業がしんどくなった

　聴き手：「野菜を作るんが生きがい」って言いよったよね。坂田：言いよったけど、もうしんどうなった、この頃。息切れがするけん。ちょっとしたら休み、ちょっとしたら休みしよる、胸がしんどうなるけんね。前だったら、少々しんどくても、やろうと思たら切りの良えとこまで、無理したもんやけど、今はそれができん。年も取っとるけん。作ったら楽しみはあるんやけどな、大きくなるのが。70歳代は何ともなかったけど、80歳を境にしんどくなった。

　旦那が「止め、止め」言いよるけど、「止めたら何ちゃすることない」って言い返し

よったんだけど。もう駄目わ、しんどいわ。土を打つんがえらい（＝土を耕すのが苦しい）。土の掘り返しがな。聴き手：耕すのがしんどいんやね、機械でしとるん？　坂田：いや。ミツンガ。聴き手：手でしよるん？　坂田：うん。手で耕すんや。

2）麻痺した手に鍬を縛り付けて耕す、知恵を働かせて工夫する

◆障碍のある手に鍬やミツンガを括りつけないと、鍬が飛ぶ、左手は鍬の柄と一体化し、右手は遊びを持って動くように固定の仕方を工夫する

　聴き手：あの鍬みたいなんで？　坂田：歯が三つになっとるけん、ミツンガって呼ぶんよ。鍬みたいなもんや。ミツンガの歯を下にして立てて、持ち手の棒のところに、包帯で輪っかを２つ作るんよ。ほれで、上側の輪っかに左手を入れて、下側の輪っかに右手を通すん。左手だけ、上から包帯でぐるぐる巻きにして固定するんよ。そうしたら、ミツンガを動かしても左手から外れんし、右手の方が案外自由に動くけん、作業がしやすいんや。こうやって固定しとかんと、私の場合は、指はあるけど神経が通ってないけん、うまく握れんやろう、ミツンガを振り上げたら、すっぽ抜けて飛んでいくし、耕す時も力が入らんの。聴き手：すごいなあ。そうやって工夫したら、手が麻痺しとっても、農作業ができるんやな。

◆力がかかる部位は一定で、皮膚が肥厚するので皮削りする

　そうやって固定するけん、いっつも同じところにミツンガの柄が当たるんよ。そしたら、赤い筋が入って、だんだん、皮膚が固うなって、分厚くなる。「うで抜き」いうて、まあ言うたら、サポーターやわな、「そこを保護するんだったら、うで抜きを買うてきてあげようか」って友達がいうてくれたけど、私の腕が細すぎて、合わんのよ。だけん、今は、いっつも当たる所の皮膚が肥厚して厚くなったら、皮削り（＝メスなどで肥厚した角質を削り取る）しよるんよ。

◆やる気になれば、知恵を働かせてどうにでも工夫する

　みんな、やると決めたら、どんなことしてでも考えてするけんな。知恵を出して工夫するんよ。聴き手：坂田さん器用やもんねえ。

◆スコップは使えない、

　ほんだけど、スコップは駄目。体重が軽いけん、足でゆさぶっても入らんの。聴き手：どうやって使いよるん？　坂田：スコップは使わん。ミツンガと鍬だけや。

　聴き手：鍬も、ミツンガと同じやり方で、柄に固定して、両方を使い分けよるん？　坂田：そうそうそう。ミツンガで掘ってダメやったら、鍬で掘る。聴き手：それは大変だあ。坂田：だけん、私よりも手が良うて、体格の大きな友達に、頼んだこともあるんよ、せっかく作った大根が抜けんでなあ。ほしたら、私と違うて手も足も良えけん、スコップでサッサと抜いてくれたわ。

2．腎不全
1）透析をしないと長くは生きられない
◆透析をしないといけない、長くは生きられない
　聴き手：これからのことについて、ご夫妻のことも含めてどんなふうに考えられてますか。坂田：先生から言われとるけん、「長生きできんかな」思いよる。「透析せな駄目」って言われたけど、あんまりしとうないんよ。

◆医師から夫にも説明、「妻を使わず、看護助手に頼むように」
　主人も言われたらしい、先生から。私の病状が悪いから、「あんまり奥さんを使わんと、看護助手さんや看護師さんにしてもらいなさい」って。

◆医師に注意されても、夫は頼みやすい私を使う
　ほんだけど、やっぱり私に言い易いんかな、直ぐに私に言うてくるけん、「あんた、先生から聞いとらんのか」言うたら、「聞いた」言うんよ。「聞いたけど、わしの方が四つも若いんやけん、わしよりか長生きをしてくれよ。わしを見送ってから、お前が後から来いよ」言う。

◆これだけしんどいと、いつどうなるか分からない
　「私はもう分からんで」言うんよ。「あんたは元気なけど、私はもう…」。この間の日曜日だったかな、あの時はえらくって（＝身体が苦しくて）、「透析せな駄目のかな」思いよった、「胸にも水が溜っとる」言われたけんなあ。「これだけ、えらかったら、いつどうなるか分からんで」言うたんよ。

◆自分の身体に自信のもてない夫は、自分より長生きして、自分を看取ってから死んで欲しいと私に望む
　最初は、「わしのことはそんなに心配せんでも良えけん、どうぞ先に逝ってくれ」言いよったんやけど、今は「わしを先に送って、それからおまえが逝ってくれ」言よる。旦那も足元がおぼつかんようになって、前に行こうと思っても後ろに進みよる、よろよろしよるけん、自分でも自信がないんじゃろうなあ。

◆妹も心配している
　妹も心配して、「醤油は沢山付けたら駄目」とか「畑仕事はもうしたら駄目」とか言いよる。この間も、「一人で聞いてくれたら良え」いうのに、主人と二人揃って来て、先生の話を聞いとるけんなあ。

2）薬が効いて、症状が治まってきた
◆薬がよく効いて、石段を登っても息切れしなくなった、副作用もない
　けど、先生が出してくれたお薬が合うたんか、自分では良うなった気がする。ほんで、石堂にも毎日お参りしよるけど、上にあがったら、息が切れるくらい、ふうふう言いよったんが、今は、そんなことはないんよ。ほんだけん、今のところは、あの薬を飲んどりゃあ、良えんじゃ。息切れもそんなにないし、しんどさもだいぶん違うてきたけん。聴き手：その薬を飲むまではしんどかったんやね。坂田：うん、しんどかった。もう上

へ上がったら、すぐにお参りの声が出なんだもん。聴き手：石堂さんまでって、かなりの坂でしょう。坂田：うん。聴き手：坂の下まで自転車で行って、そこから歩いて上がるん？　坂田：歩いて上がる。110段ある。だけん、上に上がったら、息切れしよった。今は、あの薬飲み始めてから、そうでもない。先生が「飲みにくいでしょう」言うけど、そうでもない。聴き手：アレルギーがあるけど、合っとるんかもしれんね。坂田：合うとんかもしれん、副作用は何ちゃ無いけん。先生に「それ飲みよったら、通じが出にくい」言われとったけど、そうでもない。

　そのかわり、日に2回のところを3回飲みよる、カリウムを下げるゼリーを。先生が「調子が悪んなったら増やす」言うとった。聴き手：今とこ、先生の指示で調子良くいけとるんやな。坂田：いけとる。「まあ、それでいけるんだったら、良えがな」と思いよる。聴き手：「透析までいかんと、今の食事療法とお薬でいけたら良いなあ」と思っているんやね。坂田：うん、そうそう。そう思うとる。

◆里帰りも大丈夫

　聴き手：明日も里帰り行かれるんやけど、大丈夫？　坂田：大丈夫、大丈夫。

3）透析は避けたい

◆食事制限、しんどい時は食事制限に反してでも食べよう、医師は苦笑い

　聴き手：食事制限のことも先生から言われたんやね。坂田：言われとるけどな。この間のようなえらい時は、「もう、どうなっても良え。食べたいもん、食べな駄目なと思うて。ほんで、イワシの丸干し、あれを一匹食べたら、元気になった。10日に1回くらいは、食べな駄目（いかん）」って、自分では思うた。ほんで、「あれが、美味（おい）しかった」言うたら、先生も苦笑いしよった（注：腎機能が悪いために、たんぱく制限の指示が出ている）。

◆栄養士も含め、皆が心配してくれる

　そのちょうどえらかった次の日に（＝体調が悪くなった翌日に）、栄養士さんに会うて、「元気そうに歩きよるけど、まだ、あんまりさっさ歩いたら駄目（いけん）よ」言われた。「ああ、こりゃ、みんなが私のことを思うて心配してくれとんじゃな」と思て、あんなに言うてくれる栄養士さんが作ってくれた物を食べな駄目（いかん）と思うた、美味（おい）しくないけどな。聴き手：治療食だからなあ。

◆透析は避けたい、薬があわなかったらいけないので

　聴き手：ヒデ子さんとしたら、透析は避けたいと思っとるんやろう？　坂田：そうそう、しとないんよ（＝したくない）。薬が合わなんだら駄目もんでな。

　聴き手：透析自体はどうなん？　坂田：透析自体は分らん。先生は、「あんまり薬は入れん」とは言うんよ。

◆透析を早くした方が良いと言う助言、透析はしんどいらしいが、一方で仕事を継続している人もいる

　栄養士の先生も「早うにした方が良えんで、詰まってきたら余計悪いで」と言いよっ

た、返事はせんかったけどな。
　けど、透析しよる人に聞いたら、やっぱりえらい（＝苦しい）らしいな。「透析しもって（＝しながら）仕事しよる人もある」とは聞くけん、「そんなにしんどいものでもないのかなあ」とも思うけど。

◆透析しながらでも長生きするためには、医師の指示を守らなければならない、自分との闘い
　Ｙさんは、長いことしよるけど元気なで、一番初めからしよる。後から始めた人はみんな、言いつけを守らんけん、先に死んだけど。食事と薬と、やっぱり言いつけは守らんと駄目なあ。もう自分との闘いやな。自分の意思で、食べたい気持ちを抑えられるかどうか。

◆透析は拘束時間が長い、何とか透析しなくてすむように
　けど、「3時間もかかる」いうやんか、その間ずっと動けんわけやろう。どこにも行けんようになるなあ、それも嫌なんよ。だけん、何とか透析せんでも済むように、食事に気をつけては居るんやけどなあ。

　4）薬に恐怖心がある

◆透析で薬を使うと余計しんどくなるのでは、薬に恐怖心がある、怖い
　透析の時って、何か薬を入れるんやろ。その薬が合うか合わんか。私、アレルギーがあるけん、その心配があるんや。透析始めて、薬を使ったが為に、余計にしんどうならへんかと思うてな。

◆ミノマイシンで副作用
　ミノマイシン、風邪ひいて耳鼻科の先生が出してくれたんやけど、あれはひどかったなあ。一つ飲んだら、胃がくるくるくるくる回って、「もう、こんな薬は要らん、早よ持って帰って」言うた。あれはえらかった。

◆人が目眩の薬を注射すると聞いただけで倒れた、薬は怖い、嫌い
　ほんで、メイロンって言う目眩の注射があるでしょ。自分が打たんのよ。人が打っとるのに、そこに居たら駄目の。聴き手：においで？　坂田：においも何ちゃない。聴き手：注射の場面でも見たん？　坂田：見とらん。
　ほんだけど、「あの人、メイロンの注射しよるけど、どうもないんやろかなあ。どうもない、ああ良かった」思ったら、生あくびが出だして、足が千鳥足で歩けんようになって、足が縺れてひっくり返って、友達が頭を支えてくれた。ほんだけん、絶対にそれしよる時には行かんかった。「注射見たら駄目」言われてな。その注射は駄目、においも何ちゃないのに。「今日は、注射場には行かんときよ（＝行ってはならない）、注射するけん、後から来ないや（＝来なさいよ）」言うて友達が言うてくれて、昼前に来よった。
　注射はすかん（＝嫌い）、怖いんよ。何ばり合わんけん（＝何でもは合わない）。注射や言うたら「先生、大丈夫ですか」言うて聞くんや。聴き手：副作用のとかアレルギー反応のことを考えて、恐怖心があるんやね。坂田：そうそう。注射でも薬でもな。

後記：透析開始

　ライフレビュー終了後、血液透析が始まり、野菜作りを再開するなどの、以前の活動的な生活を取り戻しています。また、週3回の透析時間は、夜間、夫のトイレへの介助で寝不足になるため、昼寝の時間に使い、拘束時間が苦になっていないようです。（眞田）

5章

ハンセン病回復者　川口春子　の語り

（聴き手　蜂須賀美江）

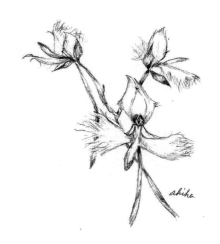

Ⅰ．大島へ
  1．大島青松園への入園・退園・再入園（再発したら来るしかない）
  2．幼少期の思い出

Ⅱ．大島での普通の暮らし
  1．再入園なので、生活のことは大体分かる
  2．生活状況
    1）食事
    2）水不足
    3）美容
    4）官用船'大島丸'
    5）医療
    6）夏の暑さは厳しくない
  3．結婚
  4．患者作業
    1）売店の売り子
    2）不自由者の介護
  5．娯楽
    1）旅行
    2）ゲートボール
    3）夏祭り・慰問
    4）お芝居・映画
    5）夫の好きな畑の手伝い
    6）書道・刺繍
  6．島外での手術
  7．らい予防法廃止・国賠訴訟後

Ⅲ．幸せな人生
  1．大きな病気せず、悪い人生ではなかった
  2．認知症の心配
  3．入所者数が減っても、大島で最期を迎えたい
  4．亡くなった後は夫の故郷へ

【プロフィール】
平成26年（2014）　現在70歳代後半。ハンセン病の後遺症は、両手足の知覚麻痺。日常生活は自立している。

5章　川口春子の語り（聴き手　蜂須賀美江）

Ⅰ．大島へ

1．大島青松園への入園・退園・再入園（再発したら来るしかない）

◆父の死、故郷への引越し、終戦

　昭和10年頃に九州で生まれて、5歳の時に父親が亡くなったので、その年に中四国の田舎へ帰ってきました。小学校2年生の時に戦争が終わり、小学校はまあ普通に行きました。

◆13歳で大島へ、学校は中学校まで

　ほんで、中学2年生の時に病気が判って、昭和26年に、13歳の時に大島へ来ました。学校は、中学3年生で終わって、高校には行かんかったのよね。

◆15歳で一旦帰宅、18歳で再入園、療養所以外で治療できないので再発したら来るしかない

　それから、3年ほど大島を出て家に戻っていたんだけど、病気が悪くなってきて、昭和31年の6月に18歳の時に、また大島へ来ました。外では、ハンセン病の治療は全然してもらえないからね、再発したらここに戻るしかないもんね。

　2回目にここに来た時は、ここの生活は、もう大体分かっとったから、それほど慣れるのに苦労することもなかったです。

2．幼少期の思い出

◆子ども時分に骨折、体は丈夫

　幼い頃の思い出といえば、小学校の時に足を骨折したことかな。それも20日ぐらいでちゃんと歩けるようになったから、学校はまあ1カ月ぐらいは休んだけどね。

　だから、病気いうたらそれぐらいで、この病気になるまでは体は丈夫やったよね。

◆小学校の修学旅行で桂浜と琴平へ

　小学校6年生の時に修学旅行があって、高知へ初めて行ったんよね。よその学校の人たちと同じ夜行列車に乗って、桂浜へ行った。あの頃は多かったよね、よその学校の子どもと一緒に行くのがね。

　その時に初めて桂浜を見て、朝だったからちょうど、太平洋からお日さん出るんよね。きれいやったよね、広い海から昇って。此処（＝大島）と同じよね、海から朝日が昇るのは。

　高知で一晩泊まって、琴平へ行って、こんぴらさんの上まで上がってお参りして、そこで記念写真を撮ったりして。もうその写真はどこへ行ったかよく分からない（笑）。それぐらいやね、小学校の時は。

　勉強もそんなにできる方ではなかったし。人並みよりちょっとぐらい下のような感じだったけど。

Ⅱ．大島での普通の暮らし

1．再入園なので、生活のことは大体分かる

◆年上ばかり、夫婦は別に住んでいたので独身は少ない

　最初に来た時は、大部屋にたくさんいたよね。おんなじ年代の人もおったけど、ほとんどが、50歳まではいってないけど、40歳過ぎた年上の女の人ばっかり。

　結婚してない人は少なかったねえ。最初の時は、結婚しとる人もしていない人も一緒の寮みたいやったけど、2回目に来た時は、結婚した人は夫婦の部屋をもらって、そちらへ移った人も多くて、一部屋の数がぐんと減っていたよね。

　2回目やけん、大体のことはもう分かってるから、困ることも特になく、広い部屋でやけにゆったりしとったねえ。

2．生活状況

1）食事

◆食事は食缶で持って来るのを注ぎ分ける、売店で買い足す

　食事は食缶にいれて、リアカーみたいな車で運んでくれてたからね。運んで来てくれたのを注ぎ分けて、みんなで一緒に食べていた。その頃は、食堂がなかったから、広い座敷にテーブルを出していただいてたけどね。

　独身の頃は畑も持ってなかったから、配給してくれたものだけを食べよった。たまに売店で買ってたかなあ。売店はあったからね、だから、おうどんぐらいは自分で炊いてたかも分からんけど。

◆食事は入所当時には良くなっていた

　私が来た頃には、食事も結構良くなっていたからね。だから、そんなに悪くなかったと思うんやけど。

◆寮母さんが給食以外に作って食べさせてくれた

　子どもの頃は寮母さんが居るでしょ。その人が、ご飯が余ったらちゃんと残しておいてくれて、それを夜食に食べさせてくれてね。それで、何かでお米が特別にもらえた時も、いろんなものを作って食べさせてくれたよね。寮母さんが、配給の食事以外にいろいろ御馳走してくれたのだけは、よく覚えている。どうしよったんだろうね、あの頃はまだ、お米は売店では売ってなかったと思うんよね。

◆今は好きな時に自分で作れるよう、米も配られる

　今は、生活の面でもいろいろと変わって良くなったね。ご飯も昔より良くなったし。お米に変わってからだいぶ経つね。食器も全部持ち帰って洗ってくれるし。

　お米をくれるようになったんよ、いつくらいからは忘れたけど。1カ月に1人当たり大体5キロ入りのが来るんよ。ほんで、自分の好きな時に自分で炊いて食べるんよ。いつもいい匂いがしよるよ。

◆朝は好きな時間にパンを食べる

　朝は、自分の好きなパンと牛乳をもらったりね。これだと、自分の好きな時間に食べられるからいいんよね。和食がいい人は、朝から給食が来るみたいやね。

　時間も大体決まってるね。前は食べる時間はまちまちだったけどね。お昼は大体 12 時までには配ってきてくれる。まあ、朝も 7 時頃、今と同じやね。だけど、朝は自分でパンを焼いて食べるから、好きな時間に食べられる。お昼と夕食は来た時に、夕食はちょっと遅れることあるけどね。お昼はちゃんと 12 時に食べて。

◆夕食は早いが、旦那は太るので夜遅くには食べない、昔は夜食を作って食べていた

　夕方 4 時になると、ちょっと早いけど夕食が始まる（＝昔は、職員の帰宅の乗船時間に合わせて、夕食の時間を早くしていた）。おなかは空くけど、今はもうあんまりご飯の後で食べたりはしないですね、「太る」って旦那が言うからね。今以上太ったら困るけん。昔はよく、夜食を作って食べてたけどね、朝まで 10 何時間あるから、空き過ぎるからね。

2）水不足

◆水不足、風呂は 1 日おき

　私が来た頃のお風呂は、みんなが入る大きな風呂で、毎日は入れなかった。1 日おきぐらいだったような気がするんだけど。

◆四国本土からの給水はずっと後になってから、それまでは島内の溜め水を利用

　30 年代、あの頃は今のように、四国本土から水道が来てなかったから、島の小高い山の中腹に水を溜めてたねえ。庵治（＝香川県高松市庵治町、四国本土で最も近い町、平成の合併で高松市に編入。大島青松園の所属する自治体は、現在は高松市、合併前は木田郡庵治町）から水が来だしのはだいぶ後やったと思う。

◆真水の出る水道は時間制限・用途制限

　だから、食器を洗う水なんかは、塩水のでる井戸水を使ってた気がする。お茶は、雨水を溜めた真水の出る水道から、時間制限で必要な分だけ瓶に取って置いておいて、それを使ってたなあ。それはだいぶ長いこと、続いたような気がする。

◆井戸は海水が出る、水道は島内の溜め水が少なく、すぐ断水

　昭和 20 年代は、まだ井戸が主流で、ここの井戸は海が近いから、掘っても掘っても塩水が出て、普通の水が出る井戸はあんまりたくさんは無かったのよね。30 年代に島の中で水道を作ったけど、しょっちゅう（＝頻回に）断水していたねえ。ここは雨があまり降らないから、島の中の雨水を溜めても、すぐ足りなくなるんよね。

◆早明浦ダムからの給水が始まって、毎日風呂に入れるようになった

　だから、毎日はお風呂に入れなかったと思うわ。1 日おきぐらいだったと思う。お水がたくさん要るからね。

　早明浦ダム（＝高知県）ができて、香川用水が通ったのがいつだったかねえ。昭和 50 年だったかなあ、そんなに昔ではなかったよ。香川用水が出来て、庵治からここにも、ちゃんと水が来だして、あれができてから、お風呂にもちゃんと入れるようになったん

よね。あれがなかった時分は、なかなか大変だったねえ。

3) 美容

◆**島外から美容師が来てくれる、パーマが楽しみ**

散髪とかは、島の外から美容師さんが来てくれるようになって、それからは今と同じような感じになったのかなあ。今は週に何回か来てくれるけど、はっきりは覚えてないんだけど、4カ月に1回ぐらいかな、最初は少なかったと思うね。その頃は、今よりももう少し髪が長くで、パーマをかけるのも楽しみやったねえ。

4) 官用船 '大島丸'

◆**官用船の便は少ない、看護師は泊まり込み**

船は、朝と晩の2回くらいしか出んかったねえ。あの頃はまだ、「大島丸」って言いよった。高松の桟橋からだけで、今みたいに庵治の港から出る船はほとんどなかったように思うわ。だから、看護師さんはほとんどここで寝泊まりするというか、住み込みだった。官舎みたい建物があったと思うんよ。だから、今のように庵治から船で通勤するような形ではなかった気がする。1週間ぐらい居って、帰るみたいな感じやね。

庵治便の船が通いだしたのは何年頃なんだろうね。私、そういうのは全然関心がないから、覚えてないけど。昔は木の船だったけんね。1隻だけだから、高松駅前の桟橋から、朝と晩とだけ往復してたと思う。

◆**船に乗る機会が少ない（実家に戻る時、愛生園や光明園との交流）**

あの頃は、今のように島の外へ出ることはあんまりなかった。年に1回か2回、家に帰る時ぐらいでしょ。船はその時に乗るくらいだった。滅多に船に乗ることもないけん、あまり関心も無かったんよ。

ほんで、愛生園と光明園（＝長島愛生園・邑久光明園、岡山県沖の瀬戸内海にある、大島青松園と異なり、現在では陸続き）との交流いうのがあって、年に1回だけだったやけど、その時には船で連れていってくれた。船で行けば、近いもんねえ。

5) 医療

◆**傷の治療は外来で、患者数が多く並んで待つ**

傷ができた時は、外来に行って。順番を取っても、ずっと並んで待ってたね。治療してほしい人が多かったけんね。場所は大きく変わったから、どこにあったか、今では全然、検討がつかんのやけど。

◆**大火傷、処置はほとんど看護師がしてくれた**

私は1回大火傷したことがあってねえ、外科の先生が1人しか居らんけん、処置は全部、看護師さんがしてくれた。先生の診察も一応あったけど、1回診てもらったら、しばらくはそのままで何もなかったけんね。

◆**医師はほとんど島内、島外から来る先生はいない**

今みたいに、島の外から医師が来られることはなかったもんねえ、大島の中の先生ばっかり。あの頃は、内科も耳鼻科も眼科もあったと思うんですけど。

5章　川口春子の語り（聴き手　蜂須賀美江）

◆リハビリはなかった、最近になってから
　だけど、リハビリはその頃にはなかった。リハビリができたのは、ずっと後でなかったかしら。それも、パラフィン浴とか、今みたいなのができるようになったのは、私が足の手術した後やから、20年もたってない気がするんやけど。

6）夏の暑さは厳しくない
◆昔は涼しかった
　結婚した頃は、今みたいに扇風機もない時代だったけど、そんなに暑いと思わんかったから、ちょっとは涼しかったんよね。前は、島の北の方におったんで、松の木もいっぱいあって涼しい風が通りよったんやろうね。気温もだいぶ昔と違う。今頃は35度以上の日も多いけど、あの頃はせいぜい30度ぐらいまでやったもんね。涼しい風が入りよったんかなあ。暑さも今と違うような気がする。歳とったら、余計に暑さに弱くなったんかもしれんけど、こんなには暑くはなかった。だから扇風機ぐらいでちょうど良かったんやろうね。

3. 結婚
◆19歳で結婚、新婚当初は大部屋で雑居生活、1年して新居（夫婦舎）へ
　結婚したのは、19歳かな。ここに昭和31年に来て、32年に結婚したから、19歳だね。早かった気がするわ。旦那は2つ上だから、21か22歳ぐらいかも分からん。
　結婚してすぐの頃は大きなお部屋で、ほんで4組一緒。それが1年ぐらいだったかな。その内に夫婦舎ができて、古くから結婚しとる夫婦がそこに移って、私みたいに新しい夫婦は、古い家をしばらく個室みたいにして使わせてもらって。ほんで、その内に新しい所ができて、私みたいな若い夫婦も入れてくれたんよね。
　ほんならもう、きれいなもんよね、新しいところは、感じが良かった。一軒一軒分かれてなくて、廊下でつながっててね、今と一緒よね、造りは。だけど、部屋の大きさが全然違うし綺麗よね、古い所に比べたら。

4. 患者作業
1）売店の売り子
◆売店の売り子
　あの頃はどんな仕事しとったんだろうか。いろいろやってたけど、売店の仕事が結構多かったような気がする、売り子さん言うんかな。

◆島内の一般人が仕入れに協力
　買いに来るのは、中の人ばっかりだったね。島の外に品物を注文して、商品を並べてみたいだけど。○さんって知ってる？　職員さんではなくて、この大島で生活しとった人がいたんよ（＝大島内に民有地があり、そこに一般の方が少数ながら居住されていた）。その人が、島の外からの品物の仕入れを手伝ってくれよったみたいよ。
　ずっと後になったら、ほとんど自分たちで注文できるようになったみたいやけど。売店の仕事は、結構長く行ったね。

2) 不自由者の介護
◆不自由者棟での介護、重症者は病棟に入院する

　売店以外には、不自由者棟の介護。看護でなくて介護、今の言う介護員さんの仕事やね。不自由者棟のトイレや廊下のお掃除もしたり、食事を注ぎ分けて食べさせてあげたり、身の回りの片づけをしたり、お買い物のお手伝いしたりね。

　一部屋に4~5人いたのかなあ、手足が不自由で介護が必要なんだけど、内臓は元気な人とか、手足は悪くないけど、年をとって元気のない人とか。病気が動いている（＝熱こぶなど、ハンセン病の病勢が悪化している）重症の人は、病棟に入るからね。重症病室の看護は行ったことないんです、あれは介護でなくて看護だから、大変なんよね。

　晩は一緒にそこで寝ていたけど、簡単な仕事やったね。

◆医師看護師の数は興味なし

　治療棟で包帯巻くこともなかったです。その頃は職員もだいぶ増えてたと思います。うちの旦那だったら、結構そういう数もよく知っとるんやけど、私は関心がないからよく分からんけど、看護師さんもお医者さんもおられたねえ。だけど、今ほどは看護師さんも多くはなかったと思うけどね。

◆介護員が入り始めてからは、病棟に泊まり込んでも仕事はあまりない

　それで、病棟の看護も何回か行ったんだけど、その頃には、今でいう介護員さん、あの頃は看護助手さんと呼びよったけど、その人達が増えていて、食器もちゃんと洗ってくれよったねえ。だから、ベッドが6つあって、その一つで私らが泊まって、入院しとる人は5人やったけど、介護員さんがほとんどしてくれるけん、その頃になったらあんまり仕事はなかったなあ。

　だけど病棟じゃなくて普通の部屋、例えば夫婦舎なんかの元気な人が入っとる所のお掃除は、こちらが全部しよったね。

◆自治会の事務所で作業の割り振り

　その割り振りは、福祉（＝福祉課の職員）じゃなくて、事務所（＝患者自治会）がしよったんよ。順番に行かな駄目のやけど、行きたくない人が嫌な仕事ばっかりするのも大変だから。

◆患者同士で重病人を看護する話は過去のものになっていた、介護員が増員された

　昔は入所者同士で重症患者の看護までしよったけど、私が入った頃には、それはもうだいぶ昔の話になっとったから、私らが作業に行きよった頃はそんなにひどくはなかった。介護員さんらが来られよったけん。最初はそんなにたくさんは来られてなくて、日帰りでお掃除と食事の世話をしよったけどね。

　介護員さんが入り始めたのは、昭和30年よりは遅かったと思うんよね。私がここに来たのが昭和31年。その時はまだ介護員さんはいなかったんで、もうちょっと後。昭和40年頃にはもう来られとったかも分からんね。病棟なんかは介護員さんがしてくれよったけんね。重病人の看護とか介護とかの作業はいつまであったのかなあ。よく覚え

てないけど、介護人さんが増えて、だんだん私らの作業は減っていったんよね。
5. 娯楽
1）旅行
◆作業がなくなってからは普通の生活、たまに帰郷

　作業をあんまりしなくても良くなって、それから後は普通の生活というか。私らの時は、そんなに厳しくはなかったんで、たまには家にも帰えらせてもらったり。兄弟姉妹が結婚してからはもう実家に帰ることは止めて、ずっと大島にいるけどね。

◆若い頃は旅行、お金がかかるのでたまにだけ

　あとは、旅行は若い頃にちょこちょこと、鹿児島へ行ったり、青森から北海道に行ったり。お金がたくさん要るから、たまにしか行けんけどね。

◆旅行の手配は自分たちで、知り合いが助けてくれる

　旅行の手配は、その頃は自分たちでやってたねえ。青森とかは、知ってる人が居るけん、その人たちがいろいろ案内してくれて、北海道まで足をのばしてくれたりね。そんなのでなかったら、北海道なんか行けんもん、遠いけん。

2）ゲートボール
◆ゲートボールの大会で全国各地へ

　大島のゲートボールチームは、県ではまあまあ強い方だったんで、全国大会で鹿児島や熊本や北海道にまで行ったり、愛生園とか光明園にも交流試合に行ったり、結構、楽しかったねえ。ゲートボールで10年くらい遊んだかねえ。県大会でも、優勝とか準優勝ぐらいまでいってたよ。結構、大島は強かったね、始めたのが早かったからね。

◆入所数が減ってチームが組めない、懐かしいので今でも試合見学に行く

　今もやってるのは、4人か5人くらい、すごく減ってしまって、大島だけではチームが組めないから、県内の他のチームと合同チームにして、毎年5月頃に大島にやってきて、試合をしてるんよね。

　それが来ると見に行くんよね。やっぱり懐かしいなと思って見て、遊んで帰るん。昔に比べたら、やってる人も上手になってるし。あれから何10年にもなるものね。うちら（＝私達）がやってた頃はまだ下手やったけどね。

◆野球も盛ん、プロ野球選手の慰問、老化や手足の障害が原因で廃れた

　男の人達は、野球もしよったよ。今のヘリポートの辺りに野球場があって、「プロ野球の人が慰問に来てくれた」いう話も聞いたことがあるわ。私は会ってないけどね。

　それで、野球をしよった人がだんだん年取ったり、手足が悪くなって玉を持てんようになって、野球はなくなってしもうたんよね。

3）夏祭り・慰問
◆盆踊りも盛ん

　そういえば、夏は盆踊りもやっとったね。結構人数が多かったもんね。仮装行列なんかもあったりして面白かった。ゲートボールが始まった51年頃には、盆踊りはなくな

ったんよね。何でか分からんけどね。一緒に盆踊りを踊ったり、楽しかったねえ。今また、夏祭りが復活しとるけどねえ。足が悪くなって、ゲートボールも止めたんよね。

◆学校の子どもが獅子舞を見せてくれた

　ほんで最近になるけど、学校の子ら（＝島内の小学校、かつてはハンセン病の子ども達が学び、その後島内に居住する職員の子どもが通学、平成19年休校）が大島会館の前で、獅子舞を見せてくれたことが何回かあるわ。

◆夏祭り、島内者だけでも賑やか、島外者の参加はなかった

　夏祭り（＝毎年8月に実施）も、もうだいぶ前からあったけど、今のように島の外から人がいっぱい来るというのは無かったもんね。島の内の人がほとんど。患者の人数が多かったから、外から人が来なくてもすごい賑やかだったんよ。

　大阪の方から、あれはキリストさんの関係の人だったかなあ。私はっきり知らないけど、その人らがいろいろ作って食べさせてくれたりね。

4）お芝居・映画

◆患者が役者のお芝居が楽しみ、患者席と職員席は区分

　あと、何代も前の大島会館になるんやけど、そこで芝居をやってたんよね。古い会館で、西と東に分かれていて、西は職員さんが座って、東に患者が座って、東の舞台で患者がお芝居しよったねえ。

　中の人（＝入所者）がお芝居して、それを見せてくれよった。結構面白かったんで。今はもう、その頃お芝居をしてた人は、亡くなっていないね。もう40年も50年も前だもんね。愛生園からもお芝居に来たんかな、はっきり覚えてないけど。映画もそこであったんかな、それも面白かったけどね。

5）夫の好きな畑の手伝い

◆夫の好きな畑を手伝う、夫は野菜作りが上手、農作業を苦にしない

　夫が畑が好きなもんで、私も同じように畑を一緒に手伝って。邪魔するぐらいのもんだけど、一緒に野菜を植えたり収穫したり。それを自分達でいただいて、欲しいという人に分けてあげたりして、たくさん作ってたんですけどね。

　だから畑も好きで毎日行ってるね。旦那は、私がここに来た時にはもう、畑を借りて始めとったと思うんだけど、それからずっと続けてるね。家が農家だったから、ああいうのが好きみたいで、何作っても上手に作るわ。暑い時でもせんと駄目けど、それを苦にしとらんもんね。家にいた時からしとるけん、苦にならんのやろうね。けど、マメにせな駄目けん。放っといたら草ばっかりになるけん。

◆夫は盆栽も作る

　夫は盆栽とかも好きなんで、もういろいろ松とかサツキとか、あんな作るもんが好きみたい。

6) 書道・刺繍
◆書道

　書道もしよったよ。書道の先生が来られて、あの時は20人くらいおったんかな、若い先生が来られて5年ぐらい教えてくれて、それで「もう一通りのことは教えたから」言うて辞めて。ほんで7年ぐらい前にひょっこり来てまた再開して、今はもう多くない、3人だけやね。

　最初の頃は園内だけの展示会だったけど、今は高松の方へも出したり、いろいろ楽しみにしてやってるんですけどね。

◆刺繍

　あと趣味といったら、その頃あれ何いうんだっけ。文化刺繍や、刺繍で大きい鳥とか花とかを作るんよ。あれも楽しくて、私も2つ作品を作ったけど、60歳になる前頃に止めたけどね。

6. 島外での手術
◆島外で入院生活、足の下垂で手術、半年入院

　平成10年12月に足の手術をして。足が垂れ下がって踝(くるぶし)のところがものすごく痛くなって。足がこれ以上垂れ下がらないように手術してもらったんよね。

　島の外の国立病院でやってもらって、早や16年目になるね。向こうの病院に12月14日に入院して、お正月が終わって1月8日に退院して、ほんで、大島の病室で6月の終わりまで。もう、長かったもんね、半年近く入院しとったことになるね。

◆足の痛みが取れ、歩けるようになった

　でも、そのおかげで足の痛みも取れたし、ちゃんと歩けるようになって、少しだけ不便なところもあるけど、手術してもらって良かったと思っています。今なら普通にさっさと歩けるけど、足が垂れ下がっていたら、なかなか歩くのも大変やもんね、片足だけでもね。

◆白内障手術

　ほんでまた、その後で目の手術もしていただいて、あっちもこっちも悪いところばっかり。白内障の手術をしていただいて、よく見えるようになったんですけどね。いろいろあちこちで、そんなにたくさんの病院ではないけど、お世話になっています。

7. らい予防法廃止・国賠訴訟後
◆施設見学が増えたのは、らい予防法の廃止以降

　学生や子ども達が来るようになったのも、10年前ぐらいからやね。小泉さん（＝小泉純一郎内閣総理大臣）の時に謝罪したでしょう（＝国賠訴訟）。あれからいろんな学校の子どもたちが、施設見学に来だしたのよね。それまではほとんど外から人が来るいうことは無かったわね。

◆**国賠訴訟、自分が何をしたというわけではない、大島在住の原告団の会長や夫はがんばった**

　らい予防法が廃止になって、訴訟を起こしたでしょう。あれは、みんなが入っとった

わけではなかったと思うんやけどね。曽我野一美さん（＝元ハンセン病違憲国家賠償訴訟の全国原告団協議会会長。大島青松園に1947年入所、2012年逝去）が先頭に立ってやってくださって、あの時は大島の中でも70人ぐらい入っていたと思うんだけどね。その中に私も入っていたけど、特に何をしたというわけではない、私たちはね。うちの旦那はがんばっとったけどね。

　熊本でその会議があって、大島からも7〜8人は行ったと思うんよね。私も行ったけど、私は途中で出てきたんで、よくは分かんない。

◆らい予防法の廃止以降、生活の変化はない

　らい予防法が廃止されて、国賠訴訟に勝ってからの生活？　あんまり変わらないよね、前も後も一緒。特に転機のようなこともなく、毎日が平々凡々と過ぎていったよね。

Ⅲ．幸せな人生

1．大きな病気せず、悪い人生ではなかった

◆入所して60年以上が経つ

　私ね、最初に来た時は13歳だったんよ。ほんで、1回帰っとったでしょ。その次に来た時が18歳だって、今76歳やから、60年近くここに居るよね、そう思ったら長いね。

◆自分で何でもできるので、困ることはない

　結婚してから現在まで、平成10年の足の手術以外は、特に何もなかったように思うよね。今でも、自分で大体のことができるんで、そんなに困るということは無いんですけど。洗濯も自分でできるし。お掃除はね、トイレのお掃除やってもらってるけど、それ以外は自分でできるもんね。

◆恵まれた生活、きれいなところ住んで贅沢、身体の悪いところもなく、満足

　こんなきれいな部屋に今は入れてもらってね。広いところで贅沢よね。

　今のところは特にはいろいろ病気も持ってないし。主人は鼻が悪いとか足がどうとか言って、時々病院行くし、私も眼の手術を2回したけど、今のところは、病気に関しては悪いところがあんまりないんで、まあまあやねえ。

　それぐらいでもう、特にどうかというのは無いねえ。今のところはまあまあ恵まれて生活してるように思うんですけどね。こうして皆さんにお世話になりながら、何とか生活できてるんで、まあ幸せかなと思ってるんですけどね。

　内臓が悪いいうのが全然なかったし、元気な方ですからね、ずっと。足の手術ぐらいで、他に内臓が悪いわけでもないからね。

◆悪い人生ではなかった

　でもまあ、そんなに悪い人生でもなかったのかなぁとは思うね、今になったらね。まあまあ幸せに今もやれてるな、とは思ってるんですけどね。

2. 認知症の心配
◆物忘れがひどい、認知症の心配、しっかりした立派な人でも認知症になる、10年後にどうなっているのか

　ちょっと頭の方が認知症がかってきて。あと何年生きてるか、それも分からないけど、10年生きて86歳ぐらいになったら、どうなっているんやろうと思って、自分自身がね。頭の方が大丈夫なんかなあと思ってね。

　今聞いたことを、すぐ忘れることがあるし、気になって先生に聞いてみたんやけど、「まあ、それほどではないでしょう」って言われて。自分では、何かものすごく物忘れが早くなったというか、なかなか人の名前も覚えられないし、ぱっと思い出せない。毎日一緒にいる人はすぐに分かるんですけど、ちょっと離れてる人だったら「ああ、あの人は誰だったかな？」とか。それがこの頃出てきて悩んでるのよね。

　自分のことが自分でできるうちは良いんだけど、それが今は一番心配といえば心配やね。

　しっかりした人でも、認知症にはなるじゃないですか。ずっと偉い人だなと思っとった人でも、いつの間にやらボケてきて、誰が誰やら分からんようになって。だから自分も、頭がボケてきたら嫌やなとは思う。

3. 入所者数が減っても、大島で最期を迎えたい
◆人数が減った時に他園に合併されないか、最期まで大島で居られるのか心配

　これから先は、まあどうなるか分かりませんけど。ずっと亡くなるまでここに居られたら一番幸せとは思うんですけど。それがちょっと心配というか。

　だんだん人が少なくなってきたら、ここも長島愛生園とかに合併されるんじゃないかなあとも思ってみたり。そういうのも嫌だなと思うんですけどね。それが一番今は心配というか、それぐらいですね。このまま、此処でみんなが亡くなるまで居れるようにするとは言ってくれてるけど、このままいけるかどうか、数がどんどん少なくなるから分からんもんね、先のことはね。それが心配いうたら心配やねえ。

◆今のままが一番、ここで一生を終えることが幸せ

　やっぱり今のまま生活するのが一番良いと思うんですけどね、大島で。もう亡くなるまで。またよそへ移らな駄目とかにならないか、それが一番心配ですね。今のまま、ここで一生が終えられたら、それで一番幸せやと思うんですけど、まあでも、それも難しいかなと思ったりね。

4. 亡くなった後は夫の故郷へ
◆遺骨は夫の故郷へ、大島青松園の納骨堂と分骨

　亡くなった後は、「旦那の田舎に引き取ってもらえる」って今は言ってくれてるんですけどね。ここにも遺骨は置きますけどね。だから、その後のことは心配してないんですけど。

◆**納骨堂に参ってくれる人も減った、仕方がないけども**
　でも、だんだん此処でも人が亡くなって少なくなったら、納骨堂にお参りしてくれる人もいなくなるもんね。それはみんな一緒だから、まあそれで仕方がないとは思うんですけどね。
◆**今の生活が続くことが幸せ、他には何も言うことない**
　今の生活がこのまま続いてくれたら一番良いとは思ってますけどね。それがどうなるかが一番心配というぐらいで。あとはもう、特に何もないですね。もう今の生活が幸せにできてるからね、何とかね。あとは、そんなに心配することも無いもんね、全部やってもらっているしね。

6章

ハンセン病回復者　K.Y.　の語り

（聴き手　大垣和也）

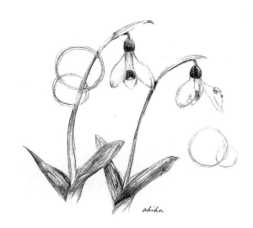

Ⅰ．一人ぼっちで生きてきた

1. 一人で生きてきた
2. 実母の死、継母には甘えられず
3. 父の死、継母の死、家が立ち行かなくなり女中奉公へ、姉妹が散り散りに
4. 休日は行く所がなく、おじおばを頼る
5. 他人に食べさせてもらう、肩身が狭い
6. せめてもの親孝行（仕送り）
7. 独り立ち、結婚、夫との死別
8. 大島への入所（兄が庇ってくれたが、兄の結婚の妨げになる）
9. 妹達（一人はハンセン病を嫌う、もう一方の妹が頼り）

Ⅱ．大島に来て良かった

1. 変形した手を隠して暮らすのは大変
2. 陰口をたたかれる
3. 大島にもっと早く来れば良かった

Ⅲ．大島での暮らし

1. 箱膳を友達と囲む
2. 娯楽（トランプ・映画・潮干狩り）
3. 病人看護（辛いと思ったことはない）

Ⅳ．近況

1. 身体の衰え
2. 先は不安だが、友と支え合い身体を労わりながら生きる

【プロフィール】

大正15年（1926）　香川県で生まれる
昭和 4年（1929）　3歳頃に母が病死
昭和 9年（1934）　8歳頃に父が死亡
昭和18年（1948）頃　18歳で発病
昭和22年（1952）　22歳で入園。まもなく結婚するが7年後に夫が病死。その後、再婚するが再婚相手も病死する。
平成26年（2014）　現在88歳、一人暮らし。ハンセン病の後遺症は、両手足の知覚麻痺・指の欠損・両足下垂・眼瞼下垂・視力低下。日常生活は全てにおいて介助を必要とする。

6章　K.Y.の語り（聴き手　大垣和也）

Ⅰ．一人ぼっちで生きてきた

1. 一人で生きてきた

◆両親の死、幼い時から、住み込みで働き自分で生計を立ててきた

　K.Y.：私はね、小学校5年生までしか行ってないのよ。敗戦、それからもう姉妹とも別れてね。自分一人で、食べること（＝生計）を自分でしてきたんよ、他人さんのところに勤めてね。そんで、その頃から、自分には両親が居らんきね（＝いない）。両親が、早う亡うなったけん、ほんだけん（＝だから）、他人さんのお世話になって、自分で口過ぎ（＝生計を立てること、食べ物を得ること）しよったんよ。聴き手：住み込みで働きよったっていうことですか。K.Y.：そうだ。

　聴き手：生まれは。K.Y.：生まれは香川県。生まれた時には、両親が居ったけど、15歳の年には、もう両親共、居らんようんなってしもうて（＝死んでしまって）。他国に出て住み込みで働いて、丁稚奉公みたいなことしよったけんね。

2. 実母の死、継母には甘えられず

◆実母は3歳で死亡、継母が大事にしてくれた

　3歳の時に、私を産んでくれたお母さんが亡うなったんよ。ほんで、後から来たお継母さんが大事してくれたけんね。

◆継母と知らされ遠慮する、心の休まる場所がない

　だけど、「継母だ、継母だ」言うて、まだ子どもやのに、近所の人が私に教えたんよ。そんで（＝それで）、自分の本当のお母さんでないのが分かって、お継母さんに遠慮するようんなったんよ。やけん（＝だから）、心の休まるとこがなかった。それもあって、一人立ちせな駄目（＝一人立ちしなければならない）と思って、よそへ勤めて食べていきよった（＝生計を立てた）。

3. 父の死、継母の死、家が立ち行かなくなり女中奉公へ、姉妹が散り散りに

◆父の死で家を売却、姉妹が散り散りになり、それぞれ生計を立てる

　田舎の大きな家やったんやけど、父親が死んで立ち行かんようになって、家を売ってしもうてな。それで、子ども達がみんな散り散りばらばらなって、辛い目したけんね。しょうがないけん（＝仕方がないので）、みんなそれぞれに、自分で口過ぎして生きていきよったけん、姉妹みんな別れ別れや。子どもの時から、目一杯苦労しとるけんね。

◆継母の死、おじおばを頼って大阪に出て女中奉公

　そうしよる間に、お継母さんも亡うなってしもうて、15の年には、頼る親は誰も居らんようになった。それで、おじとおばを頼って大阪へ出て、大阪で女中奉公の仕事にありついたんよ。住み込んで働きよったら、この病気になったんよ。

◆父も継母も急死、ひとりぼっちになった

　聴き手：ご両親が亡くなった原因は何だったんですか。K.Y.：お父さんもお継母さんも、心臓麻痺か何かやったんやろうなあ。急やったけん（＝急に亡くなった）。それで、

135

うちはもう一人ぼっちになったけんねえ。

4. 休日は行くところがなく、おじおばを頼る

◆行くところがなく、おじおば宅で足を伸ばさせてもらう

両親が居らんけん（＝いないので）、もう行く所（とこ）がないけん、おじおばを頼ってね。休みの日には、おじおばの所に泊めてもらって、足を伸ばさせてもらうのが一番の楽しみで嬉しかったんや。一人ぼっちやけん。

◆病気になってからは故郷の自宅には近づかない

聴き手：自宅には帰らなかったんですね。K.Y.：うん、自宅には兄がおったけど、家を出て自分一人で働いて、口過ぎしよったけんねえ。この病気が出てからは、近所にも隠しとるけん、隠れるようにして、絶対に家には近づかんかったねえ。

5. 他人に食べさせてもらう、肩身が狭い

◆他人にご飯を食べさせてもらうのは、肩身が狭い、顔色を伺いながら生活する

小さな頃から、数々つらい目に遭ってきたけど、とにかく、他人さんの中へ入って生活するのが、一番つらかったわね。人の顔色を見もって、ご飯を食べな駄目（いかん）けん、気い遣うばっかりで。ご飯食べるのにも、骨が折れるんよ。おかわりする時も、お茶碗をそっと遠慮しながら出すんよ。

◆今でも気を遣って体が固くなる

ほんだけん、今だに（＝今でも）「もうちょっとのんびり生活しなよ、ほんだら（＝そうすれば）、もうちょっと、体も大きくなるけん」って言われるけど、気い遣いやけん（＝気を遣う性格なので）、体が固まって（つか）しまって、気ばっかり遣うんよ。

6. せめてもの親孝行（仕送り）

◆せめてもの親孝行と、給金を送金する

ほんだけど、「せめて親には孝行せな駄目（いかん）」と思うて、お給金を貰（もろ）うたら、親元に送ってあげてなあ、親には尽くしてあげたんやけどな、お継母（かあ）さんが元気な間はな。

7. 独り立ち、結婚、夫との死別

◆他人に頼らなくても生計を立てられるようになり、自由に振舞える居場所ができた

他人さんの家で住んでた時は、気ばっかり遣うて、遠慮ばっかりしよったけどね、その内に、初めて自分で食べていけるようになって。一人で生活できるようになってきたら、何でも自分で自由にできだしたけん、嬉しくてね。何とかやっていけるようになったんよ。聴き手：自分の居場所がねえ。K.Y.：そう、居場所ができたけん、喜んだんよね。

◆好きな人ができ結婚するが、すぐに死別、一人ぼっち、辛い目してきた

そんで、好きな人が出来て結婚して、その人が優しかったけん、幸せやった。だけど、それも長いことは続かんかった、その人とすぐに死別したんや。だけん、一人ぼっちで生活してきよったけん、もう目一杯（めいいっぱい）、辛い目しとるけん。

8. 大島への入所（兄が庇ってくれたが、兄の結婚の妨げになる）

◆発病、性格のきついおばに大島に入るように言われる

　大阪で居る時にこの病気が出たんよね。故郷のおばが、きつい人やったけん、「大島いうとこがあって、そういう患者ばっかり住んどるけん、そこへ行ったら良えわ」って、直ぐに言われて。

◆兄が庇ってくれる

　だけどその頃は、まだ実家に兄がおったけん、兄が「わしから『行け』とはよう言わん、可哀想や。だけど、同じ行くんなら、早めに行って治療してもろたら（＝治療してもらったら）、良うなるんと違うか」言うて、庇うてくれたんよ。

　だけど、もうこの病気になったら外には居れん。

◆兄は結婚しない決意、兄に迷惑をかけないように大島入所を決意

　兄は、私がこの病気やから「もう、わしは結婚はせん（＝しない）」いうて、自分一人で生活しよったけど、兵隊から戻ってきたら、真面目やから、傍の者が放っとかへん（＝放置しない）、「どうしても結婚したほうが良え」いうて勧められて。

　お嫁の話が出とるのに、「結婚はせん」いうて意思が固うなっとるけん、それでは可哀想やけん。「兄に面倒かけたら駄目、いつまでも私がおったら駄目、兄さんが結婚できん」と思って、大島に入ることを心に決めて、一人で船に乗って、大島に入ってきたんよ。聴き手：じゃあ、強制的に連れて来られたんではなく？　K.Y.：そうじゃない、自分で来たんよ。

◆兄が家庭をもてて良かった

　ほやけん（＝だから）、隠れるように生活してきたし、辛い目ばっかりしとるわ。だけど「兄が結婚できて、子どももできたけん、良かった」と思うて。

◆兄の死、一人ぼっち

　兄の所へ行くのが楽しみやったけど、兄は早ように亡くなってしもうて、たった一人になってしもうた。妹が二人居るけど、一人は嫌うとるけん、もう私は一人ぼっちや。

◆里帰り、兄の家を遠くから見るだけで直ぐに大島に戻る

　大島へ入ってから、一遍だけ、家に帰ったことがあるんやけど、家に帰っても、よう内へ入らんかった、自分の家やないけんね。兄が住んどった家を遠くから見て、それだけ見て大島へすぐに帰ってきたけどね。

9. 妹達（一人はハンセン病を嫌う、もう一方の妹が頼り）

◆腹違いの妹が会いに来てくれる、頼りにしている

　今、腹違いの妹が１人残っとんや。それが、今、会いに来てくれる。だけん、会いに来てくれる妹が、頼りや。私、遺言を書いとる、「最後の最後に、お金でも残ったら、その妹にやってちょうだい」って。もう、その子だけが頼りや。

◆もう一人の妹はハンセン病を嫌う

　妹が２人居るけど、もう１人は全然駄目、この病気をうんと嫌うから。

◆会いに来てくれる妹も夫には隠している、こちらから電話できない

　だけん、会いに来てくれる妹だけが頼りやけど、結婚して主人が居るけん、その主人が体が不自由やけん、なかなか出られんのよ。電話はくれるんだけどな。

　だけど、こっちから、かけることはでけんのよ。隠して結婚しとるけん、名前は言われん。向こうからかかってくるのを、待つだけや。もう、滅多に電話もこんわな。

◆たまにでも妹の励ましがあると元気が出る、妹からの便りが生きる支え

　まあそれでも、電話かけてくれるけん、それだけが望みの綱や。全然ないのと違うけん。この間も、「姉さん寂しいな、みんな亡うなってしもうて、おばもおじも亡うなって、私1人が残った。姉さん、元気でおってよ」って、励ましてくれるけん。声を聞いたら安心するわな。「あんたも元気でおってちょうだい」って、こっちも励まして、ほんで今に至っとんや。そうやって「妹が便りをくれるのだけを楽しんで、頑張って生きな駄目（＝生きなければならない）」と思いよる。それだけの望みや。

◆亡くなっても知らせられない、考えると寂しくなる

　だけん、亡うなっても、こっちから知らすことがでけんからね。どうせ、役場から連絡がいくじゃろうけんど。「死んだら死んだで、もう良えわ」と思て、覚悟しとる。

　だけど、思いよったら寂しゅうなるけん、あんまり思わんようにしよるけど。

Ⅱ．大島に来て良かった

1．変形した手を隠して暮らすのは大変

◆手を隠して他人の中で生活するのは大変なこと

　こんな病気にかかって、よそへ行って生活するのは、もう大変なことなんや。手が悪いきね、右の手の親指から人差し指が効かんようなってきとったけん。

　本当は家で過ごせたら良えんじゃけど、家はもう絶えて無くなっとったけんね、よそへ行かな駄目。よそへ行っても、手を隠して買物に行ったり、手を隠して生活せんと駄目。

◆社会では生活できない、変形した手を見られるとハンセン病を疑われる

　とにかく、社会では生活でけんのよね。手を出すことができんから。右手を出したら、この病気やって分かるけんねえ。「あの病気と違うか」って言われるけんな。

2．陰口をたたかれる

◆陰で噂される、家族は辛い目をする、故郷に居場所はない

　聴き手：昔は、ハンセン病は伝染病と受け留めてた人も多かった思うんですが、それを周りから言われたことがありましたか。K.Y.：それはあんまりないね。手を隠して、目立たんように生きてきたからね。

　だけど、やっぱり、陰ではこそこそと言われるけんね。家の者が辛い目をしとる。だけん（＝だから）、家には居る所が無い。だけど、食べていかな駄目けん、故郷を出て生活してきたんよね。

3. 大島にもっと早く来れば良かった

◆こんなに良いとこはない、早く来れば良かった、病気を隠さずのびのび生活できる

　ここへ来たら、のびのびと生活ができて、腕を隠さんでも良えようになったけん、「ああ、こんな良えとこは無いわ」と思って。みんな、辛い辛いって言うけど、私は嬉しかった。もうちょっと早う来とったら、安全に暮らせとったのにって思ってね。

　病気を隠さんでも良えいうことは、ありがたいことや。右の手が悪いけん、買い物に行っても、左の手でお釣りをもろたりして、エプロンの下に右の手を隠して歩きよった。いつでも、手を隠しとったけど、此処へ来たら、病気の人が沢山居るけん、悪い手を振りながら、生活しよる、ビックリした。「こんな良え所があったんなら、もっと早うに来たら良かったのになあ、なんで早う来んかったんやろう。そうしたら、あんなに外で苦労せんでも済んだのに」と思って。それは何遍も思ったわ。

◆子供のいる人は入所を辛がるが、わが身一つで心配する家族もいないので、安気な生活

　子どもが居る人は、子どもさんのことで、いつも辛がりよったけど、私はわが身一つで、両親が居る訳でなし、家のことも思うことは無かったけん、辛いことは何ちゃない（＝何もない）。まあ、姉妹と会えんのが淋しいくらいで。

　私は、もう大島へ来てから、のびのびと生活ができたけん、嬉しかったけんね。それから安気になって。まだ、その頃は元気やから、人の手を借りんでも生活できよるし、とにかく気ままができたけん、嬉しかったんよ。両手を振って生活できるだけで嬉しかったんよ。もう子どもの時から辛い目しとるけん、辛いことには慣れとるけんね。

Ⅲ. 大島での暮らし

1. 箱膳を友達と囲む

◆友と箱膳を囲んだ食事は楽しかった

　大島に来たら、同じ病気の仲間が沢山おったけんね、それで和んできて、淋しさも減って来たんよね。ご飯は、箱膳をくれるから、みんなで箱膳を広げて、友達と一緒に食べて。ほんで、「私、このおかずは嫌い」言うたら、「私が食べる」言うて取り合いして食べるんよ。楽しかったことが思い出されるわ。

2. 娯楽（トランプ・映画・潮干狩り）

◆トランプをしたり、お茶を飲んだり

　聴き手：その生活の中で、友達もたくさんできましたか　K.Y.：はい、友達とみんな仲ようなって、それまで遊んだことなんか無かったけん、トランプで七並べしたり。遊ぶというたら、トランプくらいしかなかったけん、花札して、座敷の真中のちゃぶ台でみんなでお茶飲んだり、それが一番の楽しみやったねえ、今じゃあ考えられんけど。

◆映画が楽しみ

　あの頃、外から映画が来よったんよ。みんな、喜んで場所取りに行っとった。二本立てなら、晩の10時過ぎまでかかるけん、それが一番の楽しみやったなあ。

◆ 大島の友とは、姉妹以上のつきあい

　聴き手：結構、友達とみんなで遊ぶことも多かったんですね。K.Y.：そうやな。いっつも、ひっついとった（＝一緒にいた）からな。もうきょうだい以上につき合いをしてきとるんや。

◆ 潮干狩りも楽しかった

　聴き手：大島は周りは海ですが、ほかにどんな遊びをされましたか　K.Y.：変わった遊びはしてない。海で泳ぐぐらいで。貝掘りにはよう行ったな。潮が引いたら、西の浜へ貝掘りに行って、ほんで大抵（たいてい）食べよった。聴き手：自分で調理されよったんですか。K.Y.：うん、ちゃんと料理して。友達にも分けたりしてなあ。

◆ 残った食事は夜食に配食してくれた

　聴き手：食事の面はどうでしたか　K.Y.：ご飯はくれる量は決まっとるけん。炊事場で炊いて、配給してくれた。

　炊事場でご飯も残る時があるけん。残ったご飯を、炊事場に作業に行っきょる人が寮へ配ってきてくれよったんだ。それを喜んで貰って、食べよった。そんな時代やったけんな。

3. 病人看護（辛いと思ったことはない）

◆ 15日間の泊まりがけで、病棟看護にいく、右手が悪いので病棟看護しかできない

　大島に来たのは、昭和22年の2月頃やったと思うんよ。一般寮に入って、10人ぐらいで生活しよった。あの頃は、部屋から一人は病棟に看護に出んと駄目（いかん）のよ。病棟へお布団をさげて、看護に行く決まりやった。交代で、病棟に入院しとる重病人の看護に行くんよ。泊まりがけで、15日間勤めるんやな。

　自治会が割振りの管理をしよって、その人たちが割り当ててくれるんや、15日間の仕事をな。誰それがどこに行けいうて、決めてくれとるけん、それで働きよったわけやね。

　そういう生活の繰り返しやったけど、辛いと思ったことは無かったけんな。元気なかったから（＝元気だったので）。部屋のみんなと別れるのが辛かったくらいでな。15日勤めたら帰ってこれるんやけど、お布団もって泊まりがけでいくけんね。

◆ 朝早くから、食事介助

　聴き手：病棟看護以外には、どんなことされてましたか　K.Y.：私は右手が悪かったけん、包布付けもできんから、不自由者の看護だけして、自分の部屋で居ることもなく看護に行って、行った先でご飯食べて、ちゃんと仕舞いをつける、そういう生活をしてきとったんやな。

　朝5時から起きな駄目（いかん）けんな、寒い時でも。大きなお釜さんでお湯を沸かして、お茶をくんで、患者さんに飲ませたげんと駄目（いかん）けんな（＝飲ませなければならない）。ご飯も注ぎ分けて、洗い物もして、そういう当番もちゃんとしよった。今思うたら、嘘（うそ）みたいやな。でも元気なかったけん（＝元気だったので）、何もつらいと思ったことはなかったけんどな。

140

6章　K.Y.の語り（聴き手　大垣和也）

◆ 看護師の仕事は患者が全部する、注射、身の回りの世話
　聴き手：病棟看護では、どんなことをされるんですか。K.Y.：今、看護師さんがしよることを全部しよった。聴き手：入院されてる方の身の回りのお世話とかですか。K.Y.：そう。夜、えらい（＝苦しい）人ができたら、心臓の悪い人なんかおったら、注射を看護婦さんところへ貰いに行く、貰うてきて注射してあげよった。聴き手：K.Y.さんも注射しよったんですか。K.Y.：しよったよ。
　聴き手：注射するのに、技術指導とかはあったんですか。K.Y.：そんなんは無い。自己流でみんなしよった。ちょっと消毒してするだけのこと。血管注射はようせん、血管注射は看護婦さんがしよったけど。皮下注射は自分たちがしてあげる、注射を貰うてきて。
　聴き手：当時は看護師の数も少なかった？　K.Y.：少なかった、そんなに居らん（＝いない）かったわね。
　聴き手：食事の介助したり、お薬飲ませたり、服着替えさせたり、K.Y.：はい、全部して。年寄りのおばあさんを起こしてあげて、トイレへ座らせてあげて、ちゃんとしてあげよったよ。

◆ 5日毎に、看病する担当の部屋が変わる
　聴き手：担当の患者さんは決まっとるんですか。K.Y.：一部屋に重病人が3人居るけん、それを2部屋受け持って、5日で交代するようになっとる。
　聴き手：15日交代というのは？　K.Y.：15日はその仕事の区切りや。15日いうのは決まりやけんな。その15日の中で、5日ずつ受け持ちの部屋を替えることができるんや。聴き手：なるほどね。24時間休みなしですか。K.Y.：そうそう。聴き手：何日間も？　K.Y.：うん、私ら休みなしに看護だけしてきとるけん。

◆ 休暇はない、仮病を使ってでも休みたいと思う日もあった
　聴き手：それを15日間。K.Y.：15日いうのは、決まっとんや。聴き手：15日勤めたら、お休みは何日ぐらいあるんですか。K.Y.：お休みはない。手の良え人は、包布つけ（＝布団にシーツを縫いつける患者作業の一つ）とかができるけん、ちょっと、自分の部屋でゆっくりできる日があるけど、私は手が悪かったけん、そんなことができへん。看護するより他に道がないけん。ずっと看護してきとるけん、休みなしじゃあ。聴き手：それは大変でしたね。
　K.Y.：たまには休みたい時もあったけど、ずーっと休んだことはないな。またすぐ行くけん、ちょっとは休みたいな、仮病を使うてでも休みたいなと思う時もありよったよ。それでもすぐ行きよった。寒いときは辛かったけどな。
　聴き手：何年間も続けられて、辛かったでしょう。K.Y.：けど元気なかったけん、辛いとは思うたことはない。ちょっと朝寝坊してみたいと思う時はあったわな。

◆ 皆勤で看護に出ると褒美をくれる
　K.Y.：ほんで1年間休みなしでしたら、褒美をくれよったな、卵か何か。

聴き手：風邪を引いたりすることはなかったんですか。K.Y.：風邪を引いても、すぐ治るけん、滅多に寝込むことはない。とにかく休みがないから、それがちょっと辛かったわな。

◆多少の賃金もでる、園札ではなく普通の貨幣で支払われた

多少でも働いたら、小遣いもくれよったけんね。聴き手：いくらぐらいですか。K.Y.：さあ、何円ぐらいやったろうかな。物の安い時やったけんな。1銭2銭で買い物しよったぐらいやけん。

聴き手：それは大島通貨（＝園内でしか使用できない通貨、園札）でくれよったんですか。K.Y.：それは、一般に通用する普通のお金でくれよった。

◆介護員が配属されるまで、長い間患者作業は続いた

聴き手：それが何年間ぐらい続きましたか　K.Y.：元気な間はずっと続いたね。患者作業は、いつぐらいに済んだかなあ、職員が来るまで続いたから、だいぶ長いこと続いたからな。

◆作業が無くなった後のことは思い出せない

聴き手：病棟看護をしていた頃は辛かったと思いますが、それが無くなってからは、どうですか。K.Y.：無くなってから、どないやったんかな（＝どうだっただろう）。無くなってからのことは、さっぱり思い出せんのよ。いつ頃どうだったんだろうかと考えるけど、出てこんのや。元気に働きよった人もみんな、亡うなってしもうたねえ。

Ⅳ．近況

1．身体の衰え

◆脳梗塞の後遺症で目が悪くなった、視力低下に耐えながら生活している

聴き手：現在、療養中ですが、ハンセン病の後遺症で、一番困っていることはどういうことですか。K.Y.：急に脳梗塞を患うて、それから徐々に目が悪くなって、それに一生懸命耐えて、生活しよるいうことぐらいかな。手厚い看護を受けて、それで何とか日々を送らせてもらいよる。

◆ハンセン病の後遺症で指を失っても自活できた、今は手厚い看護を受けその日暮らし

聴き手：両手の指と両足の指を何本か失ってますけれども。K.Y.：手が不自由になってから、何にもできなくなったけど、それでも、今までは目が見えよったから、自分のことは一切自分でできよった。だけど、脳梗塞を患うたのと、年もとってきとるのとで、何もかも看護人さんのお世話になって、日暮らしさせてもらいよる。

聴き手：よく神経痛がするとお聞きしていますが。K.Y.：昭和27年頃から神経痛がして、両手も顔も力がなくなって、不自由になってしまったけど、まあ何とかやっているねえ。

2. 先は不安だが、友と支え合い身体を労わりながら生きる

◆今の生活がいつまで続くか不安、友人も困っているのでわがままは言えない

聴き手：日常生活で困ってることはありますか。K.Y.：もう何もかも一切、介護人さんの手助けで日暮らしさせてもらいよるから、助かっておる。これをいつまで続けるか、続くのか、先が不安でいっぱいです。でも自分1人でないから、友達もみんな、いろいろな面で困りながら生活しよるから、わがままなことは言えないでしょう。でも、行き届いた看護を受けて、毎日を過さしてもらいよる。

◆先の不安を語りあえる友がいて幸せ、友も年老いているので自分で頑張るしかない

聴き手：先の不安を、誰かに相談していますか。K.Y.：友達と辛いことを話し合えるのが幸せや。友達がおってくれるのが有り難いと思って、頑張っとる。

だけど、友達も、同じように年を重ねていくから、最後は自分自身で頑張らなきゃ駄目(いかん)と思って、頑張っとります、それぐらいのことかな。

聴き手：K.Y.さんのところには、よくお友達が来られてますが、どういったお話をされてますか。K.Y.：若い時のことを話して、思い出を語っております。聴き手：昔の楽しかったことですね。K.Y.：はい。聴き手：お互い頑張ろうということをお話されてるんですね。K.Y.：はい。

◆行事に参加、気持ちをほぐしてもらっている

聴き手：今一番楽しみにされてることは何ですか。K.Y.：楽しみいうたら、無いなあ。

聴き手：園のほうでも、いろいろイベントを企画をしていて、それにもよく参加されてると思いますが、K.Y.：気持ちをほぐしてもらえることが、一番うれしい。聴き手：気分転換になりますか。K.Y.：はい。

聴き手：大島会館とかに行くと、友達もいらっしゃいますしね、いろんなお話もできますしね。それも唯一の楽しみですかね。K.Y.：そうね。そのぐらいのことやなあ。

◆先のことは不安だが、一日一日を気持ちを楽に生きる

いつまでお世話してもらえるのか、先のことを考えたら、不安でいっぱいやけど、それはさておいて、一日一日、気持ちを楽に持って生活していけることが、今の一番の楽しみです。

◆排ガスが出やすくなるよう運動して、体をいたわって暮らしている

聴き手：おなかのことをよく気にされてますね。K.Y.：おなかは、ガスが出にくくなったりするので、自分で工夫して、出すように運動しとります。そして、運動して、ぐっすり寝るのが楽しみで、毎日、自分の体をいたわって日暮らししとります。

◆安心して暮らせているので、園や職員への要望はない

聴き手：これから、職員とか園に対しての要望はありますか。K.Y.：もう何もかもお世話になっておるから、世話してもらえるから、安心して日暮らしができることを楽しんでおります。聴き手：これからもK.Y.さんが、快適な療養生活が遅れるように努力していきますのでね、よろしくお願いしますね。心配事があれば、遠慮なくお伝えくださ

いね。K.Y.：はい。どちらいか（＝こちらこそ）。お世話になります。ありがとうございます。

7章

ハンセン病回復者　川上明広　の語り

（聴き手　近藤松子）

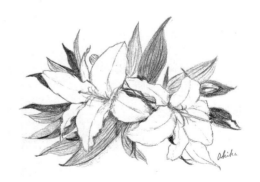

Ⅰ．灰になるまで帰れない

　1．幼少期は幸せだった
　　　1）幼少期が幸せすぎた
　　　2）許嫁(いいなずけ)との幸せな結婚生活を夢見る
　2．はじめは治そう
　　　1）初めは何としても治そう
　　　2）大風子(たいふうし)
　　　3）○○教
　3．妙な所に来てしまった
　4．死んでたまるか
　5．帰る人は誰もいない、灰になるまで帰れない
　6．檻の中に慣れる

Ⅱ．病み崩れる病気

　1．病み崩れる病気
　2．自殺を考えた
　3．努力しても仕方がない、自暴自棄
　　　1）病み崩れるのに勉強しても意味がない
　　　2）自暴自棄
　　　3）絶望感のみ
　　　4）憂さ晴らし
　4．人の目が恐い
　　　1）眉毛の植毛をする気はない
　　　2）街で邪険に扱われる
　　　3）警察に通報されるのが怖い
　5．親戚縁者には絶対に会わない
　6．自分で指を切断

Ⅲ．肉親との決別

　1．家族が村八分に会わないか（弟妹の縁談の心配）
　2．家族と縁を切る
　3．いつまでも生きていたら、身内に迷惑がかかる
　4．骨になっても帰りたくない
　5．子どもだけは作りたくない
　6．一家離散に追い込む病気、汚れた家は潰れても良い

1) 二人もハンセン病が出た家（父も発病）
2) 汚れた家は、自分の代で潰れた方がよい

Ⅳ. ハンセン病者の苦難

1. 療養所ではなく収容所
2. 重症病棟
    1) 指の切断を頼まれる
    2) 最も重症な患者の看護
        ①こんなひどい状態になるのか
        ②治療助手
        ③重症患者に腹が立つ
3. 湯灌・火葬
4. 自殺
5. 働かない者は極道者（患者作業）
6. あらゆる職種が揃うコミュニティー
7. 医療
    1) 昔の医師・看護師は冷たい
    2) 医師が試みた新たな治療
    3) 菌が陰性になるのに時間がかかる

Ⅴ. 妻との生活

1. 妻との馴れ初め
2. 通い婚
3. 妻の思い出
    1) 良くしてもらった
    2) 夫婦喧嘩
3. 楽しかった思い出
    1) 娯楽
    2) 眉毛が取れた
4. 妻の看取り
5. 妻とは似た者同士・巡り会えて良かった

Ⅵ. らい予防法の廃止・国賠訴訟

1. 治療法が見つかった時点で、廃止してほしかった
2. 国賠訴訟よりも、らい予防法の廃止の方が嬉しかった
3. 国賠訴訟の原告になることへの躊躇

4. 泡銭(あぶくぜに)は身につかない
　5. いつまでも国を責めて横柄(おうへい)には生きたくない
　6. 島外との交流が増える
　　1）来園者の増加・外出の機会の増加
　　2）来園した医学生や子どもたちへのメッセージ
　　3）交流は大事だが健常者と会うのは苦手、病み崩れた姿は見られたくない

Ⅶ. 長く生き過ぎた

　1. 実のない人生
　　1）もっと学んでおけば良かった
　　2）もしも健常者であれば
　　3）母に楽をさせたかった
　　4）長く生き過ぎた
　　5）消化しきれない苦しみと感謝
　2. 人に迷惑をかけずに、人生を締めくくりたい
　　1）仲間の死が淋しい
　　2）大島が終の棲家、何処(どこ)にも行きたくない
　　3）人に迷惑をかけずに人生の締めをする（認知症の心配）
　3. 猪の島にならないことを願う（大島の将来展望）
　　1）自分達がいなくなった後の大島の有効活用
　　2）大島を思い出して訪ねてほしい

【プロフィール】
昭和10年（1935）　高知県で生まれる
昭和21年（1946）　小学5年の頃、校医から発病を指摘
昭和23年（1948）　12歳で入園
昭和32年（1957）　24歳で結婚
平成26年（2014）　現在79歳、一人暮らし。ハンセン病の後遺症は、両手足の知覚麻痺・手指の欠損。日常生活は自立している。大島青松園入所者自治会　副会長。

7章　川上明広の語り（聴き手　近藤松子）

Ⅰ．灰になるまで帰れない

1．幼少期は幸せだった
1）幼少期が幸せすぎた
◆幼少期は何の不自由もない生活、親戚中から可愛がられた

　川上：10歳頃までは、何の不自由もなく暮らしていたことは覚えているね。あっちの親戚、こっちの親戚、みんなに連れられて泊まり歩いたことはね。どうも小さい頃は、可愛かったみたいで、「ちょっと、この子貸してくれ」言うて奪い合うようにして、子守りしてもらいよったげな（＝らしい）。近所の娘さんまでが、「今日はうちに子守りさせて」言うてね。聴き手：今でも面影あるわ。モテよったんよね。川上：モテたかどうか知らんけど、何しろ、「子どもの頃は、家にほとんど居らんかった（＝居なかった）」って言いよった。

◆戦死者が増えた

　10歳頃過ぎた頃から、戦争が激しくなったやろ。どんどん戦死者が増えて、特攻なんか3人行ったでよ。聴き手：それはその地域で？　川上：いや、自分の家で。親戚も入れたら5人も戦死した。早かったね、行ったと思ったら、ぱぱぱぱっと亡くなってしもうた。

◆将来は獣医になってほしい

　ほんで、うちら（＝自分達）畜産屋が多いんよ。牛とか馬とか豚とか。家にも乳牛がおった。ほんで、この地区全体に獣医が居らんけん、「大きくなったら獣医になってくれ」って小学5年の時は、言われよった。

◆人生の中で子ども時代が一番幸せ

　自分の一番良い思い出は、11歳までやと思う。子どもの時が一番、幸せだった。聴き手：それからやって、人生あるやろう。川上：あるけど、やっぱり幸せ過ぎたよね、それまでが。

2）許嫁との幸せな結婚生活を夢見る
◆許嫁がいた、子供心に幸せな家庭を夢みる

　僕ね、許嫁が居ったんよ。「この人と一緒になったらよ、幸せにしてあげよう」って、子ども心に思いよってね。こんな家庭を作って、子どもは2人で、片一方は男の子で肩車して、もう1人は女の子。そんな夢みたいなことばっかり思いよった。希望に満ちとったからねえ。

◆発病せず、普通に結婚していたらホームレスになっていたかも、大島に来て良かったと思わなければならない

　けんど（＝けれど）、今になれば、俺がもしも普通に結婚しとったら、よう生活してないわ。満足な結婚生活できてない、多分。どうせ、ホームレスになっちょるよ（笑）。大島に来て幸せやと思わな駄目のよね。

149

2. はじめは治そう

1）初めは何としても治そう

◆発病当初は「何が何でも治そう」、大風子を買う

　最初は、「何が何でも治さんと駄目」と思ったんよ。で、大風子（＝特効薬プロミンが開発されるまでは大風子が主要な薬だった）を自分で買うてね、打ちよったんよ。あんなんは（＝そういう情報は）どこで聞きつけてくるのかね、行商のおばさんが、「この病気には大風子が効くらしいけん、打ってみたらどうか」いうて、母親と買いに行ったことがある。

2）大風子

◆大風子はすり鉢でする、臭くて飲めない

　大風子は打ったし飲んだ。聴き手：両方あったん？　川上：いやいや、家で自分で作る。大風子をすり鉢で潰して、オブラートに包んで飲む。けど、臭おて飲めたものじゃない。

◆大風子の油脂を自分で抽出して注射すると化膿して発熱、効果なく、傷だらけになるので中止した

　聴き手：効果ありましたか？　川上：何ちゃない（＝何の効果もない）。素人が注射するんじゃけん、化膿してばっかり。2、3回してやめた。今も痕が残っとる、これが大風子の痕や。

　あの頃は、ざっとしとるでね（＝いい加減）。蒸留水が無かったけんね、湯の中に大風子を放りこんで、油のとこだけ吸い取って打った。打ったら、途端に熱が出しだして、化膿して。精製してないけんね。これじゃあ、体が傷だらけになると思うて、止めたけどね。

3）○○教

◆いろんな民間療法を勧められる（宗教・四国遍路巡礼・石鎚信仰・猿の頭の煎じ薬）

　ほんでね（＝それで）、この病気やったら、○○教がいいとか、四国遍路がいいとか、石鎚さん（＝日本七霊山の一つ霊峰石鎚山）に参ったらいいとか、お猿の頭を煎じて飲んだら治るとか言うてね。猿だけはよう飲まんかった、そんなん嫌やで。いろんなこと言うてくれる人が居るわ、親切か何か知らんけど。

◆○○教を勧められたが金ばかりかかり、効果がないので療養所に入ると決める

　○○教は、家から一里もない所にあるけん、だいぶ続けて行ったで。「このノートに書いとることを暗記したら良い」って言われて、行き帰りに暗記した。治ると信じてね。

　半年くらい通ったら、「近畿の本部へ行ってくれ」って言い出して、それで、おかん（＝母）が、「もう此処では駄目、行っても無理や」って言い出したんよ。

　ほんでもう、「それなら療養所に行くわ」言うたんよ。ここに居っても、金ばっかりいるんで。裕福な家でもないしね、うちは。だいぶ、かかっとるけんね、治りもせん病気に。

3. 妙な所に来てしまった

◆高松の街も大島も綺麗、中に入るとひどかった

　それで大島に来たんやけど、一番最初は、「高松は、綺麗な街やなあ」と思った。ほんで、「大島もきれいな島やなあ」って思って入ってきたら、中はひどいもんやったなあ。

◆汚ない部屋、妙な所に来た、もう帰る！

　当時は、部屋に入ったら畳は真っ黒で、じと～と湿っけた感じ。畳の縁のない柔道の畳みたいなやつなんよ。ほいで、汚たなかったで。ほうきで掃いたら、真っ白い埃で敵わんかった（＝耐え難かった）。聴き手：掃除も順番にするん？　川上：朝、布団あげたら、みんなで「1、2の3」で箒で掃くんよ。

　「うわあ、妙なとこに来たのお、こんな所に居れん（＝居ることはできない）、帰る。」言うたぜよ、母に。けど、帰るいうても、そう言うわけにも駄目し。それは辛かったけどね。

◆入所時に検査はないが一旦入ると出られない

　聴き手：入る時に検査とか、あるん？　川上：無い無い無い、そんなんは。「ここに入ってください」で終わり。入ったら、出られんけど。

4. 死んでたまるか

◆どんなことをしてでも帰りたい、此処で死んでたまるか

　ここへ来た時は、茫然自失っていうのかなあ、何も考えられんかった。とにかく、帰りたいんよ。トラック借りてでも、帰りたかった。「こんなとこで死んでたまるか」いう気持ちやったけどよ。

◆病勢がひどくなり諦めるしかなかった

　気持ちはあっても、病気が騒いでいくきにね（＝病勢がひどくなる）。諦めるしかなかったんよね。

5. 帰る人は誰もいない、灰になるまで帰れない

◆3年したら帰れると思っていたが、帰る人は誰もいない、みんなどんどん悪くなる

　最初は「3か月では無理でも、3年もしたら帰れるやろ」って思うとったんよ。だけど、子供なりに辺りを見よったら、全然帰る人が居らんのよ、帰れる人がね。みんな自然と、体が悪くなっていくんよね。病気がもっていくんかなあ（＝病気が患者達を悪くしていくのか？）。

　「みんな、こんな悪い状態になって何時まで命があるかな」って思いよったよ、子ども心にな。

◆納骨堂と火葬場がある、灰になるまで帰れない

　ほんで、納骨堂があるやろ、火葬場もあるしよ。あれ見た時、「もう灰になるまで帰れんのかな」と思った。療養所っていいながら、納骨堂もちゃんと備えてる（笑）。そんなこと思ったね。もう家に帰ることはない。軽く考えたり、重く考えたり。

6. 檻の中に慣れる
◆檻に入れられたら自然に慣れる、病気の経過（悪くなって死ぬ）が見えている、反骨心を燃やす者もいるが多くは成り行き任せ

聴き手：病気に対しても、一度はそれを自分自身で受け入れな駄目でしょ、多感な時期に、ハンセン病って言われてね。それを受け入れな駄目となった時に（＝受け入れなければならないとなった時に）、「私だったら、絶対受け入れられんな」と思うんやけど、その辺は、どういうふうに自分の気持ちを…。川上：檻の中に放り込まれたら、自然と慣れてくるんよ、自然と。聴き手：慣れてくる…。川上：うん。もう、確立してるもんね「この病気は、こうなって次はこうなって、だんだんみんな悪うなって、こうなったら死んでいく」っていう、病気の道筋のようなもんが。

中には、「簡単に死んでたまるか」と思って、闘争心を燃やすやつも居るけどね。まあ多くは、「成るように成るわ、成るなるようにしか成らんわ」って思いよるうちに、慣らされるんよね。

II．病み崩れる病気

1．病み崩れる病気
◆ハンセン病は難しい病気、汚いし臭いし身体の一部が欠損する、患者でも嫌

ハンセン病というのは難しい病気よね。聴き手：そうやね。昔は分からんかったけんね。川上：分からんし汚いしよ。どこもここも欠けていくしよ。ほんで臭いしよ。聴き手：膿が出るもんね。川上：うん。患者同士でも、嫌やったもんね。自然と慣れていくけどよ。自分も病気が騒いて、（病状が）ひどいと思って見よった人と同じようになってしもうた。

◆膿が垂れて、絆創膏を貼った姿を「飛行機を飛ばす」と言った

臭いんが当たり前よ、こっちもあっちも絆創膏を貼っとるんやけん。十字に絆創膏を貼っとったら、「飛行機を飛ばしよる」言うてたけどね。膿が垂れてね。「うーわ、妙なとこに来たな」と思ったよ。

◆重症患者に近づかないように、母が注意する

母親も、「病気の重い人の側には近寄れんで」って言いよったもん。僕らのおった少年寮も、病気の重い人もおったしね。「そばに寄るな」いうても、一緒に食事しないとしょうがないもんね（＝仕方がない）。

◆らい菌は皮膚の下に籠って、中から腐る

聴き手：私も母親から聞いたことがある。母親が小学生の時、隣の女の子がハンセン病だったらしくて、顔から汁が出よって、それがすごく変な臭いがした、それは覚えとるって。それは言いよったわ。

川上：そうやろう。ほんで（＝それで）この病気は、皮膚の奥深くに籠っとるもん。中から腐ってくるもん。

7章　川上明広の語り（聴き手　近藤松子）

◆ **外見が崩れていく病気、崩れた姿を見たら震え上がる、醜くなるので始末に負えない**

　この病気は駄目で（＝良くない）、始末(いかん)が悪い。「崩れていく」いうんは、駄目(いかん)わ。だんだん醜くなるき。見られたもんじゃないでよ。外見を見たら怖い病気やと思うで、震え上がるで。それで、大島に放り込んだんやろうね。俺やって（＝俺も）言われたことあるで、「恐い」って。

◆ **悪魔の作った芸術品、原石が分からないほど崩れる恐ろしい病気、外には出られない、どう見られているのか視線が気になる**

　なんで、こんな難儀な病気にかかったろうね。割り切れん。崩れた患者の姿を「悪魔が作った芸術品」って言うやろ、うまいこと言うなあと思うで。「病醜のダミアン像」の彫刻も、ダミアン神父（＝ベルギー出身の宣教師。ハワイモロカイ島でハンセン病患者の看護と環境改善に一生を捧げる。献身の途上で自らもハンセン病に感染し、1889年（明治22）生涯を閉じる）が亡くなる3か月前の写真を元に作ったっていうもんね。

　ほんま（＝本当に）怖い病気よ、恐ろしい。「これ以上は崩れようがない」と思うのに、まだ崩れるんやもんね。こんな病気でも、たくさんの人が大島に訪問してくれて、ありがたいと思うけど、自分からは外には出ていかれんでよ（＝出ていくことはできない）。「この病状を見て外の人は、『人間ってこんなに崩れていくんかな』とか、『恐い病気やな』と思いよるやろうなあ」とか、「俺をみて、どう思いよるんやろう」とか思う時ある。そら思うでよ。あっち削りこっち削りで、いろんな所が無(の)うなってしもうて、原石がどんな形やったのか見当もつかんくらい、崩れてしもうとるんけやん。

　聴き手：あんまりひどく崩れた方は、私は知りませんけど。川上：崩れるよ。おそろしいくらい、崩れるよ。まず眉毛が無くなって、顔が崩れる。手が崩れても駄目(いかん)ぜよ。見られたら嫌でしょう。

◆ **みんな崩れて、似たような顔になる**

　ここへ来た時、ハンセンってゆうたら、みんな顔が同じように見えるんで、ビックリした。「この病気は、何でこんなにみんな同じ顔に見えるんかなあ、サルの顔じゃなあ」って思って。同じ系統の顔になっていくんよね。聴き手：ダウン症の子どもが似ているような感じ？　川上：そうね。兄弟かと思うくらい、似とるんよ。「この人、さっき傷交換したのに、また来たのか」思ってね。不思議だった。

2. 自殺を考えた

◆ **「あんなに崩れてよく生きていられるなあ、自分なら自殺する」と元気な頃は思った**

　こんなこと言ったら、亡くなった者に失礼だけんどよ。まだ元気で崩れてなかった時に、「よう（＝よく）あれだけ崩れて生きておれるなあ、自分やったら死ぬなあ。自殺するぞ」と思いよった。自分が同じように崩れたら、自殺できんけん、「失礼なことを考えよったもんじゃ」と今になったら思いよるよ。

◆ **鼻が崩れて、本気で自殺を考えた**

　自殺しようと思ったことが2回あるけど、とうとう実行できんままに（＝実行できな

153

いままに)、今まで来てしもうたけどね。こんなに見苦しくなっても、自分も未だ生きとるけん、どうしようもないんよ。

　鼻が崩れて、無うなってしもうたんよね、俺。鼻が詰まるけん、棒でつついたら、鼻の中の軟骨を崩してしもうて、ものすごい血が出たと思ったら、鼻が崩れてきた。その時は、「俺はもうこれ以上崩れたら、死ぬぞ。死んでやるぞ」と思ったよ。今までこんなん、2回思うた。

◆失敗した時の怖さを思うと怖くて実行に移せなかった

　やっぱり怖い。実行しようと思っても、怖くてできんかった。今考えても怖いね。「もし失敗したら」いうのがある。とうとう、よう死なんかった（＝死ねなかった）。長生きしたけん、命が惜しいって考えるんかもしれんけど。

◆自殺することで家族にこれ以上の迷惑をかけれない、ハンセン病発病だけで十分に迷惑をかけている

　それと、自殺することで、これ以上、家に迷惑はかけられんいう気持ちもあった。こんな汚いハンセンみたいな病気で迷惑かけたしね。

3. 努力しても仕方がない、自暴自棄
1) 病み崩れるのに勉強しても意味がない

◆病み崩れていくのに、今さら勉強しても仕方がない

　少年舎に来た時ね、男女合わせて 14〜15 人おったと思うよ。みんな、勉強するんよ、偉いなあと思った。「こんなに病んで崩れていきよるのに、今さら勉強したって、何になるか」と思ったけど、やる人は勉強しとった、一生懸命ね。

◆勉強するように言われても生返事、逃げていた、今は後悔している

　少年寮は、新制中学を卒業するまで勉強があるんよ。試験用紙が回ってくるけど、白紙ばっかりよ。「川上君、もうちょっとまじめに勉強してくれや」言うけど、「ふーん」って生返事よ。また試験してまた白紙。終いには怒られてしまうしよ。「『自分のためにせえ（＝やれ）』って言うちょるのに、何でこんなにせんのかい（＝しないのか？）」言われたけどね。当時は、患者さんが学校の先生をしよったけんね。

　「これ幸い」と思うて勉強せんかった。逃げたゆうのもあるよね、「どうにかなるわ」思って。今は「しもた（＝しまった）、もうちょっとあの時に勉強しとったら良かった」と思うけどね。

◆高校進学を勧められる、落第ばっかり、恥をかくので進学しない

　「療養所内の高校に進学したらどうや」って勧めてくれる人もあったんよね。「高校だけは行っとけ」ゆうて。「行ったって落第するばっかりやけ。もう受けんわ」言うた。「そんなこと言わんで、おまえ、受けるだけ受けてみいや」って心配してくれる人もおったけどね。とうとう、受けとらん。受けたら受けたで、恥をかくけん。

◆喧嘩ばかり、逃げ・自暴自棄になっていた

　小学生のガキ大将みたいなもんやね。ケンカばっかりしてよ。自分でも、今思うけど、

もう自暴自棄になっとったんや。「どうせ崩れてしまうのに」ってね。逃げてばっかりおった。

◆崩れてでも一生懸命に努力できる人は、神経が図太いのか、使命感に燃えていたのか

これ程、崩れるとは知らなかった。「恐ろしい病気やな」思うたね。だけど、「あんなに崩れても一生懸命やれるのは、どういう神経しとるのか、図太いのか」。聴き手：ほんでもやっぱり生きたかったんでしょうね。川上：「この状態を、正さな駄目」いうのがあったんかなあ、その人らには。「いつかはきっと良くなる」みたいな。「自分が先頭になる、道標になれば」と思うて働きよったと思うけどね。

2）自暴自棄

◆学院生に諭される（自暴自棄にならないよう）、自分でも自暴自棄になる自分が恐かった

学院（＝大島青松園附属の准看護学校、昭和27年開設・平成10年閉校）があったやろ。同じ世代で、僕よりちょっと上の看護学生さん。その人らがね、「自暴自棄になったら駄目で」って言うてくれて、そんなんも励みやったね。聴き手：特に若くして来たから、みんな心配しとったんやろうね。川上：うん。ありがたかったね。

自分でも怖かったね、自暴自棄になっていくのが。確かに、荒れて悪いことした、窓ガラスを割ってしもうたけんね。わやくちゃやね（＝無茶苦茶やね）（笑）。その時は、説教されても、反省する気持ちも無かったけど。

3）絶望感のみ

◆人生の転機はない、すぐに病気が騒ぐので絶望感のみ

人生の転機になるような良え出来事は、何ちゃ無い。すぐに病気が騒ぐ（＝病勢が悪化する）やろ。希望を持つようなことはない。人生はいつも下降線よ。だって、病気がどんどん進んでいくのに、あるのは絶望感だけよ。

◆体が崩れて、妻にも申し訳ない

結婚もしたけど、体が悪うなってきた時は、「何で結婚したのか」と思うよ。自分の体が崩れていってよ、女房にも「すまんな（＝申し訳ない）」と思って。がいな（＝気の強い）女房やったけどよ。

◆病気が騒がなければ、転機もあったかも

病気が騒いだりせんかったら（＝病気が悪化しなければ）、望みもあったかも分からんけど、崩れていったらもう転機も何もない。とにかく何もない。まあこの病気は、何もかもズタズタにするね。そう言いながら今まで生きてきよるけん、無責任なんやね、自分が。

4）憂さ晴らし

◆酒・煙草で憂さ晴らし

お酒も飲みました、煙草も吸いました。煙草は吸い過ぎて、肺気腫（＝血液中に酸素を取り込み、二酸化炭素を排出する肺胞が壊れる）になってしもうた。酒は好きやないけん（＝好きではないので）、直に止まったけどね。若いけん、「酒でも飲んで憂さ晴ら

しするかい」いうて飲みよった。
- ◆ 酒は患者が工夫して闇で作る、物がないので工夫する

聴き手：お酒は自分で作ったん？　川上：闇買いよ。大島の中で、焼酎作りよったとよ。飯を残しといて発酵させて、蒸留してうまいこと作るとよ。ほんまに綺麗に澄み切った蒸留酒やけん。

みんな、考えるもんよ。物が無くても何とか工夫する。あの当時は、家から仕送りしてくれる人は、腹恋しい（＝空腹でひもじい）なかったけど、家から食料を送ってくれん人は苦労した。食料事情も悪い。働いたでよ、僅かな金をもらうためにな。

- ◆ 喘息は煙草を吸い続けた代償、息が苦しい

煙草はなかなか止めれんかった。肺気腫になって、こんな大変なことになるのかと初めて知った。

自治会の副会長の仕事で、遠くへ行くやろう。もうしんどい、肺がえらい（＝苦しい）。こんなに持久力が無いんやなあと思ってよ。喘息で喉が、ピーピーピーピーいいだすきね。駄目わ、もう参っちゃうよ。ネコ飼いが、ピーピーいうて笛吹くんよ。喘息のあの音聞いたら、喉で猫を飼いよるんかと思うよ。

何か良いことないかね。何ちゃ無いね。聴き手：今が良えでしょう。川上：うん。今が良いね一番。うん。

4. 人の目が恐い
1）眉毛の植毛をする気はない
- ◆ 眉毛の植毛はする気にならない、もう外出することもない

その頃、先生が「今やったら綺麗に植えちゃるけん、植えてみんかい。」って言うてくれたけど、眉毛の植毛（＝ハンセン病のうちLL型では、眉の脱毛はほぼ全例に見られた）はしようとは思わんかったね。「顔が綺麗やけん」って言うてくれたけど、別に良いんよ。歯を抜く時でも、失神することがあるんよ。もし眉毛を植えよって失神したら、駄目けんな。

それに「もう、外出することもないやろ」と思うて、植えんかった。皆がこぞって植えたけん、植毛をせん（＝しない）のは、自分を入れて２～３人しか居らんかった。

- ◆ 植毛の手技が徐々に進歩した

聴き手：最初は不思議でねえ。あれ髪の毛なんよね。結構伸びてくるから、ハサミでカットしてやらな駄目のよね。川上：そうそう。最初は、田植えみたいに株で植えて、歯ブラシみたいだったんが、終い頃には、毛根に１本１本植えて、綺麗な眉になったわ。聴き手：手術方法も変わってきたんやね。川上：変わってきて、綺麗になった。

- ◆ 綺麗に植毛できても植毛する気はない、外に出る気がない、人の目が怖い

綺麗にはなったけど、植える気はなかったね。元々、実家に帰る気もなかったし、外に出ていく気もなかった。外に出ていくんが、怖かったもん。怖い、人の目がよいよ（＝とても）怖かったけん。

2) 街で邪険に扱われる

◆ もっときれいに手を作っておけば良かった、外に出ることはないと思っていた

　手も、もうちょっと綺麗に作ってたら良かったけど、もう遅いがよ。あの頃は、もう外に出ることないと思うてたもん。今頃になってどんどん外に出て行けるようなったけどね、今の方がずっと醜いけど。

◆ 街でじろじろ見られる、うちわでお釣りを渡す、うどんを出してくれない

　今でこそ、そんなにじろじろ見ることもなくなったけど、前やったら、姿がなくなるまで、じっと見られとった。

　高松の街でもね、「そこに金、置いっとって」言うて、受け取りに来んのよ。品物だけ出して奥に入ってね。俺はそんなことなかったけど、うちわで、お金を掬(すく)うて持ってきた、そんなこと聞いたことある。

　ほんで、うどん屋に入ったらね、「うどん、持ってきてくれ」ってなんぼ言うても、持ってきてくれん。そんな時代やったよね。聴き手：私らも、ここに勤めるまで、そんなことが起こっとるいうんは、全然知らんかった。学校でも習わんしね。

3) 警察に通報されるのが怖い

◆ 人の目が恐くて外出できない、外出時は届け出がいるがすぐに許可してくれた

　みんな、買い物行ったり、栗林(りつりん)公園に行きよったけど、外に出るのが恐くて、しばらく出なかったね。最初は、園に願書を出さんと、出してくれんかった。「親のところへ帰ります」とか、終いにゃ、家族が居らんようになって、あきまへん。聴き手：届けを出すのはいつぐらいまで続いたんですか？　川上：M先生が居(お)った時やけん、昭和40年の手前かね。よう覚えとらんけど。

　M先生が、「君は、診察受けんでいい、願書もいい、福祉に言うたら許可する」て言うてくれてね。手も良かったしよ。眉毛は無かったけど、タヌキみたいに産毛(ようけ)が沢山あったんよ。だけど、外にはよう出んかったねえ。

◆ 看護師と話すのでも嫌、健常者の目が恐い、今外に出られるようになったのは職員のおかげ

　こうやって、大島の看護師さんと話すことでも、嫌やったね。聴き手：ここの中でも。川上：うん。健常者の目を見るんが怖かった。もう、体の中に染み込んどる。根付いてしもとるんやろね、恐怖心がね。周りの人は「そんなに見られとれへん（＝見られてはいない）」って言うけど、見られてるように感じるんよ。確かに怖かった。

　いつの間にか、らい（＝ハンセン病）があっても外へ出かけられるようになったのは、看護師さんや職員のおかげやね。

◆ 警察に通報される恐怖、目立たないように夜行で帰るが生きた心地がしない、一人で帰省する妻が通報されないか心配

　聴き手：恐怖心というのは、見られるってことですか？　川上：そう。見られてね、通報されたら困る、「妙なのが歩きよる、変なんが居る」って。警察に取り囲まれて、連れていかれるんやで。この恐怖心は何ともいえんね。辛かった。嫁はんが、実家に一人

で帰る時も、列車の中で「らいが乗っとる」言うて通報されへんかと思って、心配しよった。列車に乗る時は、昼間は避けて、夜行よ。それでも生きた心地はせんかったね。

◆子どもの目が恐い、正直に真実を指摘する

　ほんで、今頃、児童が大島に来てくれるやろ。あの子どもらの目も怖かったで。子どもは正直やろ。本当のことをはっきり言うけんね。子どもらが施設見学に来とったら、迂回して逃げよった事があるでよ、今でもそうやけど。

◆崩れた顔をカメラに写されるのは嫌

　今でも、人前は嫌やね。取材で、「カメラ、かまんかい（＝写しても良いか）」言うけど、「カメラはバツ」って言う。きれいな顔やったら撮ってもいいけど、妙な崩れた顔は嫌よ。聴き手：写真は嫌っていう人も多いよね。「後ろ姿だけなら構わん」とかね。川上：後ろ姿も嫌、全部嫌よ。カメラの被写体は嫌よ。皆、カメラに映って前向きにいきょるけど、あんなのは慣れんわ。「何でや？」って聞かれるけど、こんな顔やけん嫌よ。聴き手：優しそうな顔しとるよ。川上：いや、こんな崩れた顔は嫌よ。

5．親戚縁者には絶対に会わない

◆崩れた姿を外部の人に見せたくない、それは「意地」、しかし親戚が気にかけてくれることがありがたい

　「なんで、外から来る人をこんなに拒むの」って、言われたことがある。遠慮もあるけど、やっぱりこの体を見せとうないけんね。それは意地やろうね。だけん、知り合いとか親戚とのやり取りは、皆、手紙。

　けど、親戚の一部やけど、外の人に「よう頑張って生きてくれた」って、気にかけてもらったことは、ありがたいと思う。

◆親戚が会いに来た、妻を代役に立てる、会っても互いに辛くなるだけ

　自分は妙な性格で、「ここに会いに来る」って言っても、絶対にそれは断った。それでも来るって、来たこともあるんよ、「今、高松の桟橋に居るけん、何時の船に乗るけん」言う。

　「ちょっと待て」言うた。その時、結婚してたけん、内のに（＝妻に）「『大きな怪我して入院しとるけん、会えん』とか、上手いこと言うてきてくれ」いうて、代わりに行ってもらったこともある。内のは、俺と反対で社交的なんよ。「親戚の者とお茶して楽しかった、『お金に困っとれへんか、困っとったら工面するで』って言うてくれたけん、『ほしたら、私が主人と別れて、そのお金で優雅に暮らそうかな』って冗談で返しといたで」って帰ってきたわ。

◆会っても互いに辛くなるだけ、小さな時の可愛かった顔を覚えていてほしい

　聴き手：川上さんは、それ程、会いたくなかったんやね。川上：会い辛かった、崩れた顔で。お互い辛うなるだけよ。こっちも落ち込むしなあ。

　その後も、「今、屋島まで来とる、屋島から大島が見えよる。」って言うけども、「小さい時の可愛かった顔を覚えといてくれ。会うたらびっくりするけん、会わん方が良

7章　川上明広の語り（聴き手　近藤松子）

え」って拒んだね。本当は、ありがたいんやけどね。

◆親戚の集まりに招待される、みすぼらしい恰好はできない、会場には入らず祝儀のみ渡す

　ほいで（＝それで）去年、何の電話かと思ったら、「親戚中が集まって誰やらの30年祭するけん、高知まで出て来い」って言う。「高知まで出て来んかったら、こっちから行く」って、親戚の女の子が言うんよ。

　「これは、困ったな」って思ってよ。みすぼらしい格好でも行けんけん、スーツでも作って行ってやろうと思ってよ。その女の子との待ち合わせ場所まで行って、「こんな人間やき、中には入らんけ、みんなで酒の1杯でも飲んで楽しんでくれや」いうて、（金一封を）渡したことがある。「ほんなこと言わんで、みんな待ちよるけん」って言われたけど、中にはよう入らざった（＝中には入れなかった）。最初から入る気はなかったけどね。

◆噂されたくない、崩れた顔を見たいから「会いたい」と言うのではないか、見たらがっくりする、故郷に錦を飾れるわけでない

　行っとったら、みんなの噂になっちょった。「もう、崩れてしまっちゅう（＝崩れてしまっている）、見られたもんじゃない」って言われるや分からん（＝言われるかもしれない）。惨めな格好を見せんでも良いわと思ってね。

　その女の子が「一回、島に行きたいなあ」っていうけん、「島へは来んで良い」って言うた。島は不便だし、来たら来たでまたびっくりするし、看護師さんは、「大島も建物が新しくなって、綺麗になったんやけん、来てもろたら良えんと違う」っていうけどな。

　「会いたい」いうのは、「崩れた顔を見たいからやないか」って思ったり。「○○ちゃん（＝本名）、相当変わっちょったで」って言われるのも堪（たま）ったもんじゃないし、向こうも、見たらがっくりするし。会わんのが、両方の幸せやら分からんなと思って。やっぱり気が重いと思うんよ。健常者が会うんじゃない。病み崩れた顔を見たって、気が重いだけでしょう。もう申し訳ないね。故郷に錦を飾って帰れないのに。元気に外で働いてたら、そんなことはないやろうと思うけどよ。

◆家族・親戚に気にかけてもらえる、恵まれている、感謝している

　まあそれでも家は、病んでいても割に恵まれとった。遠まわしやけど、いろいろ心配してもらったし、感謝してる。家の者と親戚中にね。最近まで、声かけてくれるものね。

6. 自分で指を切断

◆薬を買って自分で注射していた、最後には取り上げられた

　その時はまだ、売店にクロロマイセチン（＝抗生物質）があったよ、クロマイって言いよった。ペニシリン（＝抗生物質）もペンタジン（＝鎮痛薬）も買いよった。聴き手：え？　売ってたんですか？　川上：うん。うちのが（＝妻が）、買うて打ちよった。ほんで（＝それで）市販が中止になったでしょ？　あれは結構高かったけどね。自分でも打ちよったし、打ってくれる人おったよ。聴き手：本当ですか。川上：注射器を貰ってね。聴き手：それは外で？　川上：そう。外の薬局から買うてきて。自分じゃあ、行

159

けんけん（＝買いに行けないので）、外に人に買うてきてもろて。
　終いには取り上げられた。「こんなん（＝こんな物を）、打ちよったら体に悪い」って。
聴き手：それを打ったら気持ちが落ち着くんですか？　川上：いや。痛みが止まるやろ。聴き手：ああ、痛みね。川上：自分で指を切断した時には、クロマイを使った。カプセルを飲むんよ。

◆ 腹が立って自分で指を切断した、もっと綺麗に切れば良かった
　手も悪うなって腹が立ったから、自分で指をちょん切ったこともあるんよ。器量が悪くなったけんど。
　聴き手：指を千切ったいうんは、自分で千切ったんですか？　川上：うん、治らんけん、もう千切ったよ。聴き手：どの指を千切ったの？　川上：失敗したわ、これ３本失敗したよ。聴き手：手の指を３本も千切ったん？　川上：うん。ここら辺りで（＝もっと違う部位で）切っとったら良かった（笑）、そしたらもっと見栄えが良かったのに。

◆ 菌のいない健康な関節から切断すると、回復が早い
　聴き手：どうやって切ったんですか？　川上：糸切りハサミあるやろ、あれで切った。「指の第二関節の辺りで切ったら、ばい菌が居らん（＝いない）から、すぐ傷も治る」いうけん、「ここら辺りで切ったら、良いやろう」と思ってよ。
　そりゃあ、治るのは早かったで。悪い骨やったら、「グチュン」いうんよ。腐ってグチュグチュしとるけん。けど、良い骨の所で思いきって切ったら「パチン」いうんよ。「パチン」いうたら治りは１週間くらい、クロマイ飲んどくやろ。早かったね、治りが。此処の外科に通いよっても、治らへんけどよ。

◆ 切断した指は水葬（海に葬った）、今は後悔している、荒っぽい治療しか無かった
　切り落とした指は、海の中に放り込んだけんね。魚が来て喰ってしもうた、水葬よ。
　一旦切り落としたら、元には戻らんけんねえ。今は「しまった！」と思いよる。ちゃんとした治療もないけん、荒っぽい治療しかなかったけんねえ。

◆ 切断の理由：感覚のない指は、傷が出来ても気付かず悪化して、傷を持て余す、麻痺して動かず仕事にならない、ブラブラして見た目も悪い
　聴き手：どうして、そんなことをしようと思ったん？　川上：麻痺が進んで感覚が分からんけん、火傷しても怪我しとっても、自分では気がつかん。「分からんけん」って放っておくと、悪化して手に負えんようになって、傷を持て余すようになるんよ。それに麻痺して動かんけん、仕事もできへんし、ブラブラして見た目も悪いけん、「一層の事、ハサミでちょん切ってしまえ」と思ったんよ。

◆ 感覚麻痺で切断しても疼痛なし、包帯の圧迫と抗生剤の塗布で、出血と感染を防ぐ
　聴き手：ハサミでちょん切って、大丈夫だったん？　川上：もう感覚が麻痺しとるけんねえ。麻酔なんかせんでも、全然痛くないんよ。聴き手：でも出血はするやろう。川上：そりゃあ、多少の出血はあるわ。けど、傷口にマイシンを塗って、その上から包帯でぐるぐる巻きにしとったら、一週間もしたら治るんよ。

III．肉親との決別

1．家族が村八分に会わないか（弟妹の縁談の心配）

◆もう家に帰れない、家が遠のく、妙な病気に引っ掛かった

中学生の時に発病したけんねえ。「もう家に帰れんし、家もだんだん遠のいていくなあ。妙な病気にひっかかったもんやなあ」と子ども心に思うて、しばらく自分なりに考えたね。

◆家族が村八分にならないか

子ども心に、一番考えたのは家のこと。「俺がこんな病気になってしもうて、どんなになるんやろ」って思った。当時よく言いよったやん、「村八分」とか。「あんなんに、ならへんかな（＝村八分にならないか？）」とか思いよった。

けどまあ、その当時も、電話や手紙なんかもらった様子では、村からそんなに冷たい目には合わされんかったみたいやけど、家族の者も。

◆弟妹が非行に走らないか、結婚できるのか

心配事は、家のことばっかりやね。「こんな兄貴がいるからいうて、弟や妹がグレたら、どうしようかな」と思って。

二十歳で自分が結婚したんやけど、そしたら、妹と弟がもう年頃やけん、「結婚できるかな」とそればっかり思うてね。「こんな病気になった兄がおって、嫁に来てくれる人が居るんやろか」「妹をもらってくれる人が居るんやろか」、それがずっと頭にあったね。

◆弟妹が結婚できたと聞いて一安心、帰って来いとは言わなかった

何年かして、「弟も妹も一応片付いたけん」って電話があってね。けど、「帰って来い」とは言わんかったなあ。まあ、それは良いけど。安心はした。

◆妹弟には申し訳ない、幸せな結婚ができたのか聞くのが恐い、向こうも言わないしこっちも聞かない

今でも、「弟や妹には申し訳ない」と思うとる。「幸せな結婚ができたんじゃろうか、出来んかったんじゃなかろうか」と思うて。そのことを聴くのも恐いんよね。だけん、家には連絡できんかった。時たま、おふくろも電話くれるけど、そのことについては、あんまり言わんし、こっちも聞かん。

2．家族と縁を切る

◆同級生のめでたい話（進学・結婚）は聞きたくない、母に電話するなという

村に同級生の仲の良いのが5～6人おったんよ。お袋から電話が掛かると、「あの子は大学行った、あの子は片付いた」って話ばかりするんよ。ほんな良い話、聞くのも嫌やし。「もうそんな話は良いけん、もう一切電話するな」ってお袋に言うたんよ。

◆弟が結婚し他人が家に入る、一切の電話連絡を断つ、電話が無いのが元気な証拠と思ってくれ

ほれで、弟が年頃になったけん、帰るのも止めたんよ。結婚して他人も家に入ってきたことだしね。「もう一切電話すんなよ、こっちも掛けんけえ。こっちのことは心配せ

161

んで良いけえ。もしものことがあったら連絡するけん。『電話がないんは元気で居ることや』と覚えとってくれ。」って言うた、電話するのも悪いしね。聴き手：なんか、悲しいね。

- ◆農繁期には実家の手伝いに夜行で嫁と帰っていた、弟が年頃になったので、実家に帰るのをやめた

　それまでは、ちょくちょく手伝いに帰りよったんよ、農家やけん。まだ手が良かったし、稲を刈るのだけは早かったんよ。夜行で帰ってよ、高松発、午後 11 時 55 分。うちのと一緒になってからも一緒に帰った。4～5 回は帰ったと思うよ。弟が年頃になったけん、帰るんを止めたんよ。弟と妹には申し訳ないけど、顔なんかの目に見えるところが崩れていくけん、どうしようもない。

3．いつまでも生きていたら、身内に迷惑がかかる

- ◆弟は妻に事実を話せない、重く受け止めている、「隠しておけばよい」と弟に言った

　よその家族は知らんけど、俺がこんな状態やけん、うちは妹も弟も姪からも連絡は来んよ。「知らすな（＝知らせるな）」っていうとるしね。
　弟も、嫁にはよう言うてないと思うわ。「わしが女房を取る時は、ちゃんと了解とって一緒になるけん」って言いよったけど、結婚したら「兄貴。俺、まだ女房にあの事を言うてないんよ」って言いよった。「人の噂で耳に入っとるかもしれんけど、自分から名乗らんでも良え。そんなに無理して言わんで良え、隠すもんは隠していけ」っていうたんよ。だけん、今だによう言わんのやろう。それだけ重うに受け止めとるんよ、ハンセンのことを。

- ◆自分が生きていることで身内に迷惑がかかる、申し訳ない、いつまで生きればいいのか

　それを聞いた時ね、「ほんまに申し訳ない」と思った。ほんで「自分は、いつまで生きとったら良いんかな」ってつくづく思ったよ。生きてるだけで、負担かかるやろ、身内にね。「自分が生きとるが為に、迷惑をかけとる」というのが、今でも消えん。お父さんとおふくろは居らんけど、「弟と妹には申し訳ないなあ」と思う。

- ◆甥姪の結婚に何かあったのでは？　人生の中でも大事な若い頃に世間を気にしなければならない、苦労をかけて申し訳ない

　これは尾を引いてくけんね、駄目のよ。弟の子どもの縁談に何かあったんじゃないかと感じとるんよ。こっちも聞きはせんし、向こうも何も言っては来んけどね。
　俺が病気になったことが、やっぱり負担になっとるけんね。俺が反対の立場なら、怒るで、「もう帰ってくるな」って言うよ。若い頃の一番大事な時に、世間を気にしてよ。今も世間を気にしてよ。苦労しとるんよ。ただただ、申し訳ない。

- ◆弟妹家族が幸せであってほしい、自分のことは忘れて欲しい、身内は忘れたくても忘れられない、申し訳ない

　幸せに暮らしているかどうか知らんけど、まあ、平和に暮らしてくれたら一番いいなって思う。「こちらから、あれこれ電話も入れんけん、安心しとれ。早よ忘れてくれ」

って言うとるけんね。けど、やっぱり身内は忘れんよね。忘れたいけど、忘れられんやろと思う。本当に申し訳ないなって思ちょる。今でも思ちょる。聴き手：辛いな。

4．骨になっても帰りたくない

◆骨になってまで故郷に帰りたくない

　話は飛ぶけど、死んだら火葬されるじゃろ。ほんで言うやん、「骨になって、綺麗な身体になって帰りたい」って。僕はそれはない。骨になってまで、帰りとうない。「汚れた身体が無くなるから、真っ新になって戻る」ってことやと思うんやけど。骨になってまで、国元に帰りたいとは思わないね。

◆故郷に墓の準備は不要、家族への連絡は死亡後に時間がたってからで良い

　弟が、「お父さんから頼まれとるけん、兄さんが入る墓は作っておく」って言うけん、「もう、そんな物は作るな。帰る気は無いし、ここが自分の故郷やと思うてるんで、こっちのことは心配せんで良い」ちゅうて言ってるけどね。

　「もし死んでも、1カ月以上経ってから連絡してくれ。すぐには連絡するな」言うて、福祉課にも頼んどる。聴き手：やっぱりそこまで思うんやね。

5．子どもだけは作りたくない

◆妊娠を恐れた、子どもが出来たら夫婦揃って死ななければならない

　それと、子ども育てたいと言う人が居るけど、子どもだけは嫌やったね。結婚しとったやろ。妊娠だけは怖かった。「妊娠したら、どうするんや。二人揃って、死なな駄目ぜよ」と言うて。そんなことまで、思っとったよ。

◆子供が可哀想（自分で育てられない、ハンセン病者の子ども）

　妊娠しても、子どもを育てることなんてできんやろ？　本能の赴くままに妊娠、そんなんは嫌やしね。そんなこと、しばらく考えた。幸い、妊娠はなかったけどね。

　「子どもを育てたい」いう人が何人もおったよ、ここの中でも。でも、子どもが可哀想やで、生まれてきても。親はハンセンで、自分で養育もようせんのによ（＝できないのに）。

◆母が「実家に子供を引き取る」という、不幸を招くから拒否、弟の子どもとうまくいくはずがない、母が苦労する

　俺らが結婚した当時、うちの母親が「子どもができたら、長男の子どもやけん、うちで引き取るき」って言いよったんよ。引き取るいうても、今は良いけど、だんだん年をとってきて、弟も結婚するようになってきたら、不幸を招く。聴き手：それはやっぱり不幸の元？　川上：不幸の元ぜよ、ハンセンの子どもは。両親揃ってハンセンの元に生まれてくるんやで。

　弟の子どもとうまい事いくはずがない。だから、仲に入った母親が苦労する。だけん、こればっかりは、頭から拒否したね。「なんぼ（＝いくら）虫が良うても、そんなことはできん。そんなのは心配せんでいいわ」って、断ったけどね。

6. 一家離散に追い込む病気、汚れた家は潰れても良い
1）二人もハンセン病が出た家（父も発病）
◆父親も発病、戦地から大島へ入所、一緒に暮らしたことなく父親という感覚はない

　うちの親父も、此処に来とったんよ。兵隊に行って、そこ（＝戦地）からこっちにきたんよ。恩給も貰わんと死んだけどね。外でも一緒に生活した覚えはないし、此処へ来ても他人様みたいで、あんまり親父いう感覚なかったけどね。

◆父と母が出会わなければ自分は生まれてくることもなかった、父を好きになれない

　「親父がお袋と出会わなければ、自分は生まれてくることもなかったのに」と思うとね、親父のことを好きにはなれんかった。だけん、周りの者には「親父に会いに行け」と言われたけど、あまり行かんかったね。

◆２人もハンセン病を出した汚れた家、早く２人とも無になればいい、家を滅ぼす病気

　家から２人もハンセン病が出てからよ、汚れとるでよ。「早よ無になればいいのに。なんとかして２人とも片付けないと駄目なあ」と思った。どう考えたって、駄目ね、この病気は。家を滅ぼす。家をむちゃくちゃにするね。

◆裕福な家ではないが、父母は部落や在日の人を大事にしていた、戦後はその人達に家族は助けられた

　けんど（＝けれども）、うちは裕福じゃないけど、父親が、在日韓国人の人や部落の人の話相手になりよった。ほんで、その人らが頼ってくると、「これ持って帰り」って、食べるものを持たせてあげたり。

　終戦になったら、在日の人と立場が逆転したやろう。そうしたら、終戦後になって、「あの時に助けてもらったけん、何かすることないか」って来てくれる人がおって、あの時は嬉しかった。あんまり入りたくないような、ぼろっちい（＝みすぼらしい）家なんじゃけど、学校の帰りに、「寄って行かんか」って声をかけてくれよった。

　子供心にね。外国の人でも、いろんな人が居るんじゃなあと思ったんよ。ほんで中国人は好きちゃうから、蔑視しよったけどね。蔑視しとったんが、自分が蔑視される立場になってしもうた。どうにもならんね。

　そんな人らに、戦後はよう力づけられた。「お母さんにもいろいろ世話んなったけんね」ちゅうて。

　偉そうなこと言うけど、みんなの力添えがあって、家のほうも助けられたしよ。ここに来たって、声かけてもらって。それが第一の薬、生きる糧やと思う。

2）汚れた家は、自分の代で潰れた方がよい
◆家族の繋がりをいつまでも求めるのは酷、縁を切ればよい、結核のように綺麗でない

　人それぞれ違うけどね。家族のつながりが大事やっていうけど、家族のつながりを何時までも引っ張っていくのも、家族が可哀想よ。「（家族の縁を）いつまでも引っ張らんと、切ったら良え」っていうんよ。

　結核みたいに、身なりが綺麗だったら良いけどよ。らい（＝ハンセン病）は、これ以

上崩れようがないくらい崩れるんやけん、らいが出た家は止むを得んと思うよ。
◆一家離散する病気、自殺者が出る、村八分に合う
　この病気は、一家離散する。患者が出た家には、自殺者も多うなる。もう生きていけないし、村八分になる。聴き手：日本人はそれがごっついからね。村八分とかね。
◆ハンセン病は早く消えた方が良い、自分達の代で済んでほしい
　早(はや)よ、このハンセンは消えな駄目(いかん)、自分ら一代で済みゃ良いけどね、弟妹が居(お)るけん。弟妹も、同じように歳を取ってはいくんじゃけど。ハンセンが出た家いうたら、嫌やで。弟妹も、大手を振って外を歩けないもん。
◆養子をもらって家を継がせる（弟）、汚れた家は自分の代で潰れて良い
　弟が、「うちの家も養子をもらって後を継がせる」っていうけん、「もう、川上の家は、わしの代で絶えても良いわって思ちょる」って言ったんよ。「嫁に行くんやったら、行かしてやれよ」って。「もうこんな汚れた家はもう良いぞ」。もう、うちの家も潰れるやろて。弟も71歳、俺も居(お)らんくなる（＝いなくなる）。聴き手：重いね。人生ね。

Ⅳ．ハンセン病者の苦難

1．療養所ではなく収容所
◆成人すると強制労働、これが療養所かと腹が立った
　若い時は腹立ったでよ。「これが療養所か、これは収容所じゃないか」と思って。子どもの時はそんなんは（＝そんな事は）思わんよ。20歳過ぎると、仕事ばっかりやろ。それも強制的やろ。治療するところやと思って来とるのに、これじゃ療養じゃない、収容所やと思った。
◆強制労働で傷が悪化し四肢切断
　傷があるのに仕事せんと駄目(いかん)から、傷が悪化して切断せんと手に負えんようになって、指がどんどん短くなるしよ。

2．重症病棟
1）指の切断を頼まれる
◆患者に指の切断を頼まれ切断する、感謝される
　少年舎から一般寮に下がると（＝一般寮に移動することを「下がる」という）、作業が回ってくるんよ。看護師さんの後に付いて、傷の交換箱もって。1人のおばあさんがね、もう指がびらびらしとった。「兄さん、兄さん、看護師さんに言うたって切ってくれへんで、これ切ってくれへんかね。」言うの。聴き手：「びらびら」っていうんは、指が落ちかけってこと？　川上：そうそう、感覚もなく、動きもせず、ただくっついてるだけで、ぶらぶらしとる。
　「ほうね、切っちゃるわい（＝そうかね、切ってあげよう）」って。聴き手：切ったんですか。川上：切った。はさみで、消毒も何も無しよ。んで、包帯でぐるぐる巻いて。
　1週間くらいしたら、「兄さん、兄さん。どうもおおきに」言うてたよ。聴き手：熱が

下がって落ち着いたんかな。川上：とにかく、「気分は良うなった」言うてたね。

◆包帯から蛆が落ちる

　けんども、嫌な思いもしたで。交換に回るやろ、衛生状態が悪いで。包帯解いたら、蛆(うじ)が落ちる、包帯から。

2）最も重症な患者の看護
①こんなひどい状態になるのか

◆重症病棟、独特な臭い、恐ろしく変形した顔、こんなになるのかと衝撃をうける

　昔はね、1〜6病棟まであったんよ。6病棟が一番重症で、ひどくなるとそこに送られるんよ。6病棟には、みんな行きたがらんのやけど、順番に行かなきゃならんのよ（＝順番に行かなければならない）。

　恐ろしっかったで。顔、見たら恐ろしい。臭いも独特な臭いやね。こんなこと言うたらあれやけど、「うわ、こんなに成るんかな」と思うてね。聴き手：そやね、若い時に見たら衝撃やね。

◆病棟に風呂はない、患者も汚れて汚たない、自分ならこんな状態で生きていられない

　病棟には風呂はなかったよ。聴き手：体を拭いたりとかは？　川上：「拭いてくれ」言うたら、拭いてたよ。そんな記憶がある。入院患者は、みんな汚かったよ、ボロボロ皮が落ちてよ。「まあ、こんなになってまで、よう生きちょるな（＝よく生きていられるなあ）」って無責任なこと思いよった。まだ若いし、好き勝手なことばっかり思うて、「俺はこんなになったら死ぬよ。早よ死んでしまう」と思ってた。今になって罰が当たってよ、未だに生きちょる。

◆部屋も汚い、食事は患者とは一緒にできない

　ベット掃除もあるんよ、「なんでこの部屋はこんなにいっぱい蚊が落ちるのか」と思いながら、小さい箒(ほうき)で掃くんよ。「くそったれが、汚いなあ」と思いながらやる。まあひどかったで、衛生的にも。

　食事は別に食べる部屋があったけどね。一緒には食えんわ、重症者とはな。

②治療助手

◆耳鼻科の診療補助は無理、気分が悪くなる

　たいていの助手はした。だけど、耳鼻科だけはできんかった。鼻を突くでしょ、あれみたら、目が眩(くら)む。聴き手：そうやろね。慣れてくると、嘴管(しかん)（＝医療器具）がポンって落ちるんですよ、鼻の奥にね。慣れるまでは、「どこやろ、どこやろ」って探るから、すごく恐ろしい。で、患者さんも嫌なわけよ。でもやっぱり、「それは、せな駄目(いかん)（＝しなければならない）」って言われて、私も、耳鼻科に行って特訓しました。もうしんどかった。川上：あれは怖かった、見るんも。

◆気管カニューレの交換も患者がする、素人にされる患者は堪(た)ったものではない、なぜエプロン状の布を当てているのか疑問

　ほんでね、カニューレ交換（＝喉頭狭窄のため気管切開（俗称：のど切り）を行い、

そこにチューブを入れる。痰はカニューレを通して吸引する）も、2回やったことある、病棟で。「川上君、痰で詰まって駄目けん、これ取ってくれ」いうけん、カニューレを抜いて、水で洗ろうで。消毒も何ちゃ無いわよ（＝何もない）。聴き手：今はシリコンだけど、昔は金属製で、内筒と外筒に分かれとったでしょう。川上：そうそう。あれは怖かった。もう気色が悪かった。

その頃は、よう知らんけん、「大島の人は、何で大人なのにエプロンみたいなのをしとるんかなあ」と思いよった（＝乾燥した空気やほこりの流入を防ぐために、気管カニューレにエプロン状の布を当て保護していた）。ほれで、しゃべる時は、そこを押さえて話すやろ。何でそうやって話すんかなとか思いよったんよ（＝カニューレを通して呼吸するため、通常は発声できないが、一時的にカニューレをふさぐと、呼気が声門から口に流れるため、発声できる）。

やられた患者の方は、堪ったもんじゃないね、こんな素人にやられて。けど、痰が詰まったら死ぬのに、誰も居らんもんね（＝居ない）。「おおきに、おおきに」って言われたわ。

あの当時の病棟看護は、できたもんじゃない。今考えたらぞっとする。聴き手：もう悲惨だったんやろね、今でこそ整備されて、綺麗やけど。

◆ポータブルトイレは手作り'スクーターに乗る'使い回し

トイレも木で作った。「またスクーターに乗っちょる」言いよった。それ（＝ポータブルトイレ）をベッドのそばにおいて、ほんで仲良く使い回していく、洗面器もね。あれ（＝便や尿を）、捨てな駄目。参ったね、1回1回、放らんかったら溜まってくるし。

◆介護員が配置されたのは患者作業が廃止されて以降、それ以前は注射も全て患者がした、看護師はベッドサイドに来ない

聴き手：介護員さんはいなかったの。川上：居らん居らん（＝居ない、居ない）、全然。介護員さんが来たのは、患者作業が廃止になってから、ぽつぽつ来たけどね。

病棟なんか、泊まりやろ。僕らが、皮下注射もしたもん。看護婦さん出て来んのに。薬をもらいに行って、「これ打っちょって」で終わり。今みたいに夜勤はない、当直だけ。当直の時やって、病棟には出て来んもん、「よっぽど」でないと。

注射も上手かったで。近藤さん打ってあげるよ（笑）。血管注射は2回しかせんけど、皮下注射は相当した。聴き手：今看護師がしよることを、全部患者さんがしよったんやね。

③重症患者に腹が立つ

◆重症患者にいろいろ言われて腹が立つ

病棟看護に行っとったら、食事どころじゃないけん。15日間、ぶっ通しで行くんよね。15日で一カ月分の賃金くれるけど、元気な者には強制的に廻ってくるんよね。まだ、悪くなってなかったけん、痩せとったけど体力はあったんよ。まあ、ぶつくさ言いもって（＝文句を言いながら）、仕事しよった。1番きついのは、病棟看護やなあ。

腹が立つこともあるで、不自由者の看護は、早ように６時ごろ行くんよ。向こうも、早よう起きて、早ようから、「茶をわかせ」言うんや。「くそったれが」と思うてね、若いけんね。元気なもんは結構いわれよった。若い時は、腹が立つ。誰かが言いよった、「早よう死にゃあええのに」、そんな思いもあったんやけどね。

◆邪険に扱っていたが、年老いた今は不自由者の気持ちが分かる

「きれい事みたいやけど、俺らも年をとったり、あれくらい不自由になったら、あの人らの気持ちがしみじみと分かる時が来るぜ」って言われたことある。自分が年老いて不自由になると、今はしみじみと分かる、「あの人が言うてたのは、ほんまやな」って。俺らも邪険にしよったなって思うよ。冷たい人間やったね。聴き手：分かる気がする。若いと「何でこんなことせな駄目(いかん)のやろう」って思うやろうし。川上：そうそう。介護員も職員も居(お)らんし。

◆賃金のことよりも「早く終わらないか」

何でか知らんけどね。あの時は、お金のことは思わんかった。お金は、そりゃ欲しかったけど、それよりも「早うこの仕事が終わらんか」とそればっかり思いよった。

◆お金は何に使っていたのか（酒・煙草）

何に使いよったやろね、金。分からんねえ。聴き手：たばこ？　川上：たばこは吸いよった。お酒は徐々に止めたけどね。たばこやろね。女の人も居(お)らんもんね。たばこが、まあ楽しみやろうね。

3. 湯灌・火葬

◆一日に何人も亡くなる、亡くなっても何も感じない

僕らが入ってきた昭和23、24、25年頃は、特にひどかった時やもん。棺桶(かんおけ)が、一日に２つも３つも並んどった、厳しい時やけん、食事も悪いしね。弔(とむら)って悲しいとか、そんなんは全然なかった。中には、悲しんでる人もおったと思うけど、「こうやって死んで火葬して納骨堂に入る、それも有りかな」と思いよった、深く考えんと。

◆解剖台の上で、遺体をデッキブラシで洗う（湯灌の代わり）、石ころと同じ、この病気は生きていても死んでも汚い

ほんで僕らも若かったしね、湯灌(ゆかん)もした。部屋に順番でまわって来るのよ。「今日は何寮の〇〇さんが亡くなったき、同じ寮の者が行ってくれ。」って。

僕らも、相当、湯灌したでよ、30体以上したかな。今はきれいに化粧までしてくれるけどね。コンコンコンコン、もう、石ころみたいなもんよ。あっちこっち、棒擦(ぼうず)り（＝デッキブラシ）で擦(こす)るんよ。生理の時なんか、当てる物もないけん、かなり汚れとったよね。大島の浜辺に打ち上げられて、瀬戸内芸術祭で展示された解剖台があるやろ。あの上で、コンコンコンコン、音が鳴るんよ。洗う言うても、手で洗うんやない、棒擦りよ。物よ、死体いうたら。ホースかバケツで、水をジャンジャンぶっかけて、擦るんよ。生きていても汚ないし、死んでも汚ない、どうしたら治るんかねえ、この病気は。

168

7章　川上明広の語り（聴き手　近藤松子）

◆罰あたりなことはしないがいい加減、何の感情もなく「またか」と思う
　聴き手：棒擦りで擦る時に、「もし自分が亡くなったら、同じことされる」とか、そんなんは…。川上：いや。それは全然思わん。聴き手：「何でこんなこと、せな駄目のか」とか、川上：それはあったけどよ。そりゃ、順番やけん、しょうがないやろう（＝仕方がない）。聴き手：「この人は、2～3日前まで、しゃべった人やなあ」とか、川上：そんなことを考える者は、居らんかったでよ（＝居ない）。
　死んどる人は、自分よりも10歳も20歳も、年配の者ばっかりやった。あの頃、自分もまだ若かったけん、身体も不自由でなかったし、相手の気持ちなんか分からんよね。バチが当たるようなことはせん（＝しない）けどよ、まあいい加減やったなあ。「ああ、またかー」って言いよった。700人もおったら亡くなる人も多いで、一日に3つも棺桶が並ぶ時もあったしよ。

◆座棺、関節を折ってお棺に納める、通夜・火葬・葬式の全てを患者を行う
　座わり棺に入れる時には、関節を折らな入らんやろ。バリバリバリバリ言うて。あんなん見ると、嫌になりよった。で、それを運んで行って、夜伽（＝お通夜）して火葬して葬式するのよ。患者が全部するんよ。

◆薪で火葬、骨上げして納骨堂へ
　前は、薪で火葬しとったけんね。今のと全然違うで、丸缶で、ほんで薪や。あんまり行ったことがないけん、そんなに覚えてないね。骨上げはたぶん、火葬の係と部屋の人が、骨を拾いよったんやろうね。今みたいな骨上げじゃなかったわ。聴き手：今は丁寧にしよるけんねえ。川上：「適当」言うたら悪いけど、拾い上げて、そこから納骨堂へ持って行きよったなあ。細かいことは知らんけどもね。

◆亡くなった人の持ち物を競売にかけ、葬式代に充てる
　ほんで、面白いのがね、同じ部屋で亡くなるやろ。「遺品がないか」言うて、それを入札するんよ。下駄あり、寝巻きあり、それを入札して買うてもろて、それで葬式代を払う。亡くなっても、みんな、金が無いけん、何ちゃできんやろ（＝何もできない）？そんな覚えがあるでよ。「こんなん買うて、どないすりゃあ（＝どうするのか）。後で、捨てたら良えわ」言うたこともあるんよ。

4. 自殺

◆自殺者も多い、探しに行く、見つけた時はドキッとする
　まあ、自殺者が多かったね、首つり。毎回、探しに行ったでよ。聴き手：「映画が来て、みんなが見に行っとる間に、首つった人が多かった」って聞いたけど。川上：そうや。んで、放送がかかるじゃろ「○さんが居らんけん、探してくれ」って。探しに行くやろ、なんぼ見つけたことやら。ドキッとするで、見つけた時は。聴き手：そりゃそうやね。だって、さっきまで生きとった方がね。

◆生きていても仕方がない、もう帰れない、自分が崩れていくのを見ていたら、将来を悲観する
　そうやって、命を絶った人も居る、悩みに悩んでね。あの時代やから、もう生きとっ

ても仕方がないと思う人が何人も居る、純粋やけんねえ。自分が崩れていくんを見よったら、将来を悲観するんよね。俺も、終いには「考えたってしょうがない」と思うけど、それまでは、やけくそになって、酒もかなり飲んだでよ。もう、帰れんのやけん。

◆自殺者は所帯持ちが多かった、島外に残した子どもの心配、可哀想

けど、所帯持ちの方が多かったね、死ぬんは。やっぱり子どものこととか、いろんなこと心配するじゃろね。あんなん見たら可哀想や。こっちも病気やき、可哀想なんやけど。小さい子を置いてきたりしたら、つらいわな。男の親にしても、女の親にしても、やっぱり家のことが心配やんね。

◆所帯持ちの患者：どうしても帰宅しなければならない患者に怪しまれないように鞄・外套を貸す

子持ちの人が、「どうしても家に帰らな駄目けん、かばんとオーバー貸してくれんか」っていうて、貸したことがある。鞄とオーバー持ってないと、外に出たら怪しまれるけんね。子持ちの人は苦労したと思うわ。

◆所帯持ちの患者：島外の妻子に仕送りするために二重三重に働く、独身者にはない苦しみがあった

ほれで、「金がなかったらどうにもならん。僅かな金でも島の外の妻子に送らんと駄目」いうて、患者作業を二重にも三重にも請け負うてしよったわ。「二重さん」って呼びよったけど。

俺なんか、極楽とんぼでふわふわして、ちゃらんぽらんやけん、踏みとどまったけど、所帯持ちの人は辛かったと思うで。心中した人も居るしね。

5. 働かない者は極道者（患者作業）

◆働かないものは極道者、ぐうたらと言われる

此処（＝大島）では、働かんと「あれは極道者じゃ」とか、「若いのに何ちゃせん（＝何にもしない）、ぐうたらで遊んでばっかりじゃあ」って言われる。中には、女とばっかり遊んで、そう言われる人もおったけどね。まあ、もてたら良いよね。とにかく働かんと、碌なことは言われん。そんな時代やった。

◆傷を持っているので患者の入った後の風呂は汚い

風呂もね、塩分を含んどるやろ、それで、水がすぐ茶色になりよった。風呂掃除もしたけど、まあ汚たなかった。ガーゼは飛び散っとるしよ。痰が入ってるし。つま先でポンポンポンポン蹴って、水流してから座りよった。みんな、いっぱい傷を持っとったき、汚いんよ。そのような状態やった。

◆注射針研ぎ、手の自由が効いたのでできた

注射針研ぎは、相当したで。聴き手：砥石で研ぐん？　川上：うん。手が良いけん、持てるんよ。聴き手：あのちっちゃい針を？　川上：うん。聴き手：器用よね、あんな小さい物を。川上：自分でも「ようしたなあ（＝よくできたなあ）」と思う。かなりの数やけんねえ。

7章　川上明広の語り（聴き手　近藤松子）

◆ 漬物配りは面白かった、好き嫌いで配付の数を変える
　たいていの仕事はやったで。病棟看護から漬物配り。漬物配りは面白いで。患者が作った大根を、患者が漬けるんよ、大きな樽で。それを小出しにして、毎朝、6時から配ってくんよ、各寮へ。「この部屋は、可愛い子が居るけん、ちょっと多めに置いてやるかい」って（笑）。「ここは憎たらしいけん、二本のところを一本にしよう」いうて、係の二人で配るんよ。

◆ 自給自足、いろんな作業があった
　全部、自給自足やけんね。作った野菜は、栄養部に出してね。裁断と糞尿処理はせんかったけど、まあいろんな職種があったでほんまに。主にしたんは、食事運びと治療助手と不自由者看護。

◆ 養豚：豚は怒らないので良い
　作業は割り当てが来よった。豚飼いも長かったね、7年位働いた。残飯持って行って、食べさせたりね。豚は良いよ。豚は怒らんけんね、叩いたってね。

◆ 養豚：豚を売った売上金を自治会が患者に分配、屠殺した肉を良く食べられるなあ
　聴き手：その豚はどうするん？　：川上：外へ出すんよ。外で売って、その売り上げを、盆暮れにお年玉ちゅうてくれるんよ、全員に、自治会から。僅かな金額やったけど、それも一つの楽しみやったね。
　豚肉の配給もあるんや。肉はみんなが、取り合いするけんね。昼間に殺した豚で料理して、「美味しい、美味しい」って言いながら食いよったがね。やっぱり、肉を食べんかったら、元気出んもんねえ、美味いんやろうね。
　僕は肉は食べんけん、「今、捌いたやつを、よう食うなあ」って思って見よったけどね。

◆ 養豚：睾丸や犬歯を除去する大変な作業
　「豚飼い」って大変よ。雄は小さい時に、睾丸を取らな駄目けんね。睾丸を取らな（＝取らなければ）、肉が臭うなるけん。それから、犬歯を切らんと、乳に傷をつけるんよ。それぞれに大変よ、豚飼い豚飼いいうけど。

6. あらゆる職種が揃うコミュニティー

◆ 700人が田舎から集まっていたのでいろんな職種が揃っていた、家もあっという間に建つ
　あの時、患者が700人位おったからね。鍛冶屋さんも、大工さんも、下駄屋さんも、左官さんも、桶屋さんも、トタン屋さんも居る。大工さんにしても、指物大工も、家を造る大工もおって、3種類とも揃っとった。いろいろ居ったきよ。聴き手：ふーん。ほな、家も建つわね。川上：建つ建つ。あっという間じゃ。まあ、あっちからもこっちからも、700人もが田舎から来とるけん、いろいろな人が居るんよ。島の中で、ある程度、何でも揃っとたわね。
　指物大工さんのは上手な仕事をしよった。その人は、病気も軽かったけん、外へ帰ったけどね。健常者と変わらんかったけんね。

◆下駄屋さんに一番世話になった

　俺が、一番お世話になったのが、下駄屋さん。差し下駄っていって、高下駄を、じゃんじゃん履いたら、すぐ歯が抜けるんよ。「また抜けたんよ」って言って持っていったら、「ちょっと暴れ過ぎじゃ」っていうけん、「もうちょっと、抜けんようにしてくれよ」って、文句を言うてやったけどね。

◆患者だけで社会を形成できた、相愛互助の思想（病んだ者、相哀れみ助け合う）

　聴き手：そしたら、いろんな人が揃って、一つの社会が作られとったんやな。川上：そうそう。皆で助け合って生きてきた。相愛互助いうてね。病んだ者同士、相哀れみ、助け合いやねえ。

◆自治会活動には自分は関心なく成り行き任せ、できる人が少なくなったので再開

　ほんで、僕自身も自治会の活動なんか、してなかったんよ。「やりたい人が、やってくれれば良いわ。どうせ帰る所も無いのに」と思うて。「やれ」って言われても、ようせんしよ（＝できない）、何も関心なかったけども。亡くなる人が多くて、やれる者も少なくなったけんね。今回、十何年振りかに自治会に出てきたんよね。

◆自治会や解放運動に情熱をもつ先人は、色々と考えて生活改善の努力を続けた

　解放運動を生きがいにしとる人も居るけんね。当時から、先に立っていく人は、目先が効いて、「こうしていかな駄目」とか分かっとったんやろうね、偉いと思うわ。自治会長が中心になって、他の園とも連絡を取り合いながら、「こんな劣悪な状況じゃあ、駄目」いうて、園とも交渉していったんよね。それもあって、徐々に徐々にではあるけど、改善されてきたわね。

7. 医療

1）昔の医師・看護師は冷たい

◆昔の看護師は冷たかった

　昔の看護師さんは冷たかったで。中には温もりのある看護師もおったけど、平均的に冷たかったね。ものが言いにくかった。

◆医師も患者区域には入ってこない、感染防御服で身をかためる、汚い所（患者宅）を歩かなくて済むよう土足かつま先歩きで往診、その姿を見ると心が閉ざされる

　医者も患者区域に入って来んもん。入って来ても、帽子にマスクして、目だけ出して。予防着を着て、長靴まで履いて。家の中に、土足で上がってきた時代やもんね。上がったら、つま先歩きするんよ。汚い所を歩かんでもすむように。こっちは、新聞を敷いて待っちょるよ。聴き手：その新聞の上を、歩いてくるんですか。川上：うん、だって土足だもん。土足でない時はつま先立ち。みんな、患者は耐えてきたけんね。最低の人種やで。

　そんなん見たら、やっぱり心も閉じるよ。こっちも、あんまり見せたくないとこもあるしね。そんなんが何年か続いたかね、病気だけは、どんどん進んでいくしね。

2）医師が試みた新たな治療

◆治験薬で顔が崩れる、新薬に懲りてプロミンにも飛びつかない

　昔は薬もなかったから、医者がいろいろと薬を作って試したらしいんよね。最初の薬の時に、酷い目にあって、顔が崩れた人も居ってそれに懲りとるけん、プロミン（＝ハンセン病の特効薬）が出た時でも、飛びつきにくかったっていう人もおった。やっぱり怖いよね、新しい薬とゆうんは。抵抗もあった。

　プロミンはよう効いたらしいね。けど、自分は、効きが悪かったよね。

◆下垂体移植を勧められる、園長に可愛がってもらった

　○園長が、側に来てよ。「誰？」って言うけん、「川上です」って答えたら、「君、君、脳下垂体が手に入ったんよ。埋めたら良い。ほんだら、眉毛が生えるけん。」って言うんよ、牛の脳下垂体。子どもやし可哀想に思ったんやろう。けどね、園長にはよく声をかけてもろうてね、割に恵まれちょった。聴き手：小さかったし、可愛いかったんやろうね。

◆血を入れ変えたら良くなるかも

　「血が悪くて病気になるんやけん、血の入れ替えができたら良いのにな」って、ほんなこと言われたのを覚えちょる。血の半分でも入れ替えたら、血が綺麗になるやろかと思うて。今でもそれを思うちょるでよ。血が悪いけん、皮膚にぶつぶつが出たり、乾燥肌になってみたりするんかなあって。

3）菌が陰性になるのに時間がかかる

◆無菌になるのが遅かった

　僕は、無菌になるのが遅くまでかかってね。菌がマイナスになったと思ったら、またプラスになる。島の中でも、一番最後の方やった。

　聴き手：どういうふうに菌を調べるん？　川上：ツンと針で突いて、先生が顕微鏡で見て。三か月に一回くらいするんや。

　聴き手：その間は、またお薬で？　川上：高い栄養剤とか、リファンピシン（＝プロミンの後継薬で、らい菌に殺菌作用がある）とか飲んだら、ぐっと治りよったけどね。薬も何種類かあるけん、組み合わせて。

◆リファンピシンの副作用、尿に着色

　初めてリファンピシン飲んだ時よ。マージャンしよって、トイレに行ったらよ、色が付いた尿が出るんよ。「あちゃ、こりゃ膀胱炎なっとるが」と思てよ。よく聞いてみたら、「あの薬を飲んだらなるんじゃ」いうけん、安心したけどね。あの時はびっくりした。

◆無菌になるまでに時間がかかる、無菌になってほっとした、再発の心配

　けんど、菌がひつこうて（＝しつこくって）長いことかかって、「僕のは、何ちゅうやつやねん」と思いよった。菌が１にまで減っても、１と０では感覚が違う。本当は、菌が０でも１でも変わらんのだろうけど、０って聞いたら、無菌になったと思って、ほっとした。「またぶり返して来るんじゃないかな」と言う、心配はあったけどね。

Ⅴ．妻との生活

1．妻との馴れ初め

◆惹かれあって自然と一緒になっていた、当時は女性が少なかった

　妻との馴れ初めかね。いつの間にか一緒になったよ。聴き手：その時は女の人も男の人も同じぐらい居たんですか。川上：いや、居らん居らん（＝いない）。3対1ぐらいで、女が少なかったし、俺らみたいな子供が多かったわ。

　聴き手：ピピッときたんですか？　川上：ピピっはないけど、話すうちに何となく。「あっち行くかい、こっち行くかい」って大島の中でデートして、まだ純粋だったもんね。聴き手：ライバルも多かったんじゃないんですか。川上：「○○さんが付き合ってくれてって言うてきとる」とかっていうけん、「それは良いことやね、捕まえたらいいわ」って、話したことは覚えちょるがよ。二人位おったんちゃうんかね、「付き合ってくれ」とか、「結婚してくれ」って言よった者が。

　聴き手：お互い、どこが良かったん。川上：分からんね。向こうも「しもた！（＝しまった！）」、こっちも「しもた！」って思うとるかも。聴き手：それは、亡くなった奥さんからは聞いてないよ。川上：そうかあ。知らぬ間に一緒になったんよ。独りでに、自然と。聴き手：何か引き合うものがあったんでしょうね。川上：こっちも、元気やし若かったしよ、ほんで手も良かったし、そのようなことよ。

◆この人と一緒に食事ができれば良いなあ

　聴き手：一緒になってからは楽しかったですか。川上：そりゃ楽しいことも。当時は雑居生活やし、夫婦らしいことは何もなかったけど、「この人と一緒に食事できればいい」、そんな可愛げなことよ。

2．通い婚

◆妻の大部屋に夜だけ通う通い婚

　最初は少年舎にいたけど、中学校を卒業したら、一般寮に下がらな駄目くなるんよ（＝一般寮に移動しなければならない）。下がった部屋がまた汚ないんよ。24畳で、15～16人居ったかね。

　ほんで上手いこと、できちょるんよ。晩になったら、3人くらい居らんようになるんよ（＝いなくなる）。「あの人らは人どこに行って、なんで（＝なぜ）朝になったら帰って来るんやろう」と思って、しばらく分からんかったんよ。ほんなら（＝そうしたら）通い婚やったやね、今で言う。彼女の所に泊まるんよ。僕の時は、通い婚まではしてないけどね。

　聴き手：向こうも大部屋でしょ？　川上：大部屋。女部屋には、独身も居るし、結婚しとるのも居るし、無茶苦茶よね。それも慣れやろかね。

◆大部屋で複数の夫婦が雑魚寝

　僕らが結婚して入った所も、6組の夫婦者ばっかり。聴き手：一部屋に12人がいる

んですか。川上：そうそう。聴き手：衝立てとか置いて？　川上：無い無い。聴き手：衝立てもなく、だだっ広い部屋？　川上：それぞれの寝床ひいて。布団なんか、30センチも空いてないくらい詰めて敷かんと駄目かった。

◆時々、相手を間違えて床に入る、人間の生活ではない、夫婦生活も遠のく

　ほんで、時々、旦那さんがよその女の人の所に入ってよ、間違ごうて。そんな話を聞いたことあるけどね。まあ、人間の生活じゃなかったからね。プライバシーなんか、全然ないよ。

　そんな状態が何年か続いて、夫婦っていっても名前だけよ。だから「嫌やなあ」と思ってな。人間の生活じゃなかった、一般寮の大部屋に入っとった時は。

　そんな状態やけん、自然と遠のくんじゃ、夫婦生活が。聴き手：だって横に居るんやもんね、よその夫婦が。川上：うん。若いけど、自然と感情が薄らいでいくんかね。雑居部屋の時は、自分が我慢するんやろね。人間の生活じゃなかったよ、一般寮の大部屋にいた時は。

　それから、5〜6年かかったんちゃうね、夫婦寮ができるまでに。けど、夫婦寮も、中廊下で他の部屋と繋がっとるけん。雑居部屋よりは、マシやけどね、ある程度の開放感はあるけん。狭うても個室やし、食べる物も別々やしね。

◆新婚の感じはしない、一人が二人になっただけ

　だけん、新婚いう感じは全然おこらなかった。それまで一人だったのが、二人で居れるようになった、それだけのことよ。綺麗な心のままよ。

3．妻との思い出

1）良くしてもらった

◆奥さんは美人、褒めてもらってあの世で喜んでいる

　聴き手：奥さん、綺麗な方けん。すごく背が高くて、髪の毛が長くて、綺麗にお化粧して、高松の街へ高いヒール履いて行きよったよね。川上：綺麗やったかな。聴き手：うん。「綺麗や」ってみんな言いよった。川上：そうか。ありがたいね。死んで向こうで、喜んでるがよ。まあ、いろいろ細かいことは、してもらったわよ。

◆自然の流れで結婚して、50年以上苦しみの中で助け合ってきた

　どこの家庭も一緒たけど、喧嘩もしたし、そんなこんなで、50何年か。聴き手：何歳で、結婚したん。川上：24歳、うちのやつが20歳。聴き手：ピチピチ嬢さんを、射止めたんやね。川上：射止めたんじゃないのよ、自然とそうなった。聴き手：お互いにビビッと引かれるものが。川上：そんなん分からん。昔やから、そんなん無いよ。苦しみの中で、助け合った。そんな感じやね。

◆妻に良くしてもらった、身綺麗に整えてもらった

　結婚して、そこそこやってもらったしね。喧嘩もしたけど。何じゃかんじゃ言うても、細かいことも気に付けてやってもらったしね。服なんかは、買うて来てくれて、その点は助かった。肌着でも、「死ぬまであるわ」いうくらい買ってきて、今だに（＝今

でも）残ってるんじゃ。

聴き手：おしゃれな方だったけんね。川上：割に。生活は苦しかったけど、身綺麗いうたら変だけど、「垢まくれで臭い」いうことはなかった気がする。

まだ、手が良かったけんね。どこかに行くんでも、ボタンを掛けてくれるし、綻びを縫うてくれるし。割に、裁縫なんか好きやった。編み物も、かなりやりよったわよ。手も良かったけん、器用やったね。

◆妻は口は悪かったが、皆に可愛がってもらった

けども、口は悪かったね、看護師にもみんなにも。聴き手：いや、可愛いかったよ。川上：皆が、声をかけてくれよった。あれが救いよ、幸せやった。怒られることもあったけどね。

◆妻の鳥には困った、皆に迷惑をかけたので、妻の葬儀の喪主挨拶で詫びた

けんど、あの鳥だけには困った。鳥を飼いよったやろ。飼い出したら、なんぼ（＝いくら）金が要ったって、構わん（＝気にしない）のや。野生の鳶に手で餌をやるんじゃ。何やらいう（＝○○という名前の）骨のついた肉を飼うてきて、自分で煮付けて。そしたら、手から餌を取るようになるんよ。困ったもんじゃ。聴き手：よっぽど好きなんやね、鳥が。

近所の人にも、迷惑かけたけんなあ。鳥の鳴き声も煩いし、糞もするやろ。やけん、葬式の挨拶の時に、「あんな性格じゃき。多くの者に不愉快な思いをさせて、お詫び申し上げます。もうじき煙になるんで、水に流してやってつかあさい（＝ください）」って言うたんよ、申し訳ないと思っとるけん。

◆新婚旅行なし、実家に帰るくらい、妻はきょうだいとの交流はあった

ほんで、新婚旅行もせんしね（＝しない）。旅行するいうたら、実家へ帰るぐらい。ほんでも1回は、「1人で行って来いや」言うて、大阪の姉さんの所に行ったんよ。聴き手：奥さんは、家族と交流はあったんやね。川上：うん、此処にも、2〜3回は来たことがある。「あなたも、大阪に出て来ないよ（＝来なさいよ）」ちゅうて言いよったけど、こっちはそんな気はないしね。

◆妻はおしゃれして街に出掛けた、街で嫌みを言われることもあった

これ、昔の写真や。聴き手：奥さん、美人やったけんね。川上：美人じゃないけんど、若い時は良かったわ。そんなに不自由度は無かったけん。

元々、音楽が好きやったやろ。レコードを買いに行って、そこの店の奥さんと親しくなってな。「店番してくれ。レジ打ってくれたら助かる」っちゅうて、嫌みを言われるんじゃ。手が悪いけん、レジはよう打たん。留守番言うたって大変やけ。

けんど、あっちこっち、「遊びに行ってくるわ」言うて、みかんが採れたら、みかんを持って行きよったわ。聴き手：結構人気者だったけんね。

百貨店にいって、「化粧品屋で、化粧してもろうたで。今日、モデルになってきたわ」って帰ってくる。聴き手：かわいらしいけん、人の目を引くんやろね。川上：金もな

いのに、服代にはだいぶ要ったでよ。
◆どこに出ても恥ずかしくないおしゃれなスーツを買ってくれた、お金を落としても困らない様、内ポケットを作ってくれた

　俺のスーツも、作ってもろうたけどね。聴き手：オシャレやったもんね。川上：「これ、買い」言うけん、「俺は安いやつでいい」言うたら、「アホたれ、安いのが良いなんか言うな」いうて、作ってくれた。「何処に行くんでも、これを着て行ったら大丈夫やけん」いうて、そんなに行く所も無いのになあ。

　ほんで、俺、金を落とすんよ。手が悪いけん。ほんだら、服の内側に、袋を作ってくれてよ。一か所に入れとったら、落としたら困るけん、落としても困らんように。聴き手：優しいよね。川上：そんな面があった。

◆美味しい手作り料理を食べさせてくれた

　そんで、寿司作るのが上手かったね、巻き寿司とか。みんなが褒めてくれた、「みっちゃんの寿司は美味しい」って。ほんで、昔、高松の港まつりを、風の舞（＝火葬場近くのモニュメント）の上の山に上がって、寿司作って見にいったことあるでよ。美味かった。ほんで、卵焼いてくれるんよ、にんにくの葉っぱ入れてね。俺はあれが一番好きじゃった。聴き手：にんにくの葉っぱ入れるん？　卵焼きに。川上：うん、美味しいんよ。手も良かったし、料理は好きみたいやった。

2）夫婦喧嘩

◆綺麗な人とボートに乗る、妻にばれて喧嘩

　喧嘩もしたけどね。俺、浮気症やからね。聴き手：あらまあ、そんな言葉聞くとは思いませんでした。川上：よう怒っりょったもんね（＝よく怒っていた）、でもこっちは思わんのよね。聴き手：焼きもちを焼いたんかな。川上：小炊事場に行きよった時に、中年の綺麗な人がおったんよ。昔は遊びがないけん、手漕ぎボートに「一緒に乗ってみるかい」言うたり、そんな遊びもしよった。綺麗な遊びよ。すべて純粋、不純物は無し。人が噂するけん、駄目。ほんで、よう喧嘩しよったんや、奥さんの耳に入って。

◆浮気を邪推した妻に写真を焼かれた、病みながらでも良い時代、妻に巡り合えて良かった

　写真も沢山撮ったけど、うちのに焼かれてしもうた。何を勘違いしたか知らんけんど、「その女の人と何かあった」とかって言い出して、何もないのに。写真も焼かれたし、服まで焼かれてね。聴き手：体焼かれんくて良かったね。川上：そんなこともあったね。

　聴き手：ほんなら、もうこれ1枚しか残ってないんじゃないの。川上：ネクタイ締めたやつもあったけどね。聴き手：残念だわ、見たかったのに。皆さん、男前やね。

　川上：皆、若いけん。病みながらでも良い時代よ。聴き手：飾っとかな駄目わ。川上：ほんなら、飾っとくわ。聴き手：うん。フォトフレーム買ってくるから。他に写真が無いんだったら、尚、飾っとかな駄目。

　川上：ネクタイ締めた写真は、怒って焼かれた。聴き手：可愛いとこ、あるじゃないですか。川上：人の噂をまともに聞いてからよ。聴き手：本人には、よう聞かんかった

177

んやね。川上：口も悪いし。けど、一緒に居れて幸せやった。巡り合えて良かった。

3. 楽しかった思い出

1）娯楽

◆楽しかったこと（娯楽、若かった）もあったが、いつまで・どうして此処にいるのかと悩む

　大島に来て、苦しいことは山ほどあったけど、反面、娯楽もあった。双六とか野球とか。若かったきね。授業時間も潰して行っとった。

　けどやっぱり、悩むとこは悩んでいくよね。「なんで俺は、何時までも此処に居るんか」ってね。「終いには、あんなに（＝重症患者のように）なるんかなあ」と思うて。そう思いよったら、その通りになってしまったもんね、今じゃ。

◆各々がエネルギーを発散するものを見つけていた（野球・卓球・楽団・芝居・文芸）

　聴き手：野球もしよったん？　川上：しよった。強くはなかったけど。聴き手：外のチームとの交流とかもあったん？　川上：時々来よったね、どっか知らんけどね。テニスクラブもピンポンもあったで。卓球の台なんかも、全部、自分達で手作りする。

　結構、発散するものがあったけんね。楽団したり芝居したり盆踊りしたり文芸したり、みんな其々に自分で趣味を見つけよったけんね。俺は若かったし元気もあったけん、体を動かすことで紛らわすこともできたけど、体の不自由な者は本当大変やったと思うよ。

◆芝居の役者や楽団にも誘われたが断った

　聴き手：Kさんが、シルバースター（＝園内の入所者によるバンド）でドラムを叩きよったって、今でも写真を貼っとるもんね。結構、賑やかにしよったんたんやねえ。そんなには入らなかったん？　川上：誘いは受けたけんどよ。俺、音楽なんか分からんけん、断わった。「手が良んじゃけん、クラリネットならできるやろう」いうけど、左手の傷が悪くなりかけとったけん、「左手が手袋じゃあ、様にならん」いうたんよ。

　終いには「芝居もやってくれ」、しかも「女形をやってくれ」言うんよ。聴き手：優しそうな綺麗な顔してるもんね。やったら良かったのに。川上：いや、芝居と音楽は嫌やったね。

　何にも取り得がないんじゃ、80年生きて。遊び呆けたけど、何ちゃ残ってないけん、困っとる。

2）眉毛が取れた

◆面白かった思い出―旅の入浴時に眉毛が取れた

　一つ面白い話があるわ、あのね、昭和60年頃だったか、旅行に行ったんよ、友達と白浜に。あの頃、希望者には斡旋するいうて、眉毛を売りに来とったんよね。2000円、3000円、6000円の三種類。ほんで6000円のやつを買うたんよ。自分で貼っても、確かに綺麗でね。「眉毛が有るのと無いのじゃあ、全然違うな」思うたけどね。糊が痛い、ピリピリピリピリするんよ。

　それを貼って行ったは良いが、眉毛のことをとんと忘れてしもうてよ。旅館の風呂に入って、頭と顔を洗おうと思って、眉毛を濡らしてしもうて、鏡見たら眉毛が片一方、

無いんよ。「俺、眉毛が無しんなったぞ（＝無くなった）」言うたら、皆が「探しちゃる」言うて探してくれて、流しの端にあったけど、もう、糊も何ちゃ無い。風呂に片眉で入らな駄目けん、「しょうがないけん、こっちも除けるわ」いうて、泣き笑いよ。今になったら大笑いやけどね。

4．妻の看取り

◆妻を先に見送ったのがせめてもの幸せ、元気なうちは二人が良いが、痛みが出ると辛い

　うちのやつが先に逝ってくれただけでも、幸せと思うちょる。反対やったら可哀想や、痛いところを抱えてから。ほんで、何言い出すか、何の「やんちゃ」言い出すか、分からんきね。

　此処に来て苦しいばかりやけど、うちのと一緒になって、何とか面白くなってきたけど、それも元気なうちだけやねえ。「ここが痛い、あそこが痛い」っ言い出したら、一緒に居るんも辛いよな。聴き手：看よっても（＝看病していても）苦しいわね。相手が「痛い痛い」言うたら（注：妻は、末期癌で痛みのコントロールをしていた）。

◆妻に「一緒に死のう」と言ったが、妻は「生きたい」と言った、痛くても一緒に頑張ることにした

　うちのやつを看よった時に、俺も体調崩してね。ほんで、女房も、えろうなってきたけん（＝身体が苦しくなってきたけん）、「もうこれから良うなることもないし、辛いけど、もう思い切るか。俺も今やったらおまえと一緒に死んでやるけん、一緒に死ぬか」って言うたんよ。

　ほしたら（＝そうしたら）、うちのやつが、「無理、うちは死なん」。今の俺の年まで生きるって言うた。「ほんだら、それで良いわ」と思った。それで言うんよ、「よしんば、うちを殺しても、おまはんだけは生きるや分からん（＝一緒に死のうといっても私だけ死んで、あなたは生きているかもしれない）。信用ならん」（笑）。

　ほんで、「ほんなら、えらいけど2人でまた頑張ってみるかい」ってなったけどね。笑い話、悲しいけど。聴き手：生きることを選んだんやね、痛いけどね。川上：うん、生きることを選んだ。本当は、今の俺の年まで生きたかったんだと。

5．妻とは似た者同士・巡り会えて良かった

◆妻も「分骨はいらない」、似た者同士で泣きながら共に生きてきた

　まあ、俺も変わってるけど、うちのやつも相当変わってる。死んだって「分骨はいらん」言うてよ。俺も、分骨は嫌やしね。あいつのとこも、兄貴が家の近くに墓を造ってくれちょるのに、「もう入らんけん」って言うとる。向こうの、兄貴ももう年やで。

　俺らは、似た者同士や。どないじゃこないじゃ言いもって（＝いろいろ言いながら）、50何年、一緒に泣きもって生きてきたんじゃ。

◆苦しみばかりでもなかった、妻に巡り会えたことが幸せ

　苦しみもあったけど、苦しみばっかりじゃなかったね。苦しいことばっかりやったら、頭がボケちょるよ。いろいろと辛かったことを忘れて、記憶が飛んでいくことも、俺は

良いことやと思うんよね。
　聴き手：奥さんと巡り会えたことも良かった。川上：それかい。巡り会えたかどうか知らんけどさ、向こうは怒ってるよ。聴き手：いやいや。しんどくなってからも、ずっと奥さんに付いとったもんね。「優しいなあ」と思って見よったんよ、「すごいなあ」って思って。だけん、奥さんが亡くなった時、落ち込まんか心配しとったんよ。川上：落ち込まんやったやろう。何とかね、声掛けられたりして助けられたんよ。まあ、巡り合えて「良し」としとこう。聴き手：うん。奥さんが守ってくれよる。

Ⅵ．らい予防法の廃止・国賠訴訟

1．治療法が見つかった時点で、廃止してほしかった

◆神国日本に崩れ者は不要、国策としての強制収容はひどかった

　昔は、国全体が貧しかったけん、仕方がない部分もあるけど、軍国主義やけん、「神国日本に、崩れ者は居らん、街の中をうろうろされたら困る」いうて強制収容して、公共の福祉やいうて、醜い者を一か所に集めたやろう。あれはひどかったね、国策やったけんね。

◆治療法が見つかった時点で、らい予防法を廃止してほしかった、らい予防法廃止に向けて闘った者は偉い

　強制収容は、ある程度は必要やと思うんよ。だけど、らいの原因が分かり、治療法ができた時点で、らい予防法を止めて欲しかった。聴き手：酷よね。そのとき私は生きてないけん、分からんけども。地獄だったと思う、本当に。

　けんど、それと戦ってきた者は、偉いわね。聴き手：ここの入所者さんも中心になったんやもんね。川上：そのためには勉強もせな駄目、此処で生きてきた歴史をね。聴き手：うんうん、それを入所者さんに教えていただいた、こんな話を聞かなかったから、私たち分からなかった。それこそ、お日さん西西で「その日が終われば良えわ」と。そういうふうに思ってたもん、私も（笑）。川上：みんな大体、一緒や。聴き手：でも知れば知るほど、「すごいな」と思って尊敬する。

2．国賠訴訟よりも、らい予防法の廃止の方が嬉しかった

◆国賠訴訟の勝訴よりも、らい予防法廃止が嬉しかった、重荷がとれた、家族も解放されたと思う

　国賠訴訟よりも、平成8年のらい予防法の廃止が一番うれしかったね。みんなもそれが嬉しかったっていうね。身内の者は、それまで世間に対して立場がなかったけど、らい予防法が廃止されて、家族も解放されたと思うんよね。

　らい予防法が廃止された時は、ほっとした。重荷がとれた。人からどう見えるのかは分からんし、家族がどう受け止めたのかは分からんけど、自分の中の重荷はね。それまでずっと心の内に抱えとったけんね。聴き手：国が認めたんだから、大きいわね。曽我野一美さん（＝らい予防法改正要請書の提出時には全国ハンセン病療養所入所者協議会

（全療協）の会長。ハンセン病違憲国賠訴訟時には全国原告団協議会会長，大島青松園在住，平成23年11月23日逝去）が、よく頑張ったよねえ。

3. 国賠訴訟の原告になることへの躊躇

◆総理大臣の謝罪で重荷がとれた
聴き手：国がこれまでの非を認めて、小泉さんが謝ったでしょう。国が謝った前後で違いがありますか。川上：小泉さんが謝った時には、すーと重荷がとれていくような気がしたね。

◆国賠訴訟の原告団に入ることに躊躇（税金で暮らしている）、勝ち馬に乗ったと噂される
国賠訴訟の時は、原告団になかなか入らんで、一番終いやったけんね、うちのやつも。弁護士さんは「入れ」っていうけど、「俺らが入って良いもんかどうか」と思ってよ。聴き手：入っても良いもんかって言うんは。川上：言うたら、税金で暮らしよる訳やろ、「そんなことして良いんかな」と思いよったんよ。まあ強制収容で厳しい時もあったけど「そんな立派なもんが受けられるんかな」と思って、終いまで入らんかった。

最終段階で入った人には、「勝ち馬に乗った」いう噂が立っとった。先に入っと一部の人の間で。「わしら、先に入った者の努力のおかげや。何もせんと、勝ち馬に乗ってからに」って。まあそれもあるわね、確かにないとは言わんけど。

◆補償金を貰うことに躊躇する人・貰わない人・人それぞれ、貰わない人はその人なりの「意地」
ほんで、「うちなんかが、貰っても良いんかいな」言う人もおった。「貰ろたら良いんよ、どうせ皆にくれるんやからな。息子さんに送ってあげたら良いんや」って言うたら、「そうやね。助かるんは助かるけどね。けど、うちらが貰って良んかなあ」って。

中には貰てない人も居るやろう。全員は貰てないと思うよ。聴き手：皆貰ったんかと思ってた。川上：いやいや、くれたけど拒否する人がおった。それはその人なりの意地やな。「そこまで面倒見てもらうつもりはない」っていう。それが良いかどうかは分からんけど。

喜んで貰った人、複雑な気持ちで疑問符をつけてもらった人、拒否した人、人それぞれよ。

4. 泡銭は身につかない

◆先祖の墓を直すように補償金を弟に送る、泡銭は身につかない
俺らも貰うたけど、何ちゃ無いよ。うちのやつも、兄貴に「墓でも直せ」言うて送ってな。俺も、実家の墓が昔から分散しとんよ、土葬やろう。それも直さな駄目、墓参りも大変やけん。だけん、「1カ所に集めてお祓いしてもろてくれ」言うて、送ったんよ。俺もそんなにいらんけん（＝必要ないので）。

やっぱり、あんな金は身に付かんね。ほんまに、あっという間に無くなったでよ。降って沸いたようなお金やけんね。助かるのは助かるけどね。

◆兄の苦労を知る弟は、補償金に手をつけられない

　弟がよ、「あれ、送ってもらったけんど、よう手付けんで置いちょる」って言いよった。「気い遣わんで良えけん、早よ墓を直さんかい」って言うたけどね。聴き手：弟さんも、お兄さんが辛い思いして貰ったお金やっていうのが分かっとるから、よう手を付けんのやろうね。川上：そうやろうねえ。自分やって、十分辛い目しとるやけん、使えば良えのにね。

5．いつまでも国を責めて横柄（おうへい）には生きたくない

◆国が控訴しなかったことで心の負担がとれた、思ったよりも早く解決した

　それと、国が控訴しなかったのは大きいね、心の負担が取れた。2年かそこらで解決したけど、国が控訴したら、10年はかかると思っとった。そういう意味で、俺には先見の明はなかったね。

◆主軸となった人達の闘いの原動力は為政者への反発心、自分はいつまでも国を責めて横柄（おうへい）には生きたくない

　反発心があったからここまで闘ってこれたんやろうけどね。でも、お金を払ってもらいながら、いつまでも、「お前らに放りこまれたせいで、こんな目に会うたんじゃ、お前らのせいじゃ」いうような、横柄な態度で口答えしながらは生きたくないんよね。いずれにしても、因果な病気よ。

6．島外との交流が増える

1）来園者の増加・外出の機会の増加

◆国の謝罪後、来園者が増え、子どもがたくさん来る、嬉しい驚き、ありがたい

　国賠訴訟以降で変わったこというたら、ものすごく訪問者が増えたわね。「どういう所やろう」って興味があったんやろうね。今までは、ただ閉じ込めておくだけだから、訪問者なんか無かった。

　あの瀬戸芸（＝瀬戸内芸術祭）が始まってから、小さい女の子も来るようになって、「外の空気もちょっと緩（ゆる）んできたかな」と思うけどね。昔は、島の外から子どもが来るなんか、あり得んよね。

　我れ我れは、やっぱりあんなん（＝あんなことは）嬉しい反面、まさか、こんなになると思わんかった、こんな交流ができる日が来るとは。自分らが生きとる時代に日の目を見るとは。まさか大島に、あんな団体が押しかけるとは思いもせんかった。ありがたいね。

◆島の外を歩けるようになった、外出の機会が増えた、「幸せ」という言葉以外に見つからない

　それと、あれ以来、外出するのも多くなった。「一気に」ではないけど、身体が不自由になってからの方が外出する機会が増えた。外の人の目が怖かったけどね。

　まあ隅（すみ）っこを歩きながらでも、外を歩けるようになったんは大きいよね、幸せよ。「幸せ」いうより他に言葉が無いわ。外の人に声をかけてもらって、今が一番良いんやろうね。もうちょっとしよったら、痴呆（＝認知症）になって、ものも言わんようなるかも

◆ 国賠訴訟後も日常生活は変わらない、看護師の対応も変わらない

聴き手：日常生活で変わったことはありますか。川上：日常生活は一緒よ。聴き手：職員の対応とかは。川上：一緒。僕らが入った頃は、「おい、こりゃっ」って、名前で呼ばれることもなかったけど。看護師さんは関係ない、予防法が廃止されてもされんでも、一緒や、良うしてもらったよ。

2）来園した医学生や子どもたちへのメッセージ

◆ 医学生に「病み崩れた顔を見るのは恐くないか」と問う

医学生が大島に来るんやね。「あんたら（＝あなた達を）見たら、眩しいね」って言う。で、「わしら見たら、恐ろしいことないか。こんな病み崩れた顔を見たら怖くないか」って、時たま聞くことがあるんよ。「ハンセンというのは、こんなに人間の相を変えていくんよ」言うて。ほんで、「俺は、あんたらみたいな、眩しい人の前に来るのが、あんまり好かん（＝好きではない）のよね」って言う。聴き手：どう答えてくれました。川上：何ちゃ言わん。聴き手：言う言葉が見つからんかったんかも分からんね。川上：そんなに、どぎついことを言う者も、今は居らんもんね。

◆ 医学生：未来が開けて輝いている、うらやましい

けど、医学生を見たら羨ましいね。輝いてるもん。キラキラしとる。若いし将来が開けとるもんね。若かったあの頃に戻りたいと思っても、戻れんもんね。年がいってから、その良さが分かるんよね。

◆ 医学生へ、温もりのある医者になってほしい、昔は患者を罵倒する医者がいた

医学生が、「私らにどんなことを望むのか」って言うから、「温もりのあるお医者、自然と慕われるお医者さんになってもらったらいいな」と言う。

昔は、冷たい医者が多かったんよ。外科やったら、ピンセットを放り投げる医者が居ったしね。見立て（＝診断）は良いんだけど、患者を罵倒する医者が居ったでよ。自分の好きなプロ野球のチームが負けたら、ポーンと放り投げるとかね。

◆ 中学生に話すのは苦手、いじめはしないように、しっかり勉強しておくようにと言う、船の上では騒がしくても島では神妙にしている

昨日も、「中学生の子に話すんは疲れるけん、話してくれんか」って自治会から言うて来るけん、話しに行ったんよ。どんな話をして良えもんやら、さっぱり分からんのよ。あの子ら、まだ小学校から上がったばかりの子どもやけんね。父母も来とったけどね。聴き手：そういう自治会のお仕事もせな駄目のよね。大変やね。

「あんまり冷たい、いじめはしなさんな」とは言ったんやけどね。それと、「とにかく勉強だけは、我慢してせなあかんで（＝しなければならない）。勉強せんかったら、こんなになるで」っちゅうた。高校・大学と、希望いっぱいやけ。

あの子らと船で一緒になったら、「まあ、喧しかったで（＝騒々しい）」っていうけど、島に来て話を聞きだしたら、神妙にしよるわ。

◆話すことは啓発活動、いろんな人に知ってもらいたい

　これも啓発運動、いろんな人に知ってもらわんと駄目けんな。けど、記者が来たら腹が立つ、しつこい、時間なんか関係ないきね。けんど、拒否ばっかりもできん。お世話にならんと、駄目けんねえ。

3）交流は大事だが健常者と会うのは苦手、病み崩れた姿は見られたくない

◆交流はありがたいが、健常者と会うのは嫌、病み崩れた姿を見られたくない、健常者がハンセン病者の顔を「恐い」と思うのは正直な気持ち

　外から訪ねてくれて交流してくれるんは、ほんまにありがたい。ありがたいけど、自分としてはあんまり話したくはないね。交流せな駄目けどよ。もうちょっと綺麗かったら話すけどよ。病み崩れた顔を見せるんが嫌やもん。自分が健常者やったら、こんな顔見るのは嫌だよ。パッと見たら怖いでよ。それは、その人の正直な気持ちやろう。

◆県人会には行きたくない

　皆、積極的に、愛媛県も徳島県も、県人会から来た人と積極的に対話するけんね。あれは偉いなと思う。俺は、県人会にも行かんね、行きにくい。

Ⅶ．長く生き過ぎた

1．実の無い人生

1）もっと学んでおけば良かった

◆何もない実のない人生で情けない、犯罪を犯さなかっただけマシか

　聴き手：今まで生きてきてどうですか。川上：何っちゃない。何っちゃ実が無かったね。ただ、のんべんくらり生きてきたなあと思ってよ。自分でも情けない。犯罪を犯さんかっただけマシかと思っちょる。しょうがないけん、80歳までしぶとく生きてきたけどね。

◆もっと真剣に学び、早くから自治会活動をしておけば良かった、もっと利口になっていたかも

　もうちょっと真剣に、学ぶものを学んどったら良かったなと思うけど、もう遅いよ。やっぱり10代やね、勉強するんは。あの時に忠告してくれたやつも、ありがたいと思うよ、「今のうちぞ（＝今のうちにしておくことが大事）」って言うてくれたけん。そう言われても反発してたし。だからどうしようもない人間やったんやろね。病気をいいことにして（＝病気を理由にして）、逃げよったと思う。

　一緒に成人式やった仲間が、「一緒に自治会事務所の仕事をせんか」言うたけど、「俺は嫌じゃ、学校も中退しとるけん、頭を使う方はお前が行け、俺は体を使う方に行くけん」、そんなこと言うて話したことある。俺ら、頭を使う方は嫌やきい、どうも重かったね。だけど、若い時から、自治会の仕事やっとったら、もうちょっと利口になってたかも分からんね。適当にやってきたけん、今、苦労しよるわ。ほんま、ちゃらんぽらんやったなあと思って。実の詰まっていない人生や。

7章　川上明広の語り（聴き手　近藤松子）

◆本は読んだが片っ端から忘れていく、大人の本を借りて来たら寮母に取り上げられた

　あの時、真剣に学校で勉強しとったら、もっとしゃんと（＝しっかりと）しとったでよ。同じ少年寮で一生懸命やんりょる（＝一生懸命にしている）子もおったけどね、早よ死んでしもうたけどね。ここも、高校中退の人も、沢山居るんよ。俺は高校も行ってないし、中学も碌に行ってない。ほんだけど（＝けれども）、一時期ね、本は読んだ。「本読んだら良いぞ」言うけん読んだけどよ、読む片っ端から忘れていくしね。

　ほんで、昔、少年舎におった時ね、読書しようと思って、図書室で借りてきたんよ。今でも覚えとる、『二つの願い』いう本、ほしたら、寮母さんが「明ちゃん、この本はまだ早い。少年舎を出てから読め」言うて取り上げられた。聴き手：どんな本だったんですか。川上：本妻と妾さんの本。ほんで２つの願いや。読うだって分からんで。奥手やけん。まあ面白い、漫画みたいな人生よ。

◆○さんは時間があれば本を読んでいた、物腰やわらかく可愛がってくれた

　○さんは、よう短歌作りよったね。お部屋の中、辞書だらけ。あとNHKしか見ない。すごかったよ。時間があれば、本を読んでたもんね。本当にズラッと本が並んどった。けど堅い人間かと思ったら、物腰が柔らかいしね。人付き合いもいいし、可愛がってくれよった。「あれせい、これせい（＝あれをしておけ、これをしておけ）。これ、しとったら良いぞ」言うて。こっちは、「はいはい」言うて空返事。聴き手：○さんとは、いくつ違うんですか。川上：30歳は違う。それこそ、子供と大人や。

2）もしも健常者であれば

◆未練がましいが健常者であればと思う、健常者でもホームレスになっていたかもしれない、この病気のレッテルは重い

　未練がましいけど、「健常者やったらな」って思う時があるとよ。まあいい加減な人生、送ってきたよ、何の実もない。健常者だったとしても、ホームレスしよるかも分からんもんね。分からんけど、この病気のレッテルは駄目、重たいね。忘れたように思っても、どっか隅っこに残っとる。

◆生まれ変わったら鳥になりたい

　今度生まれ変わったら、何になるかね。聴き手：そうやね。川上：今度生まれ変わったら、鳥にでもなるわ。聴き手：それが良いかも分からね。上空からね。川上：うん。上から眺めるわ。聴き手：私は今度生まれ変わったら、ドクターになりたいかな。川上：うん、女医さんになってよ。聴き手：うん。「あんたみたいな、アホな女医さん知らんわ」言われるかも分からんね（笑）。

◆若いころに戻りたい

　川上：もう一度、若くなりたいね。マイナス30歳やね。あの時に戻りたいとは言わんけど、時々そんなことを思うね、昔をね。

◆グラスを片手で持って酒を飲んでみたい

　たまに、「手が伸び取って、片手でグラスを持って酒を飲めたら、楽しいやろうな、話

も弾むやろうな」って思う。両手で持っても飲んだって、美味しくないがね、雰囲気が出んもん（注：末梢神経麻痺と手指欠損のため、両手の掌(てのひら)でコップを挟(はさ)んで飲まれる）。幻想やけどね。

3）母に楽をさせたかった
◆母は親戚から責められた、母に楽をさせたかったが、そんな力もない

　お袋には、迷惑かけたと思うんよ、ハンセンのことでね。口には出さんけんどよ。「姉さんとこに、あんな子どもができたせいで」って、親戚からグズグズ言われたと思うんよ。この年なっても、ほんまに思うで。

　「お袋に楽な生活をさせたかったな」と思うけどよ。そんな力も無いし、思うだけで何も出来んかった。それだけを悔やむね。弟と妹のことは心配したけど、何とかいけよるけんね（＝何とか生活できている）。もうお袋が亡くなって、33回忌じゃ。

4）長く生き過ぎた
◆10歳までが幸せだった、妻と一緒に逝けば良かった、今の生活には満足しているが、長生きし過ぎた

　ほんま10〜11歳頃までは、幸せやったね。みんな、ようしてくれたしね（＝優しくしてくれた）。昔のことばっかり思い出してもしょうがない（＝仕方がない）けどよ。「もうちょっと、一人前に勉強でもしとったら多少違う、楽なんやろうになあ」と思うけどね。もう駄目、もう遅いわ。後の祭りや。明るいこともあったけど、苦しいことが多かったけんねえ。

　こんなに良うしてもらって、今の生活には満足しとる。ありがたいと思っとる。だけど、「ちょっと生き過ぎた、長生きし過ぎたな」思っちょう。この病気になった時、「50か60歳までもよう生きんやろうな（＝生きられないだろう）」と思ったんよ。それがここまで長生きさせてもろうて。もう怖い、最近はね。せめてね60歳代で、うちのやつに「死なんか」って言うた時に、思い切っとったら、こんな苦労はなかったと思う。ちょっと長生きし過ぎたなと思うて。聴き手：いい時代になったけん、もう少し頑張ってもらわんと。

5）消化しきれない苦しみと感謝
◆人に言えない苦しみは自分で消化するしかない、日にち薬でその内に忘れる

　聴き手：のほほんと生きてきたとおっしゃるけど、それってほんま（＝本当）かなあって思うんです。川上：ほんまよ。聴き手：自分自身で処理できない出来事があったと思うし、そういう時にどうやって、自分で浄化してたのかなとか。川上：日にち薬よ。人に言えんこともあるし、自分で消化していかな駄目、人に聞いてもらっても恥ずかしい部分もあるし、ほとんど自己消化。そんなんしよるうちに（＝そうやって遣(や)り過ごしている間に）、自然と忘れてしまうしよ、そこが「のほほん」やろね。

◆耐え難い苦しみはこれまでに3つ、自分で指を切断する無茶もした

　聴き手：すごく苦しいとか悲しいとか切ないとか、自分でもなかなか浄化できない時

もあったと思うんよね。川上：あるやろね、今までに3つあるね。自分で無茶したことちもあるしよ、指をちょん切ったこともあるし、「こんなんせざったら（＝こんなことしなければ）良かった」って後悔するけど。

◆ 助けられて生かされたことに感謝している

　話したくないところもあるんよ、「この一点だけは」っていうのがね。だけど、全体的に「ありがたいなあ」と思ちょる者が多いと思うよ。「わしは一人で生きてきた」、そんなに思ってる者は居らんと思うわ。みんな、感謝いっぱいしとると思う。ありがたいなって思ちょる。助けられて生かされてきたと思うんよね。聴き手：やっぱり凄い時代を生き抜いてこられた人たちやから、私には、「ただただ、凄い」としか言えない。「ああ、此処に勤めさせてもらって良かったなあ」って思う。

◆ 妻をもっと大事にすれば良かった、妻と巡り合えた幸せ

　川上：まあ、女房は大事にしたつもりやけど。不満もあったと思うけどよ。「もうちょっと大事にしとっても良かったなあ」いう時もある、亡くなってみるとね。「わがままで言よんやない、病気が言わしよるんじゃ」って分かってても、こっちも鬱憤が溜まってきたら、愚痴を言う時もあるで、毎日毎日の生活になったら。ふと思い出して、反省する時もある。「あの時にこうしとったら良かった」とか。だけど、女房に出会えたことは幸せやったんやろうなあ、俺の人生の中で。

　苦労ばかりの人生やけどね。でもよ、何やかんやで助けられた人生よ。どうもありがとう。

2. 人に迷惑をかけずに、人生を締めくくりたい

1) 仲間の死が淋しい

◆ 50年来の仲間がたくさん亡くなって淋しくなった、自分もお迎えが近いのかと思う

　入所者も、だいぶ少のうなった。今年は、亡くなる人が多いなあ、寂しいなるね。聴き手：寂しいねえ、お友達が亡くなって。川上：もう50年以上の付き合いだしよ、普通の付き合いと違うけん、尚、淋しいんよな。何とか上手いこと、終末を迎えられたら良いけどね。これだけたくさん亡くなり出したら、「もう自分もお迎えが近いなあ」と思う時があるでよ。ものをよう言わん人が（＝しゃべれなくなった人が）、沢山、車椅子に座っとるしなあ。

◆ 応援して支えてくれた人も逝ってしまった

　応援団長が居らんようになった。「大事にせえよ、無理するなよ」って声をかけてくれてね。何でか知らんけど、○○とは気が合いよった。「気にかけてもらって、ありがたいな」と思っちょったけど、やっぱし別れが来るんやね。淋しくなったわ。

2) 大島が終の棲家、何処にも行きたくない

◆ 入所者数が減少し、園を維持管理できなくなれば、他園に移動させられるかも知れない、年老いて引っ張り回されたくない

　もう何処っちゃ（＝何処にも）行きたくない。住人が少のうなって、ここで面倒み切

れんようになったら、どっかに行かされるんだろうけど。ボケてしもうたら、何処に連れていかれても、分からんじゃろうけどな。

　今思うのは、この大島で最期を迎えたい。ここが僕のふるさと。ヨボヨボになって、あっちやこっちやって引っ張り回されるのは避けたいんよね。

◆**大島が故郷・終の棲家、此処で最期を迎え、此処に骨を埋めたい**

　ほんで、人によっては「分骨を」と言うけども、分骨は嫌やね。○○さんみたいによ、骨をあっちへ撒き、こっちへ撒きする散骨も嫌よ。ほんで土佐の国に帰りたいとは思わん。ここが終の棲家。大島が終の棲家。ここに骨を埋めたい。

3）人に迷惑をかけずに人生の締めをする（認知症の心配）

◆**認知症にならないように、人様に迷惑をかけないように人生の締めをする**

　聴き手：人生の総括についてお伺いしたいのですが。川上：総括は無いよ。要は認知症にならんように、「ピンピンコロリと逝きますように」って、願掛けよ。総括は無いね。「人様にそんな大きな迷惑をかけんように、人生の締めができたら良いな」と思っちょる。

　聴き手：人様に迷惑をかけないようにというのは？　川上：ボケて何にも分からんようになる。認知症になったら看る方も堪らんし、本人は分からんで良いけどよ。「あんた、誰？」って言いながら、徘徊し出すでよ。

◆**余命は後３年か？　長生きはしたくない**

　川上：総括としては、いざとなったらようせん（＝できない）けども、「あと３年」と思ちょる。３年したら83歳。もうそんなに生きとうないね。こればかりは分らんけど、おむつはいて、そんなに何年も生きとうないね。考えただけでも嫌やね。

◆**ハンセン病で十分苦労したので、これ以上、認知症で苦労したくない**

　ハンセン病で十分苦労してきたけんね、「もうこれ以上、認知症で苦労せんでも良えんじゃないかなあ」と思うよね。自分が哀れになってくるでしょ。そんなこと思う時があるんよ、晩に。

◆**認知症に進む境目に来た時、自分で命を絶てるのか、たぶんできない、無性に早く逝きたくなる**

　その（＝認知症になる）境目にきたら、さっと自分でようやるんかなあ（＝命を絶つことができるのか）と思ってよ、たぶんようせん（＝できない）と思うけどね。無性に、早く逝きたいなと思う時あるんよ。無性にあるけど、ようせん。考えたら寝れんようになる。ボケるのが恐ろしい。

◆ **80年間何をしてきたのか、食っちゃあ寝の人生、前向きに考えられない**

　その前に、何とかならんもんかな。良い薬ありませんかね。みんな前向きに考えるけど、そんな考えにはならん。すぐ頓挫するでよ、頓挫の人生やね。

　80年間生きてきて助けられたけど、何をして来たんだろうと思う時があるでよ、食っちゃ寝、食っちゃ寝の80年間や。まあ、結婚はしたけんどよ。

◆今が一番良い時

　けんど（＝けれど）、今から先が見込めんし、今がもう限界よね。今が一番良い時や分からんね。聴き手：そうやね。落ち着いとるし、動けるしね。川上：けんど、もう駄目ね。ヒューヒュー鳴る、喉の奥に猫飼いよるみたい。嫌になるね。あんまり無理ができんわ。けど、まだ一人でシャワーが浴びれるけん、至福の時かねえ。

3．猪の島にならないことを願う（大島の将来展望）
1）自分達がいなくなった後の大島の有効活用
◆個人として言いたいことはない、余命が僅かなので国に言いたいこともない

　聴き手：個人として、世の中に言いたいことがありますか。川上：無い。聴き手：お国に言いたいことは。川上：もう無い。もう後、僅かやけんね。

　まあ、今問題になっとるのは、患者さんが居らんようになる（＝いなくなる）けど、大島を再建してほしい、交流会館とか桟橋の問題とか。それは大事だけど、個人としては、何もない。

◆あと数年の寿命、大島に誰もいなくなる、大島が雑木林と猪の島にならないように、賑やかな島であってほしい

　煙草も、きついのばっかり吸いよったけん。肺もぼろぼろで、こんなんでよう生きとる（＝こんな状態で良く生きていられる）と思うんよ。もう僕らも長いことないと思うんよ。もう3年かそこらで、自分も居らんようになると思うんよ。

　大島の者がみんな死んでも、雑木林と猪の島にはなってもらいたくない、賑やかな島であって欲しいんよね。どこが決めるのか、市か県か国か知らんけど、元患者のいた島やけん、荒れ放題になっても困るし、環境の良い島であってほしい。子どもたちの声が響く賑やかなキャンプ場にでもなって欲しいなあ。だけん、もう個人的に「これをしてもらいたい、あれをしてもらいたい」言うんは無いね。

◆元気なうちに、交流の場が持てる建物と桟橋を改修して、自分達がいなくなっても人が立ち寄る島にしたい

　大島も、瀬戸芸（＝瀬戸内芸術祭）が始まって、1シーズン5,000人が目を向けてくれて、繋がってくれるけんね。国賠訴訟も終わって、たくさん来てくれるようになったけど、交流の場、みんなで話す広場が無いのよ。それを、早うできんもんか（＝早く出来ないものか）と思いよる。古くなって使ってない建物があるやろう、あれの中をぶち抜いてやな。外見も綺麗やしね。

　それと桟橋を何とか改修できんもんかと思いよる。わしらが居らんようになったら、こっちに渡って来る人も居らんようになって、官用船も止まるで。今のうちに整備して、わしらが居らんようになっても、月に2～3回でも大きな船が立ちよってくれて、医者が居てくれるような活気ある島であって欲しいんよ。インフラも整っとるけん、有効活用してもろうて。

◆ 誰もいなくなるのは時間の問題、何とか寂れない方法はないか

　入所者が減ったら、看護師さん介護士さんも、居らんようなるし、寂しくなるで。数が減って誰も居らんようになるけど、何とか寂れんと、大島が活気に満ちる良い方法が無いかなあと思いよる。もう時間の問題やけんね、大島の者が居なくなるのも。もう近い。居っても（＝いても）、みんな大体がボケとるよ。

◆ 空室を一般の老人ホームに出来ないか

　沢山死んで、寮の部屋が空いてきたやろう。「大島老人ホーム」にして、外で待機しとる人が入れるようにできんかなあ。インフラもできとるし、元ハンセン病療養所やし、国立と県や市では違うけん、簡単には駄目かねえ。何か良え知恵は無いですか、お願いします。聴き手：そんなことまで考えよるんやね。

◆ ハンセン病の島と寄りつかない・忘れ去られるのは悲しい

　とにかく、一にも二にも、雑木林と猪の島にはしてもらいたくないんよ。夏は、子どものキャンプ場とか、そんなイメージで、島が賑やかであって欲しいんよ。ハンセンの島いうて、みんなが寄り付かんのは悲しいし、「昔、ハンセンがおった島やって」って皆に忘れさられるのは、あまりにも淋しすぎる。こっちはもう、消えていくのみやけん。

2）大島を思い出して訪ねてほしい

◆ 人の痛みの分かる人になってほしい

　俺ね、大島に来た子どもたちに話すことがあるんやけど、今頃の小学生はしゃんとしとるわね（＝しっかりしている）、俺らの小学時代と違うて。「僕ら（＝君たち）、希望も一杯あるやろうけど、人の痛みが分かる人になってよ」と言うちょる。

◆ 大人になって大島を思い出したら、子どもを連れて大島を訪ねてほしい

　それと、「ここ（＝大島青松園）は無うなる。もし何十年後かに、ふと思い出して、『僕たち、あの島に小さい時行ったけど、今はどんなになっているかな』ってふと思い出したら、また、四国に足を向けることがあったら、大島にも足を向けてもろうたら、ありがたいなあ」ちゅうて、子どもらと話してお別れする。

　「お父さんが若い時に、大島に行ったことある。こんな病気の人がおったんよ」って話した時に、子どもが「自分も行ってみたい」って言うたら、ぜひ、この島を案内してほしいと思って。その頃には、この島がどうなってるか分からんし、もう僕らも居らんけどね。

8章

ハンセン病回復者　森川重信　の語り

（聴き手　藤川美恵）

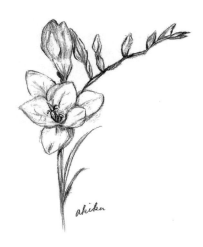

Ⅰ．夢を断念
   1．少年飛行兵を断念
      1）少年飛行兵に志願したが帰される
      2）近所に送られて志願したのに格好わるい、大阪の姉の宅へ
      3）父の見舞いの船の中で、母からハンセン病と聞かされる
   2．父と姉が先に入所
      1）父の病気のことは詳しく知らなかった
      2）先に入所していた父と姉は驚かなかった

Ⅱ．大島での暮らし

   1．家族でも一緒に住めない
   2．劇団・スポーツ・放送劇
   3．結婚
   4．一時退園、再入園
   5．病気になっていなければ、夭折していたかもしれない

追悼

   恋の話を聴きたかった（聴き手；藤川美恵）

【プロフィール】
昭和 5 年（1930）　香川県で生まれる
昭和17年（1942）　12歳で学徒兵に志願し、発病を指摘される
昭和19年（1944）　大島青松園入園
昭和23年（1948）　18歳で一時退園
昭和25年（1950）　20歳で再入園
平成26年（2014）　現在85歳。一人暮らし。病棟で入院生活を送っている。週3回透析を行
　　　　　　　　　いながら体調の良い時、車椅子での散歩を楽しみにしている。（ライフレビュー開始時）

8章　森川重信の語り（聴き手　藤川美恵）

Ⅰ．夢を断念

1．少年飛行兵を断念
1）少年飛行兵に志願したが帰される
◆陸軍の少年飛行兵に志願する

　聴き手：今、来てくれよるん（＝面会に来てくださっている方）は弟さん？（注：森川氏と聴き手とのこれまでの関係性から、敢えて敬語は使用していない）　森川：うん。6人きょうだいや。聴き手：昔は多いもんな。森川さんは何番目？　森川：下から2番目。弟とわし以外は女ばっかりや。

　聴き手：生まれてから何歳まで、家で過ごしたん？　森川：14歳。14歳で此処(ここ)に来た。聴き手：14歳の時に病気に罹(か)かって此処に来たんかな。それとも、もうちょっと小さい時から分かっとったん？　森川：その頃はみんな、陸軍の少年飛行兵に志願するのが普通だったけん、志願したんや。聴き手：それは何歳の時？　森川：14歳。

◆入隊時の検査でハンセン病と分かり帰される、病名をはっきりと言ってくれない

　森川：入隊してからいろいろ検査があって、そこで帰された。聴き手：軍隊に入るまでは、そんな病気やって分からんかったんやなぁ？　森川：分からん。聴き手：ほんなら（＝そうしたら）、飛行兵に行ったけど、検査だけ受けて帰ってきたんやな。森川：うん。

　聴き手：ほんで、すぐ大島に来たん？　森川：いや。よう分からん病名つけられて、「どうしたんかなあ」と思ったけど。聴き手：ハンセン病やって言うてくれんかったん？　森川：言うてくれへん。聴き手：でも健康診査で駄目けん、帰りなさい言われたん？　森川：うん。50～60人帰された。

2）近所に送られて志願したのに格好わるい、大阪の姉の宅へ
◆近所の手前、不合格になって格好が悪い、姉を頼って大阪へ、生きた心地がしない

　格好悪いけん、せっかく行ったのに不合格になってしもうて。みんなに送られて行ったのに、近所の人にも格好が悪いし、恥ずかしいしなあ。それでしょうがないけん（＝仕方がないので）、大阪の姉の所で10日くらいおった。生きた心地がせんかった。

◆後で考えると既に症状が出ていた、どうして入隊させてくれないのか

　よう考えたら、その頃には、鼻のあたりがちょっとおかしかったけん、病気が始まっとったんかも分からん。けど、そんなこと知らんけん、とにかく、「どうして入れてくれんかったんやろうか」とそればっかり考えよった。

◆少年飛行兵は憧れの的

　聴き手：志願兵で行くぐらいやけん、運動も得意やったんやろうな。森川：同級生がみんな受験したんや。志願するのが憧れやった。聴き手：今の子ども達からは考えられんけど、その頃はそれが当たり前やったんかなあ。森川：うん。それで3人合格したんや。聴き手：そうなんや。その中の1人になれとったやろうになあ。せっかく国のため

193

に志願したのになあ、辛かったなあ。森川：うん。

3）父の見舞いの船の中で、母からハンセン病と聞かされる
◆母に、大島に入所している父の見舞いに誘われる

　ほんで帰ってきたら、母親が、父親が此処に入っとったから「見舞いに行こう」言うて。それでここに来たんや。聴き手：お父さんは此処でおられたん？　森川：うん。聴き手：父さんと家で一緒に居ったことはあるん？　森川さんが生まれた時から入院しとったん？　森川：いや、まだ。聴き手：ほな小さい時は一緒に家で居ったんやな。森川：うん。

◆母が大島の船の中で父と同じ病気と聞く、ビックリする、即日入園

　母親が「お父さん見に行くけん、一緒に行かんか」いうけん来よったら、ここへ来る船の中で、「実はあんたはお父さんと同じ病気や」って言われた。聴き手：お母さんは聞いて知っとったんかな、その検査の結果を。森川：うん。聴き手：お母さんと2人だけで来たん？　森川：うん。ほんで、船の中で聞いたけん、びっくりしたわ。聴き手：病名を船の中で聞いたんや。お母さんも言うの、辛かったやろうなあ。お母さんはお父さんの面会もそうやけど、ここへ森川さんを連れて来ようと思って来たんやな。森川：うん、そうや。

　聴き手：そしたら、その日に大島に入ったん？　森川：うん。それが昭和19年の春先やったかな。まだ戦争中やった。

2．父と姉が先に入所
1）父の病気のことは詳しく知らなかった
◆7歳の時に父が大島青松園に入所、父と遊んだ記憶はない

　聴き手：お父さんがここに入ったのは、森川さんが何歳ぐらいの時？　森川：7歳。聴き手：じゃあ7年間しか、家族みんなで住めんかったんやなあ。森川：うん。聴き手：下の弟さん、あんまりお父さんの顔、覚えてないやろうか。森川：うん、そうよ。

　聴き手：森川さんは、お父さんと遊んでもらったりとかの記憶は残っとるん？　森川：ない。そのかわり、面会に来とったからな。

◆父の病気について詳しく知らなかった

　けど、お父さんが何の病気なんかは、よう知らんかった。「らい」っていう病名は知っとったけどな。ここが「らい」の療養所っていうのは知らんかった。

2）先に入所していた父と姉は驚かなかった
◆父と姉もびっくりしない、父と姉がいるので寂しくはない

　聴き手：まだ14歳で、お母さんとも会えんようになるし、寂しかったやろうなあ。森川：姉も1人おったけん、寂しいはなかった。聴き手：お姉さんも、大島におられたん？　森川：うん、父親と姉さんが先に入っとった。聴き手：お姉さんもお父さんも、ビックリしたんじゃない？　森川：いや、知っとったけん、ビックリせんかった。びっくりしたんは、わしだけや。船の中で「診察を受ける」言われて、びっくりした。

Ⅱ．大島での暮らし

1．家族でも一緒に住めない
◆親子でも一緒の部屋には住めない

　聴き手：森川さんが入所した当初は、お父さんも元気やったんやろう。森川：うん。聴き手：一緒に住めるの？　森川：おんなじ部屋にはならん、大島は親子でも一緒には住めんのや。聴き手：親子で入所しとる人も沢山居ったやろうけど（＝たくさん居たと思うが）、みんな別？　森川：うん、別々や、会うことはできるけど。昔は沢山居ったけん。夫婦舎ができてからは、夫婦は一緒に住めるけど、それ以外は一緒には住めん、家族でも。

◆面会は母だけ

　聴き手：面会は、ごきょうだいも来よったん？　森川：お母さんだけや、お母さんは時々来よった？　102歳で亡うなった。父親はここで65歳で亡くなったんよ。

◆病気について誰も何も教えてくれないので、病気のことは良く分からない、徐々にハンセン病がどういう病気か分かってきた

　聴き手：14歳でここへ来てどんなふうに思って過ごしよったんかな。森川：病気のことは、よう分からん。「らい」いうたって何かよう知らんし、誰も何ちゃ、教えてくれへん。ぼちぼちに、どうもこれが「らい」ということらしいって、分かってきたけどな。

◆園内の中学校に通学、子供でもできる作業を割り当てられる

　聴き手：14歳やったら、学校に行きよったん？　森川：うん。ここにも学校があったけん、行きよった。小学校と中学校があった。聴き手：学校以外はどんなことしよったん。森川：作業があったけん。子どもでも出来る仕事をそれぞれがしよった。聴き手：同じくらいの子どもも、沢山居ったん？　森川：いや、あんまり居らん。少年舎に20人位かのう。あとは大人ばっかりや。

2．劇団・スポーツ・放送劇
◆劇団は大正12年創設、戦時中は中断し戦後に再開

　聴き手：そんな中で、楽しみって何かあった？　森川：何もない。聴き手：劇団の写真を見せてくれたことがあるよね。森川：うん。あれは戦争が終わってからや。

　大正12年に劇団を作ったらしいわ。それでみんなで芝居やっとったけど、昭和18年に戦争が激しくなって解散させられて。昭和21年にまた始めた。聴き手：戦争終わってからやね

◆誘われて入団、男ばかりで編成、芝居と音楽以外に娯楽がない

　森川：72人くらい居って、わしが一番番若いぐらいやった。聴き手：女の人も居ったん？　森川：女の人は居らん。男の人ばっかりや。

　聴き手：自分から進んで？　森川：いや、誘われたんや。芝居と音楽くらいしか無かったけん、楽しみいうてもな。

◆年上の人が教えてくれて楽しかった、顔に障害がなかったので女形をさせられた

　聴き手：やり出したら面白かった？　森川：面白かった。最初は年が上の人が順繰りに教えてくれるんよ、お芝居を。ほんで、だんだん面白になってきたんや。あの頃はまだ、顔がきれいやったけん、女形をやらされよってな。

◆年に2回島内で公演、父が見に来てくれた

　聴き手：お芝居はみんなに見てもらうんかなあ。森川：うん。だいたい1年に2回、春と秋と、島で居る人たちが見に来てくれた。恥ずかしかったなあ。

　聴き手：お父さんはしてなかったん？　森川：しよらん（＝していない）。けど、芝居好きやったけん、見に来てはくれよった。

◆人が集まらず中止

　終いには、人があんまり居らんようになって（＝いなくなって）、やりようが無うなって、昭和34年頃に止まったんや。

◆芝居に変わって放送劇を始める、楽しかった

　それからしばらくたって職員の人が「放送劇やろう」って言い出してな。その頃にはもう、職員が多くなっとったけん。お芝居が昭和34年ぐらいまでで、放送劇がはじまったんが昭和40年頃かのう。平成10年までやった。もうやめて15～16年になるなあ。もう80、過ぎとるから70歳前ぐらいまでしとったんかなあ。放送劇も楽しかったのう。

◆終戦後、スポーツを始める（卓球・野球）、傷がなければ負けなかった

　聴き手：今ではカラオケ大会とかいろいろしよるけど、昔からあったん？　森川：昔から娯楽はあった。戦争が終わってから、卓球と野球が始まった。ピンポンは楽しかったのう。

　聴き手：少年飛行兵を志願するくらいやけん、きっと運動神経も良くて体力にも自信があったやろうね。森川：いつやったか、卓球の試合をしよって一番最後に負けた。その時は足に傷あったからな。傷さえなかったら勝っとったはずや。足の手術してから、卓球もあんまりできんようになった。

◆母への思慕はスポーツで紛らわす

　聴き手：想像したらきっと楽しかったこともあったんやろうな。お母さんは時々来よったん？　森川：うん、たまに来よった。聴き手：家に帰ることもあったの。森川：あんまりなかった。聴き手：家に帰ってお母さんに会いたいなと思う時もあったんじゃないん？　森川：ピンポンして、楽しいことができたら、気が紛れよった。

◆大島を出たかった、それ以外は元気で何でもできるので楽しかった

　聴き手：今思ったら、大島へ来て辛いことも楽しいこともあったやろうけど、どっちが多かったんだろうな。森川：大島から出たいと思うことは沢山あったけど、それ以外はけっこう元気やったし何でもできよったけん、楽しいことも多かったなあ。

8章　森川重信の語り（聴き手　藤川美恵）

3．結婚
◆通い婚、夜は泊まり朝に帰る

　昭和29年に結婚したんや。わしが24歳で、あっちが17歳やった。

　あの頃は、女の部屋へ通いよった。夫婦の部屋は無いけん、夜になったら泊まりに行って、ほいで朝早くに帰って来よったわ。そのうちに夫婦舎を建ててくれて、それができてからは、もう夜だけじゃなくて、夫婦はずっと一緒に居（お）れるようになったんじゃ。

◆結婚して楽しかった

　聴き手：その頃は楽しかった？　森川：結婚してからは、芝居も楽しかったし、元気やったから、一番楽しかったな。

4．一時退園、再入園
◆希望すれば退園できた、家に戻れないので大阪の姉の元へ

　昭和23年の8月に退院して、25年の春にここに戻ってきた。聴き手：それは、もう退院して良いよとかって、誰かに言われるん？　森川：自分が退院希望を出したら、外に出してくれるんや。

　聴き手：帰っとる間は、お母さんと一緒におったん？　森川：いや。聴き手：違うん？　森川：うん。聴き手：え？　じゃその間はどこにおったん。森川：大阪で働きよった。家には帰れんかったけん、しょうがないけん（＝仕方ないので）、大阪の姉を頼って、大阪に行っとったんや。

5．病気になっていなければ、夭折（ようせつ）していたかもしれない
◆病気にならなければ、志願兵になって早死にしていたかも

　聴き手：病気にならなくて、少年飛行兵に志願して行っとったら、どんな人生やったやろね。森川：分からん。死んだらつまらんからな。戦争行っとったら、命が無かったかもしれんわのう、分からんけどなあ。

追　悼

恋の話を聴きたかった（聴き手：藤川恵美）

　14歳で皆と共に少年飛行兵に志願し、意気揚々と出向いたのにハンセン病と分かり、自分だけ帰されたことを恥じ入り、実家には帰れなかったことを本当に悔しかったと言います。自分には病名は知らされず、ただ、病気だから帰るよう命じられたとの事。姉を頼って大阪でしばらく過ごし、母の迎えでそのまま大島に渡ったようです。

　入所後の森川さんは、お芝居・朗読劇・バンドなど、若者らしい活動をいろいろと経験されています。不思議にも、森川氏の口から「辛かった」とか「寂しかった」という言葉は出てきませんでした。自分の病気のこともはっきり教えてもらえず、時々、母親が面会にきてくれていたことを教えてくれました。

　お芝居や朗読劇に誘われ楽しんでいた話をしてくださった3回目の面談の頃から、体調が思わしくなくなり、平成26年10月2日に85歳で逝去されました。

これから好きな人との出会いや生活のことを聴く予定だったので、大変心残りです。森川さんは亡くなる寸前まで、苦難を乗り越えてお付き合いされ、寄り添っておられる方がいらっしゃいました。その大切な人に最期を看取られて旅立ったのですから、幸せな人生だったのでしょう。

　ハンセン病で大島へ来たからこそ出会えたお二人、もしも発病していなければどのような人生だったのでしょう。話を聞いて、こんな人生もありなのかもしれないと感じました。しかし、このように思えるまでにはどれだけの苦難を越えて来られたのか、想像に余りあります。このような思いに触れて、今まで以上に森川さんを敬う気持ちが強くなったと感じています。

　偶然にも同郷であったことで親近感がわき、もっともっと話を聞きたかったなあという何とも寂しい心境です。森川さんのご冥福を心よりお祈り申し上げます。ありがとうございました。

9章
ハンセン病回復者　田村喜代江　の語り
（聴き手　久保多美子）

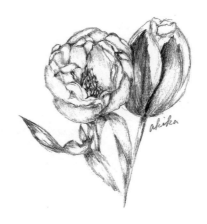

Ⅰ．家族の受難（発病から入所まで）
   1．発病
      1）痛みのない斑紋を不審がる
      2）突然の神経痛で意識消失
      3）父が療養所に相談・診断が下る
      4）療養所入所に祖母が反対、父母も手離したくない
   2．自宅療養
      1）病状進行、医師に診せなかったことを父が悔やむ
      2）母が無理やり薬を飲ます、見兼ねた祖母が捨てる
      3）火傷(やけど)（原因が分からず、父が抱いて寝る）
      4）勉強するように諭す兄
   3．兄姉弟への悪影響
      1）大きい姉：縁談が壊れる
      2）兄：好きな勉強を諦め軍人になり負傷
      3）小さい姉：大島で一緒に住むと言い出す
      4）弟：物心つく前から苦労
      5）兄姉弟みんなが道に迷う
   4．大島青松園への入所を決意
      1）これ以上、兄姉弟に迷惑はかけられない
      2）遍路巡礼、祖母の死
      3）父母が重い腰を上げる
   5．入所の朝
      1）母の発病
      2）祖父のぜんそく発作
   6．入所
      1）桟橋(さんばし)から入所まで
      2）「子どもを捨てて来た」父が寝込む
   7．父の代わりに母が来島
      1）家での生活と変わらぬ母の気遣い
      2）船で通う
      3）母が安否の知らせを乞う
   8．父の回復

Ⅱ．太平洋戦争前後の大島での生活

   1．少女舎での生活（何もしない何も出来ない）

9章　田村喜代江の語り（聴き手　久保多美子）

  2．24畳で12人の生活
  3．戦中・戦後の大島での生活状況
    1）厳しい労働
    2）夫：肥上げの辛さ
    3）空襲、爆弾のカス
    4）耐乏生活
    5）互助制度
    6）病人看護（喉切り）
    7）看取りと弔い

Ⅲ．結婚、夫と共に生きる

  1．馴れ初め
    1）夫との馴れ初め
    2）夫婦舎への入居
  2．夫の事情
    1）夫の入所
    2）焼け野原の大阪への一時帰郷
  3．夫の失明
    1）戦時中の無理な労働
    2）強制的な治験により病状悪化
    3）夫の眼となる覚悟
  4．夫の盲人会での活躍
    1）盲人たちの困窮生活、年金獲得運動
    2）対象漏れの朝鮮人夫婦の感謝
    3）みんな平等に生活改善
    4）内助の功
    5）光田健輔医師への怒り、補償金で解決できない怒り
  5．大島から外へ
    1）高松の街で買い物できるよう園長が道をつけてくれる
    2）高松の街の人が大事にしてくれる
    3）盲人会からの旅行
  6．お世話になった夫婦の死
    1）本当の兄姉のように大事にしてくれる
    2）姉さんの看取り
    3）兄さんの看取り
  7．夫の死（平成に入っての看取り）

            1）食道静脈瘤破裂による大出血
            2）最期まで盲人会の仕事を続ける
            3）呼吸困難、緊急入院
            4）入院生活
            5）一人で看る覚悟
                ①病人に遠慮させてはいけない
                ②付き添いさせてほしいと頼み込む
                ③看護師の見守り
                ④一人で看取れた満足
            6）普通の夫婦とは違う深い絆
            7）本当の病名を教えて欲しい
            8）延命処置は希望しない
            9）遺言（葬式の段取り）
            10）最期は仲間が看取ってくれる
            11）看護師長も褒める見事な最期
            12）弟の滞在延長への園の配慮
            13）医師の弔問
            14）亡くなった夫が会いに来た
        8. 夫が残したものに守られる
            1）夫の死でくたびれ果てる、友の供養
            2）夫に世話になったからと優しくされる
            3）夫の人望
            4）夫の友人との交流

Ⅳ. 里帰り

    1. 呪縛から解かれる、真の解放感
    2. 弟の死
    3. 世代を超えて見守ってくれる家族への感謝
        1）世代を超えて引き継ぐ遺言
        2）お骨を故郷へ
    4. 総括（ありがとう）

【プロフィール】

大正 15 年（1926）　徳島県で生まれる

昭和 14 年（1939）　14 歳で入園

昭和 18 年（1948）　18 歳で結婚

9章　田村喜代江の語り（聴き手　久保多美子）

平成26年（2014）現在88歳、一人暮らし。ハンセン病の後遺症は、両手足の知覚麻痺・両手の拘縮・視力低下がある。日常生活は自立しているが、園外では看護師などの見守りを要する。最近は、島外への外出（バスレクリエーション、買い物、里帰り）にも参加できるようになり喜んでいる。

Ⅰ. 家族の受難（発病から入所まで）

1. 発病

1）痛みのない斑紋を不審がる

◆小さい姉が風呂で痛くない斑紋(はんもん)を見つけ、不思議に思う

　田村：祖父母と両親と大きい姉・兄・小まい（＝小さい）姉・私・弟のきょうだい5人で、徳島県で育ったんよ。

　この病気に何時からなったのか、よく分からんけど、小まい姉さんと風呂に入りよったら、姉さんが何時頃からか、お尻の所だけしっかり擦(こす)り出して。そして「痛いか」って言うから「痛くないよ」って言ったら、それを何回も何回も、何日も何月も、繰り返しよる。そのうちに抓(つね)ったらしい。抓っても私が「痛(いと)うない」って言うから、「おかしいな」と思ったんやろうね。小さい姉さんは私より2つか3つ上で、何でも一緒にやりよった。

◆小さい姉が家族に言う

　お風呂を出て私は向こう行ったんやけど、小さい姉さんは茶の間に残ったん。茶の間で家の者が話しよるでしょ。そこで不思議やから姉さんが言ったんやろ、「喜代ちゃんのお尻つねっても痛うない」って。

◆父が皆の前で「痛くないか」と問う、正直に答えるように言う

　そしたら、お母さんが着物を全部脱がして裸にして、皆が居る方へお尻を向けて立たせたん。ほんで（＝それで）、お父さんが「痛かったら、痛い言わな駄目(いかん)で。痛うなかったら痛うないって言ったら良えから」って言うから、「うん」ちゅって立っとった。「痛いか」って言うから「痛うない」って言ったら、お父さんが「痛かったら『痛い』言うんやで、辛抱せんと『痛い』言わな駄目(いかん)ので。嘘を言(いと)うたら駄目ので」って言った。

◆嘘は言っていないと泣く

　そんで（＝それで）、私はわんわん泣いた。「私、嘘は一つも言えへん、痛とうないけん、『痛とうない』言うたのに、お父さんが『嘘を言うた』って言うた。私は嘘は言えへん」って泣いて泣いてした。ほんなら（＝そうしたら）すぐにお母さんが着物を着せて、抱いてくれたんよ。

2）突然の神経痛で意識消失

◆突然の神経痛で意識を失う

　そないして（＝そうやって）育っているうちに、10歳の冬にお客さんが2人来とってね。夕食になって、お父さんお餅を焼いて渡してくれた。こっちの手を伸ばしたけど餅まで届かんずく（＝届かなかった）。「痛い！」て言って、後はもう分からん。痛うて、何食べたんやらトイレしたのやら、全然覚えていない。

◆家族がかかりっきりで看病、1カ月すると快癒

　その間、家族の皆が、もう私の手と顔をとって離さんの、入れ替わり立ち替わり。ほ

んで、近くのおばさん（＝父の姉妹）まで来て、私の看病にかかりっきりだったんよ。ほんだら、1カ月半程でこの神経痛は嘘のように治ったん。

◆幼い弟が擦ってくれる、痛みが緩和したと言うと、這って母に報告に行く

　ほんだら、ちっちゃい弟が立ったり座ったりしながらね、「喜代ちゃん、痛い痛い」って、一生懸命、顔を擦ってくれるんよ。あの時の小さな手はいまだに忘れん、モミジのような手はな。そんで私が「擦ってくれたら、治った」って言ったらね。急いでお母さんに「喜代ちゃん、治った、治った」って這い這いして言いに行くんよ。

3) 父が療養所に相談・診断が下る

◆姉が雑誌を見てハンセン病と気付く

　そんなことがあって、大きい姉さんが婦人雑誌を見よったら、長島愛生園の小川正子先生（注：「小島の春」の著者と推察される）っていう女医さんが、愛生園でこの病気を収容する宣伝をしとったん。ほんで、姉さんが「どうも、喜代ちゃんの病気みたいや。初めの頃に痛うない言うところはそっくりじゃ」言うて、皆がそれを読んだん。

◆父が愛生園の女医を訪ねハンセン病と判る、女医から「後遺症は治らない」と説明される

　お父さんもそれを読んで、「どうも喜代江はこの病気のようなぞ。早速、岡山に行って長島愛生園で聞いてくる」って、その女医さんを訪ねて行った。

　ほんだら、「間違いなくその病気や」言うて。ほんで、「今やったら、療養次第で良くなって帰る。運の良え人は、一生変わらんと家で生活できる。だけど、運の悪い人は、また再発して入園する。なるべく斑紋（＝ハンセン病の初期症状として、白色・赤褐色の平坦・わずかに膨隆した斑が皮膚に現れる、無痛性）の時に治した方がいい。後遺症が出てからでは駄目、後遺症は絶対治りません」って言うたんやと。

◆父は療養所を見学、病状の重い人を知る

　それで、園内をずっと連れて歩いて見せてくれてな。そしたら、盲人の人も居るし、いっぱいでき物ができとる人が居るんよ。師長さん（＝聴き手）は知らんじゃろうけど、でき物が潰れて傷になるんや。そんな人がいっぱい居った言うてね。

4) 療養所入所に祖母が反対、父母も手離したくない

◆父は即、入園治療しようとするが、「島なんかに幼子を一人で連れていくな」と祖母が反対

　ほんで、「これはすぐに連れて行って、治さなんだら駄目（＝治さなければならない）」とお父さんが言うたら、おばあさんが反対したんよ。「そんな所に連れて行ってどうすりゃ（＝どうするのか）。たった1人でこんな小さい子を連れて行ったら駄目。絶対にそんな島なんかに連れて行かせん（＝連れて行かせない）」言うて、おばあさんがどうしても出さんの。

◆親も引き離してまでは連れていきたくない、可愛くて仕方がない

　親も連れては行きとうないし。やけど、酷うなった人を見て来とるけん、連れて行かん訳には駄目し。やけど、やっぱり連れて行きとうないっていう心が勝っとったんやろうなあ。だけん、おばあさんが「離さん」言うても、それを引き離してまで連れていく

程でもないわな。お父さんも可愛いておれん（＝可愛くて仕方がない）のやけん。
- ◆父の半纏の中で過ごす、小学校まで乳を吸う、弟ができても私が末っ子、家に残る子なので嫌なことを無理にさせなくて良い

　いっつも夕飯の時はお父さんの半纏の中に入っとったし、おっぱいも小学校2年生まで吸いよったけんねえ。最後の方はお母さんが帰って来るんを待ちよるから、義理で飲みよったけどね。だけん、弟が出来ても私が末っ子やったんよ。

　小学校に入っても、私が勉強を一つもせんけん（＝一つもしないから）、大きい姉さんが「ちっとは（＝少しは）勉強をさせなんだら（＝させなければ）困るで」言っても、「構まん、構まん（＝問題ない）。これは家に置く子やけん、お父さんも『勉強はさせんでもええ、嫌なことはさせるな』って言よる」言うて、お母さんが相手にせなんだ（＝相手にしなかった）くらいやけんね。まあ、そんなこんなで、家で養生することになったんよ。

2．自宅療養
1）病状進行、医師に診せなかったことを父が悔やむ
- ◆神経痛発症時に麻痺・知覚麻痺が一気に悪化

　10歳の時に、急に神経痛がでたやろ。ほんだら、一遍にこうなってしもうたんや（＝右手の運動神経麻痺）。その時までは、まだお箸も握れよったからな。それから、鉛筆もお箸も持てんようになった。右手から始まったんや。ここ（＝大島青松園）へ来て、それが神経痛やったって知ったんよ。

- ◆「ばれたら困る」と医師に診せなかったことを、父が悔やむ

　その痛みがなかなか治らんやろ。ほんで、代々続いて世話になっとるお医者さんが、「こんな小まい子にあんまりきつい薬を使っても駄目から、痛い痛いを治す先生が居るから、その先生に紹介します」って言うたんやと。

　そやけど、お父さんが「この病気じゃいうのが分かったら駄目（いかん）」と思って、「こうやって擦ってやったら、どうにかもつけん（＝どうにか我慢できるので）、良いです」って断ったんやと。

　後で、お父さんが「早よう痛みを止めてやっとったら、こんなに後遺症が悪うならんと済んだんじゃなかろうか」と思って、「お父さんが悪かった。その先生の所へ連れて行って、診てもらったら良かった」て、いつもいつも悩みよったけどね。

2）母が無理やり薬を飲ます、見兼ねた祖母が捨てる
- ◆「もう治らない」と母が思いつめて、無理やり薬を飲ます

　おばあさんも、私に後遺症が出たから心配してな。けど、お母さんの方が気に病み過ぎて、ちょっとおかしかったんやろうな（＝精神的に普通ではなかった）。「もう治らん」とか言い出して。それでも薬だけは無理やり飲ますよ。私は薬の「く」の字を聞いただけでも吐くもんやから、洗面器を抱えて無理やり飲ます。

9章　田村喜代江の語り（聴き手　久保多美子）

◆ 見兼ねた祖母が、母に黙って薬を捨てる

　それを見とったおばあさんが「こんなことしよったら死んでしまう、お母さんに殺される」言うて。「飲まんで良え、おばあさんが放るけんな」ちゅうて、飲ましたことにして薬を放りょった（＝棄てた）。

3）火傷（原因が分からず、父が抱いて寝る）

◆ 湯たんぽで火傷、ハンセン病の知覚神経麻痺が原因の火傷と分からず

　ほんで、一緒に寝よった下の姉さんが寄宿舎に入ったけん、お母さんが「一人で寝るのは寒いやろう」って、湯たんぽを入れたんや。そうしたら、それで火傷してな。朝起きたら、皮膚が真っ赤に剥けとる。だけど、痺れとるけん痛うないやろ。それが火傷とは知らんかった。ここに来て初めて、それが火傷やったって知ったんよ。

◆ 医師にも診せられず、血行不良が原因と思い温めるために父が抱いて寝る

　だけん、お父さんも「血の巡りが悪いけん、そこが剥けるじゃろう。だけど医者に見せる訳にも駄目」って。お母さんも心配して、原因が分からんもんやけん、夜中でも冷えたら直ぐ、熱い湯に入れ替える。ほしたら（＝そうしたら）、また火傷するんやけど、それが火傷とは分からん、痛うないけん。

　それで、朝、遅うに起きていくと誰か彼かが来て、「どこも剥けてないか、傷はないか」調べるんよ。それで何もなかったら、皆が喜んでくれてなあ。それで、終いにはお父さんが「湯たんぽではよう温もらんみたいやけん、わしが抱いて寝る」って、それから冬はずっとお父さんが私を抱いて寝よった。

4）勉強するように論す兄

◆ 寒い時は茶の間の奥、温かくなると2階で、本を読んで過ごす、家族が気付かってくれて楽しく過ごす

　それで、神経痛やら後遺症が出よったけん、あまり外には出れんで家の中で過ごしよった。寒い時は1階の茶の間の奥で温うにしとるんや。それで、温うなったら、2階に上がるんよ。そしたら、外がよう見えるけん、障子を全部あけて外を見たり、転げて遊んだり、本読むのが好きやったからマンガとかお話の本とか見て、一日過ごしよった。何処っちゃ（＝何処も）痛うもない、痒うも無いけんね。誰か一人は必ず付いとってくれて、身の周りのことは家族がしてくれたし、「退屈しとるやろうから」言うて、「降りておいで」言うて珍しい菓子なんかも食べさせてくれるん。そんなんして（＝そうやって）、4年間、家の中で生活しよった。

◆ 「病気でも勉強しないといけない」と論す兄

　兄さんが、「病気やいうて、勉強せんで良えということはない。病気でも勉強はせな駄目ので」っちゅうてな。学校の教科書を持って来て、私に渡してな。「分からんことがあったら、いつでも教えてやるけん。必ず勉強せな駄目で」って言うたんや。こっちは聞かんわな。兄さんやけん、怖いけん、「へえへえ」とは返事するけど。

◆ 弟が名前の書き方を教えるが、鉛筆が持てない

　弟が小学校1年生に上がった5月に、此処に来たんよ。お母さんが、弟をここへ連れて来たら、「喜代ちゃん、勉強せな駄目で。自分の名前が書けな駄目ので」って言うんよ。ほんで、帳面と鉛筆を出してな、「ここに、タムラキヨエと書いてあるんや」言うて、自分の名前と私の名前を書いて来とるんや。ほんで、「書いて覚え、書いてみい」て言うん。そやけど書かれへんの、右手が悪いけん。鉛筆持ったりできへん。ほんだけん、「お前が帰ってからぼつぼつ書くけん、置いとって」って言うたら、「今度来る時までに、沢山文字を覚えてくるけんな、教えてあげるけん」って言うんよ。

◆ 裁縫道具も支度したが使わず入所

　4年生になったら裁縫があるけん、裁縫道具もみな、支度しとったのにな。神経痛がして、1回も裁縫には行かんとここへ来てしもうたなあ。

3．兄姉弟への悪影響

1）大きい姉：縁談が壊れる

◆「ハンセン病は悪い伝染病、見ただけでも伝染る」という風評、嫁にもやれず嫁も取れず、父やおじが心配

　その頃、大きい姉さんの結婚が決まって。そやけど、私がこの病気になって、この病気は悪い伝染病、それこそ触れるどころか、「見ただけでも伝染る」ようなことを光田健輔いう愛生園の医者が言うてな。そういうことが世間に伝わっとったやな。そやから、お父さんが、がいに（＝ものすごく）心配して。そんなことが分かったら、「嫁にもやれず嫁も取れず」やろ。それでお父さんのきょうだいらも心配したんよ。姉さんの結婚の話が決まっとったけん。

◆ 姉の婚約、姉を嫁にやるのと、自分の病気がばれないか心配で胸が張り裂けそう、家族の誰も言葉を発しない

　もう、支度もみんなできて、大方の日にちも決まっとった。花嫁衣装を表にかけて皆が見よったん。ほんならな（＝そうしたら）、誰っちゃ（＝誰も）、小さな弟までがお母さんの膝で何も言わん、一言も皆、それぞれの胸でいろいろ思っとってなあ。私は胸が裂けるほど辛かった、姉さんを嫁にやるのが惜しいのと、「自分の病気のことが向こうに分かれへんか」と思うと心配で。

◆ 結婚できない私のために姉が花嫁の草履を履かせる

　ほしたら、姉さんが私に、「花嫁さんの草履を履いてみい」いうて履かせたんよ。姉さんの肩を借りても、花嫁さんの草履は高いけん、二階に上がったようで上手に歩けへん。姉さん、病気の私のことを思うて、「花嫁さんの草履を一度は履かせてやりたい」と思ったんやろうなあ。

◆ 姉が婚約解消、姉の本心が分からず内心は嬉しい

　その後、どうなったのかよう分からんのやけど、なんぼか経って（＝しばらくして）、姉さんが「お父さんに頼んで、結婚を解消してもろてきたけん。姉さんが分家して、喜

代ちゃんと一緒に暮らすからな、心配せんで良えで」って。
　そう姉さんが言ってくれたけん。その時は「ええ！」と思ってな、嬉しかったんよ。
◆顔の変形を指摘した姉に母が激怒、恐ろしい
　私がこの顔のことを知ったのは、家に居る時やった。大きい姉さんが「喜代ちゃん、いつも口を開けとる。口をつむったらどうで（＝口を閉じたらどう？）」って言うたん。ほんなら、お母さん怒って、お母さんがあんなに怒るのは知らんぐらいに、がいに（＝ものすごく）怒った。「病気の子に、そんなこと言うて」って、がいに怒ったんや。これが恐ろしゅうて、私は引っ込んだけど。
◆大きい姉が「分家して面倒見る」と言い出す
　それから、姉さんは、病気のことは一切言わんようになった。言わんとな、ああやって、「自分が分家して面倒みてやろう」と言うてくれてな。
◆自分は幸せな方、家族皆が尽くしてくれた
　此処へ来ても、ずっと話してくれて、家に居るのと同じようにしてくれた。そやけん、私は此処へ来ても、本当に幸せな方やったと思うよ、皆さんのこと見よったらな。「私はすごく温かい家族に育てられたんやな」と思ってな、此処で長いこと、他の人たちを見たり聞いたりしよるとな。「うちは、私1人のために、みんなが尽くして亡うなったな」と思って。

2）兄：好きな勉強を諦め軍人になり負傷
◆兄は好きな勉強を止めて軍人になる、口数の少ない兄は「大人しくしておくように」と言い残して戦場へ
　ほんなら、兄さんは兄さんでな、勉強しよったのを止めて、「兵隊に行く」って言い出して、まだ10代やのに。口の重い人やったけんな。行く時に、「喜代江、お父さんやお母さんの言うことをよう聞いて、大人しいにしとらな駄目で、兄さんが戻るまでな」それを一口言うて行ったんや。
◆兄は、結婚せず私のそばで一生いると決意、長姉は自由にしてやろう、戦争に行った兄の本心を知る
　ほんで、負傷して帰ってきたら、小まい姉さんがすぐ連れて来たんや、うちんく（＝大島）へ。兄さんが、「喜代江、兄さんが帰ったから、もう心配ないぞ。お前と兄さんは、これから一生一緒に居るからな、此処へは入らんけど、わしは家庭は持たん。お前と一緒じゃ、だけん、姉さんは自由にしてあげような」って言うけんな。それまでは、「姉さん、何ちゃ、嫁さんに行っても構へん（＝良い）のに」って思いよった。
　そういって兄さんが来て、初めて私は兄さんの心が分かったんよ、「ああ、兄さんは私の身を思って、自分の好きな勉強をやめて兵隊に行ったんやな」って。兄さんが出征した時は、まだ小まかった、戻った時は私も18歳になっとった。
◆兄は戦争で眼を失った、兄も姉も私を心配して進路を変えた
　兄さん、身体障碍者になって戻ってきた。義眼になってまだ入れて間がないけん、涙

が沢山出て。私は、「目は大事なんやから、汚いハンカチで拭いたら駄目で」って、兄さんに新しいハンカチをあげたんや。兄さんも私のことを心配して、自分の進む方向を変えたやな。姉さんもそうや。

3）小さい姉：大島で一緒に住むと言い出す
◆小さい姉が面会に来て、大風子の副作用で固まった手足を一日さする、数日して再び来園

　で、小さい姉さんは寄宿舎に入っとたんやけど、私が此処へ入って2年ぐらいして初めて来たんよ。その時は此処の話は一切せんと、家の方のこと、親類の話とか私の友達のこととかをずっと話してくれたんよ。大風子（＝プロミン開発前の唯一の治療薬）しとるけん、痛うて痛うて、手も足も固まっとるんを、姉さんが1日中さすって帰るんや。

　ほんで、帰ってから1週間位して、また「田村さん、面会です」って事務所から小遣いさんが走ってくるん。「田村さん言うたら私やけど、うちはこの間来たばっかりやし」と思いながら行ったら、小まい姉さんが面会所から見よってな。

◆小さい姉が「寝る所さえあればいい、大島で一緒に住む」と言う、関係者以外は住めないと言うと泣き泣き帰る

　「喜代ちゃん、心配ないで（＝心配いらない）。この間帰んで（＝家に帰って）家族会議を開いて、『喜代ちゃんに誰か付いとらな駄目。あんなとこで1人は置けん』って言うたんや。そやけど、此処に来れる人は限られとるけん、私が来た。今日からは、私が此処で居らしてもらうけん、心配せんで良え。どこか私1人だけ寝る所さえあったら良えけん、小屋か物置きか、晩だけ私1人寝させてもらえるところを貸してもらえんやろか」って、私に言うたんよ。

　だけん、「それは駄目で、此処は病院やけん、病院に関係のある人しか泊まれんので。面会で来るのは良えけど、居ることはできんので」って言ったら、泣き泣き帰ったのよ。

◆小さい姉は親せき筋に嫁に行けて良かった

　それでも、小まい姉さんは、小さい時から決めとった所に嫁に行けたら良かったんやけどな。そこの家は、私が小さい時も、一緒に連れて行ってもらいよったんよ。法事やら、何ぞ事があったら（＝何か行事があると）、必ず姉さんは行って手伝いするんよ。そんな所やったけん、私のことがあっても嫁にもろてくれたんやろうな。そやけん、本当に辛い目しとんよ、皆が、親も親でな。

4）弟：物心つく前から苦労
◆弟の小学入学の日に入所、乳幼児の頃から弟は苦労している

　弟なんか、小学校の入学式の日に、私が此処に来たんやけんな、入学式の留守に、行くとも行かんとも言わんと黙って来た。小まいけん、言うこともできへん。学校から戻んだら、居らん（＝いない）わな。だけん、弟は這うたり立ったりする時分から、私の病気で苦しんどるんやな。

5）兄姉弟みんなが道に迷う
◆皆が道に迷う、私の病気がばれないかと遠慮して、好きなことができずに終わった、私が一番楽をしている

　他の兄姉弟が皆、それぞれ道迷ってしまったやろ、将来が変わってしまったやろ、どれもこれも。それやから、私1人が苦しんだんやない。私の病気で、家族皆が苦しんだ。私がまだ、一番楽しとるくらいや。ここで強制作業はあったけど、気持ちの上では人に遠慮はなかった。あっちは、「ひょっと私のことが分かれへんやろうか」と思って、心配ばっかりしとったやろ。ほんでそういう暮らしの中で、皆が好きなこともできんと、済んでしもうた。

4．大島青松園への入所を決意
1）これ以上、兄姉弟に迷惑はかけられない
◆将来を考える年頃の兄姉弟、自分が家にいたら邪魔になる

　そのうちに歳をとって13歳の尻（＝14歳の手前）になったから、やっぱり兄姉弟が、お嫁さんの話とか皆それぞれの道を考える年になって、それを話し始めたん。うちは、いつも夕飯時分から夜遅そうまで、家族皆で囲炉裏端で話するから、私も一緒に加わっとったんよ。ほんだら、兄姉弟が成長するにつれて、それぞれに妙な道に行くようになったやろ。それで私が居らなんだら（＝居なければ）、皆それぞれ自分の好きな方向に行けるのに、自分が家に居ったら邪魔になると思って。「これじゃあ駄目、療養所に行こう」と思って。

◆療養所に連れていってと頼むが、父が反対、両親が揃っているので心配せず家にいれば良い、入所する場合は近場の大島に入る手筈だったが立ち消えた

　お父さんが愛生園で聞いてきとるけん、お父さんに「行く行く」言ったんよ、「連れて行って」って。そしたら、お父さんが「そのことはもう良えんや。居ったら良え、お父さんとお母さんがちゃんと揃っとるんやけん、心配せんと居ったら良え。お父さんは、連れて行かん。お父さんと一緒に居ろう」っちゅうて、全然相手にせんで連絡取らなんだ、病院とな。

　小川先生から、ここ（＝大島青松園）があるのは教えてもろとった。こんな病院が全国に12か13あって、岡山は遠いけん、連れて行くんやったら香川県に連れて行くって、そうなっとったんや（＝相談して決めていた）。お父さんも、初めはいきり立って、今にも連れていくって言いよったけど、それが、ああなってしもうたけん。

◆母と姉の話を立ち聞きし入所を決心。ここでは居れない、心配をかける

　だけど、ちらっと聞いてしもたんよ、お母さんと大きい姉さんが茶の間で話しよるのをな。近所に仲の良い子がおって学校でもどこでも一緒やったん。その子がお嫁さんに行く年頃になっても、私は病気やけん、嫁に行けんやろ。「可哀想にな、どないするかの（＝どうする？）、可哀想で見ておれんぞ（＝見ていられない）」って、2人が話をしよるのを聞いてしもたん。「ああ、もう私は家におったら駄目、心配かけるばっかりや」と

思って、ほんで決心したん、13歳の時に、此処へ来るのをな。

2）遍路巡礼、祖母の死

◆母親が四国遍路を廻ると言い出す、「若い女性が廻れる程容易い所ではない」、代わりに祖母が廻る

　そしたら、その頃お母さんがな、「もうお薬では治らん。せやから（＝だから）、お四国さん（＝四国八十八箇所）で療養してみる、喜代ちゃんを連れてお四国さんに廻る」って言い出したん。ほんだら、おばあさんが、「お四国さんは、そんな容易い所ではない、子ども連れた若い女が廻れるような所やない。私が行くから、おまえは居れ（＝家に残れ）」って言って。

　ほんでな、70日近こうかかって歩いて廻ってきたんよ、おばあさんが。ほんで、「ようにように頼んできたけんな、どこの石仏も皆、拝んだ。そやけん、治るぜ」って、おばあさんがそう言うてくれたんよ。

◆遍路が堪えて、1年たらずで祖母が死亡

　けど、おばあさんは、お遍路さんから帰って1年持つか持たんかで亡くなった。ちょっとの患いで亡くなった。よほど堪えとったんやろうな、60歳過ぎとったからな。

3）父母が重い腰を上げる

◆親の目の黒いうちは家で居ればよい

　それで、「治るかなあ」と思って待っとったけど、一つも治らん。ほんで、もう私は此処へ行こうと思ってな、お父さんに言うたんよ。そやけど、「行かんで良え。お父さんとお母さんの目の黒いうちはな、不自由はさせんから家で居れ」って言うて相手にせんのよ。そやけど、居るにおれんが、13歳の尻になったら兄弟らが気の毒でな。

◆母は毎日私を擦っては泣く、父が相手にしないので母に頼む

　ほんで、お母さんは毎日泣きよるんよ。「痛とうないか」って手を擦ったり顔を擦ったりして、泣っきょるんよ、毎日毎日。お父さんが相手にしてくれんけん、「お母さん、連絡取ってきて。病院に行けるようにして」って言ってな。そうしたらお母さんがな、「お父さんが、あんなに（＝ああいうふうに）言いよるんじゃけん」言うてなかなか尻あげなんだけど、毎日毎日泣きよるし、毎日毎日、私が行く行く言うやろ。

◆警察ではなく県庁に相談する、家で看るように言われ母が喜び勇んで帰ってくる

　それでとうとう、堪らんようになって尻あげてな。それで県庁の衛生課へ行った。本当は警察の係やったんや。この病気じゃ言うのが分かったら、強制連行されるけん、軽々しくは言うたら駄目かったんやと。その当時は知らんで、此処へ来て知ったんやけど、巡査はんにでも言うたら駄目のやと。そやけど、こっちは分からんけん、あっちこっち行って言いふらされても駄目と思ってな、それで、「衛生課やったら世話ないじゃろ」と思ったんや。だって、お母さんが毎日毎日、病気が辛ろうて泣きよるのに。

　ほんだら、「そんな小さい子どもを連れて行かんで良え、家で看てあげなさい」って衛生課が言うたんやと。んで、お母さん喜んで帰ってきたんよ。「家で看てあげれば良

212

いって、親切に言うてくれたけん。そやから行かんで良い、安心して家で居れ」って、そう言ってお母さんは喜び勇んで帰ったんよ。

◆それでは自分の気持ちがおさまらない、どうしても行くと言い張る、入所が決まる

そやけど、私はそれでは気が済まん。「それでは駄目、『本人がどうしても行きたいって言よる』って、言うて来て」って。また、お母さんが何日かして行った。ほんだら、とうとう連絡取ってくれた、此処とな。ほやけど（＝けれども）、なかなか行かしてくれなんだなあ。ほんで、私があんまり言うから、おばさん（＝父親の姉妹）も来て、「そんなに行く行く言いよったら、お母さんの気が変になるわ。ほんだら、ちょっと行って様子を見てくるか」って、おばさんも賛成してくれて。んで、4月17日に行こうかっちゅって、県庁の衛生課が言うてくれて。んで、昭和14年の4月17日に此処へ来たのよ。

5．入所の朝
1）母の発病
◆母が付き添っていくはずが、出発の朝に発病

ほんでお母さんは、「大島へはお母さんが付いて行って、看護師さんにように頼んどかな駄目。湯たんぽの湯を夜中に入れ替えて、熱うにしとってもらうように言うとかな駄目。お母さんも一緒に行く」って。

ほんで出発の日、朝起きたらお母さんが頭が上がらん病気になってな。ほんで、おばさんが「支度できたかの？」言って来たんや。ほんだら、私はまだ寝巻き着とるし、お母さんは寝よるやろ。ほんで、「うわ、これは駄目」言うて、「お母さんの代わりに私が付いて行って頼んでくるけん。ちょっと家に戻って支度してくるわ」言うたら、お父さんが「行かんで良え。わし1人で良え」ちゅうて断った。

お父さんは愛生園の様子を見て来て知っとるけん、おばさんには島の中を見せとうなかったようなんじゃ。ほんで、おばさんが私の支度やら何やら手伝ってくれたん。

2）祖父のぜんそく発作
◆祖父は、これまで起こったことのない喘息が起こる

ほんで、晩は晩でな、「おじいさんがな、これまで喘息や、うったことないのに（＝喘息なんかになったことがないのに）、喘息が起きて、大事したんじゃ。おじいさん、どんなじゃろう、大丈夫じゃろか。喘息で死ぬところやったで」って、朝、話よるんや。

◆直に帰るつもりで祖父には会わずに来る

ほんだけん、私、おじいさんとは会うて来なんだ。すぐに良うなって戻ろうと思っとるけん。ほんで、お父さんが連れて来たんや。

6．入所
1）桟橋から入所まで
◆桟橋がない、引き潮で船は彼方にある、崖から飛び降りるように船に乗る

ほんで、高松の船着き場に来たら、もうね、桟橋が無いんで。お城（＝玉藻城）の横

に通路があるやろ。その道路の上から船に飛び乗るんや。潮でも引いとったら、それこそ崖から飛び込むようなんよ。

お父さんが、「ちょっと待っとれよ、荷物を積んだらすぐ船に乗せてやるけん」言うたんや。せやけん（＝だから）、私が玉藻城の方を見よって、ひょっと見たら居らんけん、「どうしたんやろうか」思って。ほんだらな、下の方に居るやないの。潮が引いとったけん、船がずっと沖の方にあるんよ。ほんでな、「お父さん」言うたら、お父さんが、「来たら駄目（いかん）、そっちに行っとれ、落ちたら駄目（いかん）」言うけん、びっくりして、急いで道の向こうに行ったんよ。

◆父の腕の中へ飛び込んで、抱いて乗船させてもらう

しばらくしたら、お父さんが「乗れよ」って呼んでくれて、「ここへ上から飛び込め」言うて、お父さんの腕の中へ上から飛び込んで、お父さんが抱っこして船に乗せてくれたん。そんな所やったんやで、桟橋も無いような。

◆体の大きい親切な人と父が船に荷物を積む、迎えに来た職員は寄りつかない

ほんで、此処の福祉課の人が高松駅まで迎えに来とった。荷物も沢山あるやろ。そやけど、福祉の人いうたら、ずっと離れてそばにも寄らんかったんで。たまたま、良え人で身体の大きな人がおったんよ。その人が荷物もみな持ってくれたんや。お父さんは、片方で大きな行李（こうり）（＝竹・柳・籐で編んだ蓋（ふた）つきの籠（かご）、衣服の収納や旅行に使用）を担（にな）がん駄目（いかん）けん、荷物を下げれんやろ。私は、こんなバスケットを１つ下げとった。ほんで、その人が助けてくれて、２人で荷物上げたり入れたりして積んだんよ。

◆静かな海、船がなかなか着かない、遠い

船に乗ったら、ちょうど風もない何もない、静かな海やった。そやけど、行っても行っても着かん、遠い遠い。「どしたんやろ、どこまで行くんじゃろか。島じゃ、言いよったけんど」思てな。

◆船内で臥床するよう勧めてくれる、暗い妙な部屋、一目見て駄目だと分かり、持参した座布団を父が準備

私が目を凝らして見よると、誰かが「中に座る所があるけん、横になっても良えで」って言うけん、その人に付いて行ったん。家で寝たり起きたりをずっとしよったけん、甲板（かんぱん）に立っとくのはえらかったんよ（＝苦しかった）。そしたら、２人か３人居れるか居れんかの狭い部屋で、幕を引いて暗〜い妙〜な所なんよ。ぱっと見て、「これは駄目（いかん）」言うて、すぐ出た。お父さんも見て「ああ、これは駄目（いかん）」言うて、ほんで、すぐ家から持って来とった座布団を出してきて、そこへ私を座らせてくれたんや。

◆父は船員から情報収集

お父さんは島に着くまで、甲板で火鉢（ひばち）を囲んで船の人と大話（おおはなし）しよった。いろいろと島の中のことを聞きよったんやと思う。私はそこで蹲（うずくま）って、小さくなっとった。

◆大島の桟橋は岩があるだけ、岩から陸は丸太、父が抱いて下ろしてくれる

漸（ようや）く来たと思ったら、今度はこっちの桟橋が、人が２〜３人下りるぐらいの岩がある

だけの妙な所なんや。「これはどうなるんやろう」と思っとったら、お父さんが抱きかかえて上がってくれたんよ、桟橋を。ほんで、今度はこっちの陸まで来ようと思ったらな、細〜い木を渡してあるん、板か丸太か知らん。

◆恐ろしい、ここが病院？　松林を抜けて道もない所を通って福祉課へ

　それを渡って、松林（＝病院の入り口に松林がある）まで来たんや。もう、恐ろしいて、恐ろしいて。「大きな病院じゃ」言うては聞いて来たけど、「どこへ行くんじゃろうか」思いよった。

　松林へ来たら、玄関の所に「大島青松園」って書いてあるやろ。そっち行くんかと思っていたら、松林の中の道も何もない所へ福祉の人が荷物を持って行くけん、お父さんに手を引いてもろて付いて行ったんよ。

◆汚ない家が並ぶだけで医師も看護師も来ない

　ほんで福祉課に入ったら、福祉も狭〜い所で、顔がこれぐらい見えるだけしか窓が開いてないん。

　私も病院じゃけん、先生か看護師さんか、誰かは来てくれるやろと思って、お父さんが福祉課の人と話しよる間、窓を開けて外を見ながらじっと待っちよるんやけど、誰っちゃ通りよらん、汚い家が沢山あるだけでな。「これはどうしたんじゃろ、大きな病院じゃいうのに、どこに病院があるんじゃろか」思いよったん。

◆警察上がりの福祉課職員は罪人のように父に言う、自分の子どもを預ける父は平身低頭、父が言い返す

　警察上がりやけん緊いんや、罪人にものを言うようにお父さんに言いよんよ。お父さんも自分の子ども預けるけん、平身低頭やろ。なんか言うたんやろなあ、お父さんが、大きな声で何か言い返したんや。「父さん、どうしたんじゃろうか」と思った。

◆対応がコロっと変わり優しくなる、担当者は最後まで出てこない、電話があることが分かり安心する

　ほんだらな、福祉のガラスがジャーッと全部開いたん。福祉が丸見えになったん。ガラスは入っとたけど、庭があって腰かけが1つあるだけ、裸の腰かけが。

　ひょっと見たら、西側の端に電話がかかっとった。「ああ、ここへ来たら家に電話かけられるんやな」と思って、ちょっと安心した。お父さんも、それ見て安心したんじゃないかな。

　ほんで福祉の人もな、コロリっと変わって優しいになった。せやけど、うちを連れに来てくれた人はとうとう最後まで見えんずく（＝出てこない）。帰んで（＝帰って）消毒しよるのか、どうしよるのか知らんけどな。その人を頼りにしとるのにな。

◆患者自治会の担当者が連れに来る、後遺症がきつく怖い顔

　そうしよるうちに、患者自治会から2人来てくれた。1人は後遺症がきつかった。ちょっと怖いような、今の私のような顔やったんよ。もう1人は、顔はそのままできれいやったけど、手と足が悪かった。ほんで、「こちらに来てください」って一応連れて行

ってくれたんやけど。

2)「子どもを捨てて来た」父が寝込む

◆父しか桟橋に出てはいけない。私は出られない、父も私もがっくり

　ほんで、帰りの船は晩だけやからな。お父さんが、私を桟橋まで連れて出ようとしたら、福祉の人が出て来て「私は此処から出たら駄目、お父さんだけしか出たら駄目」って。もう、それにはがっくりしてな、2人とも。ほんでもう、仕方なく私を置いて帰んだんやわ。

◆「子供を捨ててきた」その一言を残し、父が病いに伏す

　帰んでから、お母さんに「子供を捨ててきた」、それ一言やった。その一言で、3年近く寝た。お父さん、ショックで自律神経失調症とかって、寝たり起きたりになった。

7. 父の代わりに母が来島

1) 家での生活と変わらぬ母の気遣い

◆父が最初に来ると思っていたのに、一番に面会に来たのは母、父と兄は来ない

　此処へは、一番にお父さんが会いに来てくれると思っとったら、お母さんが一番に来て、お父さんは一向に来ん。兄さんは兵隊に行っとったけん、お父さんと兄さんだけが、来なんだ。

◆母や他の家族は頻回に来る、七輪の炭を背負うて持って来る

　お母さんや他の者はしょっちゅう来てくれて、何やかんや（＝あれこれ）持ってくるんや。戦時中やけん、代用食を炊かんと駄目。誰かが七輪に薪を入れて鍋かけとって、それを面会に来て見て帰んだら、すぐに炭を背中に背負うて持ってきた、「喜代ちゃんも、ああやって炊っきょるんか？　炭、持って来たで」って。

◆畳のない部屋を見て母が泣く

　此処は蚤とか南京虫がわくけん、大抵、梅雨が済んだら大掃除して畳あげてしもうて、板の間にする。ちょうど、畳を上げたとこへ来た。ほんで部屋を見てびっくりしてな。「喜代ちゃん、こんな所で居るのかい」って。「どうして、畳敷いとらんの。畳も敷かんと居ったのか」言うて、泣いてな。「いやいや違うんで、こうこういう理由で畳を上げとるんで」、そう言うたんやけど。そんなことがあった。

◆戦時中は島外でも医療切符がないと何も買えない、薬は全て私のために買う

　ほんでな、戦時中は医療切符がないと自分では買えんのよ、外の人も。此処はもちろん買えんけど、外の人も自由に買えん。医療切符を貰たらな、全部、私に買うてくる。「医療切符で、これ買うたんじゃ」言うてな。

◆配給になった布でブラウスを作ってくれる

　ほんで、布なんかが配給になったら、「これ、ひょっとしたら要りゃせんか（＝要るのではないか）と思って持って来た」言うて。ほんだけん、此処とミシン場があったけんな。ブラウスに縫うてもろて着よった。もう、家と同じように、ほとんど同じようにしてくれよった。

9章　田村喜代江の語り（聴き手　久保多美子）

2）船で通う
◆ 母がお父さんに道順を書いてもらって来る、療養所の場所は誰にでもは聞けない

　お母さんも来るのに、どこから来たら良えのか分からんやろ。聞かれへんやろ、この病院のこと。一番初めはな、お父さんに道順書いてもろって来とった。だけど、お父さんは道順以外、ここのことは何も言わんかったげな（＝らしい）わ、病気治るまで。

◆ 桟橋や船内では知った人に見られてないかキョロキョロして、目立たないように隠れる

　高松で船に乗るいうたらな、向こうの方から見よって、船が着きかけたら走って来て乗るんじゃと。そんで、船の中で、知った人が居れへんか思ってキョロキョロして隠れとるんやと。

◆ 船が出ない時は定宿に泊まる、私に食べさせようといろんな物を炊いて持って来る

　冬は海が荒れて船が出んの。急いで来たけんど、船がちょうど桟橋を離れて出て行きよる時もあるんやと。しょうがないけん、高松で定宿を取っとったん。ほんで、私に食べさせようと思っていろんな物を炊いて持って来よるやろ。そしたら、もったいないんよ、夏やったら、一晩で腐るやろ。物のない時分やけん、そこの女中さんに「炊いてきとるんやけど」いうたら、喜んで貰てくれたって言いよった。

3）母が安否の知らせを乞う
◆ 電話が使えないので、母からは手紙が来る

　ほんで、患者には電話は使わせてくれんけんな。お母さんはいつも「藤の花が咲き出したら行きます」「お雛さんが来たら行きます」とか言うて、ずっと手紙が来よった。

◆ すぐに手紙を出せるようにと封筒と切手を送ってくる

　封筒にちゃんと家の所書きを書いて、切手貼ってくるんよ。「どうなんや？　横棒でも縦棒でも書いて、貼るだけ貼って出せ」と書いてる。それができんの、鉛筆が持てんの、壮健（＝麻痺のない方）は左やけん。「万年筆も入れてあるじゃろうが」言うけど、万年筆なんか持つどころの話じゃない。鉛筆が持てん、ころりっと転げてな。書こうと思っても、書かれへん。そやけん、次に誰か来るまで、荷物が着いたでって言うこともできん。

◆ 安否を知らせる線の一本も書けないと言うと母が泣く

　ほんだら、お母さんが「喜代江、棒の一本も引けんのか」言うけん、「何にも書く物、持てへん」って言うたら涙流しよるけど、しょうがないわな、持てんのにな。ずっと、福祉課のポストに入れたらええようにして送ってきよったけん。何か書いてほしかったんやなあ。

8．父の回復
◆ 家からの荷物の差出人は父なので、死んではいない、家族の誰も話題に出さない、私も聞けない

　ほんで、お父さんが、ひょこっと良うになったんよ、自律神経失調症が。小学1年生の弟が来てもお父さんのことは一切言わん。誰っちゃ何ちゃ言わん、こっちも聞かん。

家からの荷物も手紙も、上書きはお父さんの名前になっとるけん、お父さんは死んだんではない、生きとるのは生きとると思うとるけど、よう聞かん。向こうも言わん。

◆母が父の回復を伝えにわざわざ来る

ほんだらな、お母さんが帰んだ明くる日にまた来たんよ。「昨日、帰んだのに、どうしたんじゃろうか、姉さんでも来たんかな」と思って行ったら、お母さんが面会所で、首を長ごうして待ちょる。「お父さんが治ってしもとった。普通になっとるけん、2～3日したら来るけんな、それを言いに来たんや」って。「やっぱり、病気やったか」と思ったんよ。

II．太平洋戦争前後の大島での生活

1．少女舎での生活（何もしない何も出来ない）

◆昭和14年に14歳で少女室へ、大人部屋に行く前に習い事、先生も患者

大島へは、昭和14年の4月に来たんよ。ほんで、入った部屋が子どもばっかりの少女舎だった。その時、そこの少女室には子どもたちが15～16人居った。

その中で、高等科を卒業した人が此処の学校の先生。先生も此処の患者や。少女室で縫い物やら習って、それから大人の部屋へ行くん。

私は学校に沢山行ってないからね。10歳の時に病気になって、14歳で此処へ来たから。ほんで、「やっぱり大人の部屋は無理やろう」って、少女舎へ入ったんよね。

◆小さい子も掃除、仕事を覚えるように諭されるが知らんふり、入所の目的は養生であって働くことではない

少女室に入ったら、8つぐらいの子も、みんな雑巾を絞ぼって便所の掃除もするし、炊事もする。私、不思議でな。「養生しに来て、何するんじゃろうか」と思ってな。「私はせん（＝しない）」と思っとったんよ。

ほんなら寮母さんが1年毎に変わるけん、変わる時に言うとかな駄目と思ったんやろな、1年間何もせんかったけん。「喜代ちゃんも、ぼつぼつ誰かについて、炊事やお掃除を習わな駄目な」って。がんじき（＝熊手）なんか、よう持ったんやろ。そやけん、知らんふりしとったん。「私、養生しに来とるのに、そんなことをしに来とらへん」と、思ってな。

◆仕事を肩代わりしてくれた可愛い子は日本脳炎で死亡、その子は母が実家に戻ったため父と共に入所していた

ほんなら、徳島から来とった私より3つ4つ小さい子が、それを聞いとって傍へ来て、「喜代ちゃんは手が悪いけん、何にもせんで良えで。うちがするけんな」って言うてくれた。あれは忘れん。まあ嬉しかった。ほいで1年ぐらい何もせんかった。

可愛らしい子でなあ、ようしてくれよったんよ。その子が、何年かしてから、後で思ったら日本脳炎じゃな。ちょっとの患いで亡くなったんよ。お父さんと一緒に来とった。お母さんが下の子を連れて、実家に帰ってしまって音信不通。その子が、ようしてくれ

9章　田村喜代江の語り（聴き手　久保多美子）

たんよ。
◆ **自分で井戸水も出せない、自分より小さい子が身の回りのことを全てしてくれる**
　昔は井戸やったけんな。顔を洗おうと思って手押しポンプを押すけど、水が出んの。8つの子が押すと、じゃあじゃじゃあじゃ出るのに。私は両方でぶら下がって押すのに、どうしても自分の顔を洗う水が取れんの。それだけ力が無かった。ほんだけん、何もせんかった、1年ぐらいは。みんなが洗濯もしてくれる。布団の出し入れもしてくれる、小まい子らが。寮母さんは何ちゃせん（＝何もしない）けんな。私よりか小さい子が、みんなしてくれよった。
◆ **手が悪く家で何もしていなかったので、何もできない、年上の同室者が夏服、冬服の整理をしてくれる**
　荷物を家から送ってきてくれても、したことないけん、よう開けもせん。家で何ちゃしとらんやろ、手が悪いけん。朝起きたら、着がえも全部、家族の誰かがしてくれよったけん。布団を敷くんもようせんし。着替えもようせん、下着は着替えるけど。
　ほしたら、高等科のお姉さんが、行李を上と下にして、冬物と夏物とをちゃんと重ねてくれてな、「これから取って着たら良えけんな」言うて、してくれたんよ。
◆ **押入れに入れたままの食べ物が全部腐敗していた**
　ほんで、来た時に弁当やら果物やら、何やかや（＝いろんな物を）持たせてくれたのを押入れに入れたまま、知らんふりや。ほんだらちょうど、高等科をすまして一般寮に下ろうかっていう人が（＝少女舎から、成人女性の寮に移動予定の女性）、「押入れが臭い」言い出してな。ほんで出してみたら、うちのが全部腐っとった。
◆ **食事は口に合わずどんどん痩せていく、豚のえさのような食事、母が心配する**
　園の食べ物は食べれなんだな（＝食べることができなかった）。よう食べんけん、痩せて痩せて、お母さんが「来るたびに痩せる。どうしたんじゃろうか（＝どうしたのだろう）」って心配しよったけど、心配するけん、此処の食事のことは一切言わなんだ。私が来た時は、ご飯は麦で、おかずは豚のえさみたいなんや。ほんま、わやくちゃや（＝滅茶苦茶）。
◆ **貰った駄菓子は他の子にあげる**
　ほんで、1週間に1回は少年少女室に駄菓子をくれるんよ、福祉の方から。けど、よう食べん。仲良くしよる子らにあげたら、喜んで食べるんよ。

2．24畳で12人の生活

◆ **少女舎から大人の部屋へ、24畳一間**
　昭和17年の7月に少女舎を出て、大人の部屋へ行ったんよ。そこは24畳に12人の定員でね、1人に畳2畳やった。廊下から部屋に上がるようになっとるんやけど、障子を開けたらもう上り口。一番廊下に近い所で私は寝よった。そこが私の場所。
◆ **強制作業の合間にお裁縫をしなければならない**
　あそこに行ったらお裁縫せな駄目の。強制作業があって、作業の合間で縫い物をする

219

ん。自分の2畳の畳の上で。
- ◆ トイレに行く通路を作るために布団を敷き詰める、狭い

　寝る時はね、夜中にトイレに行かな駄目から、道を開けな駄目。やけん、狭いの、寝ても隣の人とくっ付いて。

- ◆ 他人と暮らしたことがない、大人ばかりで恐い、年齢も様々、優しい人も恐い人もいる

　そんで、大人ばっかりやから、怖かったねえ。私、そんな所に行ったことないから。家では身内ばかりやろう。でも、怖い人も居るし、優しい人も居る。20歳ぐらいから60過ぎまで、年齢も様々やったねえ。

- ◆ 消灯になっても帰らない男性は婿だった、消灯までは独身男性も来る、ハエ叩きをマイク代わりに男女で楽しむ

　ほんで、晩になったら、男の人が来る。9時が来たら帰るんか思ったら、帰らんやろ。灯を消してもまだ居るやろ。結局、結婚しとる人やった、お婿さんやった。

　9時までは、独身者の若い人たちも、女の人の部屋へ遊びに来るんや。ほんで、何も遊ぶことも無いけん、トランプしたり、歌の上手な人はマイクが無いから、ハエ叩きをマイクの代わりにして、歌ったりしてね。みんなそんなんして（＝そうやって）、男の人も女の人も、若い者はみんなで遊びよった。

- ◆ 慣れてみると他の部屋よりも良い人が多かった

　怖い人もきつい人も、やっぱり居る、どこにでも。そやけど、うちの部屋は慣れてみたら、よその部屋よりかは、まだ良い方やなと思う感じやった。

3．戦中・戦後の大島での生活状況

1）厳しい労働

- ◆ 翌年から強制収容で「預かり」が増える

　翌年の昭和15年から強制収容で人がいっぱい来てね。ほんで、「預かり」言うて、12人定員の部屋に、13～14人入れて人を預かるんや。そやけん、押入れに自分の荷物入れよう思っても、押入れが足りん。

　誰かが不自由になって不自由者棟に行くとか、病気で亡くなるとかして、人が減ったら、「預かり」の人が正式にそこの部屋の者になれるんや。強制収容が始まって、そんな人がたくさんいたんよ、どこの部屋も。

- ◆ 強制作業と縫物で自分の時間がない、針を落として刺さると危険なので、夜は裁縫は禁止、手紙を書く間もなく家族が心配する

　ほんで、朝の早よから起きて強制作業をしといて、その間に縫い物をするから、全然自分の用事はできんの。

　病人看護に行っとった人が帰ってきて、夕ご飯が済んだら初めて自分の時間になる。だけど、夕食食べたらお針は全然出さん、危ないけん。落ちとったら、刺さったら駄目でしょ。そやから、縫い物は禁止。そやけん、お洗濯したりね。部屋の人が入院しとったら、みんなで見舞いに行ったりしよった。

9章　田村喜代江の語り（聴き手　久保多美子）

本当にね、家に手紙を書く間もないんよ。ほやからね、家のもんが心配してね、再再、再再、来よったん。

◆婦人会がほころび縫い、休日なく働く、正月も挨拶回りを終えると仕事

　1週間に1回は、婦人会が全部の部屋回ってツギしてあげるんよ（＝破れた所を縫ってあげる）。ツギの上にツギするんよ。そんなんを着とったんで。ほんなんでもう、日曜でもゆっくり休むことないんやで、もう四六時中。正月でも、朝だけ、ちょっとだけ新しい着物を着て近所のあいさつに回ったら、もう早や着替えて、エプロンかけて仕事せな駄目の。

◆病棟はいつも満員、早朝から掃除、体重より重い掃除用具は洗うのが大変

　男の人の病棟は5つ、女の病棟は2つだけやった。それが、もういつもいっぱい。

　強制作業でその看護に行ったら、冬でも朝早ようから暗いうちに起きて、ボンテン（＝モップ雑巾）かけて、掃除せな駄目。自分の目方（＝体重）よりも重たいようなボンテンをこしらえとるんよ（＝作っている）。亡くなった人の着物とか、ぼろで。ほなから（＝だから）重たい、重たい。洗濯しても絞れん。濯いだら、タンクの縁へ立てといて、ほれで、引っ張り込んでかけるのよ。

◆洗濯はわら草履を脱いで裸足、手足が凍りつく

　あの時分は、戦争中やから履くもんがないから、わら草履くれるん、1足だけ。洗濯する時は、べとべとになって履けんようになるけん、わら草履も足袋も脱いで、裸足でするんよ。手も足も凍りついて。そういう生活をしよった、戦中戦後はね。

2）夫：肥上げの辛さ

◆肥え壺から桶へ人糞を移せず、農家出身の友が助けてくれる、天秤棒の桶が揺れ、人糞が身体にかかる、肥上げが辛いと夫が浜で泣く

　うちの主人なんかは、ここに来て間なしに肥上げ（＝人糞を溜めた壺から桶に人糞を移して、田畑に配び、肥料として田畑にまく）が当たったんやと。体は大きいし、どこも悪うない。ほんだけど、よう汲み上げんのやと、肥え壺から桶へな。ほんで、とうとう百姓しよった友達がしてくれたんやて。ほんで、半分程入れて天秤棒（＝両端に桶を下げ中央を肩に当てて担いで配ぶ）担いで行く。だけど、途中に坂道があって、それを上がらな駄目の。上がりよったら、桶が揺れるやろう、ほれで、ぺちゃぺちゃぺちゃ、体にかかるんや、肥し（＝人糞）が。

　もう辛ろうて辛ろうてな。済んだら浜へ行って桶を洗うて、ちゃんとしとかな駄目のに、ごみの中に桶を放り込んで、ほんで、自分は砂の上に倒れ込んで、泣っきょったんやと。よっぽど辛くかったんやなぁ。

◆浜で泣く夫の噂が総代の耳に入り、肥上げの作業から外してくれる

　ほんだら、あの時分は元気な人がいっぱい居るやろ。焚き木を拾おうと思って、朝早うから暗うなるまで歩っきょる人が、沢山おったんよ。ほんで、うちの人のその姿を見て、噂しよったんやろな。

それがとうとう、総代（＝今の自治会長）の耳に入ったんや。その頃は、強制作業を割り振りは全部、患者事務所でしよったけんな。んで、総代が言うてくれたんやと、「もうあれ（＝喜代江さんの夫）には肥上げだけはさせるな。あれは、もうようせん（＝できない）。他のことやったら、何でもするやろうけん、何でもさせてくれ。ほやけど、あれだけは堪えてやってくれ」って。

　ほんで、ほれからは病棟でおかゆを炊いたり、おかずが食べれん人に雑炊を炊いたりする小炊事で働きよったわな。

◆若くて元気なので農作業するように諭されるが夫は拒否

　ほんで、一番親しい本当の兄さんと姉さんのような夫婦がおって、甘え込んどった（＝遠慮せず甘える）んや。その兄さんが、うちの人に「お前は元気なんやけん、ちっと（＝少しは）畑もして自分で食べるだけの大根やら野菜は、自分で作ったらどうや」って勧めたんやと、とうとう。言いたいのを我慢しとったんやろう。陰で、「元気なのに、畑もせん」いうて、噂されよったんかもしれん。

　そしたら、一口の元や（＝即答）、「わしゃ、畑はようせん（＝できない）。そんなことするくらいやったら、食わん方がましじゃ。いらん（＝不要）」って、一口に断ってしもうた。

◆国に使い潰された

　まぁ、奉仕が多かったからな。もう「何もかも」じゃった。タバコのキセルの掃除まで、ボランティアでしよったけんな。とうとう、国に使い潰されてしもうた。ほんでも作業せなんだら（＝しなければ）、お金が無いやろ。

3）空襲、爆弾のカス

◆夫は爆撃機の監視役、空襲警報を出す、寝る間なし

　山の上に、茶室のような立派な家があったんよ、皇太后さんからの下賜（かし）で立てたんが。そこが戦時中は監視場になっとった。うちの人はその監視役で、飛行機が飛んでくるのが見えたら「空襲警報や」言うて、その家から走り下りてきて患者事務所に言いに行くんや。事務所も放送する物も無いから、全部の部屋に言うて走るん。灯を消さな駄目（いかん）けん。

　そんなことして、もう夜も昼も寝る間がない。家に雑炊を食べに来るのが精いっぱいやった、戦時中は。

◆終戦後は浜に打ちあげられた爆弾のカスを焼く

　ほんだら、戦争が済んだら今度は後片付け。米軍がいっぱい落とした爆弾のカスが、大島の浜に流れ着いてな。それを拾って焼くのに何十日とかかった。

4）耐乏生活

◆終戦の夏は猛暑、物が無く破れたうちわを米粒で貼る

　終戦は昭和20年の8月やろ。あの年の夏は、お盆の時分はもう暑い暑い。去年のような暑さどころでなかったよ。ほれで、うちわは1つしかないやろ、買うことはできへ

ん。うちわが汗でどろどろなって破れてね。皆、自分でご飯粒で貼ったりしよった。
　そういうふうな耐乏生活、本当になんて言うたら良えか分からんけど、きつい生活やったな。

◆ **食べる物なし、患者が山を開墾して畑を作る**
　ほんで、戦争中は食べる物が無いから。炊事場だって足らんじゃろ。ほんだから、元気な人があそこの山を拓いたんや。昔は、ちょっとしか畑なかったんよ。それを山の上まで、皆で鍬（くわ）とかスコップとかで開拓したんよ。ほんで、菜っ葉やなんか作ってな。

◆ **食事は2回、代用食にうどん粉が配られる、塩の代わりに海水で炊く**
　ほんで、みんなで防空壕を掘ったり山を開拓して、どうにか過ごしたんやけど、工事するのに、三度三度のごはんをくれんのよ、朝と昼だけ。「昼は2回分です」言うても、普通のご飯と変わらへん。それでは足らんわ、仕事しっかりせな駄目（いかん）しね。それと、うどん粉とか干したうどんがご飯代わりに出るのよ、代用食いうてな。塩も醤油もないけん、海から塩水汲んで来て、それで炊きよった。

◆ **空腹でひもじさから泥棒し、監房に入れられる人もいた**
　んで、中には人の物を盗む人がおった。何も無いけん、ひもじい（＝空腹で辛い）てなあ。そしたら、昔は監房があったんよ。監房に入れられた人も居ったで。それぐらい、何ちゃ無かったんよ。

◆ **1日に何人も亡くなる、通夜から葬式まですべて患者が行う、福祉は何もしない**
　どうにかこうにか生き延びてきたけど、その時分は、1日に何人も亡くなる。2〜3人亡くなるのは、しょっちゅうやった（＝いつものことだった）。夜伽室（よとぎしつ）で葬式して、火葬場も1つしかないけん、空いとる間がなかった。
　福祉の人は、1つも関わらんけん。それこそ手を後ろに回して立っとるぐらいのもんで、こっちが夜伽（よとぎ）（＝通夜）の何もかも、布団をかついで行って寝てしよった。

◆ **アメリカからの救援物資で助かる**
　戦争が済んだら、アメリカからララ物資（注：LARA物資, アジア救済公認団体〈Licensed Agencies for Relief in Asia〉による終戦直後の困窮した日本への救済物資、海外在住の日系人らが中心となった）が送られて、着る物とか食べる物が届いたんよ。アメリカは良うしてくれたんで。そんなんで助かってね。

◆ **夫婦舎が建ち、独身者も一人部屋へ**
　そんな時代も過ぎて、今度は夫婦舎も沢山建って、夫婦の人も全部入れるようになって、ほんで独身舎の人も、前は一部屋に13〜14人居（よう）けったけど、だんだんと減って5人ぐらいになって、そのうちに1人ずつの部屋になって、終い（しま）いは良うなったんやけど。

5）互助制度

◆ **働いた人が互助金を納める、家から仕送りのない人・盲人・重症者に分配する**
　物は何にも無いし仕事はせな駄目（いかん）し。実家から何にも送ってこん（＝送ってこない）人は物が無くて困ってねえ。そやけん、ここも働いた者は税金みないな物を納めよった

ん。沢山もらう人は沢山、私らのように、沢山作業できん者はちょっとの税金でね。互助金言うてね、それを作業賃から差し引いて渡してくれよったん。それで、そのお金は、家から品物もお金も何にも送ってくれん人や、盲人と病気が重うて働けん人に、互助金いうて配ってあげる。そやけん、税金は出しよったんよ此処でも、働ける人は。そうせんと、タバコも吸えんの、可哀想にな。

◆元気な人が不自由な人を大事にする、歩けない人を慰問会場まで連れて行く

　それと、ここでは元気な人が不自由な人をとても大事にしよったよ。戦争が済んで慰問でもあるいうたら、よう歩かん人達を婦人会の人が、縁も何にもない荷車へ乗せて会場まで連れて行きよったんよ。そしたら、喜んでね、皆さん。

6）病人看護（喉切り）

◆朝一番の仕事は、気管切開した人のカニューレの洗浄、身づくろいしながら湯を沸かす

　病棟看護にも行っきょったんよ。朝起きたら、喉を切っとる病人のカニューレを、早よ掃除してあげなんだら駄目（注：気道狭窄に対する気管切開は「のど切り3年」と呼ばれ予後不良であり、病名告知・失明と併せて、ハンセン病者の3大受難と言われた）。痰がいっぱい溜まっとるから。残しとった火種を七輪にとって煽いで火を熾して、早よ沸かさな駄目から、やかんにそのカニューレを洗うだけのお水入れて火にかける。ほんで自分の身づくろいをしよると、ちょうど微温湯になっとって、カニューレを抜いて洗えるんよ。

　ほんで、上手に内筒だけを抜くかんと、外筒まで抜くと、穴が塞がってしまって、息ができんようになって、大変なことになるんや。

◆病人に吸入器をかける

　それで、次はやかんに水を一杯入れて皆が飲めるようにしといて。今度は、喉は切っていないけどえらい（＝苦しい）人たちに吸入器をかける。それが病棟看護の朝一番の仕事。

◆気管切開した患者は痰がつまるとは窒息するので、目が離せない

　喉切りしとる人は、あの頃は沢山居ったんよ。喉を切ったら、誰か一人はそばに付いとかな駄目のや。痰が吹き出るけん、取ってあげんと窒息するんや。付いとるもんは、夜もろくろく寝れん。だけん、病棟看護はえらいんよ。息ができへんようになったら困るやろ。あの手術だけは本当に目が離せん。そういう看護を、20歳代から10年はしたな。

◆いつも時間に追われる、24時間労働、結核病棟もあった

　病棟看護は苦手や。夜も寝られん、昼もすることがあるやろ、24時間。

　そんなんで、ちょっと部屋へ戻って、お風呂に行って部屋の用事を済ましとこうと思っても、すぐ夕方や。ほやから、いつも時間に追われとるような感じやったね。

　それと、5病棟に結核病棟があったんよ、その人らが良うなったんか、亡うなったんか知らんけど、その内、普通の病棟に変わったわ。一時、うちの人は男病棟におって、夫

婦で病棟看護行った時もあるわ。

7）看取りと弔い

◆「籍元」が重病人の付き添いの算段をする

　ここを去っていくところ、最期のところをちょっと言おうか。軽症者の入る一般寮には、定員が12人やけど、多い時は13人〜14人入れよったんよ。各部屋には、「籍元」いうのがおって、その部屋から病人が出て病棟に入院したら、その籍元が親代わりになるんや。で、重病になったら、医務から「誰か付き添いをつけてくれ」言うて来るんよ。そしたら、籍元と患者事務所が見に行って、「これは二人つけな駄目」とか「一人で良えやろう」とか算段して、付き添いの手筈をするんよ。重病人は、四六時中看よらな駄目けん、二人で交代で看るんよ。二人居ったら、夜中にうとうとしても、片方が突いて起こしてくれるやろ。そうやって、息を引き取っていくんや。

◆感染防護服への着替えの必要な医師・看護師は臨終に間に合わない、看取られることはない

　息引き取る前に、えろうなる（＝苦しくなる）んが分かるから、看護師さんに言うて行くんやけど、今のみたいにさっさとは来てくれんの。予防着を来てマスクして身支度して来んと駄目けん、暇がいるんよ。来た時には、間に合わんで亡くなっとる時もあるし。

　ほんで、看護師さんが見て「先生、呼んでくる」いうて帰んだら、先生もまた身支度してくるから、来た時はほとんど息を引き取った後やった。だけん、先生や看護師さんに看てもらいながら亡くなることなんか、滅多に無かったんや。

◆籍元は葬式の段取り

　ほんで、亡くなったいうたら、後は病棟の看護人に預けとって、籍元は一般寮に走って戻んて、部屋の者や親しくしよった者に伝えな駄目。昔は、電話も何もないけん、全部、走って言いに行かんと駄目のんや。

　ほんで、葬式の段取りをするんや。あの頃、患者の中に2人、坊さんが居ったけん、その人らに言いに行かな駄目。だけん、夜中でも、籍元は走り回らな駄目のじゃ。

◆自分たちで解剖室に連れて行き、解剖が終わると自分達で湯灌する

　部屋の者が急いで駆けつけてきたら、寝台車に積んで治療室の奥の解剖室へ連れて行くんよ。解剖が終わったら、その解剖台の上で湯灌して綺麗にしてあげて。そこにはガラス戸棚があって、臓器とか、子どもを堕した人の子ども（＝ワゼクトミー、妊娠すると強制的に堕胎させられていた）とかが瓶に入れて置いとるんじゃと。恐ろしいけん、見んけどな。解剖台は、海に捨てとったんが大島の浜に打ち上げられて、今、飾っとるやろう。

◆座棺に入れて、お坊さんが夜伽室へ運ぶ

　ほんで、お坊さんがちゃんとお棺を持って来てくれとんよ。お棺言うても今のような寝るお棺じゃない、座るお棺なのよ。だけん、2人来て、後ろ前で棒に吊るして昔の籠屋さんみたいに運ぶんよ。お坊さんが、夜伽室へ連れて行ってくれるんやけど、それがま

た、おんぼろなんよ。

◆ お茶と線香だけの通夜、夜が明けると花と供物を準備

　部屋の者がみんな行ってお線香の支度をしたり、夜通しずっと起きとってな、夜伽（＝通夜）するん。夜やったらもう花も取りに行けんけん、お茶と線香だけあげて朝まで待っちょるんよ。朝起きたら、花畑係が花を取ってきて、花を活けてあげて。ほんで朝ごはん済んだら、皆、知り合いの人がそれぞれお参りに来てくれるやろ。ほんだら、心ばかりのお菓子を買うてきて、お供えしてあげて。

◆ 24時間は荼毘に付すことができないので、夜通しそばに居る

　ほんで、一晩寝な駄目。何や知らんけど、24時間は「焼かれん（＝火葬してはならない）」言うてな。もう一晩寝る時もあるんや。その時は皆、重たい布団を担いで持ってきて、寝るんや。ほんで、炊事場へ行ってお米貰うてきて、おにぎりして晩に食べる。それが、お通夜伽やった。

◆ 火葬・骨上げを終え同じ宗派の仲間にお骨を預けると、籍元の役割はおわり

　明くる日は、昼の1時からの葬式。お坊さんが火を付けてくれて、火が付いたら帰ってくるんよ、籍元も皆。で、良い時分に戻ったら（＝頃合いを見て火葬場に戻ると）お骨になっとるけん、お骨を要るだけ貰うてきてね、

　で、亡くなった人と同じ宗派の人も、お骨になるまで一緒に居ってくれて、毎晩、お参りをしてくれるけん、そこにお骨を預けたら、籍元が毎晩お参りを取り仕切らんでもええんよ。

◆ 三十五日に骨を納骨堂に預け、一生が終わる

　そないして、三十五日の法要を皆でしてお骨を納骨堂へ預けたら、それでお終い。そんなんで一生終わっていくんよ。

◆ お盆の法要以外は、患者がお経をあげる、一部の宗派を除き素人ばかり

　ほんで、お盆の時だけ島の外から本当の坊さんが来てくれるんや。普段は、そんな人居らんけん、患者の中で、よう信心しとる人がお経をあげるんよ。浄土真宗だけは、島の外で坊さんしとった人が来とったけど、それ以外の宗派は素人ばっかりよ。

◆「命ある限り、大島の仏を弔いに行く」地元の住職が来島、住職の妻が大事にもてなしてくれる

　それが、いつ頃からか、牟礼（＝大島から最も近い四国の町）の住職さんが来てくれだして、「自分の命のある限り、大島の仏の世話に行く」っちゅうて。もうだいぶの年（＝高齢）ですよ、あのお坊さん。

　その寺へ私も行ったことあるよ。んだら、奥さん出てきてね、「上がってください」言うけん、断わったんよ。「私らみたいな者が、こんな所に上がったら駄目」と思って。そしたら「いや、上がって上がって」いうけん上がったらね、きれいな庭、山がね庭の代わりしとる（＝後方に広がる山々が庭の一部と化し、景色を作り上げている）。それを見せてくれてね、親切してくれた。

Ⅲ．結婚、夫と共に生きる

1．馴れ初め
1）夫との馴れ初め
◆子連れの同郷の男性患者に声をかけられる、子どもと同年齢の私が目に止まった、親子でも患者と一般人は一緒に住めず辛い

　ある時、おじさんが「喜代ちゃん、どっから来たのか」って声かけてくれたんよ。同じ徳島出身の人やった。その人は、私より3つくらい下の女の子を連れて来とった。昔は、親が此処に連れて来られた時に、外で子どもを見てくれる人が居らんかったら、一緒に連れて来よったんよ。けど、子どもは病人ではないけん、親と一緒には住めんやろ。あの頃は、職員とか壮健さん（＝ハンセン病患者以外の健康人）の住む所と患者区域は、線を引いて分けとったけん、病気でない子どもは壮健さんの方で住むんよ。月に1回くらいは面会できるけど、普段は親でも会いに来れんし手も握れん。物をあげようと思っても、福祉の人が一々消毒して渡すけん、辛かったんやなあ、親として。男親でもなあ。

◆大事にしてくれるおじさんの部屋に遊びに行く、同室に夫がいた

　んで、私がその子と同じ年頃じゃけん、目に入ったんやろな。その人が、よう声かけてくれて大事にしてくれるけん、私も誰ちゃ居らんし（＝誰もいない）行く所も無いけん、つい夕食が済んで自分の時間ができたら、「おじさん、おじさん」言うて、おじさんの部屋へ行きよったんよ。そしたら、うちの人は、そこの部屋におったんよ。

　あの時分は夫婦舎は無いから、皆、男の人は独身ぎり（＝だけ）で居る、通い妻はおったけど。おじさんとこに行ったら沢山若い衆がおって、その人らと相撲取ったり、トランプして遊びよったんよ。

◆おじさんとお姉さんが仲人をする、私は二人の思惑に気付かず、夫は私が別の人と結婚すると思っていた

　ほんならいつの間にやら、本当の姉さんみたいに親しくしよった人とそのおじさんが、「嫁に取ったらどうじゃろうか」って言いだして。こっちは知らんけん、一生懸命遊びに来とったわな。ほんで、おんなじ年の兵隊帰りの人がおったけん、うちの人は、私がその人と結婚するもんに思っとたんやって。結婚して何十年もして、そう言よったわ、「お前、あの人と一緒になるんかと思っとったが」って。「私、誰とも一緒になると思わんと行きよったんよ、行く所が無いし、あっこに行ったら面白いけん」言うたんよ。そんな縁で一緒になったら、良え人やって良かったんよ。

◆大部屋では、結婚しないと一人ではいられない、男性の力が無いと気兼ねで大掃除もままならない

　恋愛とかそんなんじゃなくて、やっぱり、結婚せな1人で居れんのよ（＝結婚しないと一人ではいられない）、大部屋では。大掃除いうたら、畳も全部出してするやろう。私ら、何ちゃようせん、畳の埃を取るくらいしか。ほしたら、気兼ねで居れんわな（＝気

227

兼ねで居心地が悪い）。男の人が居ったら、煤払いの笹を宵から山に取りに行って、ちゃんとこしらえしてくれるで（＝作ってくれる）。夫婦が総出で大掃除するんやけん、もうじっとして居れんわ。

　ほんだけん、年頃が来たらみんな結婚しよったんよ、否が応でもな。若い衆やけん、好きな人もできるしな。

2）夫婦舎への入居
◆出来たばかりの夫婦舎に入居できた、夫が目が悪く「半不自由者」だったことが幸いした

　ほんで、夫婦舎が出来たのが昭和25〜26年じゃないかと思うな。うちは、一番初めに夫婦舎に入れたんよ。

　結婚の古い順から行くか、結婚したて（＝新婚）の者も全部混ぜてくじ引きにするか、片方が長い間入院しとる人は後回しにするかとか、いろいろ話はあったんよ。

　ほいだら、総代（＝今の自治会長）が決断した。「結婚の古い者から行くようにしよう」って。夫婦共元気な者は「健康者」、一方が不自由な者は「半不自由者」、両方とも不自由な者は「不自由者」という3つに分けて。ほんで、古い順から入った。うちは、うちの人がちょうど目が悪うなった時やったけん「半不自由者」で、うまい具合に即入れたんよ。嬉しかったなあ。うちの人は、働いて働いて、とうとう働き潰されてしもうたんやけど、あの時ばかりは幸いしたなあ。

2．夫の事情
1）夫の入所
◆兵役検査でハンセン病と診断されると家に傷がつく

　うちの人は、兵隊の検査の時に入園したんやと。弟が下に4人居ったから、自分が兵隊の検査に行って「この病気じゃ」言われたら困るやろ、下の子らが。家に傷がつくと思ってここへ来たんよ。

◆夫は兵役で病気が悪化することを恐れ入所を決意する

　此処の先生が「これやったら兵隊の検査に通るけん、兵隊に行こうと思ったら行っても良え」言うたんやと。けど、兵隊に行ったら、どんなえらい（＝苦しい）目をせな駄目か分からん。そしたら病気が騒ぐ（＝病気が悪化する）やろ、「どんなに悪うなるかは請け負えん」って言うけん、この病気は恐ろしいからのう、悪うなったらな。「それなら、戦争が済むまで此処でやっかいになろう」思って、ここに腰を落ち着けたんやと。21歳の時やわ。

2）焼け野原の大阪への一時帰郷
◆戦争が終わり、大阪に一時帰省、大阪の街は焼け野原

　戦争が済んでね。うちの人が「一遍帰って見てくるわ」いうて、大阪に帰ったんよ。まあ、駅降りてみたら、何処が何処やら分からんのだと！　焼け野原で何ちゃ無い。あれだけ沢山家が建っとったのに。

　家族は皆、徳島へ疎開しとったけど、お父さんは軍の仕事しよったけん、妹もお父さ

んの世話するために、大阪に残っとんよ。
◆うどん粉で団子を作って夫に持たせる
　「ほな（＝そしたら）、この辺で座って弁当でも食べよう」と思って座ったんやと。私もあの時分やけん、弁当いうても何も有れへんで。代用食のうどん粉を丸めて、南京の餡を入れて団子を拵えて持たせたんよ。戦争が済んで直ぐやけん、「家の人の食べ物も無いじゃろうし、うちの人が帰んでも食べる物も無うて困るやろう」と思って、しっかり拵えて持って帰なしたんよ（＝持参させた）。
◆浮浪児が家までの道案内をしてくれる
　ほいたら（＝そうしたら）浮浪児の子がいっぱい来て、見よる間に皆、食べてしもったんやと。ほんで、「こういう所に行きたいんじゃが」言うたら、よう知っとるわ、さっと連れて行ってくれたんだと。
◆夫の妹が私への手土産を買い出し
　ほんだら、妹とお父さんが居る家だけが、どうにかこうにか残っとったらしいわ。妹が何にも無いのに買い出しに行ってな。私に、「お化粧品とか食べるものを託げな駄目」言うてな。「こんなん、貰ろて来んでも良えのに（＝こんな物をいただいて帰らなくても良いのに）」言うたらな、「いや、兄さんらも困っとるやろ。いつでも思いよるけど（＝いつも気にかけているけれど）、なかなか送る訳に駄目」言うてな。ほんで、戦時中に亡うなった姉さんの着物とかを土産に持たせてくれたんよ。

3．夫の失明
1）戦時中の無理な労働
◆薪割りをする人、それを積み上げる人、障害に合わせて役割分担、防空壕も患者が掘る
　戦時中は、防空壕掘りから薪割りから全部するんよ。私らのこんな腕（＝麻痺のある腕）でも、大きな薪を割るんよ。のこぎりを使える人はのこぎり、鉈で割れる人は鉈、それもできない人は切ったのを積み上げる係。そういうふうに分けてな。
◆暑い夏に麦わら帽もなく、とうとう虹彩炎に、患者作業を休めず悪化し視力低下、眼が疼く
　ほんだら、うちの人も青年団の会長しよったけん、薪を割るんよ。暑い夏に麦わら帽子もない、眼鏡もない。とうとう目の病いにかかった。あれ、何言うんじゃったかな、虹彩炎かな。ほんだけど、患うたけん言うて、作業を止めるわけに駄目で。疼くんじゃ、あの病気は。何年か目が疼いて、だんだんと視力が悪くなってきたんやけど。
◆使い潰され視力も奪われる、視力低下後に盲人会会長に
　もうね、ずっとそんなことばっかり、奉仕ばっかりやろ。元気なけん、使い潰されてしまったのよ、とうとう目までやられてしもうて。ほんだら、盲人会に誘われて会長を済ましてから、70歳で亡うなったわ。
2）強制的な治験により病状悪化
◆園長の命令で全員新薬を使われる、「イヤ」と言っても服用させられる
　初め来た時は、此処でも10人に劣らんくらい元気だったんよ。ほんだら、何やら言う

新薬ができて、それを皆したんや。んで、私もしとうなかったんよ（＝したくなかった）、病気が落ち着いとるけん。

けど園長の命令で、全員せな駄目かった。雨の日は、下駄で泥濘道（ぬかるみ）を行かな駄目けん、「今日は行きとうない」言うても、どうしても休ませてくれんの、看護師さんが。大風子の時はやってもやらんでも良かったのに。

飲み薬もあったんかなあ。口入れて、舌の下に隠しとっても、看護師さんが調べるんじゃ、ちゃんと飲み込んだかどうか。なんせキツイ薬やったで。

◆既に悪化して麻痺が固定している人以外、軽症者は軒並み病状悪化、私も夫も悪化

その時に皆、病気が悪くなった。うちの人も私も、その時から悪うなった。私もあれで入院したんや。うちの人も、「ちょっと体の調子が悪いの」って言い出して、すすすすすすっと病気が進んだから、皆や。聴き手：薬で変化の無い人もおったん？　田村：病気が進み過ぎて、手足も麻痺して病気が固定しとる人やな、それは。けど、病気の軽かった人は軒並み病気が進んで、悪うなった。

◆皆が尻込みする中、夫は一番にプロミン使用を希望するが、抽選から外れる、あの時プロミンを使えば視力低下を防げたかも

ほんで、プロミンが来てから良うなった。けど、前の注射で皆病気が悪うなったけん、恐いやろう、「今度のも、せん（＝しない）」いうて、みんな尻込みしとったんよ。

うちの人一人が「わしゃ、どんなになっても構わんけん、する」っちゅって、一番に頼んで行ったんよ。ほれやのに、他の人が選ばれて、うちの人は撥ねられたんよ（＝抽選から漏（も）れる）。薬が10人か20人分しか無かったけん。あの時、早ようにプロミンをしてくれとったら、目が落ち着いとったんじゃなかろうかと今だに思うけどね。

◆プロミンはよく効いた、気管切開、失明せずに済んだ

けどまあ、プロミンはよう効いたねえ。喉の悪い人も切らんでもようなったし、目の悪い人も、どうぞこうぞ（＝どうにかこうにか）落ち着いてね。

3）夫の眼となる覚悟

◆夫は字も見えなくなる、私が先に泣いてしまう、夫は泣くに泣けない

けど、うちの人は遅すぎたんよなあ。「わし、目が見えんぞ、字も見えんようになったぞ」って言うた。その時に私が辛かって、泣いたんよ。そしたら、うちの人は泣けんわ、泣きとうても2人は泣けんけん。私が先に泣いてしもうたけん。

◆自分のことは後回しにして夫の面倒を見る覚悟を決める

何日かして、「もう私は、10のところ、あんたのことを7までして、私のことは3で良えけんな。そうやってあんたのことを看るけん、それで行こう」って、そういうふうに決めたんよ。ほやから、自分のことは放っといたら良え、この人のことを主にしたら良えっちゅうことで、自分のことは棚にあげて、あの人のことをしてきたん。自分のことは、休みにちょこちょこ花を作るくらいやった。

4．夫の盲人会での活躍
1）盲人たちの困窮生活、年金獲得運動
◆盲人会の困窮ぶりに驚く、盲人会が先に立って運動を開始

　次、年金の話に行こうか。その頃は、もう皆お金が無くて、家から仕送りのある人は良えけど、ほとんどの人は家から何も来ない。ほんで、働ける人は作業賃の一部を互助金に出して、皆で分けるけど、作業賃なんか僅かしかくれんのんよ。

　うちの人が目が悪うなって盲人会に入ってみたら、もう何ちゃ無い。あまりのひどさにびっくりしたんよ。盲人会館も無いし、何にも出来へん。ほんで、一応相談したら、皆が「それは良えこっちゃ（＝良いことだ）」っちゅうことになって、「運動してみよう」言うことになったんや。

　ほんで、全国の療養所の盲人会に呼びかけたら、「全国で揃ってしようじゃないか」ということになったんよ、全部の療養所が。やっぱり皆困っとったんやね、お金に。一遍にまとまってね。ほんで、全国ハンセン病盲人連合協議会（全盲連）ができて、盲人会が先に立って年金もらう運動をしたんよ。

◆福祉の職員の一人が手伝ってくれる、島外交渉を請け負う

　ほしたら、福祉に勤めとった人が手伝うてくれた。兵隊から戻って間なしで、奥さんが看護師長をしよったわ。その人がね、「わしも出来るだけのことをする」いうて。ほんで、病人は島の外へ出られんやろ、「わしが島の外のことはするけん、何でも言うてくれ」っちゅうて、その人が県庁に行ったり、力入れてくれたんよ。

　盲人会も力を入れて、年金がもらえる形勢になってきた。「今すぐという訳に駄目けど、先にはくれるやろうけん、気長に続けて行こう」って言うてくれたんやって。

◆自治会は反対（国費で生活しているので支給されるはずがない）、欲深いと陰口をたたかれる

　それからすぐ、患者自治会の執行部に言うて行ったんやと。「年金獲得の運動をするけん、一緒にしませんか」って。ほんだら、「ここで生活させてもらいよるんじゃけん、そんなもん、くれへん」ちゅって、相手にしてくれなんだらしい。ほんで、後から「盲人会はめくら（注：差別用語のため現在は使用しない、語りを重視し修正は加えていない）のくせに、欲が深い」とか、悪口言いよったらしいわ。

◆「協力しない人は放っておけば良い、盲人の困窮を知る意思ある者だけでやる」と夫

　ほんだら、うちの人が、「良え良え、せん人はせんで良え（＝やる気のない人はしなくて良い）。これだけ困っとる人間が居る。不自由な人は仕事ができんから、お金も貰えん、タバコ代にも困っとる。不自由な者がどれだけ辛抱しとるか、ツギハギだらけの服を着とる」って言うたわ。

◆ツギハギだらけの服を着る程困窮していることを、婦人会の私も青年団長をした夫も知っていた

　私らは婦人会で、綻び縫いに回るんやけど、亡うなった人の服を綺麗に洗うて、それで継ぎをしてあげたらまた破れる。その上に、二重も三重にも継ぎをせな駄目ような物

を着とったん、盲人さん達はな。うちの人も青年団長しとったけん、よう知っとるんよ、目の見えん人や手足が不自由で働けん人が、どれほど生活に困っとったかは。ほんで、盲人会館を建てて、運動を起こさな駄目(いかん)と思うたらしい。

◆一生懸命の夫についていく、陰口を叩かれても気にしない

だけん、私も言うたんよ、「私は何言われても構わんよ。みんなが困っとるやけん、運動して、みんなが楽になれたら良いけんね。私はどんな人に悪う言われても構わんよ」って。陰口叩かれて、私も辛いのは辛かった。

あんなことせんでも（＝しなくても）、うちは困らへん。うちは、実家から沢山送(ようけ)ってくれよったけんなあ。けど、困っとる人が沢山いるし、うちの人が一生懸命やったけん、うちも信じて付いて行ったんよ。

◆全国の盲人会の動きを知り、自治会が協力し始める

自治会の方も気になったんやろうな。全国の盲人会に問い合わせたら、やる方向で動きよる。それを聞いて、大島でも年金獲得委員会を立ててくれて、力を貸してくれるようになったんよ。裏話やけどなあ。

◆点字を習って盲人会の書籍を点字で作る手伝い

点字も知らんけん、福祉の人が習って来てくれて教えてくれてなあ。それを私も習って、盲人会が出す書類をだいぶ作ったで。友達が訪ねて来たら、「朝から晩まで、いっつも点字を打ちよるなあ」って言われよったけん。

◆年金が承認されるが重症者のみ（盲人・重度の肢体不自由者）

ほれで年金がおりるようになったんやけど、全員じゃないんよ。一番初めは、「盲人会の人と、四肢の一番不自由な人にあげます」ということやったん。

2）対象漏れの朝鮮人夫婦の感謝

◆朝鮮人夫婦と夫には年金通知が来ない

ほんで、盲人会で開けてみたらね、朝鮮人の夫婦と、弱視の人と、うちのお父さんに年金の通知が来てなかったんよ。「一番先に立ってしてくれた人に来とらんのは、駄目(いかん)」って皆が言いよって。うちの人も、「くれたら貰いたいけど、まぁどうでも良いわ」というような気持ちやったんよ。本当に困ってる人が居ったけん。

◆失明だけで他の症状が無いことが、夫に年金の出ない理由、この程度の障害で子育てしている者は島外に沢山いる

「1人は弱視やし、朝鮮人は外国じゃけん、まあ仕方がないとしても、なんでうちの人に来んのかって」問い合わせてくれたら、うちのお父さんは目が見えんのと眉が薄いだけけど手足が良えけん、「これぐらいやったら、島の外の人間でも子育てしよる」いうことやったんや。

◆福祉の支援者が火傷しても気付かない知覚神経麻痺について説明、夫に年金がおりる

一生懸命に動いてくれた福祉の人が、「これは駄目(いかん)、この病気で盲人になったんや、交渉に行って来る」いうて。「しびれの大変さは、病気でない人には分からん。なんぼ手が

良えげに見えても、火に当たっても痛うもないけん、大火傷するまで気が付かん」いうようなことを、しっかり言うてくれたんよ。ほしたら、うちの人とその弱視の人とは年金が来たのよ。

◆大使館に交渉し、朝鮮人夫婦にも年金がおりる

んで、「朝鮮の人はあまりにも気の毒だから、朝鮮の大使館か何処かに交渉せな駄目」言うて、その交渉をその福祉の人に手伝うてもろうて。ほんだら、くれるようになったんよ。

◆朝鮮人夫婦に「お礼に何でもする」と感謝される

ほんだら、その夫婦が、「本当やったら貰えんところを、がいに（＝ものすごく）運動してくれたお陰で、うちらも貰えるようになった。それも、此処で貰う人よりも余計にくれよる（＝日本人よりも金額が大きい）、気の毒なことや」いうて、がいに喜んでくれてなあ。ほんで、「わしに出来ることやったら、何でもさせてくれ」言うて、ありがたがってくれたんよ。そりゃあ、全然入らんわな、他所の国の人で国交が無いんやけん。

◆朝鮮人夫婦が、壺阪寺までの道中、後遺症のひどい者が奇異な目で見られないように協力してくれる

ほんだら、奈良の壺阪寺さんが、ハンセン病の盲人を寺に招待してくれたんよ。その道中、目の見えん人や手足の無い人や顔の崩れた人も沢山居るけん、目立って奇異な目で見られるんよ。ほしたら、うちの人が、その朝鮮人の夫婦に、「あんたたちが一番先頭を歩いてくれ」って頼んだんよ。その人らは、顔は普通の人と変わらん、綺麗やったけん。ほんで、列の真中に手足のない人や見た目の崩れた人を入れて、その周りを私らみたいな、まあまあ、ましな者が取り囲むようにして、世間の人から奇異な目で見られんようにして歩いたんや。そしたら、その朝鮮人の夫婦が、堂々と歩いてくれて、後ろが遅れんと来よるか、気をつけてくれたんや。

◆後遺症のある者の代わりに、大島青松園を代表して交流

ほんで、壺阪寺に着いたら、向こうの地元の人と交流するんやけど、こっちはみんな後遺症があるけん、余興の歌を指名されても尻込みするんよ。そしたら、先頭に立って、大島青松園を代表して歌も歌ってくれて、協力してくれてなあ。雰囲気の良え交流ができたんよ。二人とも亡くなったけど、そんなこともあったわ。

3）みんな平等に生活改善

◆皆に平等に年金がおりるまで、受け取りを拒否

しばらくして、私らのような軽い者にも年金をくれるようになったんよ、一番不自由な人と目が見えん人以外にも。ほやけど、私は手続きをせんかったん。うちは、一人でも貰えよるけど、夫婦で二人とも貰えてない人も沢山居るけんな。

ほしたら、自治会事務所から、「喜代江さんよりも病気の軽い人が年金を貰いよる。喜代江さんの後遺症はどれくらいかな」いうて、部屋の人に問い合わせがあったんよ。だ

けん、「みんなが貰わんかったら、うちも貰わん」言うたんよ。ほんで、ずっと後に拠出年金に変わって、みんなに平等にくれるようになってから、私も貰うようになったん。

◆患者作業できる人とできない人で生活格差、共同生活では持たない人に気を遣う、一人だけ買い食いはできない

　大部屋におった時は、欲しい物も買われんので。確か、この手が傷んだ時やったわ。針で突いて傷になった所が腐って、入院したんよ。うちの人が、「帰んだら、菓子なんか買うて食べれんのやけん、此処に居(お)る間にしっかりと食べとけよ」言うて、お菓子を買うて食べさせてくれた。やっぱり気を遣うんよ、大部屋で居(お)る時は一人だけ買うて食べるんはできんやろ。

　年金をみんなにくれるようになるまでは、賃金の良え作業ができる人と、不自由で作業のできん人が居(お)るやろ。最低の作業しかできん人は、収入が無いけん、最低の物しか買えんのよ。やっぱり、気を遣うんよ。

　だから夫婦舎に行ってからは、食べる物は各々別やけん、自分の好きなようにできて良かったけどな。

◆皆が年金を貰うようになってからは周囲に気遣いしない、平等に生活改善できた、テレビ購入は電力制限が緩和されてから

　昭和40年頃かな、よう覚えてないけど、私も拠出(きょしゅつ)年金を貰えるようになったんよ。自分でお尻の拭けるような、自分で仕舞(し)のつく人は、長いこと(＝長い間)くれんかったけんな。うちの人は、盲人やけん、だいぶ早よから、30年代から貰うとったけどね。

　皆が年金貰うてからは、皆が何を買おうとないしようと、気を遣わんようになった。電気の制限があったから、テレビは買えなんだ。こんなラジオでも、許可になるんは目の見えない人だけ。うちのお父さんが目が見えなかったけん、すぐ買うたけど、だけどテレビは許可にならん。集会所に1台あって、それをかける時間が決まっとる。ほやけん、夕飯もそこそこに連続放送劇を見に行きよったよ。

　そのうちに、皆がごちょごちょ言うて、電気の量を増やしてくれてね、テレビを買えるようになったんよ。みんな喜んでね。貰ったお金を貯めて、皆同じようにテレビも買うたしラジオも買うたし、皆同じような生活になれたんよ。で、平等の生活ができた。手足の不自由でお尻が拭けん人なんかも、あのトイレのお湯が出るのがあるで(＝ウォッシュレット)、あれを付けたんよ、それはずっと後やけどな。

◆年金のない時代の本当の苦しさを知る人は少ない、炊事洗濯を自分でしなくても良くなって、手の傷が減った

　昔は、鍋かけて、よう火傷しよったやろ。それが、年金をくれ出して食べるのも楽になって、だんだんと煮炊きするのも少のうなって、ほんで年をとったらようせんようになった(＝できなくなった)。今は十分な物を園がくれるし、洗濯も洗濯機を買うてするから、手に傷もできん。今は手も足の傷ある人はあまり無いと思うで。そういう、とっても良え時代になった、今はな。

234

9章　田村喜代江の語り（聴き手　久保多美子）

ほやから、今居る人は本当の苦労は知らんと思うわ。年金くれる時代のちょっと前ぐらいから入った人が多いから。本当の苦しい時代を知っとるんは、数人になってしもうたわな。

4）内助の功
◆盲人会の書類を引き受ける、肩凝りから眼にでき物、点字のタイプライターを購入して楽になる

　うちの人が盲人会に入ってからは、ほとんどの書き物（＝書類や手紙などの作成）はしたよ、点字も習ろうてな。あんまり書くもんで（＝あまりにも多く書くので）、肩が凝って目に大きなでき物ができてしもて。

　そしたら、点字のタイプライターを買うてもらって、盲人会でな。それを稽古して打ち出してからは、楽になったんよ。こんな玉をチュンチュンチュンチュン打たんでも良えからな。

◆夫が生きていた頃は多忙、盲人会の一番の世話人と褒められる

　うちの人が生きとる時は、ずっと忙しかった、盲人会の書き物が。ほんで、居らん時は新聞読んで、「これは」と思う記事は全部録音しとくんよ。そしたら目が見えんでも、何書いとるか、うちの人が分かるやろう。ほんで盲人会会長の放送に必要なものは、全部録音しとくんよ。まぁ、それにかかっとったわな。

　自治会長の○さんが、「田村さんが盲人会の一番の世話人やったなあ」っていうくらい、それにかかりきりやった。

◆夫の死後、役割喪失、周囲が心配

　ほんだら、亡うなったら本当にもう用事が無うなってしもうて。亡うなった時の看護の疲労と両方で、心安い人が「これは三十五日までもたんぞ」と言いよったらしいわ。

5）光田健輔医師への怒り、補償金で解決できない怒り
◆病気が治ったのになぜ家に戻れないのか？　甥が疑問に思う

　この間ね、甥が電話かけてきて、「おばさん、いつ帰るんや。病気が治っとるのに、なんで病院に居らな駄目のや」ってそう言ってね。「やっぱり病気が治っとっても、後遺症や他の余病があるけん、皆居るんよ」って言ったら、「ふーん」って言いよったけどね。そやけん、外の人はね、「治ったんやったら、病院に居ることはない。家に戻ったら良え」と思っとる。

◆濃厚接触した家族の誰にも感染していない、家族の誰もが感染する病と思っていない

　私が家に居った時分、弟が生まれて私も抱いたけど、一つも伝染っとらんやろ。ほんで姉さんや兄さんにも結局伝染っとらんやろ。そやから、伝染る病気とは誰一人思うとらなんだ。伝染るんやったら、皆同じように伝染っとるやろ。「伝染るけん、そっちに寄っとけ」じゃあ言うことは無かった。一緒にご飯食べて、口に入れてもろたり、食べかけをあげたりしよるのに、一つも伝染らんのやけんな。

◆感染する病気と世間に広め、強制収容を強硬に主張した光田健輔、医師としての良心があったのか

　そやけど、外では（＝世間では）顔を見ても伝染るような雰囲気があったやろ。私はな、今でも光田健輔（＝長島愛生園の元園長、当時の日本癩病学会の重鎮）だけは許せん。「あの人は、本当のお医者さんじゃったんやろか」と思って。医者のくせに「伝染る、伝染る」言うて、「あんなんがおったら（＝ハンセン病患者が巷にいたら）、日本の国が汚れる。手錠をはめてでも療養所に連れてくるんじゃあ」って国会で言うてなあ。

　他の偉い人が「そんなことはできんやろう、何ちゃ悪いことはしとらんのに」言うても、「強制連行したら良えんじゃ」いうて、聞かんかったけんなあ。

　「本当の医者やったんじゃろか」と今だに思う。お医者さんやったら言えんでね。「治るから、入所して治療してくれ」言うんなら、結局治らんでも、医者として構わんと思うけど、「伝染る、伝染る」言うて、「伝染るけん、手錠して連れて来い」なんか、医者としての良心が無かったんじゃろうかって、私、今だに腹が立つ。

◆素人でなく園長が主張したことが許せない

　それが、素人が言ったならともかく、お医者さんでしかも園長やで。ほやから、あの人だけは絶対に許せん。

◆光田医師のせいで、私・家族・ハンセン病患者の人生が変えられ苦労した

　あの人のせいで、私の人生も家族の人生も変えられてしもうた。私だけやない、この病気の者はみんなや。あの人一人のために、うちの家族はみんな苦労したんじゃ。だけん、それが今でも私の頭から離れんの。子ども心に許せんし、今だに許せん。

◆国から補償金が出る、署名捺印を求められたが拒否

　ほんだら、国からなんやら金じゃいうて、お金くれたでしょ（＝国賠訴訟）。だけん、「私、要りません」て言うたんよ。ほんならな、福祉の係長がな、「田村さん、どうしたんや。皆貰いよるのに田村さんの名前が無いんじゃけど、貰わんのな」って言うけん、「うん、私、要りません」って言うたんよ。ほんで、3回か4回か言うてきた。

　ほんで終いにな、「もう田村さんな、名前書いて判だけ押してくれたら、手続きはしてあげるけん。お金はな、要る時があるんやで。そやけん、貰といて悪いことは無いから。貰って当然のお金なんやけん、貰っときなさい」っちゅうて、女の係長さんがしっかり勧めてくれて、貰うことにしたんやけどなあ。貰っても、1つも嬉しいことない。

◆お金で済む問題ではない、家族が辛い目にあったのが許せない

　それはもう、お金で済ませんもんがあるんよ。補償金を貰うとか何とか言って、皆、運動しよったけど、私は知らんふりしとった。ほんで、大阪の弟に「お前、持って帰いね。私、そんなの要らん。要らん言うたのに、くれたんや」言うてな。

　「もう、腹立っておれん（＝我慢ならない）」ゆうたんよ。「私だけが不幸になるのなら良いけど、家の者がみんな辛い目したのが許せんのや、お金では済まされん」って。それだけが腹立つ。どんなにしてくれても腹立つんや。

5. 大島から外へ
1）高松の街で買い物ができるよう園長が道をつけてくれる
◆園長が商店主を集めて完治し感染しないことを説明、親切に商品を売ってほしいと頭を下げる

　それまで、患者は島の外に出れんかったんやけど、出ても良えことになったんよ。私らが街に出る前に、その時の大西基四夫園長が、高松の街の商店主を集めてね、ほんで、この病気のことを、よう説明したんやと。

　「もう綺麗に治ってるから、菌は居(お)らんけん、人に伝染ることはない。少々の後遺症があるけど、伝染ることは無いけん、もしも店に来たら、親切にしてやってくれんやろうか。店の商品を売ってやってくれんやろうか」いうて、大西園長さんがちゃんと説明して、頭を下げてくれとったんや。後遺症があって恐ろしげになっとっても（＝見た目が恐ろしそうに変形していても）、何時でも誰でもが行けるように、ちゃんと打ち明けて道を付けてくれとったんよ。

◆患者が作った菓子を喜んで食べる園長

　大西園長は、良え人やったんよ。本職のお菓子屋さんが、病気になって来とったんよ。眉毛が無いだけで、壮健のような人（健康な人と変わらない）。その人が、生菓子を作るんが上手で美味しいてな。あの頃は、職員でも患者のそばに寄り付かん時やった。畑で作った花をあげても陰で捨てられる時代やった。

　けど、大西園長さんになってからは、「先生、お菓子が出来よるで」言うたら製造部に来て、お茶を入れてもろうて生菓子を食べるんよ、患者が作ったお菓子やのになあ。「ここの生菓子は美味(おい)しいのう」言うてな。それまでは誰っちゃ、寄り付かんのにな。そんな先生やけん、高松の街の人達にも頭を下げにいってくれたんかなあ、病人のためになあ。

2）高松の街の人が大事にしてくれる
◆後遺症があるので腰が引ける、夫の勧めて高松へ

　昭和38年に、私、初めて高松の街に行ったんよ、大島から。ちょっと前から外へ出られるようになったんやけど、私はこんな後遺症があるけん、よう出なんだ（＝出ることができなかった）。ほんで、うちの人も「いっぺん出てみたら、慣れてまた行けるようになるかも分からんけん、行ってみい」言うけん、付いて行ったんよ。そしたら何でもない、割にね、店屋の人が。

◆馴染みの店ができ、自分の顔が傷んでいるのも忘れて、店の人との会話を楽しむ

　買うのは、もっぱら男物の服ばっかりやった。うちの人が盲人会の会長をしよったけん、お客さんが来るやろ。あんまり嫌(いや)らしい格好もしておれんけん（＝変な格好もできない）。私の服は、実家から送ってくれよったけん、あんまり困らんかったんよ。

　行く店も決まっとるけん、顔馴染みになってな。ほんだら、その店のおばさんが、「おいでたの（＝いらっしゃい）」って声をかけてくれるんよ。自分の顔って自分では見え

んやろう。ほんだけん、みんなが綺麗な顔しとるけん、自分もそれと同じように思って（＝自分の顔も相手と同様、綺麗な様に思って）、一緒になって話しよった。自分の顔が傷んどるんも忘れてな。楽しかったなあ。良えおばさんじゃったよ、私よりも若いけどな。

◆ 内心は気持ち悪いと思った人もいるかもしれないが、園長が頼んでくれているので嫌うような素振りを見せる人はいなかった

どこの店屋さんも、園長先生が良く言うてくれとるから、嫌うような格好はせなんだ。中には、気持ちが悪いと思う人も居ったやろうけど、それを外には見せなんだなあ。

◆ 落とした財布を拾って持ってきてくれた

ほんで、今度は一人で豆屋さんに行ってな。豆買おうと思ってお金出そう思ったら、財布が無い。困ったなあと思って探しよったら、「財布を落としとったよ」って、拾って持ってきてくれた。本当に皆さん良うしてもろた、高松の街の人達になあ。

◆ 夫の酒の肴を買いに行く、許可が出るまでは島内でこっそり患者が酒造り

ほんで、うちの人が飲むんよ、お酒が許可になったけん。

それまでは、ここはアルコールは駄目で全然手に入らなんだ。ほんだけん、どぶろくをこっそり自分らで拵えよったんよ。患者の中に上手に作る人がおって、掘立小屋を建ててそこで作って、ほんで売ってくれるんよ。私ら、甘酒くらいしか、よう作らんけん。

ほんでいつからか、許可が下りて、清酒が島にも入ってくるようになって、堂々と飲めるようになったんよ。

◆ 「西の風なし」は酒の肴を買いに行けの夫のサイン

ほなけん（＝だから）、うちの人の酒の肴を買いに行きよったんよ、1週間に1回か10日に1回。うちの人が目が悪いけん、杖ついて毎朝、散歩するんよ。ほんで、西の風が有るか無いか調べてきて、「今日は西の風は無いぞ」いうたら、「酒の肴買いに行けよ」いう合図なんよ。ほしたら、昼ごはんを早めに支度して、朝から船に乗って高松の街に行くんよ。しょっちゅう行きよった。

◆ 夫が病気になり、高松への外出を止めた

ほんで、うちの人が身体を壊して飲めんようになってから、街には行かんようになったんよ。

3）盲人会からの旅行

◆ 北海道旅行、健常者と同じテーブルで食事

ほんで4つ目の夫婦舎に引っ越した頃やね、盲人会から北海道へ行ったんよ、夫婦揃って。大きな焼肉店で羊の肉を焼くんよ。そこで、健常者の人と同じテーブルで、普通の人の振りをして食べたがね。

◆ 北海道は夫が点滴しながら、帰島後私が寝込む、沖縄は二人揃って元気に旅行

ほんで、明くる年には沖縄へ行った。うちの人は平成6年に亡うなったんやけん、平成4年か5年やった。北海道に行っとる間は、うちの人はずっと看護師さんに注射して

9章　田村喜代江の語り（聴き手　久保多美子）

もろて何とか行けたんよ。帰ったら、私が倒れ込んでしもうて、張り切り過ぎて。1カ月ほど家で点滴してくれて落ち着いたけどな。ほんだけん、二人揃って沖縄へ行けるんやろうかって心配したけど、沖縄は、二人とも元気に楽しめた。

6. お世話になった夫婦の死

1) 本当の兄姉のように大事にしてくる

◆本当の兄さん・姉さんのように親しい夫婦、盲人の夫の世話係

　ほんで、「兄さん、兄さん」いうくらい親しい夫婦がおったんよ。兄さんは、毎日来るんよ、うちの人が眼が見えんようになってから。「用事ないか」ってね、必ず日に1回は見に来る。私よりか10歳ぐらい上で、その奥さんのことは、○○姉さんって呼んでた。

◆姉さんは大部屋で庇ってくれる、本当の兄姉のように甘えさせてくれる

　子どもやろ、17歳で行ったんけん、大人の部屋へ。ほんだら、当て擦り言うたり、辛ろう当たる人も居るんよ。良え人も居るし悪い人も居る。ほんだら、その○○姉さんが、しゃんしゃんした（＝しっかりした）人やった。その人が、見兼ねたんか知らん、庇うてくれ出したん。

　そんで、兄さんは病気が軽かったけん、二人が何でもしてくれて、甘え込んどった。良え兄さんと姉さんに恵まれて、本当のきょうだいのように我がまま一杯にさせて貰た。

◆お腹が空くと姉さんが何か作ってくれ食べさせてくれる

　お腹が空くんよ、戦中戦後は。朝くれて昼くれたら、晩ご飯はくれんのよ、「昼が2回分や」とか言って。ほんだけん、「お姉ちゃん。腹減ったな」言うたら、何でも直ぐ拵えて食べさせてくれよったん。もう、本当の姉のようやった。地元の人やったけん、食べる物も割と手に入り易かったんやろうけどな。

2) 姉さんの看取り

◆新薬後、姉さんの病状悪化、日曜日は自宅に連れて帰って気晴らしさせる

　お姉ちゃんもあの薬を使うてから、病気が悪うなった。目だけは良かったけど、他がいよいよ悪うなったんよ。ほんで入院しとったけど、日曜日は、車に乗せて家に連れて帰りよったんよ。車いうても、今みたいに良え車やない、木の箱を付けた荷車や。家に連れて帰って、何ぞかんぞ（＝何かかにか）食べさせて、家で寝転がって気晴らしして、夕方に病棟に戻るんよ。

◆私は足に傷、夫は眼を患い、兄さんは総代で忙しい、私しか看る人はいない

　あの時は、私も足に傷が出来て、一日に3回も傷交換せな駄目かったけど、うちの人は、目が痛い痛いって寝とるし、兄さんは自治会の総代しよるけん、昼も夜も忙しゅうて、私しか看る人は居らなんだ。

◆夫は、自分よりもお姉さんを優先するようにいう

　うちの人も寝込んどってえらい（＝苦しい）のに、「わしのことは放っといたら良えけん。お姉ちゃんのところへ行ってあげよ」言うんよ。

239

◆姉さんは熱こぶの高熱で発汗多量、多量の飲水、冷水を準備し、清拭・寝衣交換・洗濯・食事の世話をする、夜はそばで寝る

　おねえちゃんは熱こぶが出とるけん、汗がべったり出て、やかん一杯にお冷を持って行っても、朝には空になって何ちゃ無いん。ほんで、汗でべたべたやけん、体を拭いて着替えさせて洗濯して、ご飯を食べさせるよ。

　病棟は遠いけん、夜帰ってくるんは恐いやろ。やけん（＝だから）、晩はお姉ちゃんの横に寝て、夜が明けると急いで戻って、お湯を沸かして冷まして、お姉ちゃんの飲むお冷を作るんよ。

◆姉さんが亡くなる直前に、私に聞かせるために歌を歌ってくれた

　ほんで、亡くなるちょっと前に、歌を歌って亡(の)うなった。ほやからね（＝だから）、「お姉ちゃん、喜んでくれたんやな」と思ってな。大きな声でな、歌を歌う、昔の歌をな。あらっと思ったらな、それ歌い終わったら亡うなった。「私に歌、聞かそう思って歌うとったんやな」と思って、辛かったけどな。

◆夫が姉さんの死を待ちかねたように入院、私が姉さんの看病に行ける様、夫は我慢

　うちの人は、お姉ちゃんの葬式が済んで直ぐ入院したんよ。自分が入院したら、私がお姉ちゃんのところに行かれんやろ。だけん、辛抱しとったんやな。

◆足に傷があり、看病疲れの私を慮(おもんぱか)り、兄さんが入院中の夫の面倒をみてくれる、遠慮なく頼む

　ほんだら兄さんがな、「お前は足の傷もあるし、くたびれとる（＝疲れている）けんな、病棟に来んで良いぞ、わしが朝晩、覗(のぞ)くから。用事があったら言いに行くけん、病棟には来んと、家で寝たり足の治療に行けよ」って、そう言うてくれたんよ。うちの人も、べったり付いとかな駄目ほど、悪うなかったけんなあ。ほんで私も任せてな、「ほんなら兄さん、ちょっと良うなるまで行かんとこうか」って言った。ほやけん、1回も行かんかった、安心して遠慮なしに。よその人やったら遠慮せな駄目(いかん)。それ無しでな。良え人達やった。

◆総代で忙しい兄さんに代わり、姉さんの看病したことを兄さんが喜んでくれて、嬉しかった

　兄さんは、私がお姉ちゃんを看たんを喜んどったんよ。自分が総代で忙しくて、付いてやれんけん。私も兄さんに喜んでもろて、嬉しかった。

3）兄さんの看取り

◆兄さんの看取り、衰弱して一人で座れない、最期まで無理は言わない

　兄さんも、亡(の)うなってしもうた。亡くなる時は、「起きたい」言うて起こしても、自分でよう起きとらん。私も捕まえとるのがしんどいくらいやった。1つも無理は言わなんだな、「摩(さす)れ」とかは言わなんだ。

◆大事にしてくれた恩がある、苦しくても自分で看とろう

　元気な時はな、兄さんもお姉ちゃんもうちの人も、元気やろ。で、私は足が不自由でどんくさいやろ。そやけん、「若うても、喜代ちゃんが一番先に死んでしまうんじゃけん、

何でもしといてやらな駄目(いかん)ぞ」言うて、食べる物でも皆私に食べさせて、皆が大事にしてくれたんよ。

　じゃけん、恩があるけん。自分が少々えらかろうが（＝苦しかろうが）、兄さんの時もお姉ちゃんの時もうちの人の時も、自分一人で看ようと思った。ほんだら、看れた。

7．夫の死（平成に入っての看取り）
1）食道静脈瘤破裂による大出血
◆徐々に視力低下、亡くなる前は全盲、入院後40日で死亡

　うちの人が亡くなったのは、平成6年2月26日やった、肝臓を患(わずら)うとったけんねえ。うちの人が70歳、私が68歳やった。

　目がよう見えなくなったのが30代半ば、字が薄くなって読めんようになったのはな。いよいよ見えなくなったのは50年代。んで亡くなる前には、「わし、明りが分からんようになったぞ。白い物も見えんようになったぞ」って言うたわ。ほやけん、白黒くらいは分かりよったんじゃろうなあ。

　辛いけど、しょうがないわなあ、言うて行く所が無い、みんなが苦労したんやけんな。それでずっと家で養生して、入院してから40日足らずで亡くなった。

◆亡くなる1年前は、散歩後の風呂に行けない

　肝臓やけん、長い間患ろうてはおったけど、たいてい夏になったら、朝ご飯食べて散歩から戻んたら「風呂行くぞ」っちゅって、さっと風呂行きよった。けど、もう、亡くなる前の年にはよう行かなんだね。

◆食道静脈瘤破裂で大出血、雑巾40枚準備し一人で対応、夫が顔面蒼白になった

　1年ぐらい寝たり起きたりやけど、盲人会から呼びに来たら行きよった。

　終(しま)い頃には大出血してな。先生が、「喉のでき物が何時(いつ)破裂するか分からん」いうて、それを心配してくれよった。ほんだら、鼻と口から、どっちから出とるんか分からんぐらい、ガンガンガンガン出たんよ。で私が一晩中、それを取って取ってしたんやけど、ほんだら顔が真っ青になった。

　ぞうきんを40何枚、新しいタオルで縫ってちゃんと支度(したく)しとった。ほなけど、それだけでは足りんの。夜の夜中にそれを洗ろうてな、それも使ってほんで始末したんよ。

◆入院は逃れる

　朝には真っ青になっとたけど、先生来られたけど、「入院せえ」とは言わなんだ。「家に居(お)りたいんやろう」と思ってくれたんかなあ、手当だけして家に置いてくれたんよ。

2）最期まで盲人会の仕事を続ける
◆大出血後でも盲人会から呼び出しがあるとに手伝いに行く

　そんなになっとるのにな、盲人会が呼びに来たら、行くというのよ。「行ったら駄目(いかん)。もうこんなにえらい（＝苦しい）のに、行かんで良え」って言ったら、「呼びに来るくらいやけん、困っとるんやろう、行かな駄目(いかん)」言う。盲人会からも「迎えに行く」言うけん、「私が連れて行くけん、そんなにせんでも良え」って言うたら、途中まで迎えに

来とったわ。ほんで帰りは、もう手押しの車に乗って、盲人会の人が連れて来てくれた。

3）呼吸困難、緊急入院
◆「もう息ができない」と夫、びっくりしてナースコール、虫の知らせか、医師が駆け込む

　それからべったり寝込んでしもうて、いよいよ動けんようになったけどな。ほれから、直(じき)に息ができんようになって、入院したん。

　昼の2時頃、私が夜寝れんけん、昼寝しようと思ってとろとろし出した時、「わし、もう息ができんぞ」って言うた。

　もうびっくりして飛び上がって、急いでナースコール押しといて飛び出たんや。ほんだらちょうど、先生と看護師長さんがそこまで来とった、虫が知らせたんやなあ。「先生、息ができん言よるんです」言うたら、先生が走り込んでくれて、ほんで「師長、すぐ連れて来い」ちゅうて、師長さんが寝台車（＝ストレッチャー）を取りに行ってくれたん。ほんですぐに入院したんよ。内科でレントゲン撮ってな。それから、40日そこそこやったな、大出血して亡くなったのが。

◆即入院、帰宅したいと望むがドクターストップ

　ほしたら先生が、「即入院せな駄目(いかん)で」言うた。それまでも、毎日、「今日は『入院せえ』言われんやろうか」って2人でびくびくしよったんや。何も言わんと帰ったら、「やれやれ、今日も難を逃れた」思って、ホッとしよったんよ。だけど、本人も諦めんと仕方が無いわな。

　私も一応、「先生、本人は入院する気が無いけん、今晩、一晩だけでも連れて帰りたい」って言ったらな、「そんなことしとったら、死んでしまう」って言うから、びっくりして即入院になったんや。

◆尿が出ない、ストレッチャーを断り、歩いて病棟へ

　師長さんが寝台車を取りに行っとる間に、「ちょっとトイレ行くわ」言うから連れていったら、「おしっこが出ん」いうたわ。

　師長さんが寝台車に乗せようとしたら、「家内の肩を借りて行きます」言うんや。私が肩を貸して、病棟まで歩いて行ったんよ。私も「倒れへんやろか」と心配したけど、何とか行けた。ほんで、そのまま寝付いてしもうた。

4）入院生活
◆体重測定、本人に代わり「苦しいから止めてくれ」と断る

　明くる日もその次の日も、目方を測るんよ。男の人が2～3人来て、寝台の様なものに乗せて。私も気が立っとるから、「もう目方を測るんは良えです、毎日毎日、目方を測っても変わらんでしょう。それ測ったら、えろうて（＝苦しくて）駄目(いかん)のや」言うたんよ。

　本人が自分で「えらい」って、よう言わんけんな。こっちには、えらいのを我慢しとるんが分かるけんなあ。私もきついわなあ、一生懸命になっとるけん。ほんだら亡くなるまで測らんだ。きついこと言うたけど、良かったなあと思ってな。

9章　田村喜代江の語り（聴き手　久保多美子）

◆便器が尻に食い込み夫が声を上げる、看護師長と介護人が詫びる、腹が立って師長の言い訳に反論する

　私が朝行ったら、隣の部屋の人が「田村さん、夕べはえらかったんぞ。旦那さんが大きな声出したんぞ」って、待っちょったようにして言うてくれた。

　私が「どうしたんやろうか、えらかったんやろうか」って言ったらな、「いやいや、トイレに行きたい言うけん、金(かね)の便器を尻の下にすけとったんやけど（＝臥床して金属製の便器をお尻の下に当てる）、呼んでも呼んでも介護人も看護師も来うへん。金の便器は尻に喰い込むけん、あれが痛うて我慢できんで、大きい声をあげよたったんじゃ」言うてな。私もしたことあるけん、分かるんよ、尻に食い込んで痛いんじゃ。

　ほしたら、看護師と看護師長が「昨日はすまなんだ（＝申し訳なかった）」いうて、謝りに来たわ。「あそこの覗き窓から見たら、すやすや眠っとるけん、声を掛けたら駄目(いかん)と思って、声を掛けなかった」って言うけん。「あの低い寝息がよう聞こえたねえ。私の耳は何処(どこ)ちゃ悪うないけど、こうやって耳を欹(そばだ)てんと聞こえん」って。私も嫌らしいこと言うやろ、あとで思ったら、「あんなひどいこと言わな良かった」と思うけど、つい出たんよ。もう胸がカッとしちょるやろ。「大声あげても来てくれんかった」言うけん。男の介護人も謝りに来た。便器を入れたのを忘れて、電話しよったんやと。

◆夜中にナースコールが無く、朝まで我慢、ナースコールを敷布団に固定してと頼む

　うちの人は手は良かったけんなあ。ここにナースコールを置いとくけん、「えらかったら呼ぶんやで」で置いといて帰るんよ。ほしたら、夜中に呼ぼうと思って何度探してもベルが無いんやと。ほれで、「とうとう朝まで何ちゃ言わんと、わし辛抱したが」って言うけんな、「何で言わんの、声出して言えば良えのに」言うたんやけどな。ほんだら、呼び鈴が下へぶら下がっとった。どうせ昼も何ちゃ用事も言わんし、家族がついとるし、「あれは何ちゃよう言わん、アホじゃ」と思っとったんやろうな。

　仕方が無いけん、「看護師さん、この呼び鈴がぶらぶらするけん。この敷布団の上に広い絆創膏でがいに（＝強く）貼りつけて」言うたんよ。私も一生懸命なっとるけん、何を言うやら分からん。

5) 一人で看る覚悟
①病人に遠慮させてはいけない

◆私の交代要員の相談を聞いた夫が「人に世話をかけてはいけない」と釘をさす、「病人に遠慮させてはいけない」と自分一人で看る覚悟をする

　入院した時すぐに「女の人が2人ずつ組をこしらえて、私の代わりに晩に居るようにしようぜ」ってうちの人が分からんと思って、足元で相談しよるんやと。

　うちの人はそれをちゃんと聞いとって、「こんなに言いよるけど、人には世話かけられんで」って言うけん、1日も看てもらわなんだ。ほんで、みんなも外で待機してくれて、病室には入らなんだ、断ったけんな。最期の晩は来てくれて、みんな入ってくれたけどな。私が付いて看取ってあげた人の親しい人の連れも居るけんど、一切、手をかけさせ

なんだ。1人で看た。

　やっぱり、なんぼ親しい人でも、遠慮というもんがあるけん。「病人に遠慮させたら駄目(いかん)、気を使わせたら駄目(いかん)」と思ってな。そんで「看病に来てよ」とはよう言わんかった。

◆面会者との応答は控えの間で、夫には会わせない

　人が来ても病室の戸は閉めて、家族の控えの間で用事を聞いたり話したり。どうしてもうちの人に用事のある人だけ、病室に入れよったんよ。

　ほんだら、親しい人が帰りしに（＝帰りに）「もう、あそこへは行かれんぞ、中へ入れてくれんぞ」って。そんなこと言わんでも良えのに、こっちの気持ちを察してくれたら良えのにと、思ったけど。「えらいけんな（＝本人が苦しいので会えない）」って言うとったんよ。

②付き添いさせてほしいと頼み込む

◆完全看護で付き添いができない、泊まらせてほしいと頼み込む

　その頃は、看護師さんが増えてきて、完全看護（＝患者の看護は、家族やつきそいに頼らず、全て看護師の手で行う）になりよったけん、師長さんに、「今晩から泊まらせてちょうだい」いうても、「晩は部屋に帰ってください。何かあったら、すぐ知らせるから」って断わられるけん、仕方なしに帰りよったんよ。「お前、転ばんように、帰なんと駄目(いか)ぞ。今日は、寒いようだぞ」って言うてくれよったんよ。

　ある晩に師長さんが回って来るやろう。その時に「師長さん、すまんけど（＝悪いけど）、今晩、どうでも泊まらせて欲しいんやけど」言うたら、師長さんが「今まで泊まりよらなんだん（＝泊まってなかったの？）。私は入院した日から泊まりよるものと思うとったのに。すぐ支度するから泊まりなさい」って言ってな。

◆ストーブとソファーを貸してくれる

　「支度も何もいらん（＝不要）」って言うたけど、すぐ、長い腰かけを持って来て「ここへ横になりなよ」って。ほんで、看護師さんのストーブを持ってきてくれたんよ。

◆夫がストーブを返すように言う、病人になっても気を遣う

　それを、うちの人がじっと聞きよったんやな。んで、「朝になったら、直ぐストーブを師長さんに返してこい、看護師さんやって寒いんやけん。弟に電話かけて、火鉢持ってきてもらえ」いうんよ。病人になっても気を遣う人やった。

③看護師の見守り

◆看護師たちは看病する私を見守り、手を出さない

　私が主になって看よるやろ。ほしたら、看護師さんたちも「奥さんが看よるけん、誰っちゃ手を出すなよ。で、奥さんがくたびれて、どうにも駄目(いか)ようになったら、その時こそみんなで看てあげよ」って、相談しとったんやて。そやけん、誰っちゃ手を出さんわな。

　病棟へ行ったら、看護師さんに気兼ねがあるやろ。えらい病人の所（＝重症患者の元）

には、15分か20分ぐらいに1回は来てくれるけど、病人はその間、用事があっても待っとらな駄目(いかん)で、遠慮があるけんな。

④一人で看取れた満足
◆**身体を拭いて着替えさせる、泊まり込むようになってから全て自分でする**

晩に、看護師さんらが静かになったら、体中拭いてあげてな。ほんでちゃんと着替えさせて。それから、家に戻りよった。ほんだら、「夜中に『汗かいとるで』いうて、着替えさせてくれたぞ」言うけん、それを洗って干したりしよった。私が泊まり込むようになってからは、朝も晩も自分が全部するようになった。

◆**夫に遠慮がないよう、看護師に渡さず最期まで自分で看る**

もう、看護師さんに渡さな駄目(いかん)なあ(＝お任せしないといけない)と思うたけど、本人にその気がないし、遠慮があるけん、「いいや、させてもらえ」と思って。ほんだら、看護師さんらも手をつけんようにしてくれてな。ほんで、終(しま)いまで私に看病させてくれた。2部屋、貸してくれとったけん、そこでご飯食べたり、一休みしたりしながら。

◆**昼食は友人が差し入れてくれる、ベッドにもたれ掛かって仮眠をとる**

ご飯は、友達がこしらえて(＝作って)持って来てくれよったけん、それをいただいて。横になって寝てもおれんけん、寝台の縁にもたれ掛かっとった。眠たい時は自然に眠っとんや。

◆**夫も満足して旅立つ**

そんなにして、ほとんど入院しても離れとることは無かった。ほやから、本人も安心しとったんやろ。人に世話になったこと無いけん、目が見えんようになってから、全部、私に頼っとたやろ、ほなけん、本人は満足しとったわ。

6) 普通の夫婦とは違う深い絆
◆**妻の死に目に間に合わなかった友人から忠告される、つきそいを断られても一緒にいた方が良い**

ここに入院した時にな、嫁さんを亡くした人が、「えろうても(＝苦しがっていても)看護師さんは来んから、自分から言わな駄目(いかん)」ってように言うとよ。ほんで、なるべくあんたが、晩も居らしてもらえよ(＝そばに居させてもらえ)、あの病人やったら居らな駄目(いかん)(＝そばに居ないといけない)。

わしも、居らしてもらおう思ったら、師長に「帰ってくれ」言われたんや。「悪い時には呼ぶけん」って。仕方なしに帰って、ほんで呼ばれて行った時には、もう息がなかった。腹立ってな、園長さんも呼んで抗議したんや。そういうことがあるから、あんたは師長さんが『泊まったら駄目(いかん)』言うてもな、泊まりなよって言うた。

◆**ここの夫婦の愛情は島の外とは違う、夫婦だけで苦労を越えてきた深い絆がある、終末期の夫婦が一緒に過ごせるよう看護師長に進言**

ほんで、奥さんが「付き添わせてくれ」って詰所で言い争いしよるんに出くわしたんよ。私、偉そうなけど、師長さんに言うたんよ。「この奥さんも身体の弱い人なんやけん、

一緒に居らしたげたら良んよ。師長さんな、ここは夫婦だけしか居らんからな。なんぼ看護師さんらが来てくれる言うてもな、もう別れの時が来とるんじゃから、一緒に居りたいんで、夫婦しか居らんのやけん。師長さんには分からんじゃろけど、ここの夫婦はな、番で苦労を越えて来たんじゃけん、島の外の夫婦とは違う愛情があるんで」って言うたことがあるわ。

7）本当の病名を教えて欲しい

◆夫が「癌か？」と医師に問う、仕事の仕舞いがあるので本当の病名を教えて欲しい、医師は癌は否定したが静脈瘤破裂の覚悟を迫った

　うちの人も私も、早ようから「良うない」いうのはもう分かっとったんや。まだ元気な時に、先生から説明があって。その頃は、島の外からも専門の先生が来てくれよったけん。

　うちの人が、「先生、私は癌ですか。何にも隠さんで良えです。私は、ちょっと仕事があるんで、あれを片づけとかな駄目から聞きよるんで、癌でも何でも驚きません。分かっとりますから、だから、本当の病名を言ってください」って言うたけど、先生は最後まで「違います。癌ではありません、肝硬変です」って言いよった。聴き手：喜代江さんには言うてくれとったん？。田村：私にも言わなんだ。そやけどな、写真を沢山見せてくれて、何個も血の塊があって、「これがいつ破裂するか分からんけん、覚悟しといてください」って言われた。

◆癌と言われても覚悟はできていた、自然に逝った、何も言うことはない

　もう、早ようから癌だろうということは、二人とも分かっとったけんな。ほやけん、もうびっくりはせん（＝しない）、もう年もいっとるし覚悟はできとったからな。入院して苦しいだけの点滴を受けるのは、嫌やったんよ。自然に、本当に楽に逝ったんよ。だけん、もう何も言うことはない。

8）延命処置は希望しない

◆元気な頃から延命治療は断っていた

　延命治療は、早うから断っとったけんね。うちの人が「悪くなっても、命を長らえるようなことはせんといてくださいって、断ってあるけんな」言うけん、「良え。良え。それで上等じゃ」言うたんよ。だけん、状態が悪んなっても、延命治療せんかったんよ。

◆暴れる程苦しむのは避けて欲しいと医師に頼む

　私が「先生、人を叩いて暴れるほど苦しまんように。苦しまんで良え注射があったらしてください」って言うとった。んで点滴はずっとしよった。ほやけん、体はちょっとまあ苦しいのは苦しいけど、楽なかったんと違うかな。「痛い」とも「えらい」とも言わなんだ。

◆弟には擦らせても私には擦らせない

　自分から、延命治療を断っとるからね、何にも言わなんだ。私が「擦ろうか」いうても、擦らせへん。「良え良え」っちゅうてな。自身の弟が来たら、1日中擦りよる。タバ

コのみに行って居らんけん、「その間、私が擦る」いうても、「良え」いうて、擦らさん。
◆亡くなる間近に、初めて苦しいと言った
　ほんだけど、亡くなる前にはじめて言うたわ。先生が「どっか痛いとかえらいとこは無いんですか」って聞いたら、「有ります」って言うからびっくりした。「体中がえらいです（＝体の全てが苦しいです）」って言うたんよ、亡くなる前にね。聴き手：我慢しとったんやな、田村：そう。
◆おむつを勧められる、1週間後に死亡
　先生が「もう、ぼつぼつ、おむつをしたらどうですか。その方が楽じゃないですか」って言ってくれた。うちの人が、「どうするかな？」って私に言うけん、「先生の言われるようにしたら良えのと違うん？」って言った。それから1週間ぐらいして亡くなったな、おむつしてから。

9）遺言（葬式の段取り）
◆最期まで意識あり、葬式の段取りを弟と私に言い残す
　意識は死ぬ時まであったんよ。亡くなる時にな、自身の弟と私に自分の死後のことを、お葬式なんかは患者がするから、その段取りを。うち達はアホじゃけん分からんけん、うちの人が全部詳しいに言うてな。私は泣き泣き聞きよった。ほんで、「おまえらに言うといても、言うた通りのことはようせん（＝できない）と思うけど、一応は言うとくわのう」言うたんや。それだけ遺言したかと思うたら、すぐ意識が無うなった。ほんで一晩そのままで、明くる日に亡くなったんや。

10）最期は仲間が看取ってくれる
◆仲間が詰めてくれる、気を遣わないように目立たないように
　結局最期まで、親しい人には看てもらわんずく（＝看てもらうことはなかった）。最期の時だけ、みんなが来てくれたんよ。みんなに来てくれとも何とも言わんなんだけど、悪いいうのが分かったんやろうね。病室の近くの待合で、誰か彼かが詰めてくれとった。
　私には黙って、目立たんように詰めてくれよるんよ、気を遣わさんようにな。主人の弟に「姉さん、みんな代わり合うて、ずっと詰めてくれとるんぞ」って言われて、初めて気づいた。だけん、「疲れるけん、帰っといてよ。良うなかったら（＝亡くなったら）、すぐに電話で知らせてもらうけん」いうたけど、帰らんとずっと居ってくれた。
◆気を遣って病室には入らない、意識が無くなってから病室に入る
　んで、病人の部屋には、気遣ったら駄目思ってかしらん、誰も入らんのよ。意識が無うなってから、みんなが入ってくれてね。嬉しかったねえ。
◆臨終、皆が泣いてくれる
　ちょうど息切れる時は、K先生と師長さんやったんよ。先生が脈とって、「もう駄目」って言うたら、みんな、男の人も女の人もみんな泣いてくれた。

11）看護師長も褒める見事な最期
◆痛いとも辛いとも言わずに静かに逝った、看護師長も経験したことのない見事な最期、そんな夫を誇りに思う

　最期はえろうて（＝苦しくて）暴れる人が多いけど、うちの人は最期まで静かなかった（＝静かだった）。痛いともえらいとも言わなんだ。普段から口数の少ない人やけん、「はい」と「ありがとう」言うだけ。

　息が無うなった時に（＝息が止まった時）、師長さんがね、「長いことこの仕事しよるけど、あんな人は見たこと無い。えらいともしんどいとも何にも言わん。何かちょっとしてあげると、ありがとうって言う、他は何にも言わん」。その時は、うちの人を誇りに思えたな。

12）弟の滞在延長への園の配慮
◆弟を、初七日が終わるまで滞在させてくれる

　主人の弟は、大阪から来て泊まっとったんよ。だけど、ここには4日しか泊まれん規則があったんよ。一旦、高松に出てそこで泊まって、また来ようかとか相談しよったら、それが先生の耳に入ったみたいで、先生が福祉課に泊まれるように頼んでくれたん。ほんで、「初七日が終わって、ゆっくり帰ったら良えから」っていうてくれたんよ。

◆初七日はお大師さんで

　聴き手：初七日はどこでしたん。田村：初七日も三十五日も、山の中腹のお大師さん（＝島内の山の中腹に各宗派の建てた集会場がある）でした。今ごろはみんな年とって、よう行かんようになったけん、近場の協和会館（＝昔の夜伽場）でしよるけどね。あの時分は、まだ元気やったけん、20年前じゃけん。みんなが寄ってたかって、葬式から全部してくれた。

13）医師の弔問
◆医師が弔問にやってくる

　うちの人の葬式も済ませして、お骨持って戻ってきて、友達がお花を活けてくれとるけん、そこへ骨を置いてな。もう何にもようせん（＝何もできずに）と、じっとそこで居ったん。

　ほんだら「帰ったかな」ってI先生が来てくれて。ほんで、「お葬式に行こうと思うとったけど、別な用事ができて、よう行かなんだ（＝行けなかった）。そやけん、戻っとるかと思って来てみた、ちょうど良かった」って。「先生、線香でも立ててください」って、先生が線香立てて、一緒に拝んだん。自分では線香もよう立てんけん、手が悪いけんねえ。

◆「盲人会会長にはよく叱られた、嫌なことも良く言ってくれた」と医師が喜ぶ

　先生が、「会長にはよう叱られたわ」って言うんよ。盲人会の会長をしよったけんな。「もう先生、そんな話は良えよ」って言うたんやけど、だいぶ勉強になったようだわ、先生も。先生が喜んどった。「よう、言うてくれた」いうて。嫌なことも言わな駄目いうて、

9章　田村喜代江の語り（聴き手　久保多美子）

うちの人は先生にも、はっきりとものを言よったけんなあ。

14）亡くなった夫が会いに来た
◆命日に夫が戻ってきた、友の所にも立ちよった、夫に良いことがあったのか

　昨日がうちの人の命日じゃ。昨日晩ご飯食べよったら、うちの人が食べに来て、一緒に食べたんじゃ。

　ほしたら今朝、Ｎさんと歯科で会うたら、Ｎさんが「昨日、○さん（＝田村喜代江さんの夫）が来て話したんよ」いうんよ。Ｎさんも身体が不自由だったけん、うちの人がよう手伝いしてあげよったけんなあ。

　だけん、二人で、「今日で亡くなって20年になる、なんか良いことがあって会いに来たんかなあ」って話ししたんよ。Ｎさんは、「喜代ちゃんのことが心配なけん、来たんやろう」言いよったわ。昭和18年に結婚して、50年連れ添うたけんねえ。

8．夫が残したものに守られる
1）夫の死でくたびれ果てる、友の供養
◆夫の死でくたびれ果てる、友人が淋しくないよう毎日訪問してくれる

　亡くなった後、私はくにゃくにゃになっとったんよ、草臥れ果てて。みんながようしてくれた。葬式終わった後も、誰か彼か来て、お茶を飲んでくれて。午前中は私が横になっとるんを知っとるから来んのんよ。夕方から来るん。

◆私を思いやる知人の突然の死、ショックで寝込む

　ほんで、私がよっぽど弱り込んどったんやろうな。Ｉさんが売店で小豆買うてくれて、奥さんに、「明日、赤飯炊いて持って行ってやってくれ、相当、弱っとるぞ」いうてくれたんよ。ちょうど引越しの日やったけん、引越し祝いをしてくれるつもりやったんよ。そのＩさんがその晩に突然亡くなって、ショックやし夜伽には行かな駄目しなあ。先生も見兼ねて、看護師さんに「早う布団を敷いてやってくれ」いうて、点滴してくれた。

◆三十五日の法要を終え弔問は良いと断っても、毎日来てくれる、皆に支えられた

　弟が帰る時に、「三十五日が済んだら、みんなに『来てもらうのも、もう良えです』って、姉さんの方から断わらな駄目で」言うけん、初七日が終わると、そう言うて断わったんよ。だけど、やっぱり来るんよ、40日近う来てくれて、気を紛らわせてくれたなあ。淋しいけんなあ。そうやってみんなに支えられて、何とか今に至っとるんよ。

2）夫に世話になったからと優しくされる
◆転居先の難しい人「夫に世話になったから」と良くしてくれる

　うちの人が亡くなってすぐ、引越したんよね。そこは不自由な人も多くて、男の人も同じ寮やったんよ。そこは難しい人が揃っとるという評判の寮でなあ、「よっぽど辛抱せんと駄目で（＝辛抱しないといけない）」って言われて来たんよ。だけど、体が弱っとるし、うちの人の看病で病棟が遠いのは懲りとるけん、ちょっとでも近い方が良えと思って、そこにしたんよ。

　ほしたら、みんなが優しいんよ。「○○さん（＝喜代江さんの夫）には、目が悪うな

った時に世話になって、何かお礼をせな駄目(いかん)と思いながら、何ちゃできとらん(＝何もできていない)。あんたがここに来てくれたけん、何でも相談に乗るけん、何でも言うてくれ」いうて、そこの寮長しよる一番恐い人が言うんよ。びっくりしたわ。ほんで、「はいはい」いうて、何でも良うしてくれた。

- ◆ 夫は人によく尽くした、不自由な人の気持ちが分かっていた

我が夫ながら、人の為によう尽くした人やった。家にはほとんど居(お)らんかった。若い頃に青年会長も、長い間しとったけん。「身内にこの病人が居(お)るんやろうか」と思うくらい、不自由な人の気持ちがよう分かっとった。今でこそ、ご飯も食べさせてくれるけど、目が悪かったら赤子と一緒やけん、ご飯も自分で満足に食べれん。辛い目しとるんをよう分かって、よう働いた人やった。

3）夫の人望

- ◆「本当の夫婦になるためには喧嘩(けんか)も必要、でも本気で別れる程の喧嘩はするな」と若夫婦を諭す

私らも、はじめはよう喧嘩した。ほんだら、若い夫婦がよう来るんよ、うちの人を訪ねて。「分かった、また喧嘩したんか。一緒になった当時は喧嘩したら良えんじゃ。喧嘩せなんだら(＝しなければ)、本当の夫婦にならんのぞ。とにかく、別れる言うところまでは行くな、痴話げんかで済ませよ。ほしたら、本当の夫婦になるんやけん、一番良え薬じゃ。」いうて諭しよったわ。

- ◆ 喧嘩をしない夫婦はよそよそしい

やっぱりね、喧嘩しない人は最後までお金も一緒にせん(＝しない)、別々に持っとる。最期はくれる金と分かっとっても別々。だから、外から見とっても何となしに違う、遠慮がある。「やっぱり、うちの人が言いよった通りやな」と、よう思いよった。

- ◆ 夫は人望があって皆が相談に来る、私も嬉しい

ほんで、婿さんの方は全然言わんの。嫁はんだけが言うて来るんよ。ほんで、私には言わんの、私に言うたら怒られるって思ってなあ。怒らへんのにな。

私は末っ子じゃけん、人の世話は何ちゃしとらんけん、分からんのやけど。うちの人は、若い子も年寄りも、よう相談に来よった。嬉しかったよ、我が夫ながらなあ。

4）夫の友人との交流

- ◆ 夫の死後、夫に世話になったと夫の知人から挨拶を受ける

うちの人が元気な時は、盲人会のお客さんが島の外から沢山来てくれよった。ほんだけん、私がいつも桟橋(さんばし)まで出迎(ようけ)えやら送りやらしよったんよ。

ほんだらね、うちの人が亡くなったんを知って奈良の来られた方が、「奥さんが居(お)るのを知らなんだ」いうて、えらい丁寧(ていねい)に挨拶(あいさつ)してくれたんよ、「世話になったんじゃ」言うて。

- ◆ 夫の死後、夫の知人と家族のようなつきあい

その人が今だに付き合うてくれてなあ、あれから10何年も経っとるのに。写真も送

ってくるし訪ねてもくれる。この間も、「土手へ久しぶりに行ったら、つくしが出とった」言うて、つくしを手紙に張り付けて送ってきとった。もう本当に、家の者のようにしてくれよるんよ。あれは縁じゃね。

Ⅳ．里帰り
1．呪縛から解かれる、真の解放感
◆呪縛から解かれ、体が何倍にも大きくなったよう

平成25年の5月に、初めて実家に帰ったんよ。茶の間に入って座った途端に、縄(なわ)何かで体をがんじがらめに縛(しば)られとった感じが、ダーッと解けてしもうて、体が二倍も三倍も大きくなったように感じたんよ。自分でもびっくりしてね、家の者が話をしてくれても、返事もせんとボーっとしとった。

◆74年間の共同生活と時間に縛られた生活に慣らされていた

私がそう感じた理由は、こういう共同生活で長いこと生活しとって。ほんで、共同生活と時間に縛られとるので、知らぬ間に体が縛られてしもうとったんやね。それが自分に分からなかった。窮屈(きゅうくつ)とは思っとったけど、これほどに慣らされとったとはね。個室になったから、楽になったなあと思うとったのよ。

経験した私にしか分からんと思う。もう本当に時間というものと、共同生活というものは大変なもんやなと思ってね。此処へ入った時から時間には追われとったね。寝よる時だけが自分の時間であって、2～3時間寝たらすぐ時間に追われる生活が始まるからね。時間に追われてがんじがらめに縛られとったんやなということが分かったんよ。74年ぶりに家に帰って、14歳の時に来て今88歳やけんね。

◆監獄から解放されたよう、言葉にできない解放感

それと、高松の桟橋で、父の腕の中に飛び込んだ時から、監獄(かんごく)に入れられたような気でおったんやと思うんよ。最初は病院に入院して直ぐに帰るつもりやったのに、誰っちゃ何ちゃ診てくれんと（＝誰も治療してくれず）、仕事だけさせられたけんねえ。だけん、「監獄からやっと出られてやれやれ」いう気持ちやったんかなあ。あの縄を解かれたような解放感は、よう口では伝えられんねえ。

2．弟の死
◆病気の弟に会いに一生帰らないと思っていた実家へ帰る

聴き手：里帰りをされたのは、弟さんが亡くなった時かなあ。田村：ううん、悪うなった時や。弟も延命治療は断っとったらしいんよ。弟の嫁が言うには、「手術もできん、したら危ない」って医者に言われたらしいんよ。弟が私を「連れて帰れ」言よる、「甥か姪が迎えに行くけん」言うけん、帰ったんよ。

「もう一生帰らん」と思っとったのにね。「今頃になってひょこひょこ帰りよって（＝帰って）、噂にでもなって迷惑かけたら駄目(いかん)」と思ってなあ。

◆ 弟との再会、弟は元気そうで皆に大切にされていると分かる、穏やかな最期を迎える

　弟に会うたら、普通の人と変わらん元気で、全然やつれてなくて、本当に安心した。「皆が良うしてくれよんやな」と思ってね。それからしばらく幸せやって、亡くなる時も静かに逝ったいうてくれて。

◆ 危篤時は「覚悟も別れも済ませている」と会わず、「邪魔になるから」と葬式には出席せず、墓で弟の遺骨と再会

　危篤の時も知らせてくれたけど、「もう覚悟はしとるし、お別れもしとる」いうてな。「お葬式も迎えに行く」いうてくれたんやけど、邪魔になるけん行かんかった。ほんで、2か月くらいしてお墓に参りに行ったんよ。ほんだら、お墓の中からお骨を出して、拝ませてくれたんよ。

3. 世代を超えて身守ってくれる家族への感謝

1）世代を超えて引き継ぐ遺言

◆ 世代が変わっても家族の縁が続く、入所当時から続く家族の恩恵、友がうらやましがる

　うちは代々ずっとな、私と付き合うてくれる、あれが一番うれしいね。

　大部屋に居った時からの友達が2〜3人居るんや。その子らが、「あんただけじゃなあ、初めから終いまで、実家から良うして貰えるんは」って言うんよ。昔から知っとるけんなあ。

　「ほんまに、家で居るんと一緒やったな」って思うわ。次々次々と代が変わっても、今だに良うして貰ろて付き合いができる。「連れて帰ぬぞ」いうたら帰れるけんな。「良えなあ」って、うらやましげに言うてくれる。

◆ 姉弟の遺言を甥姪・その子供が引き継ぎ、実家に迎えてくれる、亡くなる前に大島にいる私の存在を次の世代に言い聞かせる

　姉さん二人は死んでしもうて、弟が最後に残っとったけんねえ。

　私が「帰らん」ちゅってがんばっとった時も、「綱をつけてでも連れて帰ぬ」いうて、毎月電話をかけてきてくれた甥は、姉の子や。

　姉さんが亡くなる前に、私が「大島に居る」いうことを、甥にように言い聞かせとるんや。ほんで、その甥が亡くなったんやけど、その甥も亡くなる前に甥の子どもに、ように伝えてから事切れとるんよ（＝亡くなる）。だけん、甥や姪やその子供らが、「今年も連れに行く行く」いうてくれる。「寒いけん、温うなったら行くわ」言うとるんよ。そやけんな、家族の者が、ようしてくれる。

　家に居った時と同じようなことを1日中話してくれて、嫌なことは1つも話せへん。そやけん、病気にはなったけど、幸せやったわなあ（＝幸せだった）。

◆ 親の代からよく支援してくれた、初めての島外旅行から無事に帰れるようにとお守りを送ってくる

　両親や姉さん達が元気な間は、しょっちゅう（＝頻回に）仕送りしてくれよったしなあ。壺阪寺に初めてお参りした時も、「初めて外に出るけん、何の服着ていったら良んか

9章　田村喜代江の語り（聴き手　久保多美子）

分からん」いうて手紙出したら、「旅やけん、服の方が良え」言うて、ワンピースやら送ってくれて。ハンドバッグにお小遣い入れて、お守りも入っとった。「無事に戻って来れるように、身に付けておかな駄目ので」って。その洋服を着てハンドバッグ下げて、うちの人と行ったんよなあ。本当に親の代から今まで、ようしてもろた（＝良くしてもらった）。

2）お骨を故郷へ
◆甥姪がお骨の心配をしてくれる

　ほんで、私のお骨の心配まで、甥や姪らがしてくれよる。ほんだけん、「もう、私のお骨の心配はせんで良えよ、うちの人が此処の納骨堂に入っとるけん、一緒に入るけん。迎えに来ても来んでも、うちは構へんのやから」言うたんよ。

◆夫と納骨堂に入る、「実家の邪魔にならないように、実家の墓に戻らないよう」夫に諭される

　うちの人が元気な時に、「お前は家に帰られんぞ、家に帰ったら、お前は邪魔になるんやけん、帰らんで良え。わしも家には帰らん。此処へ入るけん、一緒に入ろうなあ」そう言って逝ったんよ。ほやから私も、帰らんでも良えと思うとったんやけど…。

◆故郷のお墓に連れ帰るのは姉の遺言、甥・甥の子どもも強い意思を持つ

　けど、甥が来て「お母さんに『必ず連れ戻れ』って言われとるけん、おばさん、必ず連れて帰るけんな」って言うんよ。その甥が亡くなってしもうた。ほしたら、その甥の子が、今度は、「おばちゃん、必ず連れて帰る」言うて、この間も迎えにきて連れて帰ってくれたんや。ほんで、今に至っとるんやけどなあ。

4．総括（ありがとう）
◆話を聞いてくれてありがとう

　師長さんが、こうやって話聞いてくれて、本当に身が軽うなった。嬉しい、ありがとう。

◆元気になって長生きできた、早く亡くなっていたかも

　ここに来んかったら、また人生変わっとったと思うね。早よう亡くなっとったかも分からん、体が弱うてな。ここへ来たら、なんか知らんけど元気になった。

◆大島に来て良かったと言う人がいる、社会で相当の辛い目に会った人

　「ここへ来て本当に嬉しい、天国じゃ」って言う人も居るんで。女の人と男の人と、一人ずつ直接口で聞いたわ。「世間の中で居ったんがよっぽど辛かった、この病気のために外でよっぽど苦しんだんやな」って、私もそう思ったけどな。

◆時間に追われる共同生活

　ほんだけど、時間に追われての生活だったとは思うわ。時間と共同生活で、追われて、もう本当に眠っとる時だけ忘れとるの。まだ遊び足らん、あぁ早よ起きな駄目、あぁ何時や、あぁ何時にどこ行かな駄目、あぁ何時にはご飯済んだら何やらせな駄目。なんでも時間。ほんでやっぱり、隣に迷惑かけたら駄目思って、音を立てんようにするやろ。共同生活で、部屋は一室与えられても壁一つやけんな。

253

まぁ、いろいろあったけんど、良かった。こんなこと聞いてくれて、本当に感謝してる。ありがとう、師長さん。

10章
ハンセン病回復者　大智慶巳（おおちよしみ）　の語り

（聴き手　尾崎貴美）

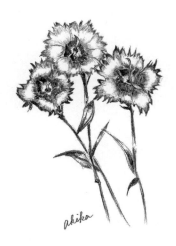

Ⅰ．一週間で帰るつもりで大島へ

1. 実父に嘘をつかれ大島へ
2. １週間で帰る予定が少年寮へ入寮
3. 恋しくて家に帰るが、実父に追い返される
4. 実父の詫び
5. 母の再婚相手が大事にしてくれる

Ⅱ．病状の悪化

1. 神経痛と麻痺
    1）患者作業で悪化
    2）防波堤を歩いて神経痛を紛らわせる
    3）入院生活、手から足へ麻痺と痛みが広がる
    4）痛み止めが効かない、プロミンが合わない
    5）リハビリを始めるが麻痺が残る
2. 万年傷
    1）仕事をすると傷ができ、傷が治らない
    2）豚に踏まれて足に傷ができる（養豚）
    3）下肢の変形・欠損で長靴を履けずに畑仕事
    4）筋切れ
    5）傷の交換小屋
3. 多量の発汗

Ⅲ．当時の生活状況

1. 生活全般（食べる物も良くない）
2. 元気で若いので重労働ばかり
3. 食事運搬
4. 病人看護
    1）病人に叱られる
    2）治療助手
5. 養豚
6. 賃金が少ない、煙草は切り分けて吸う
7. サザエ採り
8. その他の作業
9. 結婚は輪番制、賭け事にはまる夫たちと妻たちのしたたかさ

Ⅳ. 今の生活（自由で満足な生活・差別のない交流）
　1. 生活の流れ
　2. 生きがい（畑仕事）
　3. 差別のない交流
　　1）ゲートボール
　　2）県人会
　　3）同窓会
　　4）子どもたちは差別しない、握手を嫌わない
　4. 今は全てに恵まれている

【プロフィール】

昭和17年（1942）　徳島県で生まれる
昭和30年（1955）　13歳で入所
平成26年（2014）　現在72歳、一人暮らし。ハンセン病の後遺症は、左足下垂足、両手拘縮。
　　　日常生活は自立し、趣味の畑仕事・カラオケ・パソコンなどを楽しみにしている。

Ⅰ．一週間で帰るつもりで大島へ

1．実父に嘘をつかれ大島へ
◆中2で、身体検査で診断

　大智：わし、昭和30年に中学2年の時に、学校の身体検査で病気が分かったわけよ、この病気がな。で、その明くる日に来たんよ、大島へ。おやじと一緒に来たわけよ。

◆父に「良い所に連れて行ってやる」と連れ出された、父が「騙してごめん」と詫びる

　聴き手：ハンセン病と診断されて、「此処へ来な駄目（＝大島に入所しなければならない）」って言われた時はどうでしたか。大智：気持ちのお。その日の晩に親父が、「子どもの時に、何処っちゃ連れて行っとらんから（＝何処にも連れて行っていないので）、良え所へ連れて行ってやるけん、行かんか？」言うけん、来てみたら此処やったんよ。

　そういやあ（＝そう言えば）、身体検査の晩に、保健所の人が家に来とったわ。病気やいうのが（＝この病気にかかっているというのが）、先にわしに分かったら、わしが「行かん」言い出したら駄目けん、それでああいうふうにいうたんじゃ、「騙してごめん」いうて、帰んでから手紙で詫びてきとったわ。

2．1週間で帰る予定が少年寮へ入寮
◆症状は顔の斑紋だけ、直ぐ帰れると思っていたがなかなか治らない

　来た時は顔だけやったんや、赤い斑紋が出とったんが。手や足も良かったんよ。親父にも「おまえの病気やったらすぐ戻って来れる、1週間したら治る、直に戻って来れるけん。治療に専念して早よ戻んて来い」って言うけん、1週間位で帰るつもりにしとったんよ。

　それがあんた、治療してもなかなか治らんでの。ほんで、少年舎で2年おってそこを卒業して、それで大人の仲間入りしたわけよ（＝成人男性が入る一般寮に移動した）。

◆少年舎に入所、最初は友人もいない

　で、来た時は、西も東も分からんわの。少年舎入ったけど、最初は友達が誰も居らんわの、慣れるまでは。それが一番きつかったわの。ほんで（＝それで）、だんだん慣れてきて、みんなが友達なってくれたんやけどのう。

3．恋しくて家に帰るが、実父に追い返される
◆家が恋しくて帰った、途中で道に迷って、夜中に歩いて帰る

　ほんでな、何年か経って。家が恋しくなって帰ったんよ、我がのところに（＝自分の家に）。ほんだら（＝そしたら）、途中で道に迷ってな。子どもやけん、道は分かっとったはずやのに、いざとなったら分からんのや。

　で、田舎やけん、バスで終点まで行ったらしいんじゃ。運転手さんに聞いたら、「ここは終点や、来過ぎとる」言うんよ。仕方がないけん、それから歩いて帰んだんよ。それが夜中なんよな、歩いて歩いて、迷って迷って。

10章　大智慶巳の語り（聴き手　尾崎貴美）

◆親切な人が家まで送ってくれる

　ほんで、親切な人がおったもんよ。「あんた、慶巳さんちゃうか？」って、歩き方で分かるけん。「家に帰りよるんじゃ」言うたら、「ほんなら家まで乗せてってあげる」ゆうて、車に乗せてくれたんよ。

◆父：なぜ帰ってきた、死んだことになっているのですぐに大島に戻れ、ばれると自分もこの村に住めなくなる

　そんな思いして帰んだのに、親父がどんなに言うか。「慶巳、おまえ、何しに戻ってきたんや。もう早よ帰ってくれ。近所にはお前は死んだことになっとる。近所に分かったら、わしも此処に居れんようになるけん、早よ帰んでくれ」って言うんよ。病気のことは、近所に隠しとったけんの。

◆夜中、バスがなくて帰れない、玄関にうずくまっていると父が覗きに来る

　そんなこと言われても、今さら帰ねんわのう、夜中やけん、バスもないし。ほんでじーっと入口で蹲（うずくま）っとったんよ。そしたら、冬の寒い時やけん、一時間したら親父がそーと戸を開けて覗（のぞ）く訳よ、「まだ居るなあ」と思って、それで奥へ入っていくわけよ。こっちは気配で分かるけん、覗いたのが。明け方に3回ぐらい覗いたかのう、時計をみたら4時になっとった。

◆親父が堪（たま）りかねて、ご飯を食べさせる、「これを食べたら、帰ってくれ」

　おやじの方が堪（たま）りかねて、中でうどんでも炊きよったと思うんじゃ。「慶巳、もうそこでは寒いけん、中に入って温（ぬく）い物を食べてくれ」。ほんで、また言うんよ「慶巳よ、これを食べたら、すぐに帰ってくれ」。

　「『今から帰れ』言うたって、バスも何もないで」言うたら、親父が、「わしも、バス停（しょう）まで一緒に行くけん。そこで、朝まで待ってくれ」いう。仕方がないけん、「ほんじゃあ、帰ぬわ」いうて。遠いけん、親父も付いてきて、そこでバスが来るまで、朝の5時から待ちよったんよ。

◆父とバス停で2時間待つ

　田舎やけん、バスも便が無いんよの。来たのは、7時半ぐらいやけん、2時間は待ったんで。ほんで、バスが来たら、「目立った駄目（いかん）けん、わし、もう帰ぬわ。ここからやったら、おまえ一人でも帰ねるやろうけん、帰ねや」いうて。ほんなことがあったんや。

4．実父の詫び

◆父から謝りたいと連絡、母が嘗（かつ）て大島に入所していたことで、父は大島の内部に詳しい

　それから2～3年経った頃に、福祉課に電話がかかってきたんよ、「慶巳、居らんか？」言うて。うちのお母（かあ）が、昔、大島に居（お）ったんよ。その時に、姉とお父（とう）がよう面会来よったらしいわ。だけん、ここの中のことを良く知っとるんよ。福祉に掛けたら分かると思ったんやろう。

　電話がかかっとるいうけん行ったら、親父やって、「この前、戻った時にきついことを言うて、ごめん。謝りに行きたいけん、様子を見に行っても良えか」言う。

◆父：「土下座してでも謝りたい」

　わしは「もう良え。もうそういうことは言うな。」言うたんよ。だけど、「土下座してでも謝りたい」言うて、おやじが来たんや。わしは「もう良え」言うたんやけどなあ。

◆父：「もう命は長くない」と大島に通い出す、父の死

　ほんだらまた 1 年ぐらい経ってから、また電話きたんよ。「わし、もう長いことないからの」いうて、もうだいぶ弱っとったけんのう。その時は、姉と弟と一緒に来て、謝って帰んだわ。ほれで、「慶巳、また此処に来てもええか？　おまえもいつでも帰って来いよ」言うて、それから親父が此処にちょくちょく来るようになったんよのう。

　ほんで、昭和 46 年に死んだんじゃ、親父が。だいぶ年いっとったからの。親父に「わし、もう長うない」って言われたら、それ以上、突っぱねる訳に駄目わのう。

5．母の再婚相手が大事にしてくれる

◆母が大島で亡くなった翌年に入所、早く入所していれば母に会えたのに

　昔、お母が此処に居った時には、親父もよう来よったらしいわ。うちのお母は、昭和 29 年に死んだらしいんじゃ。ほんで、その明くる年に、わしが此処に来たんじゃ。人に言わしたら（＝人の口を借りれば）、「もっと早ように来とったら、此処でお母に会えとったのに」って言われるけど、ほんなん（＝そんなことは）、わしには分からんわのう。

◆母は大島で別の人と結婚、母の結婚相手が慣れるまで面倒みてくれる、少年舎の先生から長居しないように注意される

　ほんなら、お母は此処で、あるおっさんと一緒になっとったらしいんじゃ。そのおっさんが、わしが此処に入ってきたことを、誰かに聞いたんやろう。その人がある晩、少年舎を訪ねて来たんや。「実は、わしはお宅のお母と、ここで結婚しとったんじゃ」言うて、ほんで「慣れるまで、毎晩、来たら良えけん」言うてくれて、ほれで、毎晩、その人の所に行きよったんじゃ。

　少年舎に居るけん、そこの先生（＝寮父）に「先生、行ってくるけん」言うたら、「あんまり遅まで居らんと、早よ、戻ってくるんやで」いうてなあ。向こうも寝な駄目けん、不自由者やけん。夕方 5 時頃行って 7 時頃には戻って来よったんよ。

　その人が良うしてくれたんや、「慶巳、毎晩でも来たら良えぞ」言うてくれてな。もう死んでだいぶ経つけどの。それから、O さん言う人も、里が一緒やったけん、よう遊びに行って、話したりしよったのう。

II．病状の悪化

1．神経痛と麻痺

1）患者作業で悪化

◆大人の寮へ、二重三重に患者作業をする

　少年舎に 2 年おって、そこを出て大人の仲間入りしたら、「作業せな駄目」って言われたんよ、皆にな。で、「若いんやから、二重にも三重にも作業せな駄目」言うわけよ。

一般寮に下がった時には（＝独身男性の入る一般寮に転居した時には）、24畳に10人以上おったなあ。

で、最初は食事運搬。リアカー引いて、1軒1軒に持って行きよったんよ。長い坂道も押して上がったわ。それが済んだら、治療棟へ看護に行かな駄目のよ。重病の人にご飯食べさせてな。それから、治療助手じゃ、注射器洗ろうたり、薬出したり。元気やけん、何でもできる。それから次は、豚舎に2年半ぐらい行きよった。

2）防波堤を歩いて神経痛を紛らわせる

◆神経痛、痛くて寝れない、壁にぶちつけるとうるさいと怒られる、仕方なく浜を歩いて気を紛らわす、夜中中、何度も浜と部屋を往復

そしたら、何か知らんけど、作業しよったら手がおかしくなっての、神経痛が出だしたんや。痛うて駄目けん、部屋で寝よったんよ、24畳の畳の上な。ほな（＝そうしたら）、皆が沢山居るけん（＝皆が沢山いるので）、こっちも気になるわの。痛うて眠れんからの、一晩中、海岸を歩き廻って、気を紛らわす訳よ。腕が痛うて、堪らんけん。

聴き手：どんな痛さなんですか。大智：痛さか。ほら、がいに（＝すごく）痛いんじゃ、これが。話もできんくらい痛いんや、神経がいかれとるけん（＝神経が壊れているので）。こんなシャツ着るんでも、皮膚にちょっと触れただけでも痛い訳よ。

ほんで、夜中にみんな寝よるやろ、腕にタオルを巻いて、壁にぶつけるわけよ。痛うて我慢できんけん、壁にぶちつけると気が紛れるんよ。ほしたら（＝そうすると）、みんな寝よるけん、「うるさい」いうて怒られて。

仕方がないけん（＝仕方がないので）、こっちは気を遣うて防波堤に行くわけよ。だけど、一晩中は歩けんで。だけん、部屋に戻ってくるやろう、そしたらまた痛む訳よ。一晩に、浜と部屋とを何回も往復する訳よ。冬はジャンパー着こんでのう、夏は温うて良えけど、蚊が居るしのう。昼間は、こうやって話するやろ。そしたら紛れとる訳よ、痛さが。晩になったら駄目のよ。

3）入院生活、手から足へ麻痺と痛みが広がる

◆力が入らない、ごはんを口に持って行けない

ほんで、最初は右手にきたわけよ。ご飯食べるんでもよ、フォークで食べな駄目のよ（＝フォークでなければ食べれない）。箸で食べたら落ちる訳よ。痛うて、力入らんから。フォークでも、口まで持って行きよる間にご飯が落ちて、口に入らんのよ。腹が減るしな。

それで看護師が、「これは駄目、食べさせてあげる」言うて、食べさせてくれよったんよ、昔やけどの。

◆神経痛と麻痺が、右手→左手→両足へと広がる

ほんで、先生が「入院せな駄目（＝入院しなければならない）」言うて、あんまり痛むもんじゃけん。ほしたら入院したら、また沢山痛むわけよ（＝すごく痛む）。

ほんで、右が良うなってきたら、今度は左手に来た訳よ、神経痛がな。同じような痛

さで、右が良うなったら、左が痛むわけよ。

◆力が入らない、歩くとひっくり返る、トイレは背負って連れて行ってもらう

　ほんだら（＝そしたら）、両腕が良うなったら、今度は足に来た訳よ、入院してから。痛うて駄目のよ。

　トイレ行きよったら、痛うて力が入らんけん、ひっくり返えるんじゃ、ドタって。両足に来たもんじゃけん。それで、神経痛だけで一年間入院しとったわけよ。

　痛い時は立てれんのや、自分で。だけん、トイレまで背負うて行ってくれよった。「臭い所やけん、良えわ（＝遠慮する）」言いながら、１年間背負うて行ってもろた。聴き手：歩いて行けんかったんやね。大智：行きよったらこける（＝転倒する）んよ、力が入らんもんやけん。手すり持っても、やっぱり力は入らん、手も傷んどるけんのう。

4）痛み止めが効かない、プロミンが合わない

◆鎮痛薬が効かない、当時は神経痛の患者が沢山いた

　聴き手：治療はどうされていたんですか。大智：治療か。痛み出したら、薬が効かんのんよ。昔は沢山居ったわ、神経痛の人が。一緒に入院しとる隣の人も「痛い痛い」、わしも「痛い痛い」、並んで一緒に「痛い痛い」言いよった。注射を打っても効かんのよ。ほんで昔、何とかいう薬があって、２時間したら効いてくるんがあるんよ。みんな、あれを買うて飲みよったんよ。

　だけど、痛み止めの注射を打ったって、薬を飲んだって止まらんのよ、痛さがな。気休めやの、やっぱり。２時間せんと効いてこん、効いたとしても一時（いっとき）やろ。すぐに痛み出して、痛うて。今ならメチロンが良く効くけど、昔は、あんなのは無かったけん（＝良く効く薬はなかった）、辛かったわのう。

◆特効薬プロミンが合わない

　ほんで、特効薬のプロミンが、わしには合わんかったんじゃろうのう。聴き手：プロミンが合わんいうこともあったんやね。あれでみんな良うなったって聞いたけどね。大智：あるんよの、合う合わんが。あれで病気が重とんなったんじゃ。わしが来た当初は、プロミンをよう使いよったけんのう。

5）リハビリを始めるが麻痺が残る

◆１年後、痛みは治ったが、手足が麻痺してブラブラになった

　で、１年ぐらい入院しとって、退院したんや。その頃には、右手はまだじりじりしとったけど、足は痛とうはなかった。ほんだけど、手が両方とも、ブラになって（＝麻痺してぶらぶらになって）。聴き手：神経痛がおさまってから。大智：うん。手が上に上がらんのよ。足も投げてしもうて（＝麻痺して垂れ下がる）、上がらんの。

◆リハビリ開始、一部は回復したが、麻痺が残り補装具を使う

　ほんで先生が、「退院したらリハビリせな駄目」言うて。ほんで、痛いのに、先生も無理やり上げるんよ、痛い痛い。１日に３回はするんじゃ、「自分ではできんから」言うて。

両足とも、最初は投げとった（＝麻痺して下垂）けど、リハビリしよるうちに、右は戻ってきたけど（＝動くようになったが）、左は戻ってこんかった。今でも左足は投げたままやけん、これ以上は上がらん、だけん、補装具をつけんと、今でも歩けんで。
◆ご飯を自分で食べるのも訓練の一つ、リハビリとして患者作業に戻る
　ご飯も、悪かった時分は食べさせてくれよったけど、リハビリが始まったら、してくれんのや。「頑張って自分で食べるのもリハビリや」いうてのう。時間もかかるし、ぽろぽろ溢れるし、往生したけど（＝困り果てる）、ちょっとずつ手も動くようになったわのう。
　ほんで、だいぶ足が動き出したら、「作業に出え。動いた方が良え、動かんかったら良うならん」いうて、それで作業に復帰したんじゃ。

2．万年傷
1）仕事をすると傷ができ、傷が治らない
◆仕事を再開して神経痛は納まったが、外傷ができはじめた
　元気な時から仕事しよって、神経痛が起こったんよ。ほんで、それが良うなって、仕事を始めたけど、それからは、全然、神経痛が起きんのよ。その代わり傷ができよったわの。

2）豚に踏まれて足に傷ができる（養豚）
◆豚舎で親豚に足を踏まれて傷ができる、石膏で手作りの安全靴を作る、常に足に傷がある
　豚舎行きよったんよ。その時に傷がよう出来よったんよ（＝よくできていた）。豚舎の係は3年くらい、行かな駄目のんよ。残飯を持っていって、毎朝餌をやって、餌を喰いよるうちに、掃除する訳よ、豚の中に入って。ほいだら、豚が重いもんじゃけん、豚に足を踏まれて傷をこしらえるんよ（＝作る）。それから、石膏で足の型をとってギプスを作って、それを巻いて作業するようにしたんじゃ（＝手作りの安全靴）。傷が出来たらそれをはめて作業して、治ったら外すんじゃ。石膏やけん、重たいぞ。あんなのをはめて作業するんやけん、傷もなかなか治らんわのう。ほんで、傷が治ったら、石膏を外すやけど、また直に傷ができるんや。いっつもいっつも、傷があるんや。
　聴き手：長靴では駄目の？　大智：長靴では駄目のや。上からやられたら重いけん、踏まれたら終わりじゃ。ほんでまた、豚小屋が狭いけんの。「退け、退け」いうたって、豚やって退かんわの。退けといて、床を洗わんと駄目のに。そなんしよったら（＝そうしている内に）、足を踏まれるんじゃ、皆、相当足を踏まれとるわ。

◆出産時、親豚が噛みつく、数人がかりで引き離す
　ほんで、子豚が生まれる時は、母豚がいきり立っとるわ。噛まれた人も居るんよ。お産の時に、みんなが付いとるやろ、母豚もえらい（＝苦しい）けん、怒るわのう。噛みつかれて、引き離すのがなかなか（＝難しい）だったんよ、4～5人がかりじゃあ、噛みついたら離さんけんのう。

3）下肢の変形・欠損で長靴を履けずに畑仕事
◆今は傷はできない、昔は作業をすると傷ができ、傷がなかなか治らない

　今は、全然傷は出来へんのう。昔は多かったわの。作業したら、傷が出来るんじゃ。傷が出来たら治らんし、治ってもすぐ出来るし、その繰り返しやのう。

　今頃は、畑で無理してもあまり傷はできんし、できても3日もすれば治る。昔は治りが遅かったで。

◆手足の変形、義足・包帯などで手袋・長靴をはけない

　聴き手：傷があって作業せな駄目時には、手袋とかあったん？　大智：手袋はあった。だけど、足が変形しとったり、義足やったり、包帯を巻いとったら、長靴も手袋もはけんやろう。そしたら、傷口にビニールだけ貼って、農作業しよる人も居ったわ。ビニールだけやったら、直きに破れるわのう、ほしたら、換えを持って行っといて、破れた上から貼るんや。傷ができるけど、仕方がないんや、長靴が履けんけん。

4）筋切れ
◆腱延長術（指を伸ばす手術）で入院、重い物を持つと関節の皮膚が裂ける（＝筋切れ）

　昔は、指を伸ばす手術もしよった。あれ、何て言よったかの。聴き手：筋切れのところでしょう。大智：そうそう、農作業して、重いバケツでも持つと、指の関節の所の皮膚がぱっくりと裂けるんよ、「筋切れ」言いよった。それができんように、指の筋を伸ばす手術して、ギプスみたんなんで固定するんや。それで入院しとったこともある。あんたなんか若いけん、知らんわのう。あの頃は、病棟だけでも6棟もあったけんのう。

◆筋切れに良く効く薬、布絆創膏で保護、筋切れは減少、ありがたい

　ほんで、筋切れに効く薬があったやないか。あれ付けたら治りが早いんよ、臭いけどな。ほんで割れんように、布絆で保護してなあ。今頃は、筋切れも減ったやろう。聴き手：少なくなったなあ。昔は、縫うて巻いてを良くしよったけど、最近は見かけんもんなあ。

　大智：あれが出来たら鬱陶しいんや。いっぱい巻かな駄目し、手袋を履いてせんと駄目けん、作業しにくいんや。今は良え、あんまりできんようになった。それだけでも、ありがたいことやのう。

◆左右で体温差がある

　右と左で、手の暖かさが違うんや。こっちの手は暖かいのに、こっちは冷たいやろ。やっぱり、血の循環が悪いんかのう。

5）傷の交換小屋
◆風呂のそばに交換小屋、看護師不在で、患者は自分で交換

　昔は風呂行きよったら途中に、「交換室」いう小屋があって、そこに再生包帯とかガーゼとか薬を置いとった。昔は、みんな傷が沢山あったけん、自分で傷交換するんじゃ。昼からは看護師さんが帰んで居らんけんの。

3. 多量の発汗

◆畑に行く時は、水筒を準備

　畑には、5時半に起きてパン食べて、風呂道具こしらえて、今は水分取らな駄目けん、クーラーに氷を入れて持って行くわけよ。

◆昔は今程水分は摂取しない、休憩は雑談、畑に出て来ないと仲間が心配する

　昔は、畑で暑くなったら一服しよったんよ。「お前、ちょっと此処へ来て、話せんかい」いうて。「お前の所のなすび、太くなったけど、肥やしに何やるんや。わしのは太らんのや」とか、「ワシは、油かすをやるんや」言うて。沢山行きよったけんの、昔は。

　ほんで、来なんだら（＝来ていないと）心配するわけよ。「病気で寝よれへんか」と思っての。「どうしたんや、何で昨日来んかったや」いうけん、「用事があったんじゃ」いうたら、「そうか」言うて安心するんよ。

　だけど、今ほど「水飲め、水飲め」とは言よらんかったけんのう、休憩いうたら、もっぱら日陰で雑談やったのう。

◆昔は、畑作業後も体を拭くだけ、風呂は無かった

　ほんで、今は朝の6時に行って9時前には戻ってきて、風呂に入るんよ。昔はあんなん無かったからの。汗かいたって拭くだけよ。それ考えたら全然、昔と違う。不潔にもなるわの、拭くだけやけん。晩に風呂が沸くまで、待たな駄目、着替えだけして。やっぱり流さなんだら、気色わるい。

◆汗のかき方が普通でない、雨に濡れたのと間違えられるくらい汗だくになる（ハンセン病の後遺症、代償性）

　畑をすると、乾いとる所が無いくらい、汗かいて濡れるんじゃ、ズボンから全部じゃ。風呂に入ろうと思っても、服がくっ付いて脱げん。相手に引っ張ってもらわな駄目。それくらい、びしょびしょよ。それくらい違うんや、此処の人は。あんたもそんなに汗はかかんやろう。聴き手：汗はかくけど、そこまではかかん。大智：そうやろう、汗のかき方が全然違うんよ。（注：ハンセン病では、自律神経障害として発汗障害が生じるが、一般的には、汗が出にくくなる「無汗」の場合が多い。しかし、時に、代償性に正常皮膚において「発汗多過」になることがあり得る。）

　ほんで、街へ買い物行くやろ。天気の良え暑い日に、Kさんが店に入ったら、「お客さん、雨降っとりますか」って言われたいうんよ。それくらい、汗でびしょ濡れになっとった。

　寝ても、寝汗をよくかくで。扇風機のタイマーにして寝るんじゃけど、タイマーが切れたら、びしょびしょじゃ。普通の人は、そこまではかかんやろう。

Ⅲ．当時の生活状況

1．生活全般（食べる物も良くない）
◆食べる物が貧しい

　ここに入って辛かった事のう。食べる物が無かったけんのう、それが辛かったわのう。特におかずは不味(まず)かった。此処では、刺身は御馳走のように言いよった、すき焼きなんか、滅多に食べれんかった。

◆プライバシーはない、荷物の置場も狭い、物が邪魔になると怒られる、物が無くなる

　昔と今とは全然違うわ、24畳に10人以上おったし、プライバシーも何も無い。ほんで押入れも、一間の半分のその半分。例えば、あんたが上やったら、わしが下の段よ。何を置いとるか丸見えやで。ほんで、隣の邪魔になったら、すぐに怒られるしな。

　昔は、大島箪笥(たんす)をここの作業場で作りよったんよ。その引き出しが深いけん、沢山入(ようけ)るんじゃ。それを押し入れに入れて、その上に布団を仕舞うんじゃ。

　ほけやん、あの頃は、よう物が無くなりよった。「大事な物は置けん」言うて、みんな、持ち歩きよった。

2．元気で若いので重労働ばかり
◆元気なので、運搬など重労働ばかり当たる

　わしは元気やったけん、「おまえは若いんやけん、なんぼでも（＝いくらでも）できるやろ、やってくれ」いうて、運搬ばっかりやらされよった。それと病棟看護と。重労働ばっかりや。

　ほんで、食器も全部洗ろうて、井戸水やけん、外で洗うんじゃ、冬は冷たいわのう。そんなんを相当やってきたで。

　それを合間にしといて、病棟看護に行くんじゃ。3年はしたかのう。えらかったわのう（＝苦しかった）。

3．食事運搬
◆朝早くから廊下掃除・食事の片付け、運搬であかぎれが切れる、雨に濡れながらの食缶配りが神経痛の原因か

　朝は早よから、廊下掃除せな駄目(いかん)のよ。雪が降ろうが風が吹こうが、雨が降ろうが。

　部屋に10人以上居(お)るやろう。それに、朝昼晩、ご飯とみそ汁を注いでやって、ご飯が済んだら、食器を全部、洗わな駄目(いかん)のや。あの頃はまだ、手が良かったけんのう。冬やったら、冷たい水でせんと駄目やろう、直ぐに「あかぎれ」が切れるんや。

　それと、食事運搬もしよった。食事運搬は、朝昼晩、決まった時間に各寮に食缶を届けるんじゃ、リアカーに積んで、一軒一軒まわって、むかしは79寮まであったけんのう。聴き手：多いなあ。大智：多いけん、「1寮から8寮までは誰それ」って分担を決めてなあ。坂も上がらな駄目(いかん)けど、若いけん、引いて上がりよった。冬は寒いしのう。風の日も雪の日も、みんな飯は食わな駄目(いかん)けんのう。食缶を濡らしたら駄目(いかん)けん、食缶にはビ

10章　大智慶巳の語り（聴き手　尾崎貴美）

ニールかけて、こっちは雨が降っても合羽も着んけん、びしょびしょになるわのう。あれも良うなかったのう（＝良くなかった、悪かった）、あれが神経痛の原因かも分からんのう。

◆患者作業の割り当ては自治会が決める

聴き手：大変やったねえ。当番は誰が決めるん。大智：「割り付け」言うてな、自治会に、割り振りを担当する者がおって、「来月はこれをしてくれ」って言うて来よった。そいつが「これで良えか」いうて了解を貰って回りよったわ、出来ん（＝手足が不自由で割り合てられた作業をできない）人も沢山おったけんのう。

4．病人看護

1）病人に叱られる

◆苦しかったこと：病人看護、当番制で昼夜なし（寝られない）、神経痛の痛みで何度も起こされる

で、苦しかったのは、病人の看護かのう。あれも辛かったのう。夜中に起こされるんよ。「神経痛が痛い痛い」言うて、何度も起こされて、寝れんのんよ。ほんで、世話を全部せんと駄目のんじゃ。ご飯食べさせて、トイレさせて、掃除して。昼も夜も無いわのう、ぶっ通しやけん。

◆昔は手足の欠損した人が多かった、手が不自由なので口を丼に近づけて食べる

昔は、手が無い・足が無い言う人が、沢山入院しとった。手の無い人にはご飯を食べさせてやらんと駄目やろう。自分で食べれる人でも、手がうまく効かんけん、口を丼に近付けて、掻き込むようにして食べるけん、そこらじゅうに溢しまくるんじゃ。

◆手足は不自由でも口は達者、看護が悪いと患者に叱られる

自分では食べれんけど（＝介助なしでは自分でできない）、口は達者やけん、看護が悪かったら叱られるんじゃ、患者に。「お前は、帰んでくれ」言われる。ほんだら、「わしは、あんな面倒人は（＝難しい人は）、よう看ん（＝看護できない）」言うて泣きついてくると、自治会がわしに「行ってくれ」言うんじゃ。あれもしんどい仕事やったのう。

2）治療助手

◆患者が巻いた包帯は外れない

看護師さんが傷の交換したら、今度は患者が包帯を巻くんよ。そしたら、みんな、包帯を巻くのが上手になる訳よ。今でも、皆、慣れたもんや。

看護師さんが包帯巻いたら、「すぐに除いた（＝取れた）」いうての。聴き手：（笑）大智：いやいや、ほんまのことやで。ほいだら、患者さんの所へ行って、「お前、巻いてくれへんか」言いよるんよ。「お前の巻いたのは、朝まで暴れても除かんかった（＝寝相が悪くても包帯が取れなかった）。看護師さんが巻いたんは、外来から家に帰ぬまでに解けた」言うて、昔やけどの。

◆薬局、注射器洗い、明日の診療の準備

治療の手伝いもしたで。外科とか、注射とか薬局で薬出したりするのが、沢山あった。

DDS（＝プロミンの後継薬。DDSの開発で内服可能となる）なんかは、匙で掬って飲ま
すんじゃ。

　それが済んだら、注射器を洗う。一本ずつ針を外して、注射器の中を洗うて。昔、金
属の入れ物に注射器を並べて、入れ物の窓を開けて、お湯を沸かした蒸気にかけて、消
毒しよったやろ。そうやって、明日の診察の準備をするんじゃ。あの頃は、まだ手も良
かったけん、何でもできた。

　外科では、ガーゼも折ってケッテル（＝ガーゼを入れる金属製の蓋つきの容器）に入
れたのう。看護師さんが少ないけん、それをせんと（＝しないと）帰なしてくれんのじゃ。

◆ 包帯巻き、割り当て分は徹夜でする、手の良い人は手早いが手が悪いと時間がかかる、親切に
　手伝ってくれる人がいた

　それから包帯巻きもしよったで。汚れた包帯を大洗濯に出しといて、それを綺麗に伸
ばしてくるくる巻くんじゃ。くるくる巻く機械があったわ。

　割り当てがくるけん、わしもようやったよ。早い人は良えけど、遅い人は夜中までか
かってするんよ。昼は他の仕事をしよるけん、時間が無いけんのう。割り当てやけん、
徹夜してでもせな駄目。

　中には親切な人がいて、「先に済んだけん、手伝うてあげる」いう人もおったけどな。
「うちら（＝私達は）、昼間にできるけど、あんたは昼働きよるけん、できんやろう」い
うて。どれくらい残っとるかは、包帯の山を見たら分かるけんのう。

　だけど、女の人はだいたい、夜中にしよった。ご飯食べてから、夜鍋でしよったで。

　Ｙさんは上手やったで、また早いんや。手が良いやろう、手でさっと伸ばしたら巻け
るんや。わしはもう、手が悪うなっとったけん、包帯をちょっと伸ばすのもなかなかで
うまく駄目。どうしても時間がかかりよった。

5. 養豚

◆ 子豚が生まれる時は、一匹ずつ拭いてやる

　病棟看護を卒業したら、今度は「豚舎に言ってくれ」言うんよの。豚は毎日、餌をや
らな駄目やろ。

　ほんで、子豚が生まれる晩には、呼びに来るんよ、「生まれるから早く来てくれ」言
うて。一匹が10何ぼも（＝1匹の親豚が10匹以上の）子豚を生むけん、それを1頭
ずつ出しちゃあ、拭いてやらな駄目のよ。ほんで、逆子が出てきたら、足を引っ張って
やらにゃあ駄目。拭いてやったら、泣き始めるんじゃあ。

◆ 夜でも呼び出される、そのうち豚舎に泊まり込む

　呼び出しに時間制限は無いけんのう。最初は、一人が当直しよったんや。生まれそう
になったら、皆を呼びに走らな駄目けんの。そのうちに、「豚舎に泊まらんか、どうせ行
かな駄目けん」言い出して、皆で泊まり込んだこともあるわ。

◆ 豚に名前をつけて育てて、正月にすき焼きして食べる

　生まれたら、名前を付けるんよ、太郎とか花子とか。それを、正月になったら落とす

10章　大智慶巳の語り（聴き手　尾崎貴美）

（＝屠殺）わけよ。豚舎で捌いて綺麗にして、炊事場持って行きよったんよ。炊事場で肉を食缶に詰めて、各寮に配ばる。それをみんなで分けて、正月にはすき焼きにするわけよ。あの頃の正月の御馳走いうたら、刺身かすき焼きやったのう。
　「わしは、肉、好かんけん」いうて人にやったら、代わりに野菜をくれよったわ。

◆豚の去勢
　ほれで、子豚が生まれたら、金を抜かな行かんのじゃ（＝去勢）。メンタ（＝牝）は良んじゃけど、オンタ（＝牡）は、肉が臭うなるとかで、抜いとかな駄目のじゃと。聴き手：どうするん？　大智：「金抜き」いうて、キンタマあるやろ、そこに棒みたいなのを突っ込んで、何かを出すんや、ほんで、紐で括るんじゃ。「これでもう大丈夫や」言うての。

◆桟橋まで餌をとりに行く
　ほんで豚の餌が来たら、桟橋まで取りに行かにゃ駄目のよ。船から降ろして、リアカーに積んで運ぶんじゃ。重たいけんのう。

6．賃金が少ない、煙草は切り分けて吸う

◆賃金は安いので、幾つも掛け持ちで作業して煙草代にする
　いろいろなことをやってきとるで、昔は。その代わり、お金は安いわの。聴き手：お小遣いぐらい？　大智：小遣いにもならんくらい安いけん、皆、二重三重に作業をしよったわ。ほんだら、多少の足しになるからの。それでたばこ吸いよったけの。

◆畑をして野菜を売る
　仕方がないけん、自分で作ったきゅうりやなすびやトマトを売るんや。「売ってくれ」言う人が沢山おったけんのう。「売ったら、煙草銭くらいにはなるぞ」言われての。

◆煙草は3つに切って、煙管で吸う（煙草代が高いから）
　聴き手：その頃、煙草はいくらぐらいだったんですか。大智：あの頃はバット（＝ゴールデンバッド、煙草の銘柄の一つ）しかなかった、あれが30円か40円やった。
　あれをはさみで三つに切るんよ。三つに切って、煙管で詰めて吸うんや。そないしたら（＝そうすれば）、長持ちするけんの。1本ずつ吸いよったら、すぐに無しになるで。

7．サザエ採り

◆サザエを採って売る、海に行く人、畑をする人が決まっていた
　中には、海に行ってサザエを採ってきて売る人もおった。よく採れよったけん。向こうのかぶと島に船で行って、戻りには、サザエで船がいっぱいになりよったけんの。これを1個3円で売って、それをたばこ銭にしとったんよ。海に行く人は、だいたい決まっとったけんの。畑する人は畑して、海に行く人は海に行く。

◆寒いので酒を飲んで海に潜る、体を痛めた人もいる
　海に潜って、体をめいだ（＝体を痛めた）人も居るわな。焼酎を飲んで行くんじゃ、冬は寒いけん。あれでよう沈まんかったのう、飲んで潜ったら死ぬで。聴き手：そうやなあ。恐ろしいなあ。大智：まあ、それだけ元気やったんやろうのう。

8. その他の作業
◆建設工事（外部業者）女の人が手伝い

　ここの家を建てる時に、S建設会社が来よったんよの。家を潰すのに釘抜きで釘を抜いたら、その釘を拾ったりする作業に、女連中は行きよったわ。賃金はS建設会社が払うんや、Sは金回りが良かったけんのう。

◆ミシン場に持っていくと直してくれる、上手だった

　昔はミシン場があったんよ。男の人が働きよった。布の破れたんでも、ボタンの取れたんでも、持って行ったら全部してくれよった。上手やったで。年のいった人やったけど、外でそういう仕事をしよったらしいわ。

9. 結婚は輪番制、賭け事にはまる夫たちと妻たちのしたたかさ
◆結婚は輪番制、女性患者が入ってきたら順番にあてがう方式

　あの頃は、夫婦寮でもごろ寝やけんの、何組かの夫婦が。部屋が無いけん。

　相手を決めるのも、輪番制やったらしいわ。女が新しく大島へ入ってくるやないか、そしたら、「次はお前の番や」言うて、夫婦になる。そうゆう方式やったらしいわ。そんなことを聞いたで。昔はいろいろあったわ。

◆好きな者ばかり徹夜で博打をする

　若い時やけん、博打も麻雀もするわな、毎晩徹夜よ。「今晩、お前のとこの部屋貸してくれ」いうて、遅うまでやるけん、賭場賃をくれよった。好きな者ばっかりが集まっとるけん、なかなか止めへんのんよ、夜も昼も無いわの。

◆奥さんが怒って呼びに来る

　ほんだら、嫁はんが怒って呼びに来るわの。「ご飯にも戻って来んと。もうご飯、食べんで良え、ここで寝たら良えわ」言うての。嫁はんらも、がいなけん（＝性格がきつい）。わしは一人暮らしやったけど、所帯持ちは呼びに来よったでえ。

◆待っている間に、妻が当てつけに自転車を磨く

　呼びに来ても、好きな者ばっかりやけん、帰らんわのう。ほしたら、終わって出てみたら、自転車がピカピカに光っとるんよ。わしらが麻雀しよる間に、嫁はんらが自転車持って帰って磨いて、また持ってきとるんよの。「どれだけ長い時間やっとったか、気が付け」ってことなんやろうのう。あれには参ったのう。

IV．今の生活（自由で満足な生活・差別のない交流）

1. 生活の流れ
◆一日の流れ（早起き、食事、畑、入浴、受診、野球を見る）

　聴き手：パソコン教室に行ったり、畑仕事をされていますが、一日をどのように過ごされていますか。大智：今日も暑いやろ。4時半にはもう外は明るいわの、4時半に起きてちょっと寝て、5時半にパンを食べて、6時ごろに畑に行くわけよ。それで9時か9時半ごろ戻ってきてシャワーを浴びて。それから洗濯干して、歯科や耳鼻科の外来に

10章　大智慶巳の語り（聴き手　尾崎貴美）

行く、戻ったらご飯が来る。昼からは、今日やったら高校野球があるけん、それを見て、済んだら横になってみたりな。その繰り返しよ毎日な。

◆大根を播(ま)く準備をしている

畑には、夏の暑いうちは朝早くに行って、涼しくなったら昼から行くわけよ。9月入ったら大根の種を蒔(ま)かな駄目(いかん)から、今、その準備しよる。ポットに土を入れて、それをいくつも蒔(ま)かな駄目のよ。聴き手：予定が詰まってる。大智：詰まっとるね。

◆水分を摂取しながら農作業する

ほんでこの頃、暑いわな。蒸しとるけん、長く居れんのよ。冬は寒いけど温(ぬく)もる。今はちょっと休んじゃあ、水分とって。皆が、「水分を摂らな駄目(いかん)」言うけんのう、お茶を持って行って、休憩をとる度(たび)に飲みよるよ。ちょっとやったら、もう汗でびしょびしょや。

◆引っ越し先にも慣れた

聴き手：新しく居住棟ができて、引っ越したでしょう。古い独身寮とはレイアウトも変わってるけど、今の居心地はどうですか、大智：だいぶ慣れてきたわな。一年したら慣れるわの。慣れたら、「ああしようか、こうしようか」と思うわな。聴き手：診察室が遠いとか、不便なことは無い？　大智：それは無いな。歩けるから今はな。

◆今は、自分のことは自分でできる、左手は力が入らないし感覚も分からないが、右手は分かる、昔は感覚麻痺で風呂で火傷していた

今は元気、今は自分でやれるからよ。こんな手でも、右は分かるんよ。左が駄目(いかん)のよ。左は全然力が入らんし、冷たい熱いも分からんのよ。だけん、風呂の湯加減とかは、右手で見るんじゃ、暑い冷たいが分かるけん。感覚が無いけん、昔はみんな、風呂でよく火傷(やけど)をしよったもんじゃ。洗い物も全部、自分でやるで。右手が分かるわな、熱いの冷たいのがな。

2．生きがい（畑仕事）

◆借り賃を払って畑を借りる、作物は炊事場に卸す、品評会

昔は、畑を借りるのに、自治会に100円払いよったんよ。100円言うたら、安いわの。畑が余っとったら、自治会から「作ってくれんか」って言って来よった。そこでスイカ作ったり、なすやきゅうりや大根・白菜なんかを作って、炊事場に出して買うてもらうんよ。外から買わんでも、中の人が作った物で、給食は賄(まかな)えよった。

ほんで、自治会が品評会してのう。出来が良かったら、人を雇うてするんじゃ。自治会から補助が出るけんのう。

◆今は借り賃不要になってやりたい放題、草が伸び放題で危ない

今は借り賃もいらんようになったら、皆、やりたい放題よ、草を刈らんやろ。昔は、「畑を止める」言うたら、草を綺麗に刈って畑を綺麗にして戻さな駄目(いかん)かったんよ。だけん、昔は草が少なかった。今は草だらけや。

草を刈っとかんと危ないんや。冬は枯れるけん良えけど、夏は向こうが見えんで、桟

271

橋が見えん。船が来ても分からんのじゃ。

◆ 熱心な友は機械で農耕

Nは熱心やで、わしは敵わんわ。朝の6時頃から初めて、一日に1枚ずつしよるわ。全部で畑を5枚くらいしよるやろう。機械入れて耕して、それから鍬で均して、それから植えるんじゃ。

◆ 芽が出て来るのが嬉しい、いつ頃収穫できるか楽しみ

畑仕事は楽しいのう。好きでなかったらできんで（＝できない）、あれはえらいけん（＝体がきついので）。聴き手：暑い寒いがあるもんね。大智：そうやろ。やっぱり好きなんや。

種を蒔くやろ。種を蒔いてもなかなか芽は出て来んで。それがある日、出て来るやろ、あれ見たら嬉しい。ほんで、芽が出たら、今度は「いつごろ大きくなって採れるかなあ、これやったら来月には取れるかなあ」とか。楽しみやね。今は秋ナスを植えとるんよ、今、花が咲きよるわ。「花咲いたけん、9月には採れへんか」思っての。楽しみじゃ。

3. 差別のない交流

1）ゲートボール

◆ ゲートボール、昔は場所取りも大変、補欠は試合に出られない、今はメンバーを集めるのに苦労する

ゲートボールも続けよるんで。聴き手：何人でしよるん？　大智：チームを作るのに5人いるんやけど、みんな弱ってしもうて、5人集め兼ねとるのう（＝5人集めるのに苦労している）。もう20年も30年も前になるけど、あの頃は、グラウンドが一杯になるくらい、みんな沢山しよった。昔は、大島だけでも、7チームくらいあって、中で試合できよった。外に出してくれん（＝島の外に出してくれない）けんのう。

その内に、外の大会にも出れるようになって、香川大会の予選に出始めたんじゃ。どうしても上手い者が行くけん、「同じ人ばっかり出て、私は試合に出してくれん」いうて、文句言う人も居ったのう。今は、文句言う奴も居らんわ。5人のメンバーを集め兼ねよるんやけん。

ほんで、早よ行かな（＝行かなければ）、練習する場所も取れんのじゃ。やけん、自分の仕事をさっさと終わらせて、場所取りに行きよった。

◆ 相手チームと一緒にご飯を食べる、試合でいろんな所に行ける、相手チームは大島に来ることを好む

ゲートボールは良えんじゃ。向こうのチームが呼んでくれたら、いろんな所に行けるで、昔と違うて。それで、一緒に飯を食べる。昔やったら、一緒に飯を食べることなんか、有り得んかったわのう。

「どこでも行ける」言うんは、ありがたいのう。ほんで、相手のチームが大島に来ることもあるんよ。向こうから言ってくるんよ。「今度、いつ呼んでくれますか」いうて。「今、暑いけん、ちょっと涼しくなったらやろうや」って言うんやけどの。

10章　大智慶巳の語り（聴き手　尾崎貴美）

どうも、外の人は大島でするのが好きみたいやで。大島でするんが良いんやって。試合して、一緒にご飯食べて帰るんよ。まあ言うたら「交流の場」やな。ほんで、次は向こうが誘ってくれるけん、予定を合わせて行くんじゃ、なかなか人が揃わんけどの。

◆自由にどこにでも行けるようになった、カラオケをして、今は生活を楽しめている

振り返ってみると、今は買い物ツアーも行けるし、ゲートボールの試合にも出れるし、何処か行こうと思ってもパッと行けるやろ。遠いとこでも自由に行ける。バスにも自由に乗れる。良うなったのう。

聴き手：パソコンもしてますね。大智：そうそう。カラオケも。聴き手：カラオケもあったね。上手やからな。大智：そんなこと無いわ。歌の好きな人ばっかりの集まりじゃ。自分が歌わんでも、聞きに来るのを楽しみにしとる人も居るんよ。「今度、いつするん？」とか「この間のカラオケ大会のビデオ貸して」とか言うて、練習しよったら、散歩がてらに見に来るのも居るしの。当てにしてくれとる人も居るけん、頑張っとかな駄目のう。今は何でもできるけん良いわの、昔と違って。聴き手：じゃあ、今は趣味とか、好きなことを楽しめて生活できてますか。大智：楽しんどる。昔は許可をもらわな出れんかったし、作業をせな駄目かったし、自由は無かったけん。

◆昔、楽団で歌を歌っていた

あんた覚えとらん（＝覚えていない）わの。いつ来たんや。聴き手：昭和55年。大智：ほんだら、あかんわ（＝駄目）。まだ新しいの。わしら卒業して間もない頃、楽団で歌いよったんよ。わしは見る方やったけどの。

◆ハーモニカは口唇の変形で息が漏れて吹けない

ハーモニカ吹いて、皆で歌うてのう。だけど、何時とはなしに止まったんよ（＝いつの間にか無くなった）。ハーモニカは口が良え人でないと、吹けん。この病気は、口の悪い人が多いけん（＝口唇の下垂などで口がうまく閉じない）、息が漏れるんよ。

◆浜辺でギターを弾いていた

ワシはギターを弾きよったんよ、暑い時、浜辺に涼みに行くんよ。その序に弾くんよ。誰か亡くなった時に、「これやるわ」ってくれたんよ。あの時は、まだ手が良かったからの、この両手が。ほしたら「お前、弾いてくれ」ってよう来よったよ、ほんで、演歌を弾きよった。思い出したら、いろいろあるのう。

2）県人会

◆県人会を中心になって進めていた人が多く亡くなった

県人会には、昨日も行ったんやで。聴き手：里帰り（＝各都道府県が主催する里帰り事業）は、だいぶ長いんですか。大智：長いらしいよ。俺が行き出したの最近やけど。前は沢山おったけど、昔から中心になってしよった人も、沢山死んだけんのう。それでも、徳島県人会は、一番多いわ、愛媛や高知に比べたら。19人居るけんのう。香川県は少ないやろう。

◆県人会に行く人は決まっている、みんな体が弱って行けなくなった

　県人会に行くのも、大体決まっとるわな。T夫妻とわしとM君と、Yも行きよったけど、行けんようになったし（＝行くことができなくなった）、MちゃんもNさんも入院しとるし。皆、年とって体が弱ったけん、会議にも行かんし、里帰りにも行けんのう。徳島県人会に出れるのは、まあ良いとこ、4～5人やのう。今度、この9月にあるけど、愛生や光明の人とも一緒や、3園（＝長島愛生園・邑久光明園・大島青松園）合同やけん。

◆交流時間に体験を話す、同じ話ばかりになる

　県人会では、交流時間があるわけよ。そこでしゃべらんと駄目のや。この間話したような（＝本章の第1項参照）、学校の身体検診で分かって、ああなってこうなってって、同じ話ばっかりになるんよな。まあ、聞きに来る人が違うけん、良えけど。県人会だけでなくて、大島に訪ねてくれた人にも、話さな駄目けんのう。

　父親に追い返された話しをすると、「ようそんな話をしてくれた」いうて、涙を流される人も居るわのう。

◆交流集会、学校の先生に語る、子どもへのメッセージ—まっすぐ我が道を行け—

　昨日は30人ぐらい、学校の先生ばっかりやった。ほんで、終いに「子どもたちにメッセージを」って言うけん、「横向かんと、まっすぐ前向いて行ったら良んじゃ」って言ったんやけどの。

◆県人会の後の買い物が楽しみ、普段買い物ができないので買い物が好き（外に出た時の楽しみ）

　県人会が終わったら、買い物をするんじゃ。此処の人は、普段買い物ができんやろ、船で高松の街まで出んと駄目けん。だけん、買い物が大好きで、「買い物する」言うたら張り切るんじゃ。「美術館見る」言うたら、素通りするのにのう。

◆県人会はよくしてくれる

　県人会は、ようしてくれるで。この間も、婦人会から、「待っとるけん、早よう来てください」って言うて来とった。支援協会っていうのがあって、そこで会員から会費を集めて、それでわしらの泊まり賃やら食事代やら、出してくれよるらしいわ。

　あんたと行ったんは、何処やったかなあ。職員も付いて来てくれるやろ。聴き手：太龍寺。大智：あれか、ケーブルカーに乗った時やのう。

◆同じ出身の人と知り合いになり、大島を訪ねてくれる

　聴き手：楽しみでもありますか。大智：そうやのう。交流集会に行ったら、「わしは○○の出身や」って言うたら、来とる人が「私はその隣の町や」いうて、すぐに知り合いになるわけよ。ほしたら、「今度行かしてもらいます」いうて、大島を訪ねてくるわけや、知らん人がの。ほんで、「大島いうとこは、静かで良え所や」言うて、2～3回、訪ねてくる。そうやって仲良うなれることは良えのう。ほんで、「一緒に写真撮ってください」言うて、一緒に撮って、送って来てくれるんよ。「地元にも戻ってきてくださ

い」言うてな。

3）同窓会
◆**大阪で同窓会、友人の方は覚えていた**

「大阪で同窓会をするけん、来てくれ」言うんで、行ったんじゃ。わしは大阪のことはよう分からんから、自治会事務所の女の子に付いて来て貰たんよ。20人位集まって、みんな変わってしもっとるけん、こっちは誰が誰やら分からんのに、向こうは覚えとるんよ。「おまえ、覚えとらんのか？」言われての。

◆**友達が車で学校に送ってくれた思い出**

「学校の帰りに、雪が降りよるのに田舎道を歩きよるけん、木材を運びよるお父さんの車で送ってあげたやないの」って女の子に言われて、「そういやあ、そんなことも有ったわ」言うて、「あの時はありがとう」ってお礼を言うたんよ。いろいろ話をしよる内に、昔のことを思い出したわ。学校まで遠かったけんのう。

◆**学校まで2時間かかる、暗い内に家を出る、通学に時間がかかる分勉強は遅れる**

学校まで、歩いて片道2時間かかるんよ。ほやけん（＝だから）、みんな暗い内に起き出して行くんよ。冬の5時半いうたら、真っ暗やで。

ほんで学校も、遅うなるけん、早よう帰らせてくれるん。後は、近くの者ばっかりが残って勉強すんじゃ。だけん、勉強は遅れるわの、早よう帰る分。

◆**学校帰りに、柿を採ったりいたずらをする**

学校の帰り道で、みんなで悪さ（＝いたずら）しての。道端に、沢山柿が生っとるやろ、「旨そうやのう、採って喰うか」いうて採って食べたり。そしたら、「コラー」いうて怒られよったわ。良え人は、一つくらいはくれよったわ、「黙って取ったら駄目で」いうて。

◆**学校から帰ると父親の畑の手伝い、父が仕込んでくれたので、大島で農作業ができた**

学校から帰んだら、親父が待っとって畑仕事に行くんや。「お前は草刈れ」いうて。芋の草を引いたり、さつまいもを植えたり、いろいろあるけんのう。

ああいうことを、親父に叩き込まれとるけん、ここに来て「畑やれ」言われても、すぐにできたんやろうなあ。

◆**同級生が、自分が大島に行った後の学校の写真を送ってくれた**

それから、同級生が、わしが大島に連れて来られて居らんようになってからの学校の写真を、わざわざ送ってくれたこともあったわ。誰が誰か分かるように、名前をつけてくれて、あれも嬉しかったのう。

4）子どもたちは差別しない、握手を嫌わない
◆**メッセージ、前を向いて行けば良い**

聴き手：後進にメッセージがありますか？　大智：メッセージのう。子供らが島に訪ねてきた時に言うのは、「よそ見をせんと（＝よそ見しないで）前向いて行けば、良えのができる。出来るとか出来んとか思わんと、前向いて進め」、そしたら「ありがとう」

言うて帰るんも居るしの。

◆ 子どもに話すのは難しい、大島のことを伝えてほしい

　そやけど、子どもに話すのは難しいんや、他の人らも言よるわ。病気のこと言うたって分からんわの。神経痛にしたって、どれくらい痛いんか分からんわの。大人だったら分かるけどな。面白いことを話したらよう聞くけどの。お化けの話とかしたら、乗って来るで。「ほんまに、お化けに会うたことあるん？」とか言うての。

　「帰ったら『大智さんが言よった』って、大島のことを皆に伝えてくれよ」とは言うけどの。

◆ 子供たちは嫌わない、握手してくる、こちらは遠慮してびっくりする

　今頃の子どもは、嫌わんの。桟橋まで見送り行くやろ。「おっちゃん、今日は面白い話をしてくれてありがとう。また来ます」って、握手してくるわけよ、向こうの方からな。こっちは気を使って、よう手を出さんのにな。こっちの方がびっくりするで。

◆ 子ども達は質問も考えてきている、「一生帰れない・出られないのが辛かった」と返答する

　今頃の子供は割り切っとるで。先生がちゃんと教育しとるんだろうな。学校でもハンセン病のことを勉強するらしいわ。それでよう考えてくるんやろうな、質問を。「此処に入ってから、今までで辛かったことは何ですか」って聞いてくるわけよ。

　「ここへ連れて来られた時は、もう一生帰ねんと思ったら、それが辛かった。ほんで、何十年も外に出れんかったのも辛かった。自由に買い物にも行けんかった」って言うわけよ。

4．今は全てに恵まれている

◆ 昔は医師の許可書が無いと外に出られない、病気の重い者はなかなか許可されない

　聴き手：らい予防法が廃止されてから、改善されたことはありますか。大智：改善したことの。昔は、外出するのに許可書みたいなのがいるんよ、それが面倒くさかったのう。軽い人はすぐに出してくれるんやけど、ちょっと病気の重い人は、先生の診察を受けな駄目いうて、買い物に行きとうてもなかなか出してくれんかった。わしも後遺症で、手がこんなになっとるけん、なかなかじゃった。

◆ 許可書がいるのなら外出しないと言い出す、こっそり出て見つかる

　そのうちに、みんなが「診察受けなんだら駄目のやったら、行かん」言い出しての。で、診察もせんと、こっそり行った人も居るんよ。船で出るんじゃけん、船で見つかるわのう。ほしたら、「内緒にしてください」言うて福祉課に頼み込むんじゃけど、そんなことできんわの、福祉は責任があるけん、もしも何かあったら駄目けんのう。

◆ 今は好きな時に自由に島外に出られるようになった

　今は良えわなあ、許可書もいらん（＝不要）し、好きな時に何時でも出れるけん。昔やったら、できんことが沢山あったわな。辛かったわのう。こんなこともできんのか（＝できないのか）と思っての。ここに入る前には当たり前にできよったことが、できんことが腹立たしいてのう。

10章　大智慶巳の語り（聴き手　尾崎貴美）

◆今はよい、やりたいことができる、寝ながら過去を振り返る
　今は、いろんな面で良うなったわの。昔は、その日の内にせんと駄目こと（いかん）が決まっとった、それをしたら一日が終わりよった。今は何でも、やりたいことができるでのう。それに、昔は娯楽が無かったからの。そういう面でも良うなったのう。いろいろ、楽しませてもらいよるけん。
　まあ、晩に寝よったら、昔はこうやったとか、そんなこと考えるわけよ。

◆重い病気もしない、ハンセン病が悪化もしない、元気でいられることが幸せ
　それと、今は重い病気もせん（＝しない）しの。昔みたいに、ハンセン病自体が進んでいく心配も無いしのう。昔のことを思い出すと、今はこんな元気で畑もやるし、自由に何でもできるし、本当に幸せやのう。

◆贅沢になってしまった、昔はもったいないが口癖だった
　今は何でも食べれるし、贅沢になってしもうた。昔は、みんな「もったいない、もったいない」言よったけどの。まあ、今でも言よるけど。昔は「今日は良えおかずや（よ）」言よったんよ。今は「碌（ろく）なおかずが無い」って言うやろ、昔に比べたら、よっぽど良うなっとるのに。ほんで、嫌なら食べんし、他から手に入るけん。「今日は要（い）らん」って言うてくるやろう。

◆昔はご飯はすぐに食べないといけない
　昔は共同生活やったから、ご飯も来たらすぐ食べな駄目（いかん）のよ。皿洗いの当番が終わるのを待ちよるからの。今みたいに、「後から食べるけん、取っといてくれ」なんか言えんかった。それに昔の茶碗は金属製じゃ。洗う時に投げても割れんようにな。

◆今は上げ膳据え膳、看護師も傍にいてすぐに間に合う
　今は此処でじっとしてても、飯持って来てくれるし、「パソコン教室が終わってから食べるけん、置いといてくれ」いうて頼める。それが全然違うわの。看護師さんも近くに居（お）るけん、何かあってもパッと間に合うんや。至れり尽くせりじゃ。

◆今は自分でできるので介護は頼まない、安否確認はしてほしい
　今は、まだ何でも自分でできるけん。「何かあって倒れとったら駄目けん、一回は廻っていてくれ」言うて頼んで、それ以外は「良えわ、自分でするけん」いうて介護員が廻ってきても断わりよるんよ。「変わり無いか」だけ聞いて終わりよ。聴き手：元気な顔を見るとこっちも安心するけんね。大智：何かあったら駄目（いかん）けんのう。「出来んようになったら頼むわ」言うとるんじゃ。まあ、出来る間は、自分のことは自分でしようと思いよる。

◆今は良くなった、語りはこんなところか、ありがとう
　だけん、昔のことを考えたら、今は良うなっとるで、ほんまにの。今は何でもできるけん、良えのう。聴き手：良かった。大智：もうこんなもんじゃのう、話はのう。こんな話で良かったんかの。まあ、ボチボチやろうの。足崩しとったら良かったのに、痛うなかったか、大丈夫か。ありがとう。

11章

ハンセン病回復者　脇林ムツ子　の語り

（聴き手　近藤美津乃）

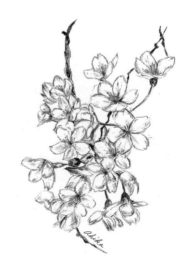

Ⅰ. 故郷を追われて、四国遍路巡礼へ

1. 故郷を追われ、四国遍路巡礼に旅立つ
    1) 赤狩り、出身県は特にひどい（当時の世情）
    2) 診断がつかず、眉毛が抜け「らい病」と囃したてられる、体調不良で学校に行けず
    3) 効果のない民間療法（注射・祈祷師）に大金を払う
    4) 故郷を追われ、母と四国遍路巡礼へ
        ①今日中に出ていけと故郷を追われる
        ②母が四国遍路巡礼を思いつき、四国へ向かう
        ③四国について巡礼の衣装を揃えてくれる
        ④最後の受け皿は四国遍路巡礼、病人は覚悟して家を出て、道中で野垂れ死んだ
    5) 不穏な時代に母が四国遍路巡礼に廻ることの限界、父と交代する
        ①治安の悪い時代に女性が四国遍路巡礼に廻るのは無理（寺で盗難）、父と交代
        ②田植え時期は、父が苛ついているのが分かる
    6) 遍路生活
        ①納経代に事欠く、寺は容赦ない
        ②父が山伏から暴行を受ける
            a. 山伏から因縁をつけられ暴行を受けた
            b. 寺の住職は助けてくれない
            c. 誰もが鬼にも仏にもなると悟った
            d. 父は私を責めなかった
        ③けもの道
        ④四国遍路を廻る人達
        ⑤火傷する、足に傷はできず
2. 大島へ
    1) 納め札から保健所が探し出す、ここで父と私の運命が分かれた
    2) 大島へ
    3) 翌日に父は帰郷、両親は安心する
    4) 友人ができ、九州には戻らず
3. 家族が村八分
    1) 妹はトラウマ
    2) 親戚でさえ父を攻撃（日頃の鬱憤晴らし）
    3) 家族が村八分、世間の冷たさが家族をがんじがらめにする
    4) 人の上に立つ人は、世間の間違った対応を正してほしい
4. 両親の死

11章　脇林ムツ子の語り（聴き手　近藤美津乃）

Ⅱ．プロミン治療と辛い症状

1. 冷やすと悪化する
2. プロミンの後遺症で、熱こぶと神経痛が出始める
   1) プロミン以前の治療（大風子油）
   2) 熱こぶ
   3) 神経痛・半しびれの痛さ
3. 患者が傷交換する
4. 宗教的な支え（薬に過剰に頼らない）

Ⅲ．大島での生活

1. 貧しい生活
2. 患者作業
   1) 夏季洗濯
   2) ガーゼ洗い
   3) 患者看護
3. 息苦しいほど人がいる
4. 喧嘩・自殺者
5. 独房
6. 湯灌（遺体洗い）
7. プラセボ（＝偽薬）として溜め水を注射
8. ケーキで結婚を祝う
9. 慰め（芝居・映画）
10. 農園
11. 芋づる会

Ⅳ．大島で生きた64年を振り返って

1. 長かった
2. 大島に連れてこられてほっとした、一方で、どうして此処に居ないといけないのか
3. 外に出る野心は無く、皆で庇い合って大島で生きる（大島に来て守られたことへの感謝）
4. ハンセン病は国の貧困と関係がある、戦争のない平和な世を願う
5. 世の中が穏やかであることが、ハンセン病者が心穏やかに生きる最低条件

【プロフィール】
昭和11年（1936）　九州で生まれる

昭和21年（1946）　10歳でハンセン病を発症
昭和25年（1950）　14歳で入所
昭和35年（1960）　24歳で結婚
平成26年（2014）　現在79歳、夫と同居。ハンセン病の後遺症は、手指の拘縮。日常生活はすべて自力でできている。両眼の白内障で視力低下あり。ふらつきがあるので杖を使用中。今は、カラオケを楽しんでいる。

11章　脇林ムツ子の語り（聴き手　近藤美津乃）

Ⅰ．故郷を追われて、四国遍路巡礼へ

1．故郷を追われ、四国遍路巡礼に旅立つ
1）赤狩り、出身県は特にひどい（当時の世情）
◆終戦直後に発症、赤狩り、不穏な時代

　14歳の時に此処に来て、もう64年になります。九州○県の出身なんだけど、戦争が終わってやっとホッとした頃、昭和25年は、世の中がまだまだ落ち着いてない頃やった。
　レッドパージって知らんと思うけど、アメリカさんの赤狩り。終戦直後、戦争に行ってた人が復員して一般社会に戻ったんやけど、アメリカさんが「共産党が大手を振って、世間を席巻せんよう（＝しないように）」に言うて、共産党らしい人は目を付けられて、みんな捕まえられて牢屋に放り込まれたんや。なかなか民主的な集会もできんかった。
　そういう不穏な時代だったから、就職もないし、食べるものも家もない、そういう人が世間に溢れるよね。

◆アメリカに恥部は見せなくない、隔離撲滅主義、片っ端から刈り込み（＝強制収容）

　それと、戦争に負けた直後やけん、汚いものには蓋をして、アメリカさんに、あまり見せたくなかったんやと思うんよね。浮浪しとる人達の中で、ハンセン病らしき人を療養所に刈り込んで行くということがあったのよ。当時は、隔離撲滅主義、療養所にさえ隔離すれば、世間に病気は広がらないと思われとったから、軒並み、刈り込み（＝強制収容）にあってね。だから、私が来た頃は、ここにも病気でない人も混ざっとたんよね。終戦直後というのは、まだそういうひどい時代だった。

◆九州○県は特にひどい、療養所が空くまで村が待ってくれない、その日の内に出ていけ

　九州○県いう所は、特にひどかった。いろんな事件があったけど、私たちが○県に入ろうとしても、病気の人がいたら、その家族みんなも中に入れてくれん。
　だから私も、九州○県出身だから、九州の療養所に行くつもりだったけれども、まだ14歳で、一般舎（＝成人用）には入れず少女室に入らんと駄目。だけど、刈り込みの盛んな時やけん、「療養所が、刈り込みで連れて来た人で溢れ返って入れんから、10日程待て」という話だったんよね。だけど、我れ我れの村が許さないのよ。「患者は早よ出て行け、今すぐ出て行け」言うて。それくらい○県は差別がきつかった。

2）診断がつかず、眉毛が抜け「らい病」と囃したてられる、体調不良で学校に行けず
◆体調悪く、母が連れ歩くが診断がつかない

　戦後、体の調子が悪くなってきて、医者とか、最後には祈祷師とかに、母が毎日のように私を連れ歩いたんだけど、ハンセン病というのが分からずに、仕方なく家におったんよ。

◆眉毛が抜けると人相が悪くなる、「らい病」と囃し立てられる

　聴き手：体の調子が悪いって、どんな感じなん？　脇林：眉毛が無くなってきた。眉毛が無くなったら、人相が悪くなるんよなあ。そしたら、学校に行って、「らい病や」

283

言われるようになって。らい病いうたら、今のハンセン病やけど。
◆地の底に沈む程、倦怠感が強い
　そう言われながらも学校に行きよったけど、ついに、こっちに来る前の年から、体中が地の底に沈みそうなくらい、もう立ち上がれないぐらい、しんどかった。だから、学校にも行けなくなった。栄養失調か何か知らないけど、血管が透けて見えるように、白っぽい、血の気が無い、そんな感じだったよ。
◆母は受診前の通学を望むが、いじめと倦怠感で外出できない
　けれども、母は「学校へ一度行ってから医者に行け」と言うんよな、一生懸命になっとるから。私もそうしよったけど、体がしんどいのと、学校で「らい病」とか言われ出したのとで、もう行けん。それで、1年か半年くらい、外へ出られなくなった。
◆この病気になると手の運動障害が生じるので、百姓仕事は出来ない、家を出るしかない
　だけど、家は百姓だから、筵（むしろ）に何か干しとったら、天気が変わったら急いで取り入れな駄目のですよ。だけど、手が悪くなり始めとったから、よく落としてました。だから、我々のような病気になったら、百姓はできんから、そこでは居られなくなるわね。だから、納得せな、仕方がないでしょう。それで家を出たんですけど。

3）効果のない民間療法（注射・祈祷師）に大金を払う
◆効果のない高価な注射に通う
　ある町医者に、1シーズン通ったけど、何のことないカルシウムの注射に、ビタミンか何かを混ぜて、それを週に2回か3回。それが千円。聴き手：その頃の千円っていったら高いね。脇林：高かったですよ。第一、千円って金が無いもんね。当時は、10円でも価値があった。汽車代が一区間25円くらいだったと思うんよね、千円もらって汽車代と注射代を払うと、ご飯も食べたいけど、弁当を買うお金も無かった。
◆いい加減な祈祷師、最初から治らないと分かって稼ぐ
　だけど、ひと夏が過ぎても効果が無いし、お金が続かんからそれは止めて。次は祈祷師ですよ。祈祷師もいい加減な祈祷師で、向こうも治らないのを最初から知っとるから、そこそこ稼いだら、後は「もう来なくて良いですよ」だって。

4）故郷を追われ、母と四国遍路巡礼へ
　①今日中に出ていけと故郷を追われる
◆犯罪人扱い、母が奔走するが、多勢に無勢、「今日、出ていけ」、精米すら拒否され玄米を背負って村を出る、石を持って追い出された
　ところが、「ハンセン病や」って診断がつくと、突然、犯罪人みたいに扱われて、「早よ出ていけ」って言われたんよ。
　母は、裸足で、それこそ草履（ぞうり）ちぎれるぐらい、私のために奔走（ほんそう）してくれたのよ。「出で行けって言われても、私を連れて何処へ行ったら良いのか」言うて。そんで、村長、校長、お寺さん、村の主だった人達にお願いして、「ちょっと待ってくれないか」と。
　ところが「多勢に無勢」って言うんかね、もうどうしようもない。「今日、出て行け」

11章　脇林ムツ子の語り（聴き手　近藤美津乃）

って調子で、私は母と昼からとにかく出た。精米もしてくれんけん、玄米を背負って。みんなに「出て行け」と言われとるから、もう村八分でしょう。だから、精米もしてくれん。

石川啄木の「石をもて追はるるごとく、ふるさとを出でしかなしみ」じゃないけど、本当に、石持って追われた。

◆近くの駅から乗せてくれない、緘口令が敷かれ誰も何も言わないが皆知っている

それで、近くの駅からは乗せてくれんのよ。聴き手：それは嫌がられて？　脇林：そりゃもちろん、嫌がられて。緘口令が敷かれとるけん、誰も何も言わんけど、みんな知っとるんですよ。

②母が四国遍路巡礼を思いつき、四国へ向かう
◆途方に暮れた母が四国遍路巡礼を思いつく

母は、「私を連れてどこへ行こうか」と途方に暮れて、ひょっと気が付いたんでしょうね。「お四国（＝四国八十八箇所巡礼）に行けば良い」と。

私は、四国っていうのは学校で習いはするけど、何処に有るのかも知らん。戦争中やから、授業も教科書も全然無い。だから、外国にでも行くつもり。今の外国は近いけど、昔は外国人も見ることも無い時代やで。

◆山越して隣町から、貨物列車に乗せてもらう

近くの駅から汽車に乗せてくれないから、山越えして行かな駄目のですよ。それで、やっとの思いで貨物列車に乗って。牛の肥料にする藁を積んだ貨物列車で、藁をギュウギュウに詰んである束を一つ抜いて、私たちが入れる窪みを作ってくれて、そこに乗り込んだんよ。私は、何処へ連れて行かれるか知らん。

◆別府で夜明かしして四国に渡る

母が「四国に渡りたい」と言ったのかなと思うんだけど。着いたら、別府だった。もう真っ暗で、桜が咲いとったから、春やったと思う。あの頃は、客引きがあって、宿屋が港に提灯持って誘いにくるんよね。その宿屋に一晩泊めてもらって、船で四国に渡ったんだ。

その当時は船に乗る時には、住所氏名を書くんです。だから、私たちが何処行ったかは分かるよね、調べたら。

③四国について巡礼の衣装を揃えてくれる
◆四国に渡って、巡礼の衣装を揃えてくれる

巡礼の一人前の格好をしようと思ったら、笈摺とか脚絆とか菅笠とか鈴とか金剛杖とか、そういうのも全部買わなきゃ駄目のですよ。だから玄米を売って、そのお金で母が一番最低の薄い布を買って、衣装を作ってくれたんですよ。着いたのは愛媛の○○寺だったと思うんだけど、そこで二晩過ごして。

285

####　④最後の受け皿は四国遍路巡礼、病人は覚悟して家を出て、道中で野垂れ死んだ
◆病人は死を覚悟して家を出た、最後は四国遍路巡礼、野垂れ死にした人を地元の人が葬った墓が沢山ある

　　昔は、病気が出たら、死を覚悟して家を出るしかなくて、最後は四国参りに行きよった。四国では、お遍路さんが野垂れ死んでも、地元の人もよう知っとるから、亡骸を土に埋めて、小さな石を置いてくれる。お寺には、その人達のお墓があって、「此処に石を置いとるんは、遍路で行き倒れた人のお墓や」って聞いたことがある。

◆大島がなければ自分も野垂れ死んでいた、当時は大島のことを知らなかった

　　だから、私も此処がなかったら、遍路の途中で、野たれ死んどったかも分からん。その時は大島に療養所があるってことは、全然、知らんかったからね。

5）不穏な時代に母が四国遍路巡礼に廻ることの限界、父と交代する
####　①治安の悪い時代に女性が四国遍路巡礼に廻るのは無理（寺で盗難）、父と交代
◆僧侶が盗み、お寺さえも治安が悪い、逃げるように寺を出る

　　世間がまだ不穏な時代だから、お寺の住職さんも生活に困とるんよね。ある寺に泊めてもらった時に、あの頃は雑魚寝なんよね。夜中にお坊さんが、泊まっとる人の荷物を引っくり返して、金目の物を探しよるんよね。それくらい治安が悪かったし、みんな、日々の生活に困ったんよ。夜中に目が覚めて、それを見た母は、「もう、こんな所には居れない」と言うんで、逃げるようにして山を降りたんです。

◆不穏な時代、女性には過酷過ぎるので、父が母に代わって遍路を廻る

　　その頃、母は52歳ぐらいで、1週間位、一緒に廻ったけど、やっぱり女性やからね、田舎のおばちゃんでも。やっぱり不穏な状態、昭和25年（1950年）はね。そんな時分だから、母と私は、一旦一緒に家に帰って、今度は父と一緒に、四国遍路に出たんです。

◆昭和25年は景気がどん底

　　昭和25年いうたら、まだまだ朝鮮戦争の前で、日本の景気はどん底で、あの頃の言葉で、どん底景気とか鍋底景気とか言うんですよね。そして、朝鮮戦争が始まったら、糸へん景気とか金へん景気とかって良くなっていくんよね。

　　で、これは別の話になるけど、朝鮮の人たちが恨みを持つわけですよ、日本に対して。「我々の戦争で、おまえたちは儲けた」ちゅってね。そういう訳で、田舎の隅々までは、なかなか景気が良くなってなかった。

####　②田植え時期は、父が苛ついているのが分かる
◆父不在で田植えは女ばかり、家を想って父が田植え時期にイライラしているのが分かる

　　聴き手：じゃあ、それからはずっとお父さんと廻ってたん？　脇林：そう。此処に来るまで。母は最初の方だけで、後は家に帰った。

　　田植えの時期がぼちぼち近づいても、家には帰れないのよね。で、父もいらいらしとるのが分かるのよ。家は女ばっかりで田植えをしよるからね。4月の始業式が始まるちょっと前に家を出たからね。

11章　脇林ムツ子の語り（聴き手　近藤美津乃）

聴き手：ムツ子さんも、最初は家を出るつもりはなかったもんね。脇林：そうそう、すぐに学校に行けるつもりでおったんよ。でも、学校の方から「もう来んで良い」って言われた。

◆四国遍路巡礼の期間は 14 歳の春から 7 月まで

聴き手：どれぐらいの期間を巡礼されとったん？　脇林：14 歳の春から。此処に来たのが、7 月 10 日の晩だから、3 カ月半近く。

6）遍路生活
①納経代に事欠く、寺は容赦ない
◆納経代に困る、食べる物も事欠く、納経代までは角立ち（＝托鉢）では貰えない

お遍路に廻るのに、お寺に、納経代を納めな駄目のだけど、二人別々に払わんと駄目から、二人で 20 円。二人で 20 円を納めるのは大変だったんですよ。お金が無いところにもってきて、食べるお金も無い。20 円は、なかなか人様はくださらんですよ。たまに、「納経のお金にしてください」言うて、くれることもあったけど、本当に「たまに」やった。

◆父は銀行に振り込ませたが、家も困っていた

父も私を置いて行く訳に駄目から、1 回だけお金を銀行に振り込ませたことがあったんですよ。でも家の方も困っとる、お金には。あの頃は鍋底ですよ、本当に。

◆その日に食べる物は角立ちで賄う、麦を食べる、四国の麦ご飯は故郷の麦とは違った

自分たちが今日食べる米は、角立ち（＝托鉢）するけど。お米じゃなくて麦が多かったですね。四国はどういう訳か、ひしゃ麦なんやね、ひしゃげた（＝変形した、ぺったんこになった）ね。四国に来て、初めてひしゃ麦を食べました。うちの田舎はあんなにしては食べない。あれは、一旦炊いたの乾かしたんだと思う。

◆お寺は容赦ないと肝に銘じた、お祈りをお金に換算、お金がないと納経もさせない

角立ちして食べ物を頂いて、何とか食べることはできたけど、納経のお金（＝各札所に経を納めた証として、納経帳にご宝印（黒書・ご朱印）をいただいた時に支払う）には大変苦労しましたね。だから、私は、「お寺の人たちは、容赦無いな」と、その頃、肝に銘じましたね。私たちが一所懸命お寺を巡って、願いを込めて拝むけれど、その願いをお金に換算するわけね、お寺の人は。お金が無かったら、お参りもさせない、納め札（＝参拝日、住所、氏名、祈願したい内容などを記載し、本堂や大師堂に納める）も納められない。お金に困っとるんが分かってても、毟り取る。

納経を納めなくても拝むことができたのかも知れんけど、私たちも初めてだから、お遍路の形さえ知らない、見たこと無いもん。間違えたら駄目と思って、こっちも必死やしね。

◆寺の住職は村の重鎮、気位が高い

私が田舎で一番感じたのは、偉い人の中にお寺の住職さんが入ってましたね。庄屋の村長さん、地主さん、校長先生、で、お寺の住職さん。こんな人たちはやっぱり村の重

役なんですよ。だから気位が高いんでしょうね。
②父が山伏から暴行を受ける
a. 山伏から因縁をつけられ暴行を受けた
◆因縁をつけられて父が殴ったり蹴られたり、娑婆を見た

　だから、四国遍路を廻っている時に、娑婆（＝苦しみや煩悩の多い現世）っていうのを感じたね。どこかの大きなお寺の前で、山伏の格好をした父親と20歳ぐらいのお嬢さんが、私たちと同じように、山から下ってきたんです。そしたら、本当にあの時は私もびっくり、ひどく私たちを虐待したんですよ。

　そのお嬢さんは、頭がおかしくなっとって尋常じゃなかったんですよ。足も弱かったし、どうしても私たちの方が早くて、お寺にも先に着いたんですけど、途中でそのお嬢さんが、私たちが持ってる「竹筒の水が欲しい」って言うんですよ。だけど、空っぽだから、「もう無いから、この先のお寺の横に綺麗な水が流れとるから、そこのお水飲もうね」って言ったら、それに因縁をつけて、お寺でひどく父を踏んだり蹴ったりしたんですよ、その山伏の格好をしたおじさんが。

◆あっけにとられた

　私も、どうしようもない、本当だったら「止めて」って言わな駄目のにね、とにかくあっけにとられてしまって。

b. 寺の住職は助けてくれない
◆寺の住職は、暴行を受けたと知っているのに知らぬ顔、寺の別の顔を見た

　大きな声で虐待されて、父はものも言わず、やられっぱなしですよ。聴き手：大丈夫だったの？　脇林：死ぬほどではないけどね。

　そこは、お寺の庫裏が近いんですね。だから、お寺の人から見えとるはずなのに黙ってるわけよね。

　その晩は、そのお寺の門の近くに野宿して、明くる日。そこの住職さんが若い坊さんを連れて、門のそばに綺麗な水が流れとるから、そこに水垢離（＝神仏に祈願する時に、水を浴びで身を清めること）に来たんですよ。昨夜のことを知ってるはずやのに、何にも言わない、知らん顔ですよ。私は、あれを見た時、お寺の別の顔を見たように思いましたね。

c. 誰もが鬼にも仏にもなると悟った
◆心の糧として宗教を信じるが、住職だからと奉る必要はない、生身の人間だから鬼にも仏にもなる

　だから私も、心の糧として宗教を信じとるけど、「人間は誰も同じ」だと思う。「住職さんだからと崇め奉ることもない。その辺りのことを分かった上で、自分のために拝むようにしないといけない」と思いましたね。

　「この人は悪い人で、この人は良い人」っていうのは無いのよ、結局。「生身の人間やから、誰もがいろんな心を持っていて、その時々によって鬼にもなれば仏にもなる。そ

11章　脇林ムツ子の語り（聴き手　近藤美津乃）

れを知った上でのつき合いが大事だな」と思いましたね。まだ14歳の私が（笑）。聴き手：悟ったのね。脇林：悟った。
◆山伏といえども普通の人間、内面はどうなのか
　だから、よくテレビで山伏の格好を見るけれど、「山伏といえども、普通の人間じゃないか」と思う。あの格好だけ見ればすごいけど、「中身はどうなんだろう」と、ついつい思いたくなるのよね。

d. 父は私を責めなかった
◆父も話し合えない程のショックを受けていた
　父も、もう二度と2人で話し合えないほどショックなんやね。私も何も言えないのよ。その晩は、ご飯を食べた記憶がないから、何も食べんかったのかもしれんね。
◆山伏は悪いことをしたと思ったのか、態度に現れていた
　それでも、山伏の格好しとる人も、やっぱり人間だから、あれほど踏んだり蹴ったりしたのに、父は一つも抗わなかったから、「悪いことをした」という気持ちがあったんじゃないのかなあ。そういう気持ちが現れとったわね、態度に。知らない内に、出発していなくなってた。
◆父が「あんなのもいる」とポツリと言う
　私達は、直ぐにたたずに、もう一晩そのお寺の門のそばで過ごしたけど、「角立ちは1日に7回しなさい」って言うんよね。で、角立ちするために、田舎の村へ行く時に、「まあ、ああいうのも居るよ」って、父がぽつっと一言、言ったのよね。
◆父は、私を責めなかった
　私も「そうだ」と思ってね。「私も父も同じような気持ちだ」と（笑）、安心したわ。もし父に、「おまえを連れて行きょるばっかりに、あんなひどい目に合わされた」って言われたら、私も辛いけど、そうじゃなかった。
◆普通の子なら止めたが止められない、あっけにとられた
　聴き手：だけど辛いよね、父親のやられる（＝痛めつけられる）姿を子どもが見な駄目もんね。脇林：そうなんよね。14歳だと怖くて手出しもできないし。見よることしかできないし。
　私も、普通の子どもだったら、「おっちゃん、そんなことしたら駄目」って、言ったかも分からんけど、何も言えない、病気しとったしね。びっくりして、あっけにとられて。田舎っぺでどうしようもない。

③けもの道
◆遍路道は険しい山道、舗装されていない
　聴き手：遍路道ってけもの道？　普通の綺麗な道路？　脇林：綺麗じゃない。山の土のでこぼこの荒い道。まだ車が全然ない頃だし、山から山へ近道するの。昔は、ここが遍路道と分かってても、「こっちへ行った方が早い」って聞いたら、険しい山道も行ったね。聴き手：大変だね。脇林：大変、大変。聴き手：道路もまだ整備されていない頃

やもんね。脇林：戦争が終わって間無し（終わって直ぐ）だから、人はあんまり通ってないからね。近道で行けるのに遠回りしてみたり、いろいろあったよね。

◆汽車に乗った方が良い所が１カ所あり、落ちそうになりながら乗車

　汽車に乗った方が良い所が１カ所あった気がする。そこはぎゅうぎゅう詰めの人、滅多に汽車が来ないから、お客さんの数がすごいからね。父なんかは、デッキで今にも落ちそうな感じで乗ったけどね。

④四国遍路を廻る人達

◆遍路の道中でハンセン病患者には会わなかった

　ずっと四国遍路を廻って行ったんですけど、私はこの病気の人を見たことが無いんですよ。自分しか知らなくて。聴き手：巡礼されてる時には会わなかった、脇林：そう、見たことないです。

◆ハンセン病患者は角立ちをしては食い繋ぎ、逗留できない乞食遍路が多かったと聞くが、どんな状態かは分からない

　あの頃は、乞食遍路いうてね、角立ちしては食べて、角立ちしては食べて、兎に角、歩き通さないといけない。一か所の寺に逗留することができんからね。ハンセンの人は、そういう遍路が多かったって聞くけどねえ。だけど、私は、その人達には会わんかったから、実際どうだったのかは、良く分からんのよねえ。とにかく、一か所に留まれないから、山の中にでもおったのかねえ。

◆結核患者や原爆被害者が四国遍路を廻る、原爆被害者はショックで身体が不随意に動く、水も飲めないので気の毒

　だけど、ほかの病気の人、例えば結核の人とか、それから「ピカドン」って言ってね、広島で原爆にあった人。まだ40歳にもなっていないような若い人が、もうショックでね、体が勝手に動いて仕方が無いのよ、水俣病みたいに。じっとしていられない。体が勝手に動くから、水を飲みたくても飲めない。特に、人前では飲む訳に駄目。「本当に辛いだろうな」と思ったねえ。とにかく走るように立ち去っていったのは印象的だったね。

⑤火傷する、足に傷はできず

◆四国遍路巡礼が緒に就くまでは歩くのが大変、未だ麻痺が無かったので足に傷はできず

　聴き手：ハンセン病は、どうしても手や足に傷が出来易くて、治りにくいでしょう。ムツ子さんは、遍路に出た時に、既に症状が出とったと思うんだけど、それだけ歩き通しでも、足に傷はできなかったの？　脇林：お遍路が緒に就くまでが、どれだけ大変だったか。もう本当に歩くのが大変だったけど、まだ足の麻痺が無かったから、あれだけ歩いても傷はできなかったのよね。

◆寒い春、感覚麻痺が始まりたき火で火傷、薬は無く蓬の葉を患部に当てる

　だけど、火傷してね。まだ４月の寒い時やったねえ。今みたいに暖かい着物なんか無いでしょ。寒かったけん、焚き火で暖をとってたら、いつの間にか火傷しとるのよ。その頃には、感覚が無くなりかけとったんやろうね。一度、火傷したら、薬なんか無いか

ら、蓬(よもぎ)を摘んで、それを揉みほぐして傷口に貼っておくしか無かったなあ。それでも、まだ皮膚が良かったと見えて、綺麗に治った。

2．大島へ
1）納め札から保健所が探し出す、ここで父と私の運命が分かれた
◆父が風呂敷を買いに行っている間に保健所の職員が私を見つけた、天に運命を預けるしかない

聴き手：大島へは、どうして来ることになったん？　脇林：あれは、香川県のある寺の近くやったと思うんやけど、とにかく、九州の保健所の人達、2人の男が私たちを見つけたんですよ。

7月の暑い盛りやったけど、父が「納経帳が痛むから風呂敷を買おう」って店に入ったその隙に、その二人が私を見つけて。「ああ、これは私を探しに来たな。これはもう天に運命を預けな駄目な(いかん)」と思ったね。

◆事情の分からない父の喜びとは裏腹に胸がいっぱいで泣き出したい、「此処で父と私の運命が分かれた、もう一緒に旅することは無い」

父は、訳が分かっとらんからね。「250円もして高かったけど、『納経代にしなさいよ』って10円まけてくれた」言うて、それで、あの頃は戦後直ぐで、布地が無かったのに、「裏地まで付いとって良いのが見つかった」とかって、喜びながら店から出て来よるんよね。

私はもう胸が一杯になって、「もうこれ以上、父と一緒に旅することは無い、此処で、私と父の運命が分かれたんやなあ」と思ってね。父の喜んだ気持ちも分かるけど、私は、もう泣き出したいような気持ちやった。

◆九州の療養所に入れなかった私を、お寺の納め札を見て、保健所が追いかけて来た

聴き手：何で居場所が保健所の人に分かったん？　脇林：九州の療養所が一杯で直ぐに入れなくて、四国遍路に出たでしょ。県の保健所の人が、四国遍路を廻っとる私たちの足跡を辿(たど)って来たんじゃないかな。住所氏名を納め札に書いて寺に置くから。それを見て追いかけてきて、香川県のお寺近くで捕まって、大島へ連れて来られたんです。

2）大島へ
◆物置きに押し込まれる、疲れ果てて眠り込む

保健所の男の人が、父に何か言った。「此処で巡礼を止めて、療養所に入りなさい」って言うたのかもしれない。ほんで、私たちは、藁(わら)が入っとる物置きに押し込められて。昼前だったけどもうヘトヘトで、暑さもあって、そこに入り込んだら、私はそれっきり眠り込んでしまって、いつ晩が来たかもわからない。

◆大島の医師と看護師がトラックで迎えに来る、医師のくせに肘で押し上げてトラックに乗せる

ほいだら、大島青松園の先生と綺麗な看護婦が、小型のトラックで迎えに来たんですよ。聴き手：その時は、もう一人で？　脇林：まだ父も居った。確か坂出（＝香川県坂

出市) から来たと思うんやけど、とにかく遠かった。で、大島青松園の船に乗せられたんやけどね。
　先生なんて、予防着を着とるのよ。ほれで、トラックに私を肘で押し上げるんよ、医者のくせに。そんな時代よ。医者自体が、病気のこと分かってないからね。

◆大島の「白砂青松」と月の美しさに、眠けから目が覚めた
　夜中に大島に着いたけど、月が綺麗でねえ。私なんか、田舎でもこんな大きな松の木を見たことない。月の光と根上り松と真っ白な砂、正に「白砂青松（はくしゃせいしょう）」。根上り松は、「うわー、大蛇か」と思った。聴き手：迫力あるよね。脇林：すごかった。月の綺麗さと白砂青松。あの美しさは感動的だったね。もう、暑さも眠たさも一遍に覚めた（笑）。

3) 翌日に父は帰郷、両親は安心する

◆大島は故郷より良かった、大島に入って両親が安心した
　聴き手：巡礼で大変な思いして、大島に来てどうだったん？　脇林：田舎に居る（お）よりは、よっぽど良かった。物が無いのは、日本中、何処にいても一緒だからねえ。大勢のご飯を一緒に作って、みんなで一緒に食べたりねえ。まあ、ここに入ったら、両親も安心したわね（笑）。

◆父は翌日帰った、八十八箇所の残りの寺を廻った、その後は父母・私ともに四国遍路には行かない
　聴き手：お父さんはすぐ帰られた？　脇林：一晩一緒に泊まって、明くる日ね。聴き手：それは帰らされたん？　それとも自分から帰えったん？　脇林：「もう帰るわ」言うて、ごく自然な感じやね。「この後、何箇所かのお寺を巡らな駄目（いかん）」という気持ちもあったんでしょう。何回か面会に来た帰りに、八十八か所の寺を全部巡ったって言いよったからね。
　だけど、それ以降、四国巡礼には一切行ったことがない、お父さんもお母さんも私も。

◆今の遍路は全然違う、地元の人も歩き遍路も角立ちの意味が分からない
　今の遍路は、私達の頃のとは全然違うよね。今でも、歩き遍路しよる人がいるって、テレビでしよったけど。だけど、その人たちでも、角立ちしているわけじゃないでしょう。「角立ち」って言葉自体が分からない人ばかりだし、地元の人だって、角立ちで行っても、「何しに来たのか」と思うような人ばっかりになったからね。昔とは、四国遍路いうても、全然違うわねえ。

4) 友人ができ、九州には戻らず

◆少女室で既に友人ができていたので、九州の療養所からの迎えは断る
　大島に来てからは、私は少女室に入れられたんだけど、冬近くになった頃に、九州から迎えに来たんよ。九州にも菊池恵楓園があるからね。迎えに来たんだけど、「少女室で友達ができたから、九州には行かない」って言ったのよ。それで、此処に辿（たど）り着いて此処に居ついたんですけどね。

3．家族が村八分
1）妹はトラウマ
◆自分が入所するのは仕方がないが、家族がいつまでも村八分に会う、9歳の妹がいじめにあう

　私は病気だから、そりゃあ療養所に入るのは仕方ないし、「入るのが嫌や」と言う訳じゃ無いけど、私が入った後でも、家族の村八分はなかなか抜けんかったんよ。

　それで妹が一番辛かったんだろうと思う。私より五つ年下だったけど、私は14歳、あの子は9歳だった。勉強どころじゃない、今のいじめやね。本当に辛かったんだと思うけど、本人は私には言わないんよ。だけど、姉たちが、ちょくちょく教えてくれてねえ。

◆妹：「誰かが襲ってくる」と言って家の鍵を閉める、何とか自立できた、得意客もできたが

　私が思うのに、妹は学校で金縛りに会うたような状態じゃなかろうかねえ。その後からずっと、いつも誰かにやられとる（＝攻撃されている）ような気になるんでしょうね。家中の鍵を閉めまくって。田舎だから、鍵なんか無かったんですけど。「誰かが家を叩(たた)きながら回っとる」言うて、鍵を閉めまくるんですよ。

　それでも、何とか○○の資格を貰って仕事をやり始めて、今も75歳になるけど、近所のお年寄りが多いですけど、お得意さんが来てくれて、それで紛(まぎ)れとるみたですけどね。聴き手：大変だったね。

◆トラウマは一生消えない「魔物が家に入り込んでくる」、今でも家族も対応に困っている

　今でも、トラウマになっていて、ひどい目にあった時のことを時々思い出すんでしょ。家の中に、「外から魔物が入って来る」みたいな気持になるみたい。今でも家族も困っとるということを、一昨日も姉が話してたんよね。本当にトラウマになったら、一生抜けんのかなと私も思ったり。聴き手：幼い頃にすごく怖かったんだろうね。脇林：まだ9歳やからね。

2）親戚でさえ父を攻撃（日頃の鬱憤晴らし）
◆本家の伯父でさえ父を攻撃する、日頃の鬱憤(うっぷん)ばらし、父が戦争で勲章をもらった僻(ひが)み

　私の所(とこ)が分家で、隣が本家なんだけど、本家のおっちゃんも、ちょっと弱いとこがあるのよね、精神的に。だから普段から、父の方が、上に見られとったんかも知れん。「分家のくせに」という鬱憤(うっぷん)もあったのかなあ。

　昔は、長男は家を守らんと駄目(いかん)だから、兵隊に行くことは無かったんですよ。だから、次男から先行くんだけど、私の所(とこ)は分家やから、父が出兵したんよね。そしたら勲章が来たわけよ。それに対するやっかみもあったのか、ここぞとばかりに集中攻撃するんよね。自分達の方が優位に立ったような気になってね。本家のおっちゃんでさえそれだから、他人は推して知るべしよね。

3）家族が村八分、世間の冷たさが家族をがんじがらめにする
◆世間が家族をがんじがらめにする、国賠訴訟の賠償は本当は家族にしてほしい

　私ら患者が辛い目に会うのは仕方が無いんだけど、世間が家族をがんじがらめにするからねえ、そういうことはしてはいけない。

国賠訴訟でも、家族には何もしてないよねえ。だから、私は「私達じゃなく、家族に賠償金を払ってもらいたい」って話したこともあるんよね。聴き手：でもその頃は、ムツ子さんだってすごく辛い思いをしてたんだもんね、病気を患った者は患った者の辛さがあり、残された家族は人から冷たくあしらわれる辛さがあり、みんなが辛い目したね。本当にそういうことがあったんやねえ。脇林：うん、みんなが辛い目したよねえ。

4）人の上に立つ人は、世間の間違った対応を正してほしい

◆ 人の上に立つ人は、「村八分を続けるのは良くない」と世間の理解のなさを諭してほしい

　だからやっぱり、この病気だけじゃ無いと思うけどね、世間の理解の無さは。上に立つ人、うちら（＝私達の）の田舎（いなか）だったら、村長さんとかお寺さんとか庄屋さんとか校長先生とか、そう言う人達が解決する方向へ、例えば「いつまでも村八分を続けるのは良くない」と言ってくれたら良いんだけどね。

◆ 上に立つ人まで同調すると、村人の攻撃がエスカレートする、今まで皆平等だったのが病人が出た途端にやっかみの吐け口

　上に立つ者までが、村の人達のしよることの尻馬に乗るようなやり方をされたら、そりゃ、ひどい人になると良い気になって、どこまでもやるわね。「ミスすればそれを非難する」「ちょっと良いことがあると、それをやっかむ」。田舎は今も一緒よね。

　病人が出るまでは平等だし、分け隔てなく「おまえもわしも一緒じゃないか」という調子で暮らせてたのが、病人が出た途端、「それ見たことか」。村長さんとか位の高い人に対しては、絶対に言わないようなことを平気で言う。聴き手：人間の弱さやね。脇林：本当にね。

4．両親の死

◆ 痩せ細った母の姿を見て母は永くは生きれないと悟り、今生の別れを覚悟する

　両親は90歳で亡くなったんだけど、これは辛かった。私はもう50歳ぐらいになっとったけどね。私が遅くに生まれた子やけんね。

　余命3カ月という時に、母が来てくれて。もうガリガリに痩（や）せとったけど、私が帰りに、桟橋（さんばし）まで車椅子で送ったら、「楽に来（こ）れた」って喜んでくれてねえ。母の姿見て、「ああ、これでお終（しま）いなんだなあ、母も長くは生きられんな」と納得しました。それからすぐ亡くなったんよね。

◆ 父が亡くなる前に顔を見せに帰れば良かった

　それで、その前の年には、父が亡くなったんですよ。最後に一度、帰ってあげれたら良かったんやけど、その頃飼ってる鶏の世話もあって、帰れんかったら、父が残念がって、「帰っとたら良かったなあ」と今でも思うね。

◆ 互いに老老介護する両親、介護にも帰れず、亡くなるまで心配で辛い

　父と母は2人で生活しとったんです。妹は仕事の都合で、早くに出て遅うに帰る、そんなんでお互いに老老介護（＝高齢者が高齢者を介護すること。高齢の夫婦・親子・きょうだいなど）。「老人ホームに行こうか」いう話もあったけど、あれってお金で決まる

でしょう。「年金を全部払っても、これくらいの介護しか受けられんのだったら、家に居った方が良いかな」って姉達とも話して、入らんかったんよね。だから、老老介護の最後の方は、「もう亡くなった方が楽なんかなあ」と思ったこともあったねえ。両親が亡くなるまでは辛かったなあ。思うように手伝いに行けない辛さもあるしね。

◆父が夢枕に立つ、別れを告げに来た、老老介護から解放され、逝くところ（＝あの世）に行けた安心感

　亡くなって 1 年ぐらいして、父の夢を見たんよね。あれは、「私に別れを言いに来たのかな」と思う。その時に、姉から電話があって、「声が明るくなった」っていうから、「私も、両親が居る間は、本当に辛かったけど、もう逝くところに逝ったかなあと思うと、安心したんよ」って話したんやけどね。私がこの病気になったことで、父も母も苦労の多い人生だったと思うね。

Ⅱ．プロミン治療と辛い症状

1．冷やすと悪化する

◆初期症状：川泳ぎの後、紫色に上腫れる、温まると消える

　聴き手：最初の症状はどうだったん？　脇林：川で泳いで上がると、紫がかったような上腫れたような、妙な感じになるのよね、お尻とか手とか。

　最初は左の眉だけ、母が見つけたんですよ。「ハチに刺されたんかなあ」って言っていたんやけど、いつまで経っても治らずに、次第に広がっていく。

　だけど、風呂にでも入って温まると、消えるんですよ。

◆この病気は冷やしてはいけない（肝に銘じてほしい）、感覚麻痺のため知らぬ間に手を冷やして傷を作る、傷が悪化して切断

　今でも、寒くなると皮膚が切れて、その傷が治らんようになる。だから冬になると、手なんかはだんだん悪くなる。体を冷やすのは、この病気を悪化させるねえ。

　私の場合は、冷たいというのが分かるから、かろうじて指が残った。だけど、冷たいっていう感覚が分からないと、知らず知らずに冷やしてしまって、傷が出来て悪化して、指を落とさんと駄目（＝切断）ようになるのよね。やっぱり、神経を殺していくんかなあ。

◆仕事をすると手に傷ができる、失明して仕事ができなくなると傷はできない、後遺症を残さないことが大事

　だから、仕事はできないんよ、冷たい水を使って手を冷やすでしょう。仕事をすると傷ができる。目が見えなくなって、仕事ができなくなると、傷はできなくなる。この病気は、後遺症を残さないことが大事だと思う。この病気の患者は、冷やしたら駄目ということを、肝に銘じてもらいたい。

2．プロミンの後遺症で、熱こぶと神経痛が出始める
1）プロミン以前の治療（大風子油）
◆大風子油の治療は見たことない、温めて抽出した大風子の油脂を注射するため火傷する

　プロミンが入って来る前は、大風子油で治療しよったんやけど、此処に来てから見たこと無いから、昭和25年以前の話やろね。油やけん、筋肉に注射せな駄目らしいわ。油だから、熱いうちにするんやろ、しっかり揉まな駄目けん、その摩擦もあって火傷した人も居るらしい。火傷の痕を見たことある。でも、ほとんど効果はなかった。

2）熱こぶ
◆治りにくい傷はプロミンで見事に治った

　ここに来るまでは傷が治りにくかったけど、ここに来て、プロミンを3カ月したら本当に見事に治ったわ。

◆プロミンの副反応で、熱こぶと神経痛が出る、熱こぶが出ても、医師はほったらかし

　だけど、無茶苦茶って言ったら悪いけど、あの頃は、先生も撲滅主義、「菌がいなくなったら良え。プロミンさえしとったら良え」って感じでするから、プロミンの反応が出てくるのよ、神経痛とか熱こぶとか。だから、その症状が落ち着くまでに、また何年もかかったねえ。

　熱こぶが出ても、「熱こぶが出たら、菌がいなくなるから良え」って重要視せんし、痺れていない所が無いくらい痺れて、体中が痛くてたまらないけど、先生は放ったらかし。プロミン以外の治療はなし。後は、対処療法で、痛かったらセデス。もっと痛かったら、ダンケルの注射。

　聴き手：昔、DDS（＝プロミンの後継薬）もあったよね。脇林：DDSはずっと後。あの頃になると、収束の時代ですよ。だんだん外にも出られるし、神経痛は長く続いたけど、熱こぶは出なくなっとった。

◆熱こぶの高熱で、意識朦朧

　プロミンはよく効くけど、反応がきつかったな。私も、あれで熱が出た。高熱でおぼろげにしか覚えてなくて、部屋の人に迷惑掛けた。熱が急に高くなって。聴き手：どれぐらい出るん？　脇林：もう、体温計飛び越すぐらいよ。だけん、意識が朦朧として、おぼろけんなんよ。夏やのに寒気がするしね。

◆眼球注射で目が腐るのは止められた、白内障の手術はしてもらえない（癒着）

　で、目も悪くなってね、先生が眼球注射してくれて、あれで、目が腐っていくのは止めることができたけどね。

　それで、今、白内障の手術を先生が渋るわけよ。聴き手：どうして？　脇林：「眼注しとるから、癒着してる」って、手術が難しいみたいやね。

◆神経痛や熱こぶがある時も、作業の割り当てが来ていた

　その頃は、600人以上患者が居って、その中の半分は仕事できたと思う。仕事する人は、たくさん居ったけど、私なんかは神経痛や熱こぶで「仕事は、ちょっと無理」と思

うような時でも、熱が下がったら、割り当てがきよった。病み上がりの仕事はきつかったねえ。

3）神経痛・半しびれの痛さ
◆ **神経痛は辛い、指先から体幹にかけて激痛が走る**

神経痛が一番つらいね。痛いのは辛い。聴き手：その頃は、痛み止めはなかったんでしょう。脇林：ダンケルはあったね、静脈注射。あとはセデスよ。それくらいしか無い。

聴き手：末梢の方が痛むん？　脇林：末梢じゃない、腕、肘の関節。手の先から体の中心に向かって、筋に沿って激痛が走るんよ。聴き手：足は？　脇林：あの時は、まだ足は痛くなかった。夜でも自分の下駄を探すこともできたもんね。

◆ **半しびれ、温まった石の上を痛くて歩けない、半しびれ（知覚過敏）から徐々に痺れがひどくなり完全な知覚麻痺に進行**

聴き手：半しびれ（＝知覚過敏。半しびれが進行すると知覚麻痺となる）とかは？
脇林：半しびれもありました。田舎に居る時、川で水浴びする時なんかにね、いくらお日さまで温まって熱くなっていても、普通だったら岩の上をとんとんとんって歩けるでしょう。それやのに、痛くてね、地面から飛び上がるくらい熱くて熱くて、あの頃は、草履一つ満足に無いから。あの頃、もう半しびれになっとったんやろうね。

それから、徐々にしびれがひどくなって、感覚が分からんようになるんやけど。だけど、何となく、まだ冷たいのは分かるから、ちょっとは感覚が残ってるね。

◆ **髪結い、半しびれの痛さ（頭皮）は半端でない、髪結いの作業を嫌がられたことはない**

昔ね、「髪結い」いう作業があって、日本髪を結うんよ。朝早く起きて、朝ごはんまでに、部屋を回って髪を梳くんよね。

だけど、半しびれがあるから、櫛が頭皮に当たると飛び上がる程、痛いんよね。普通の皮膚に針が刺さっても痛いけど、半しびれの痛さは、それとは話しにならんくらい痛いんよ。あれは体験せんと分からんね。だから、髪にピンを差す時も、髪を梳く時も、よっぽど気をつけてせんとねえ。ピンが刺さらんように、ピンの先を曲げとる人も多かったねえ。

ありがたいことに、髪結いを嫌がられることはなかったから、私は、割と上手くできとったんじゃないかなあ。

3．患者が傷交換する
◆ **医師も看護師も少ない、感染防御（マスク・帽子・長靴）**

あの頃は、先生も少ないねえ、耳鼻科と内科と眼科と外科と、4〜5人じゃないかな。看護師さんも少なかった。みんなマスクして、帽子を被って、予防衣を着て、手袋もして長靴はいとったね。

◆ **患者が傷交換、患者の巻いた包帯は取れない**

看護師さんが居ないから、患者の中で、手の良い人が皮下注射したり、傷交換して包帯巻いたり、包帯を洗って干してそれをロールにしたり。あの頃は、傷のある人が多か

ったからね。
　Ｉさんなんかは、今でも手も目も良いから、よう仕事したね。傷交換も上手だったよ。足なんか、看護師さんが巻いたら、力加減が分からんので直ぐに解けて取れてしまうけど、患者が巻いたら上手やから、指名がかかりよったよね。

◆薬がない（赤チンかヨウチン）、包帯は再生して切れ端になっても利用
　聴き手：昔の看護師さんは、患者さんにも教えて貰いよったんよね。脇林：そうそう。ただ、傷の手当ても、赤チンかヨーチン。それと黄色い軟膏しかなかった。包帯も全部、何回も何回も再生して。これくらいの切れ端になったのでも、縫ってはロールにして、本当に物が無かった。

4．宗教的な支え（薬に過剰に頼らない）

◆骨折したおばあさんが寝たきりになった、自分はそうならないように負傷後も頑張る
　不自由な人の看護に行きよった時にね、あるおばあちゃんが骨折したんだと思うんだけど、戸板に乗せられて運ばれるのを見たんですよ、痩せこけて、着物をやっと着とる感じで。当時は、「動かすな」の一言で終わって、おしっこも尿瓶で取ってもらう。
　クーラーを掃除しよって、脚立から落ちて腰を痛めた時も、あのおばあちゃんのことを思い出して、「今、医者に行ったら、寝たきりにされる」と思って、「これは動かな駄目」と思って、ニワトリの世話に必死で行ったんよね。とにかく、寝たきりになったら駄目と思って、がんばった。

◆宗教家のおかげ、薬や医者には極力頼らない
　なぜそんな力が出たかというと、これは人によったら嫌かもしれんけど、神戸に巽直道っていう先生が居たんですよ。その先生が、宗教的なことを、科学的に分析して話してくれたから、がんばれたのかな、「あの先生のお陰かなあ」と私は思うんよね。だから、ちょっと悪いといって、すぐ薬には頼らない。今でもあの先生の教えを、少しでも実行したいなあと思うね。聴き手：今も、殆ど薬は飲んでないものね。

Ⅲ．大島での生活

1．貧しい生活

◆皿にも載せずお机の上に直接、沢庵や菓子を置く、ビックリ、どんな田舎でもあり得ない、
　大島に来た最初の晩は、初めて来た患者が入れられる部屋で一晩明かして、次の日に、父と一緒に少女舎を見に行ったんよね。そしたら、朝ご飯のお膳の上に、大根の漬物がポンと乗ってたの。お皿にも載せずに。
　それと、あれは20歳のお祝いの時だったと思うんだけど、その時の情景も忘れられんね。長い飯台の上にお菓子を直に置くんだ。
　うちはびっくりしたよ。どんなに田舎でも、こんなものを何にも載せずに、直に置いて、「これを食べなさい」なんて知らんわよ。ほいでね、お皿も金属なのよ、此処は。田舎も物は無くで、陶器の食器も少ないけど、孟宗竹を割れば、お皿にもなるわけ。でも、

此処には、それも無い。

　20歳のお祝いだから、ここに来て6年もたっても、それですよ。いかに日本が貧しかったか、物がなかったか。聴き手：心も、貧しかった。脇林：本当に想像できないよ、今の人は。

2. 患者作業
1) 夏季洗濯
◆ 700人分の着物を縫う、習っていないので上手くできない

　ここに来たら、まだ私は「手が良いから」ということで、夏季洗濯に割り当てられたんですね。聴き手：夏季洗濯って？　脇林：その頃600～700人の患者が居て、その人たちの着る物、布団の上下とか、合わせや単衣の着物とか、そんなのを全部女性が縫うんですよ、40人か50人居たかなあ。その人達が、700人分を全部縫う。聴き手：その時はみんな、着物？　脇林：着物が多かった、服もあったけど、支給されるのは着物の反物。反物だから縫わないと着れないんですよ。それが大変で。単衣物用の浴衣の生地が私には割り当てられました。

　学校で縫わない内に、病気になったから、1回も縫ったこと無いのよ。それでも、割り当てられたら縫わな駄目。先輩方に教えてもらって、碌なことはできないのに、やってましたね。

2) ガーゼ洗い
◆腹立たしい作業、傷交換したガーゼを手で洗う、冷たい水で、石鹸が泡立たない

　それで、今でも気分が悪くて腹立たしいのは、傷交換に使ったガーゼを、1枚1枚洗うんですよ。こんな、たらいにぎっしり詰め込んで、ときに鼻をかんだのまで入ってる。それを手で洗うんですよ、冬は冷たい、お湯とか有りゃせん（＝無い）。それで、大島の水は塩水（＝井戸から海水が出る）だから、石鹸がろくに泡が立たんのです。

◆一枚ずつのばして再生利用、一日中かかっても仕事が終わらない

　洗い終わったら、板に釘を打ちつけたのに引っ掛けて、綺麗に伸ばしていく。午前午後、びっちりやらないと、仕事が終わらんのですよ。それ以外の仕事ができないから、先輩方からは、「そんなこともできないか」という調子だったけど、本当に嫌だったし、腹立たしい仕事だったね。聴き手：私が勤め始めた頃も、同じことをしよったと思う、洗濯機はあったけど。洗ったものを1枚ずつ釘に引っ掛けて伸ばす、それを乾かして、また折って使う。再生利用の時代やったね。みんなに役割が当てがわれてたんよね。脇林：そう。作業は、溢れるほどあったよ。

3) 患者看護
◆医師・看護師は少なく、ベッドサイドにいない全て患者が重症患者の世話をする

　それから、夜も一緒に泊まって、看護することもあったよ、病棟（＝病状が悪化した者が一時的に入院治療を受ける場所）も、普通の不自由者棟（＝重度障碍を持つ者が居住する場所）も。病棟は三つぐらいあって、患者は何十人も居たでしょう。結核の人

も多かったよ。

　看護師さんは、先生の回診について傷交換する時くらいで後は居ないから、私たちが、食事とか、トイレとか、洗濯も掃除も、身の回りのことは全てしよった。、治療棟（＝外来）にも患者が溢れとったから、忙しかったんだろうけどね。

3．息苦しいほど人がいる
◆昭和25年頃は患者で溢れ返っていた、息ぐるしいので夕涼みに出る

　私は昭和25年に来た時は、人が溢れ返る程いてねえ。普通、少女舎は16歳くらいまでなんだけど、一般寮（＝比較的健康な成人が入る）が溢れかえって入れんからいうて、20歳位まで少女舎にいた人もおっとわ。

　だけど、私は15歳で一般寮に入ったんよね。ちょうど夫婦舎を新しく建てよる時で、夫婦の人が、一般寮から夫婦寮に移動して、それで一般寮が空いたらからいうんでね。

　だけど多かったよう。部屋で居ると息苦しくなって、よく外に出て夕涼みしよった。

4．喧嘩・自殺者
◆重症化してすぐ亡くなるから、傷患いなく働ける人はエネルギーがある、喧嘩も多い

　人が多いから、喧嘩も珍しくなかったわよ。特殊な人しかしないけど、酒の上で、派手な喧嘩はよくしよった。

　薬もない時代だから、若くてもすぐに重症化して亡くなるから、今ほど、目が悪い・足が悪い人が長生きしていないもんね。だから、傷患いがなくて、働ける元気な人は、喧嘩できる位、エネルギーがあったのよね。みんな若かったし。

◆自殺は珍しくない、神経痛の痛みが原因（激痛が走る）

　ちょくちょく自殺もあって、自殺するのが、そんなに珍しく無かった気がしたね。聴き手：若いからどうしても辛いんでしょうね。脇林：いや。神経痛の痛みに耐え切れなくて、死ぬ人も多かった。普通の神経痛って、温めると痛みが取れることもあるけど、ハンセンの痛みって、激痛が走るから我慢できないんよね。

　30歳位の若い人が山で亡くなったとか、来て間無しのおじさんが松の木で首をつったとか、そんな話は山ほどあった。私が来た頃も多かったけど、その後もずっと有った。朝、誰かが見つけて、助けに行くんやけどねえ。だけど、自殺するのは男の人が多かったよねえ。

5．独房
◆自暴自棄になって暴れて手に負えない患者は、他園の独房へ、大島は狭いので独房の管理はできない

　聴き手：昔は独房もあったんでしょう。ちょっと不良っぽいというか、問題を起こす患者はそこに入れてた。脇林：あったよね。聴き手：どこにあったん？　脇林：今の図書室のそば。聴き手：私が聞いたのは、風の舞（＝島内の火葬場の横に、モニュメントがある）のまだ向こうの山の中。脇林：それは知らない。

　自暴自棄になって暴れて、自治会長の手にも負えんような人は、確かに居ったんよね。

そう言う人は、長島愛生園とか菊池恵楓園とか、他の療養所に送りよったんよ。向こうは、広いから独房を作っても世話しやすいやろう。

だけど、大島は狭いから無理よ。風の舞の上の山の奥まで、誰が、毎食ご飯を運びますか、管理できんやろう。愛生園には精神科の寮もあったっていう話は聞いたことがあるわ。

6．湯灌（遺体洗い）
◆解剖後の遺体は、棒たわしで擦って洗う、湯灌の代わり

大島の浜に、昔捨てた解剖台が打ち上げられたでしょう。昔は、患者が死んだら、解剖されよったんよね。で、解剖が終わったら、遺体を洗うんよ。

私は「そうするのが普通」だと思っとるから、抵抗は全然無かったんですよ。そういう習わしかと思ってた。今思うと、本当に粗末な扱い方したなと思うのよ。

溜り水を汲んで来て、亡くなった人にバーっとかけて、棒擦り（＝デッキブラシ）とたわしで、みんなが洗うんよね。聴き手：なんで？　脇林：湯灌（＝葬儀の前にご遺体を清浄にする）のつもりよ。聴き手：タオルで拭くんじゃなくて、たわしで洗うの？　脇林：うん。タオルなんて、今みたいに無いわ、ぼろ布で拭くぐらい。

◆何の抵抗感もない、物体にしか思えない、亡くなった方の人生に思いを馳せることはない

私が知っとるのは、もう冬だった。溜り水はちょっと青くなって、あおさか何かが入っとった。その人は、おばあちゃんだったけど、皺だらけで、何日もご飯食べてないって感じで、萎びた切り干し大根のようだったね。

その人が最初だったけど、もう本当に一種の物体やな。一つの物体を、「こういう手順でしたら良いんですか」っちゅうぐらいで、何の抵抗もなかった。「この人の人生はどうだったんだろう」とか、そんなこと全然感じなかったから。聴き手：人間ってそうなのかもしれんね。最初は、仕事を覚えるので精一杯で何も考えず、手際が良くなって慣れてきた頃に初めて、「私ってこれまで何てことをしてきたんだろうか」って考えるんかなあ。脇林：そう。だから今でも、このことはよく覚えているんよねえ。

7．プラセボ（＝偽薬）として溜め水を注射
◆注射は患者がする注射器や針を洗うと中から血液が出てくる

あの頃は、皮下注射も筋肉注射も全部、患者がして、注射器や針も洗いよった。洗いよると、中から血液が出てきてねえ、今思うと、よくやったなあと思うよね。

◆痛みどめの注射は、溜め水、夜中に何度も鎮痛剤を取りに行くのは面倒、溜め水を注射、効果あり神経痛が和らぐ

病棟の付き添いに行ったら、人によったらね、晩に何度も痛み止めの注射を看護師さんの所に取りに行くのが面倒だから、注射器に水を入れて打つんよね。今だったら水道水だけど、昔だから、瓶に溜めた水を注射するのよ。

それでも、効いたような気になるらしくて、痛みが治まるよね。そんなこと、聞いたことある。あの頃は、神経痛の人が多くて、夜も眠たいのに、頻繁に起こされよったか

らね。セデスは口から飲むから、小麦粉で誤魔化す訳に駄目からねえ。そんな時代でしたね。

聴き手：何もかもが、足りない時代やったんやね。あの頃に、今ぐらいの薬品が揃っていたら、もっと軽く済んでいたやろうにねえ、拘縮も神経痛も傷の化膿も。「命まで落とさんでも良かったやろうに」ってすごく思うね。

8．ケーキで結婚を祝う
◆夫との結婚、ケーキで結婚を祝う

主人とは縁あって53年になる、私が25歳の時に一緒になったから。

ここでの結婚式いうたら、加工部で小さな饅頭を作ってもらって、お互いの部屋の人と一緒に、お茶を飲むくらいやったんよね。だけど私たちは、ここで初めて、ケーキでお祝いしたんよね。まだケーキが珍しい時代で、主人が払ってくれたんやけど、高かったと思うわ。今思うと、大金払わせて申し訳なかったねえ。だけど、嬉しかった。

◆女性患者が少ないので順番で結婚することもあった、嫌々結婚した人もいた

聴き手：「大島では、好きになって結婚するより、順番で相手を決めよった」って聞いたけど。脇林：昔はね。女の人が少ないから、男の人全員に当たらないんよ。だから嫌々結婚して辛い思いをしよる人も、中には居ると思うよ。みんなが皆、望んだ結婚ではないけんね。

9．慰め（芝居・映画）
◆患者が行う芝居が楽しみ、旅廻りをしている元役者が大島に立ち寄り手ほどきしてくれた

此処での楽しみは、歌舞伎に楽団かねえ、まだテレビは無かったけんね。Mさんが女形、相手役がYさん、三味線は、昔、芸者をしとったKさん。上手やったよう。聴き手：「多彩な人が集まって、才能のある人が多かった」って聞いたことがあるわ。誰が教えよったん？　脇林：旅廻りしよるSさんが、大島にも時々、立ち寄ってくれて、手ほどきしてくれてたんよね、役者をしよったとか言いよったけどね。

◆芝居や映画に慰められた、園長の理解があった

それから、映画ね。映画があるいうたら、座布団もって場所取りに行きよった。座布団が敷き詰められて、いっつも満員でしたね。

そんな楽しみに慰められて、永遠にここで居座っとるわけよ。だから園長も理解があったんだろうと思うよ。N園長先生は気持ちの優しい先生で、我々のことを考えてくれる先生だったのでね。

10．農園
◆開墾当初は悪い土地だったが、作物を作り続ける内に良い土に改良された

大島では家畜も農園もするけど、お米は作らないねえ。お米を作る場所がないからやと思うわ。聴き手：みんな上手に作るよね。大島の土が肥えとるんかなあ。脇林：いや、それは違う。戦前に開墾した時は、笹やら木の根っこが出てくる悪い土地だったと聞いとる。みんなが耕して作物を作るから、だんだん土も良くなって来たんやろうな。

11 章　脇林ムツ子の語り（聴き手　近藤美津乃）

◆自給自足のために開墾、患者作業を職員に返還してからは暇を持て余し、趣味で農作業

　最初は自給自足よね。自分達の食べるものを畑で作る。そのために開墾もしたしね。昭和 30 年頃までは、盛んやったよう。作ったものを給食に持って行って、みんなで食べて。みんな上手に作るから、品評会も良くしよったよね。みんな若かったし、健康やし、パワーもあったんよね。

　その後、作業を徐々に職員に返還して、自給自足せんでも良くなったけど、今度は自由な時間ができて、暇を持て余す。そしたら、「土いじりなら、これまでにもやってきとるから出来る」いうんで、農作業を続ける人が多かったね。一人に畳一枚ぐらいの土地を貸してくれるんよ、夫婦だと 2 枚でしょう。これだけの広さがあると、何だかんだ（＝いろいろ）作れるからね。

11. 芋づる会

◆芋づる会、大学生が最初に交流を始めてくれた、夏祭りなどを企画

　最初に私たちとの交流を始めてくれたのは、大学生が中心だった。蔓を引っ張ったら芋がどんどん出てくる、だから「芋づる会」と名付けとった。

　芋づる会ができて、夏祭りもしてくれたし、「こうしたら良いよ」ってアンケートして話し合ってくれたこともある。広島や大阪が拠点だったなあ、香川県はあんまり知らんのよね。もうあれから、30 〜 40 年になるんじゃないかなあ。

◆芋づる会の学生の結婚式に参加、こだわりなく身内のようなつきあい

　広島まで、結婚祝いにわざわざ行った人も居るし、身内のような付き合いやね。若い学生さんは、何のこだわりも持っていないからねえ。

◆興味本位な意地悪な訪問者もいるが、一過性で終わる

　でも中には、意地悪な人も居るよ、週刊誌の人だったかなあ。そういう変な人たちも来るには来たわ。だけど、その人たちは一過性で終わったと思うんよ、そんな人とは、私らあまり話せんしね。

Ⅳ．大島で生きた 64 年を振り返って

1. 長かった

◆大島に入っての 64 年は長かった、家の犠牲にしたと父が詫びる

　此処に入って 64 年。聴き手：あっという間だった？　脇林：いや、長かった。40 年目だったかな、機関誌か何かに「長い療養生活だった」って書いたら、父が本当に辛らそうに電話してきて、「すまん、家の犠牲にしてしまった」で詫びたことがある。うっかり、そんなこと書いたなと反省したけどね。

2. 大島に連れてこられてほっとした、一方で、どうして此処に居ないといけないのか

◆大島に入ってほっとした

　大島に連れて来られた時は、ホッとしたねえ。私の場合は、家を出る時の方がよっぽ

ど辛かったから。

- ◆重症患者に会ったことがないので、症状悪化がイメージできず、病気の行く末を考えたことはなかった、「眉毛が無くなること？」

　病気になった当時は、自分以外に「らい」の人を見たことが無いから、これから先、自分がどうなっていくのか、見当が付かなかったんよね。その時は手もまだ良かったから何でもできたし、だから、「らい病って、眉毛が無くなることなんかなあ」って思ってみたり、その程度よね。「どこまで悪くなるのか」とか、そんな行く末のことなんか、考えたこともなく、呑気（のんき）に構えとった。

- ◆だんだん病状が進み、ハンセン病が何たるかが分かってくる

　だけど、その内に、針を持つと手が痛いとか、今までどうも無かったのに、足が痛いとか、だんだん酷（ひど）くなってきて、「ああ、これがこの病気なんだ」って分かるようになる。

- ◆完治の保証なく帰宅できない、社会に出ても生活できない、気がつくと手遅れ

　それに、「これで治った」っていうのも無いから帰れない。帰った所で生活できないから、どうしようもない。そういう説明も全く無い。先が見えなくて、気が付くと手遅れの様な辛さはあったねえ。

- ◆なぜ此処に居なければならないのか自問自答

　だから思うんよねえ。「どうして、私は此処に居（お）らんと駄目（いかん）のかな」とか、「何で、こんな目に合わんと駄目（いかん）のかなあ」とかってね。

3. 外に出る野心は無く、皆で庇い合って大島で生きる（大島に来て守られたことへの感謝）

- ◆大島特有の性格（優しさ）がある、親兄弟よりも長い付き合い、自分を抑えて合わせる

　「大島の独特の性格」みたいなものがあるわね。世間も優しくなったけど、此処は此処の優しさが有るわね。大変な時代を一緒に苦労して生きて来たからね。若い時はいがみ合っとっても、苦楽を共にすれば、お互い本当に親兄弟みたいな気になるんよね。親兄弟よりも長く一緒に暮らてきたからね。「あの人はこういう性格だ」と分かって付き合うから、お互いギスギスしたつきあいにはならんよね。自分を抑えて殺しながら、相手に合わせていくことはあるけど、それが大島の人の優しさでもあるなあ。

- ◆外に出る野心はない、此処で納得のいく生活をする、大島を出て社会に戻った人もいる

　それと外に出る野心も無いなあ。外に出て行った人も居（お）るんよね。だけど、私らは、此処の中で、納得のいく生活をしようと思いよるのかなあ。衣食住に満たされて、今の生活がありがたいと思っとるから、皆で支え合って、此処で生きていくんよね。

- ◆年老いて、生活の心配をせずに生きていける今の環境に感謝

　姉の話を聞いていたら、「年とっても税金は払わな駄目（いかん）のやけど、どうしよう」って言よるもんね。それに、外では、年寄りを置いてくれる病院が無くて、「行き場が無うて困っとる」という話も聞くもんね。消費税以外に払わんと、80歳まで生きさせてもらって、本当にありがたいと思うんよね。昔は本当に苦労の連続やったけど、年老いて、の

11章　脇林ムツ子の語り（聴き手　近藤美津乃）

ほほんと暮らせることがどれだけ幸せか、必死に堪えて生活せんでも良えことがどれだけ幸せか、この頃になって特に思うんよね。

◆ 外の世界では生きていけない、外に居たら直ぐ死んでいた、大島に入ったから長生きできた、感謝している

　私らは不当な方法で此処に強制隔離された、賠償じゃ何じゃ言よるけど、結局は、外では生きていけんのよ。私は此処に来て良かったと思うとる。あのまま外で居ったら、すぐに死んどったと思う。父にも、愛想を尽かされとったかも分からんしね。心ならずも、此処まで長生きさせてもろたのは、大島に来たからやろうね。大島に来て64年、ありがたいと思っとります。

4. ハンセン病は国の貧困と関係がある、戦争のない平和な世を願う

◆ ハンセン病はその国の貧困と関係がある、最貧国では今でも新規患者がいる

　この病気は、その国が貧乏である事と比例していて、戦争や貧困で、その国が貧乏になれば病気が出るような気がするね、私は。今でも、インドやベトナムには、相当数の病人が居るって、朝日新聞に出とったもん。

　お祖母ちゃんが言よった、「昔は、うちの村でも、1人や2人はらい病の人が居った」って。だけど私が病気になった時は誰も居ない、私1人だったけどね。だから、戦争は良くない。今は、日本の国が豊かになったから、もう新しい患者さんは居らんもんねえ。

◆ ハンセン病と戦争の二重の苦しみを背負ってきた、医療が積み上がっていく平穏さ、平和が大事（戦争は良くない）

　それと、平和であることやね。戦争いうのは、世の中が生産しても生産しても、破壊されて報われない。

　私らは、ハンセン病と戦争と二重の苦しみを負って生きてきたんよね。平和であればこそ、医療も向上していくし積み上がっていく。だから平和って大事。平穏に暮らせることを、ありがたいと思わないと駄目のよね。

5. 世の中が穏やであることが、ハンセン病者が心穏やかに生きる最低条件

◆ 地面を舐めるような貧乏よりも、人との調和を失った辛さの方が辛い、掌を返したように人が変わる

　私は、地面を舐めるような貧乏の底の生活をしてきたけど、それよりも辛いのは、人との調和が取れんようになる事なんよね。心穏やかには生きられんもんね。一緒に御飯を食べよった隣の優しかったおじちゃんが、掌を返したように恐ろしくなる。ギスギスした時代には、その人の本性が出るんよね。それは、貧乏よりも辛いですよ。いがみ合う辛さの方が、子どもながらに残っとる。

◆ 人間誰しも、差別する側に回る可能性、弱さがある

　聴き手：人間の心に巣くう偏見差別は、何時の時代もねえ。私も、その時代に生きていたら、どういう気持ちを持っていたか分からんもんね。脇林：それが人間の弱い所で、立場が変わるとそういう見方しかできない。私も逆の立場だったら、そういう見方しか

できんかったかもしれない。そういう見方しかできんというのが、人間誰にでもあるんだろうと思うよね。

◆ **集団で攻撃されると恐い、今は国の権力で保護**

だけど、それが集団で来られると、恐ろしいんよね。今は、国が権力で保護してくれよるけど、それがなかった時代には、必死やわね。集団で襲ってくるから、すごい大きな不安を抱えて生活しよるわけやからね。

◆ **今は、貧乏を蔑むことはなくなった、少しは人間が変わってきたのか**

だけど、今は貧乏ったれ（＝貧乏な人）をひどく蔑（さげす）むことは無くなったよね。今でも、餓死したっていう話はニュースで聞くけど、その人たちに対して、「気の毒だな」ってみんなが思うからね。その辺はちょっと違ってきたね。少しずつは、人間として変わってきたのかもしれん。

◆ **世の中が平穏であれば、ハンセン病者への世間の風当たりは弱まる、それがなければハンセン病者は永遠に囲いの中で生きざるを得ない（世の中の穏やかさが、ハンセン病者が穏やかに生きる最低条件）**

だから、経済的な豊かさも大事やけど、「みんながいがみ合わんと、和（なご）やかに生きていけたら、我々に対する世間の風当たりも和らぐんじゃないかなあ」と思うんよね。今だったら、街に行っても後ずさりする人は居（お）らんもんね。だから、我々が穏やかに生きる最低条件は、世の中の人が心穏やかに暮らせることだと思う。そうしないと、私たちは、永遠に隔離の中で暮らさんと駄目（いかん）からね。

12章

ハンセン病回復者　大西笑子　の語り

（聴き手　佐立実佐恵）

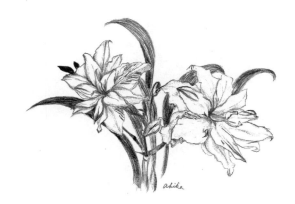

Ⅰ．肉親とのこと
　1．父の連行
　　1）父が連行されたことしか覚えていない
　　2）学校の先生が優しく、差別されなかった
　2．発病
　　1）ハンセン病の知覚麻痺による火傷とは思わない
　　2）看護師の姉は気付いていたが、何も言わない
　　3）父と同じ病気と気付き、自ら入所を決意する
　　4）父は良い時代になって入所したことを喜ぶ
　3．肉親に迷惑をかけていたと知ったショック
　4．生き残った者の責任（墓守）
　　1）先祖の墓の永代供養
　　2）私だけが生き残った、残った者の責任は果たした
　　3）身内と切れても他人が優しくしてくれる
　　4）身内が墓に入るまでは故郷には帰れない
　5．県主催の里帰り事業
　　1）里帰り事業
　　2）故郷での作品展

Ⅱ．大島での生活
　1．大島には働きに来たようなもの（安上がり政策）
　2．結婚生活
　　1）仲人を買って出る人、世話してもらう下心
　　2）大部屋から夫婦寮へ
　　3）義母が大事にしてくれる
　　4）夫の酒宴の料理作り
　3．盲人会の世話係
　4．お世話人のお仕事
　　1）お世話人のお仕事とは
　　2）依頼人の認知症の発症
　　3）家族の代わり
　　4）仲間の大往生
　　5）目が見えること、幼少期を島外で過ごせたことへの感謝

Ⅲ. 生きがい

1. 旅行：こつこつと貯金して夫の車で各地を回る
2. 川柳との出会い：明るく笑って生きるために、憂さを晴らす
3. 機関紙『青松』を書き続ける：亡くなった友との約束

Ⅳ. 現在の生活と今後のこと

1. 一日が長い
    1) 10年くらい前から身体が弱ってきた
    2) 一日が長い
2. 日々の暮らし
    1) 一日の過ごし方
    2) 風の舞へ（散歩）
    3) 医師との語らい
    4) 行事への参加
    5) 引っ越し、隣人との交流はない
3. 丸く生きる、笑って生きる
4. 'ぴんぴんころり' で祝杯をあげてほしい

目録：大西笑子　作品集

＝川柳句集＝

＝療養日誌＝

【プロフィール】

昭和11年（1936）　島根県で生まれる。

昭和17年（1942）　6歳で父親が強制収容

昭和31年（1936）　20歳で入園

昭和32年（1937）　21歳で結婚

平成26年（2014）　現在78歳。夫と二人暮らし。ハンセン病の後遺症は、兎眼・下垂足・手指の拘縮。日常生活は自立し、盲人会の世話係を務める。趣味の川柳・書道。

Ⅰ．肉親とのこと

1．父の連行
1）父が連行されたことしか覚えていない
◆6歳の時に、父が大島青松園に連行されたことは覚えている、他は何も覚えてない

　大西：小さい時のことで覚えとる事いうたら、ちょこちょこ（＝時々）『青松』（＝大島青松園自治会の機関誌）に書いとるように、6歳の時にお父さんが連れて行かれたことだけやね。

　聴き手：生まれは島根県でしたっけ。大西：島根県の田舎。四方が山に囲まれて、農業しよった。

　聴き手：お父さんもこの病気で？　大西：そう。連行されて、大島に連れて来られた。それが6歳の夏の夜だったから、その晩のことだけ覚えてる。学校、1年生入る前やった。他のことは何も覚えてない。

2）学校の先生が優しく、差別されなかった
◆放課後、先生の所に遊びに行った、優しくしてくれた

　小学校に上がってから、家から学校が近かったから、授業が終わったら遊びに行ってた。校長先生も担任の先生も、男の独身の先生で、先生の住宅が学校の前に有るのよ。そこに遊びに行って、先生が優しくしてくれたのを覚えてる。

◆一生懸命勉強した、成績も良かった

　その頃は、1学年1クラス。小さいよね、うちは山の中だからね。女の子7～8人、男もそのぐらいだったね、1学年。だけん（＝だから）、20人足らず。

　何をして遊んだかなあ、覚えてないけど、勉強は、まあ一生懸命したよ。割と良い成績もらいよったよ、小学校の時は。聴き手：どんな教科が好きでしたか。大西：小学生の時は、ほとんどの科目が好きだったよ。何があったかねえ。算数、国語、理科。小学生だったけん、難しい科目は無いもんね。聴き手：社会。大西：社会があったんかいな。そんなに科目は沢山、無かったんちゃうかな。

◆男先生が良く遊んでくれた、父がハンセン病でも先生から嫌われることはなかった

　聴き手：先生のお家に遊びに行って、お勉強とか教えてもらってたんですか。大西：分からんことは聞きよったけど、それよりも先生が遊んでくれよったね。男の先生が2人おって、自炊しておられたから（＝自炊されていたので）住宅の前で畑作っていて、そこで遊ばせてもらってた。

　だから私は、お父さんがこの病気だったけど、先生に嫌われることは全然無かったよ。可愛（かわい）がってくれたよ。お父さんのことで、辛い思いはせんかったなあ。

◆中学はバス通、小さい時のことはあまり覚えていない

　中学校に上がってからは、途中で学校が合併したのよね、大きな所と。だから、バスで20分くらい通ってた。あまり、昔のことは覚えてないね。

12章　大西笑子の語り（聴き手　佐立実佐恵）

2．発病
1) ハンセン病の知覚麻痺による火傷とは思わない
◆ 19 歳で大島へ来て 60 年になる

聴き手：こちらに何歳で来られたんですか。大西：19 歳の誕生日の 1 週間前だった。来年で 60 年になるのよ、此処に来て。聴き手：60 年。長いですね。大西：来年の 1 月 28 日で。

◆炬燵で火傷、麻痺していることにも気付かず、ハンセン病を発症していることにも気付かず

18 歳ぐらいの時に火傷したんよ。だけど、麻痺していて、火傷したことを知らんかったんよ。宿舎に入ってて、冬に雪が降るから、女の子とお話しとって、夜中に目が覚めたけど麻痺しとるから、炬燵で焼いたって全然思わんかったんよ。よく寝入ったから。ばかやろ。

聴き手：発病されたのはその頃ですか。大西：後から思えば、そうよね。だけど、その時は、知らないもん。麻痺しとるということは、自分では分からん。だから、麻痺して火傷したとも思わんかった。

2) 看護師の姉は気付いていたが、何も言わない
◆看護師の姉が火傷の手当てをしてくれる、姉は私が父と同じ病気と知っていたはずだが何も言わない

うちの姉さんが看護師やけえ、知っとったはずなんよ、「妹は、お父さんと一緒の病気になった」って。だけど、それをよう言わんかったんだと思う。病院勤めしとるから、病院から薬もらってきては、火傷の治療をしてくれてたんよ。知っとったけど、よう言わずに。

3) 父と同じ病気と気付き、自ら入所を決意する
◆眉毛が薄くなり、父と同じ病気と気付く

聴き手：一番最初に診察を受けられたのは、19 歳の時ですか。大西：私が気づいたのは、眉が薄くなった時に、「これはお父さんと同じ病気だ」って自分で気づいた。それが 18 歳の後半ぐらい。お父さんも眉が薄かったけん、分かった。

◆家族は分かっていたが私には告げれなかった、母に大島に連れて行って欲しいと頼む

家族は分かっとたけど、私にはよう告げんかったんだと思う。火傷した時点でね。自分で気がついて、お母さんに「お父さんと同じ病気になったから連れてって」って、自分で進んでお母さんに連れてってもらったんよ、ここへ。強制収容の時代じゃなかったしね。

4) 父は良い時代になって入所したことを喜ぶ
◆父はおとなしい人、私が良い時代になってから大島に来たと喜んだ

聴き手：お父さんは、此処におられたん？　大西：うん。お父さんは、大人しい人やった。私が「良い時代になってから来た」って、ものすごい喜んで、『青松』にもいろいろ書いとった。

聴き手：最後まで看病されたんですね。大西：うん。そんなには看てないけど、一応ここに居(お)るし、よく行ったよ。

3．肉親に迷惑をかけていたと知ったショック

◆結婚する娘に姉がハンセン病のこと口止め、良き理解者の姉でさえ、世間に隠したことがショック

　看護師しとった姉さんが、自分の娘が結婚する時に、「『祖父と叔母がハンセン病や』言うことを絶対に、相手に言うたら駄目」って言うたらしい。姪はその言い付けを守って、結婚相手には言うとらんのよ。私はずっと知らんかって（＝知らなくて）、そのことを2年前に聞いたんやな。

　姉さんのことは、この病気になってからもすごく信頼していて、良(え)え理解者やと思っとった。夫婦で此処へよく面会にも来てくれていたし。その姉さんでさえ、自分の娘の結婚のことになると、この病気を世間に隠すのかと知って、ショック受けて落ち込んどったんよね。今でもすっきりしない、姉さんはとっくに亡くなったんだけどね。

◆姪から年賀状が来ない理由が分かった、どれだけ嫌な思いをしてきたか、肉親の苦悩を初めて知った

　この病気は、私とお父さんだけが病んだだけじゃなくて、血のつながりのある者がどんだけ嫌な思いしたかっていうのを、やっと分かったんよ。私も鈍いから、うちの家族は、そんなんは無かったとばっかり思ってたんよ。「ああ、それで姪から年賀状も来んのやな」って、合点(がてん)がいったんよ。

　姪やって、子どもの頃は来てたんよ、お母さんに連れられて、此処に。昭和43年に、お父さんが亡くなった時も、姉さん夫婦やお母さんは、葬儀に来てくれたけんねえ。

◆らい予防法廃止で有頂天になっていたが、肉親は違う、私と父が迷惑をかけていたと知りショック

　「身内の者がそんな嫌な思いをしとったんか」と思って、2年前からショックを受けて落ち込んどる。「そうか、私とお父さんが迷惑かけとったんか」と思って。「らい予防法が廃止になって良かった、良かった」って、有頂天になっとったけど、血縁の者にはそんなことは関係ない、嫌な思いをしよるんやなあと思って。

◆らい予防法廃止で、他人は嫌わなくなったが、肉親の苦悩は簡単ではない

　聴き手：らい予防法が廃止になって、もうだいぶ経ちますね。大西：平成8年やったけんね。今、平成26年じゃけえ、18年になるんかな。あれから、ころっと変わったけどねえ。島根県の中でも、差別せんように色んなことをしてくれよるんよね。里帰りとかに行っても、全然嫌わん。けど、血縁の者はそう簡単でないのを知らされとるから、辛(き)いねえ。

12章　大西笑子の語り（聴き手　佐立実佐恵）

4．生き残った者の責任（墓守）
1）先祖の墓の永代供養
◆実家は跡継ぎなく、今は廃屋

聴き手：島根県に帰る度に変わるでしょう。山とか残ってますか。大西：うちは、兄さんが家を建てたけど、子どもたちがみんな出てしまったからね、廃屋になってしまって。お母さんが78歳まで一人で住んでたけど、それも相当前だから。もう30年以上、誰も住んでない。

◆実家の多数の小さな墓を1つにまとめてお寺に移す、墓守できる身内がいないので荒れ難（にく）い墓、夫婦で供養

昔は、1人一つずつ、お墓作ってたんよね。1人に1個ずつ。だから20ぐらいあったんよ。うちの家の後ろに。

5年前になるかなあ、そのお墓を一つに纏（まと）めたんよ。お寺の後ろに墓地を作るので、「此処に入れたらどうか」って、檀家の総代が声をかけてくれた。近所とかお寺関係に理解があって、「僕たちがしてあげるから、お寺に移すか」いうて、移してくれたんよ。「お骨は、もう無くなっとるやろう」いうて、小さなお墓の土を少しずつ集めて、一か所のお墓に移した。

お墓も、草の生え難（にく）い所にして貰ったんよ。誰も居ないから、お墓だけしか無いから。

全部の工事終わった時に、うちら（＝自分達）夫婦も行って、お寺さんにも来てもらって、供養したんよ。それから2回行ったかな。ここ3年ぐらい帰ってないから、今年は行かんと駄目思うとるんよ。如何（いかん）

◆墓へは片道4時間で日帰り可能

自家用車がある時は、片道4時間で行けよったのよ、高速で繋（つな）がってるけん、日帰りができよった。広島で泊まった時もあるけど、とにかく片道4時間で行けるんだもの、便利でしょ？　高速降りて15分ぐらいで、もうお墓に行ける、かなり便利なんよ。

2）私だけが生き残った、残った者の責任は果たした
◆兄弟の中で私だけが残った、いらん子（＝必要のない子）が残った

うちは、6人きょうだいで、男の子3人が小さい時に死んで、兄さんと姉さんと私が残った。皮肉なもので、一番、いらん子（＝必要のない子）の私がだけが最後まで残って、長生きしてしもた。

看護師をしとった姉さんは嫁に行ったけど、48歳で亡くなった、若死にや。兄さんは家を継いだけど、死んでしもうて、兄さんの子ども達も出て行って、後を継がんかったけんねえ。

◆残された者としての責任は果たした、ご先祖の墓の整理、お父さんのお骨は姉の元へ

だから私も、「残された者としての責任は果たした」と思うのよ。お墓もああいうふうにしたしね。お父さんのお骨は、姉さんの所に連れて帰ってくれて、一緒に入れてあげとるし、良かったなと思って。残った者として、ご先祖様に対して、やるべきことした

313

から、そう思ってるんよ。

　だから、うちだけじゃなくて、田舎には若い人が帰ってこないみたい。先祖代々の墓が荒れてても、そのまんま。うちだけが特別じゃないみたい、老人ばっかりになってるって言いよるから。

3）身内と切れても他人が優しくしてくれる

◆遠縁が墓守りしてくれる、寺が永代供養してくれる、兄の子供との交流はない

　兄さんところの子ども達とも、交流は無いんやけどね。それで良(え)えと思いよるんよ。遠い親戚に当たる私と同い年の女の人が、元気なのよね。その人が、「お盆とお彼岸には、お花を上(あ)げようか」って言うてくれるのよ。だから、その人が居る間は、してもらえるし。

　お寺さんにも、永代供養を頼んどるけん、面倒を見てくれると思うんよね。檀家の総代さんとかも良くしてくれるわ。

◆肉親との交流は途切れても、他人が優しくしてくれる、世の中よくできている

　まあとにかく、他人さんが優しくしてくれてる、故郷は。だから、そんなに肉親と交流が無くても、世の中は良いようになってる、他人さんが良くしてくれるもの。姪なんかは、全然、音沙汰ないけどね。身内と切れても他人さんと繋(つな)がりができてるよ、不思議よね。

4）身内が墓に入るまでは故郷には帰れない

◆肉親が生きている間は里帰りできない、蒸し返して風化しない（新たな噂になる）、墓は文句を言わないので、後遺症があっても帰れる

　それと、あなた達には分からんかも知れんけど、肉親が居たら、こちらからは帰れんのんよ、迷惑かけるから。私は誰も居ないから、お墓は文句言わんから、こういう後遺症があっても帰れる。だから肉親が里にいたら、帰れない人が一杯居るんよ。

　帰ってきたら、また話が新しくなるでしょ。「あそこに、こんなんが帰ってきた」とかって噂になるでしょう。だからハンセンは、なかなかそういうのが取れんのんよ。

5．県主催の里帰り事業

1）里帰り事業

◆里帰りでは痛みどめは不要だった

　聴き手：足はどうですか。大西：歩けるだけでも良いと思うのよね。

　でも不思議に、この間、島根に里帰りに行ったら、全然痛み止めが要らんかった。「あれ、何でかな」と思うぐらい。一杯持ってたんよ、いつものように。ほんなら、4日間、一つも薬(い)が要らんかった。

◆里帰り、県がよくしてくれてありがたかった、里帰り参加者も入所者数も減った

　聴き手：何年ぶりに行かれたんですか。大西：2年ぶり。もう桜は終わっとったけど、大山の山にまだ雪が残ってたわ。車の中から見て、寒いんやなあと思った。

　聴き手：ご主人さんも一緒に行かれたんですか。大西：もちろん。1人だったら行か

ん。私、置いといては行かん（＝夫を残して行く気はない）。

聴き手：どうでしたか？　大西：良かったよ。もったいないくらい、良くしてくれて。でも帰る人が居ないのよ、もう邑久光明園の人と私と2人だけ。高齢と認知症でね。

県庁の人に聞いたら、島根県人は、全国の13の療養所のうち、7箇所に20人しかいないって。昔は大島だけで30人超えてたのにねえ、島根県人が。全国で20人、それだけ亡くなったんやな。大島では、Yさん、Yさん、Cさん、Kさん、女ばっかりやね。

◆里帰りが始まって40年、昔は一度に帰れず地区毎に帰る

島根県の里帰りが始まって、もう40年以上になると思うんよ。里帰り政策が始まって。昔は多かったから、毎年は帰れんかったよね。今年はどこの地区の里帰りみたいに分けてたね。大勢おったから、亡くなった人がだいぶ行きよったもんね。

◆始めはお寺が泊めてくれた

始めは、県はしてくれんかった。お寺が泊めてくれてた。私もお寺に泊まったことがあるわ。県の施設でないから、一度に沢山は泊めれんいうんで、最初は大島の人だけで行ってた。それから、2園で合同になったりしたけど、最初は一園ずつ、ばらばらに行きよったねえ。

2）故郷での作品展
◆故郷で初めて作品展を開いてくれる

聴き手：来年も誘ってくれたら、行かな駄目ね。大西：今年11月に作品展してくれる、松江で（＝島根県主催、『笑みてん～いつでも笑みを～』、島根県立美術館、2014年11月28日～30日）。その時にも「2泊か3泊で来て」って言われたんよ。聴き手：何の？　川柳の？　大西：いや、書道とか陶芸とか、入所者の作品を色々集めて展示するんよ。奈良（＝架け橋　長島・奈良を結ぶ会主催，架け橋美術展）では毎年しよるから、奈良で展示した作品を松江に運ぶらしいよ。

ほんで、「おいで、おいで」って言われたけん、行かな駄目。初めてするんだもん、島根で。聴き手：楽しみやね。その話が持ち上がって、県の人が来て、作品を沢山持って帰ったわ、古い物も。

◆島根県が一生懸命になってくれる、楽しみに気力出しておく、理解の輪が広がれば良い

せっかく、あんなに言ってくれて、ちゃんと車で迎えに来れるんだから、楽しみにして、それまで気力を出しとかな駄目なと思ってね。一生懸命になってくれてるけんね、島根県の人が。そういうことで、少しでも理解の輪が広がってくれたら良いかなと思う。

◆取材カメラから逃げない、悪いことをしたのではないと割り切る、知人から連絡をもらう

聴き手：随分、昔とは違うでしょう。大西：うん、変わってきた、確かに。春に里帰りした時も、NHKとか新聞が映しよった。今までは逃げよったけど、「もう良いわ」と思って、開き直ってる。

そしたら知っとる人から、「あんた、テレビ出とったね」とか、後から手紙が来たりして。「もう良いわ、悪いことをしとるんじゃない」と思って。それこそ刑務所に入っと

るんじゃないしな。割り切って開き直らんかったら、仕方(しょう)が無い。

せっかく力を入れてくれよるのに、こちらも協力せんと。今、一生懸命になってくれとる。

Ⅱ．大島での生活

1．大島には働きに来たようなもの（安上がり政策）
◆入所してすぐに作業が割り当てられた

聴き手：此処に来られた頃って、何人位いたんですか？　大西：それは知らないけど、一番多い時は700人とかって言ってたねえ。だから、うちが来た頃もそれに近かったかも知れんね。とにかく、79寮まであったのよ。各部屋に10人おったら790人やもんね。1寮から79寮まであったんは覚えてる。聴き手：多かったね。

聴き手：来た頃の大島はどうでしたか？　大西：来たらすぐ作業しました。兎に角うちが1月28日に来て、2月の15日から半月単位の作業が割つけられた。当時は、1日から15日、16日から31日で、作業の割つけが変わってたんよ。

◆売店の売り子と不自由者看護の二重作業、就職したくらいよく働いた、働きに来た

うち一番最初に行ったのは、売店の売り子。売店の売り子をしながら、「二重作業」っていうので、不自由者看護をしたり。不自由者棟の掃除から食事の世話まで、水道なんか無かったから、井戸水でしていた。食缶はリアカーで配ったりね。

患者が重体になったら、私達が付き添いしてねえ、患者が患者を看てたから。とにかく、此処に働きに来たぐらい、よく働いたよ。就職したよ（笑）。

◆小遣いも欲しいので働く

お小遣いも欲しいしね。聴き手：お小遣いが出てたんですかね。大西：作業賃が出てたよ。さっき言ったように、15日行ったら350円。今と貨幣価値が違うからね。分からないと思うけど。

◆職員少なく、患者を低賃金でこき使う政策、職員がしていることを全て患者がした

患者を安くこき使う、これが政策やからね。職員が少なかったからね。聴き手：職員はどれぐらいでした？　大西：兎に角、今、職員がしてることを、全部、私達がしていたんだから。病棟看護も行ってたし。治療棟でも、私は治療棟の助手はしたことないけど、男の人は行ってたね。看護師さんのしてることを大分(だいぶ)してたよ。

◆安上がり政策、帰す気も治す気もない、入れた以上は外から隠す、患者を使えば職員を雇わなくて済む

私が名前付けたんやけど、「安上がり政策」って言うのかな。患者を帰すつもりは無い。治して帰すという政策じゃないから、入れた以上は隠しとかな駄目。だから、兎に角、患者を使ったら、職員は少なくて済む、安上がり政策。患者を使ったら、職員みたいに賃金をあげんでいいやろ。安く使える。

◆夫婦揃って作業、夕食の配食も全て患者

　聴き手：結婚した頃は、ご主人さんも作業に出かけられとったんですよね。大西：2人が作業に出たよ。聴き手：夕方の5時とか6時ぐらいまでですか、作業って。大西：いや、そんなに長くしないよ。夕食の時間が早いもんね。だから、4時くらいまでかなあ。配食も全部、入所者がしよったからね、700人分。晩御飯も早く食べんと片付かんのよ。

◆貧しく育っているから働くのが好き、よく働いた

　でも、働くことは好きやったよ。元気だし。貧しく育っとるけん、「じっとしとれ」と言われるよりかは、動くの好きだった。じっとしとるの嫌だった。兎に角よく働いた。自分でも褒めてやりたいぐらい。

2. 結婚生活

1）仲人を買って出る人、世話してもらう下心

◆女性患者が少ないので直ぐ売れる、すぐに結婚

　此処に来て1年後に、すぐ結婚したからね、20歳だった。あの頃は女の方が少ないから、売れっ子だったん、みんな（笑）。

◆仲人を買って出る人がたくさんいた、子どもがいないので、若夫婦の世話になろうという下心

　男の人が多くて女が少ないから、女が入ってきたら、仲人したい人が直ぐ出てきよった。「俺が世話してやる」とか言って。結婚を世話してやって、その人達に世話になろういう、そういう下心もあって、仲人買って出る人がいっぱい居ったよ。うちなんかも、ある人が間に入ってくれたんだけど、他の人が「俺が仲人しようと思っとったら、先に取られた」とかいって。自分の子どもの世話になれんから、仲人して親子みたいな関係になって、世話になりたいという下心があったんよ。まあ療養所なんて、どこでも一緒やと思うけど。

2）大部屋から夫婦寮へ

◆夫婦4組が大部屋で生活、すぐに夫婦寮（個室）に移れた

　結婚した当初は、4組の夫婦が大部屋に住んでたけん、一部屋の隅っこに寝てた。

　でも、うちは1月に結婚して、その年のお盆には夫婦寮に入れた。夫婦寮は個室やけんねえ。結婚した順なんやけど、割と早く入れたほう。

◆結婚してすごく嬉しかったことはない

　聴き手：結婚した時って嬉しかったですか？　大西：そんな嬉しかったとか思わんかった（笑）。

3）義母が大事にしてくれる

◆義母が優しくしてくれた、いろんなことを教えてくれた

　聴き手：最初の旦那さんの印象ってどんな感じでした？　大西：優しかったよね。お義母さんが、四国からよく来てくれて。お義母さんは、お義父さんを早く亡くしとったから。よく来てくれて、優しいお義母さんだった。

来てくれたら、うちが何も知らないから、お寿司の作り方とか、すぐ教えてくれた。材料もすぐ送ってくれたり、嫁姑みたいなことは無かった。

◆義母がパーマ屋に初めて連れて行ってくれた、後遺症が無かったので行けた

割と早く、主人の実家にも連れて行ってくれて。お義母さんがパーマ屋に連れてってくれて、初めてパーマをかけた。気恥ずかしかったねえ。まだ後遺症がそんなに無かったから、パーマ屋さんに行けたんよね。後遺症があったらお義母さんも連れて行かんと思うけど。

◆義母は早死にした、良い義母だった

お義母さんは本当によくしてくれて、面倒見てくれてたけど、若死にされた。60なんぼ（＝60歳過ぎ）で亡くなってね。良いお義母さんだった。お義母さんがいろんなこと教えてくれた。ちらし寿司の配合も米1升だったら、調味料はこれだけとか、いろんなこと教えてくれた。（泣）

4）夫の酒宴の料理作り

◆夫の飲み友達、酒宴をよく開いた

お義母さんが教えてくれたのは、ちらし寿司で、それ以降もいろんなものを自分で作ったよ。餃子まで作ってたんよ。お客（＝酒宴）はよくした、ずっと後だけどね。飲み友達の料理、自分で全部してた。

聴き手：ご主人さんは、昔からよう飲まれるんですか。大西：飲みよった。今は全然飲まん。昔は、お盆やら正月やら、いっぱい来てお客しよったよ。

◆酒宴の料理を一人で準備する

聴き手：お客する時の料理を作るもの大変でしょう。皆で持ち寄るんですか？　大西：違う、違う。うち1人が作って、何人かを呼ぶの。今みたいに折り詰めを買う時代じゃ無いから、自分で作って。大した物じゃないけど、揚げ物とかね、煮物とかしてた。

その代わり、今は何もせん（＝しない）。たくさん食べんからね。ちょっとしか要（い）らんから。食堂で気に入ったものを買う。

◆結婚して59年、元気でいられるから幸せ

此処に来て1年後に結婚して、来年で60年になるわね。長いね。でも早く夫婦寮にも入れて良かったし。まあまあ元気で居れるから幸せよね。

3．盲人会の世話係

◆いろんな作業をした、最後は盲人会の世話係で川柳にであう

兎に角、いろんな作業を60歳位までして、50歳から盲人会の世話係に行って、盲人さんの川柳を毛筆で書いてあげて、川柳句会に出したりしてた。

◆盲人に代わり川柳の代筆、ハンセン病フォーラムに参加

今年、徳島でハンセン病フォーラム（＝日本科学技術振興財団・大島青松園主催、平成26年6月26日，徳島県郷土文化会館）があるでしょ、今、あれに出す短冊（たんざく）を書き終わったところなのよ。盲人会の3人と私の川柳をね。一人5句で20句。

あれには行こう思うてるんよ。四国4県で持ち回りだから、これにはずっと行っているんでね。聴き手：お話もされるんですか。大西：私はしない。自治会の会長さんがされると思うのよね。講演を聞いたり、展示物を見たり、園のバスで行くんよね。

◆盲人のための本の朗読と録音

それと、本を朗読して録音したり。そうすれば、目が見えなくても、本が読めるでしょう。私が録音したテープも大分(だいぶ)有るよ。阪神大震災の時も、あの早朝の時間帯に録音しとったんよ。結構大きかったもんね、あの地震。あんなことも忘れられないね。聴き手：私もちょうど大島に居たんですよ、震災の時に。びっくりしました。思ったより大きくて。大西：大きかったね。

◆お世話係の手当て

聴き手：盲人会のお世話係は、大西さんお一人ですか。大西：そうよ。今はもう盲人会の会員も13人しかいないしねえ。昔みたいに、目の見える入所者がお世話しなくても、介護員さんがしてくれるから、一人で良いんよ。一人でもお世話人がいると、多少の手当が付くんよね。手伝った日数分は私が貰って、あとは盲人会に渡すから、盲人会も助かるんよ。まあ、名義貸しみたいなものやなあ。

4．お世話人のお仕事

1）お世話人のお仕事とは

◆お世話人＝故郷の家族の代わりに助け合う

聴き手：盲人会のお世話係以外に、「お世話人さん」もしよるでしょう。あれはどんなことをしよるんですか。大西：ここは、みんな故郷の家族との縁を切ってるでしょう。だから、昔から入所者同士で助け合ってきたんよね。

◆お世話人が、重病時に故郷の家族に連絡する、医師からの病状説明を聞く

病気が悪くなったら、自分で家族に連絡できんやろう。今は、福祉課が故郷の家族に連絡取ってくれるけど、昔は、悪くなった時に知らさな駄目人(いかん)の電話番号を聞いといて、お世話人が本人の代わりに家族に連絡しよったんよ。

それと、医者から病気の説明がある言うたら、お世話人が聞きに行くんよ。聴き手：家族じゃなくて？　大西：家族なんか来ないもんね。聴き手：家族の代わりやなあ。医者にいろいろ質問もするん？　大西：聞いたり聞かんかったり、まあ、その時々やなあ。言うなれば、お世話人は大島の中での家族の代わりやなあ。

◆毎日、様子伺いをする（ご機嫌伺い）

他には、「ご機嫌伺い」言うて、一日に何回かは顔を見に行くんよ。「困っとる事は無いかなあ、元気にしとるかなあ」と思って。ほんで、洗濯物を取り込んだり、自分でできん事は手伝ってあげたり、珍しい物を頂いたら、お裾(すそ)分けしたり、そんな感じやなあ。

◆報酬なし

聴き手：盲人会のお世話係みたいに、手当てが付くん？　大西：無い無い。全くの奉仕活動や、昔から。

◆同郷や縁故でお世話人を決める

聴き手：お世話する相手はどうやって決めるん？　大西：大体は、故郷が近いとか、たまたま頼まれたとか。今、3人のお世話をしよるんやけど、AさんとCさんは同じ出身で、もう一人のBさんは、亡くなった奥さんと私がずっと仲が良かったけん、奥さんが亡くなった後、ずっとお世話しよる。たまたま頼まれてってこともあるけど、まあ、県人会が一緒か、元々縁が有ったかが多いかなあ。

2）依頼人の認知症の発症

◆お世話している3人の内の、一人が認知症、他の一人を攻撃する

昨日も、AさんとCさん所に行ったら、すごかった、1時間ぐらいしゃべって。今、Cさんの認知症がひどい日があってね。Aさんのことを攻撃するんよね。日によるんじゃけど、もう納まったかなあと思ったら、ものすごい時がある。「Aちゃんが、Aちゃんが」って、悪口ばっかり言うんよ。

◆聞き役に徹するが、両方に挟まれて辛い、戦前からのつきあいなのに攻撃しはじめる認知症は良くない

あれって、逆らっても駄目でしょう。だから、聞き役だけするんじゃけど、すごかった。Aさんの悪口ばっかり一方的にしゃべっとった、1時間くらい。これも仕事やと思って聞きよるけど、あんなん、うち困るわ（＝ああいう事は私は困る）、両方に関わっとるだけに辛いんよ。Aさんが気の毒ではあるしね。

昨日は、○先生からCさんの病状説明を受けてから行ったけん、多少は良うなっとるやろうと思って行ったら、駄目かった。認知症って駄目やわ、戦前から連れて来られて、長い付き合いやのに、急にあんなこと言い出すんやけんねえ。

◆認知症は誰がなるか分からない、可愛くボケたい

認知症だけは、誰が罹るか分からんけん、私も人のことは言えんのやけど、困ったもんよなあ。ああいうボケ方が駄目やなあ、攻撃された方は堪ったもんでないわ。○さんのは良かったなあ。どうせボケるんなら、ああいう認知症になれたら良いなあって思うわ。いっつもにこにこ笑って、ボケても可愛いかったもんなあ。

3）家族の代わり

◆病状悪化している依頼人を見舞う、依頼人の家族も高齢化して危篤でも来れない

聴き手：お世話係も大変やねえ。大西：うん、AさんとCさんの所に行って、話を聞いて。ほんで、Bさんが今入院しとるけん、病棟に寄って。忙しいいうか、時間潰しになって良いかなあ。ずっと家に居ると、一日が長いもんねえ。Bさんも、病棟に会いに行ったら、「おお、来てくれたか、ありがとう」って言うんよ。分からん日もあるけど。

あの人も、お兄さんのお嫁さん（＝義姉）が生きとるけど、もう年やもんね、こっちまで来れんから頼むって、病棟に入院した時に言われたんよね。先生も、兄嫁さんに電話してくれたんやけど、「よう行かんからお願いします」いうことだったんよね。お兄さんは亡くなっとるし、Bさんが85歳やから、兄嫁さんも90歳近いやろうなあ。

12章　大西笑子の語り（聴き手　佐立実佐恵）

聴き手：お世話するのも大変やねえ。大西：まあ長いつき合いやからなあ。Bさんの奥さんと仲良かったけんねえ。奥さんもほんまに良い人やったわ。あの人が病棟に入院した時も可哀想やったけん、亡くなった時にお兄さんに連絡して来て貰うたりしたんよ。

4）仲間の大往生
◆友人は生前は帰れなかったが、お骨になって故郷に帰った

○さん（＝お世話人以外の友人）も昭和15年頃から来とったんけんね。あの人も、全然帰れんかった。だけど、故郷のお寺に墓地を買って、二人だけのお墓を作って。亡くなった時、旦那さんがそこへ入れてあげたんよ。生きとる内には故郷に帰れんかったけど、お骨になってちゃんと帰れたけん、良かったなあと思って。

◆希望通り病棟でなく在宅で亡くなる、亡くなる数日前まで観劇

でも、最期まで居住棟で（＝病状が悪くなると、医療設備の整った病棟で看護するが、ご本人の希望で自室のある居住棟（＝在宅）で看取った）よう看てくれたなあと思って。聴き手：そうやね。水曜日に大島会館に人形浄瑠璃を見に行って、日曜日に亡くなったもんね。大西：2晩だけやろう、自分の部屋以外の詰所（＝ナースステーション）の近くで寝たんは。重体が長いこと続いた訳でもないし、本人の希望でもあったけん、自室で看れたんやろうなあ。

◆良い最期の時を迎える（亡くなる数日前まで元気、しっかり会話、最期まで口から食べる）

亡くなる前日の夕方に行った時も、「ああ、笑ちゃん、来てくれたんか、ありがとう」言うたもん。それが最後の言葉になったけど。だから「良い最期やなあ」と思うた。会いに行っても分からんかったら精が無いけど、分かってくれて、お礼を言うたけんね。「ほんまに、最後の最後まで良え人やったなあ」と思うて。ちょうど詰め所の横で寝た次の日にお手伝いに行ったけど、しんどいとも言わんかったもんねえ。

亡くなる3日ぐらい前も、口から食べたけんな。介護員さんが、ラーメンが好きっていうのを知ってたから、ラーメンを炊いてあげて、「一口だけでも食べる？」言うたら、食べた。私にも、「一口、食べたよ」言うてたもん。

◆友人の葬式が済んで寂しい

葬式が済んで、初七日が終わったんよ。淋しいなあ。

5）目が見えること、幼少期を島外で過ごせたことへの感謝
◆沢山お世話人ができるのは目が見えるから、目が見えることに感謝

聴き手：いろんな人のお世話をしてきたんやね。大西：大勢の人と関わってきたよ。何十人と世話人して送った（＝死を看取った）もんね。でも、お世話人をさせてもらえるのも、目が見えるからできるんやと思う。感謝してるのよ。

◆友人は9歳で入所、母の死・父の死で帰郷できず、友人の苦労を思えば、自分は文句は言えない

Dちゃん（＝お世話人ではない）は、昭和10年頃から来とるから、大島でも古い方なんよ。私が昭和11年の生まれやけん、うちが生まれた頃から来とる、9歳くらいで来

321

とるけん可哀想なんよ。もう誰も身内居（お）らんし、此処へ来て間無し（＝すぐ）にお母さんが亡くなったんよ、子どもの時に。だから家に帰ったことは無いって言いよったわ。その後、お父さんか何回か来てくれたけど、そのお父さんも割と早く亡くなったけんねえ、可哀想なわな。そんなん聞きよったら、「うちは文句言われんな」と思った。お世話人しよるＡさんとＣさんも、昭和 15 年から来とる。みんな幼くして連れて来られとるけん。ああいうことを聞いたら、私は「19 歳まで外で居（お）れただけでも喜ばな駄目なあ（いかん）」と思うんよ、「感謝（いかん）せんと駄目なあ」と思ってなあ。

◆大島で 20 年の職歴をもつ看護師も、自分の過ごした年月の三分の一

　大西：あなたは此処に来て、何年になる？　聴き手：20 年（笑）。大西：まだ、うちの 3 分の 1 やね（笑）。聴き手：3 分の 1 やけど、看護学校を合わすと 22 年になる。学院（＝大島青松園附属の准看護学校）からなんで。大西：20 年やったら、ここでも古い方でしょ。聴き手：そうですね。10 代やったのが 40 歳近くになりました（笑）。大西：そうか（笑）

　うちは此処へ来たのが 19 歳だったの。それから 60 年。長かったねえ。でも、それ以上に長い人が居（お）るんやけん、文句は言わない。

Ⅲ．生きがい

1．旅行：こつこつと貯金して夫の車で各地を回る

◆夫の車で日本各地を旅行した

　旅行の話ね、もう忘れるぐらい昔よ。いや〜、でもよく行ったね、とにかく。北海道に沖縄（笑）。遠い所（とこ）も行った。聴き手：外国は。大西：外国は行かない。外国行きたいと思わんかった、全然。

　自家用車でもだいぶ行ったね、遠出したよ。聴き手：誰の運転で？　大西：私の旦那（だんな）さんの運転で。聴き手：それは近場ですか。大西：いや、青森とかも行った。Ｎ夫妻とかＹ夫妻と一緒に行ったことがある。後はほとんど主人と 2 人やね。私、紅葉が好きだから、よく山の方にいっぱい行った。

◆旅行はもう無理、免許も返した、これからも墓参りと里帰り事業には行きたい

　聴き手：また行かな駄目（いかん）ね。大西：もう無理無理。自動車の免許も 78 歳で返したし。私、下半身が弱ってきたから、そんなに遠出しようとは思わん。

　けど、お墓参りだけは、まだ 2、3 回は行きたいなと思うんだ。あとは県の招待の里帰りはね。県の車で迎えに来てくれるから、それには参加して。気候の良いときにね。

◆夫は優しい、無事故で通した夫に感謝

　聴き手：お父さんが運転されよる頃は、ちょこちょこ行けたんやね。大西：だから便利やったよ、お陰で。まあでも何十年も無事故だったけん、何よりそれに感謝しております（笑）　聴き手：感謝、感謝やね。大西：感謝感謝、みんなに助けられて。聴き手：お父さんもものすごく優しかったんやなあ。大西：優しいな。

12章　大西笑子の語り（聴き手　佐立実佐恵）

◆夫は島外の出稼ぎ（季節労働）、出稼ぎで車が買えた

　聴き手：運転するのが好きなんやなあ。大西：まあ好きでなかったらできんわね。一時、出稼ぎっていうか、時候の良い時だけ、大阪で勤めたことがあるよ、そのお金で買ったんやなあ。1年に半年は、外へ行って働いてたんよ。季節労務者（笑）。運送会社へ勤めてた。で、運転はせんのよ（＝しない）、助手席。秋から春まで行って、向こうで住んでた。聴き手：半年は此処でおって、半年は大阪に行って生活されとったんですか。大西：うん、そうそう。暑い間は此処におって、時候の良い時だけ半年間。

　聴き手：一緒に2人で行かれて、大西：いやいや、私は行かない。聴き手：ああ、お父さんだけ。大西：うん。聴き手：働いたね、ご主人さんも。

　大西：うん、帰ってからは、○建設がこの園内に入っとったから、あれにも何年か行ったんよ。園内でも働いた。まあ元気だったからなあ。

　そういうので、自動車も買えたし、いろいろ助かった（笑）。聴き手：車はどこにおいとったん？　大西：園内には置けんけん、庵治（＝高松市庵治町）の桟橋の近くで駐車場を借りとったん。結構それで遠出しよった。楽しかったねえ。

◆紅葉が好きなので、紅葉の綺麗な北海道や東北に旅行

　北海道では紅葉も見たし。南よりは、北に行くのが多かったねえ。青森に行く途中も山の紅葉が綺麗やった。やっぱり寒いとこは紅葉が綺麗だものね。紅葉を見て山の上のホテルへ泊まるとか。とにかく紅葉好き。

　聴き手：大西さんの故郷も綺麗なんじゃないんですか。大西：うん、それはあるけど、自分の山よりも知らない所に行きたいから。旅行で故郷に行くいうことは無いわな。もちろんお墓参りに行くから、わざわざ旅行に行くことも無いし。

◆九州は療養所に泊まって旅行

　聴き手：九州には行かんかったん？　大西：行きましたよ、九州も。聴き手：行ってるじゃないですか（笑）。大西：ああ、行った行った。鹿児島、熊本、行ったよ、一杯。鹿児島も療養所が有るから、あそこの療養所へ泊まって。あそこも3、4回行ってる、星塚敬愛園かな。熊本も行って泊まったことあるし、療養所へ泊まって観光したりしたね。

　聴き手：行った先の療養所にも、お友達が居るんやね。大西：そうそう。居たけど、亡くなった人も多いなあ。年賀状のやり取りぐらいはしてたけど、みな高齢だからな。聴き手：13の療養所は、全部行ったことありますか。大西：いやそんなにたくさん行ったことない。青森の松丘保養園と、鹿児島の星塚敬愛園と、熊本の菊池恵楓園と、多磨全生園ぐらいかな。

◆旅を共にした友人とは、その後も交流が続く

　青森も良かったよ。あそこも何回か行った。青森の友達が、北海道に連れて行ってくれたこともあるし。聴き手：青森から北海道までも車ですか。大西：車で。青森の友達が車を出してくれた。

だからそういう付き合いで、今でもりんごを送ってくれたり、こっちもうどんを送ったりは続いてる。もう20年ぐらい前やのに今でも続いてる。聴き手：昔からのお友達って良いですよね。大西：そうやね。若い時のね。

◆ 旅行は生きがいになっていた、作業賃・慰安金をこつこつ貯めて旅行

まあとにかく旅行は生きがいにはなってた。昔、園内作業の作業賃を貯めては行きよったのよ、わずかな金をこつこつとね。聴き手：1日350円でしたっけ。大西：1カ月よ。1カ月に350円、その頃は貨幣価値が違うけど。一番高い不自由者看護に行っても、15日で390円。だから、二つぐらいを掛け持ちして貯めよった。

それと慰安金いうのが500円出てたんよ、月に、それは国から。作業せんでも（＝しなくても）誰にも500円、慰安金の名目で。それを一生懸命こつこつ貯めては行きよった。

◆ 東京旅行、後遺症が少なかったからバスにも乗れた

だから皇居にも行ったことあるで。観光バスに乗って。東京タワーができた年に行ったのよ、昭和33年かな。聴き手：オリンピックの前ですね。大西：うん、東京タワーができた時に行った。それは覚えてる。

その頃は、まだ行く人が珍しかった、大島からでも。その頃はあんまり後遺症も無かったから、気にせずに観光バスにも乗れたし、それで行ったよ。東京タワーを上まで上がって。まだ歩けたからね。運転も無事故やったし、それが良かった。

2．川柳との出会い：明るく笑って生きるために、憂さを晴らす

◆ 盲人会の世話係で川柳に出会えた、川柳で出会えたことが一番うれしい

それと盲人会のお手伝いをして代筆したことがきっかけで、川柳に出会えたことが私、今一番うれしい。あれに出会わんかったら、今の人生はもっと暗かったと思う。だからそれも、園内作業のお陰よね、盲人会世話係っていう作業に行ったことが。

◆ 『青松』、新聞、同人誌など投稿

聴き手：今、川柳、いっぱい書きよるでしょう。あれって月にどれぐらい書きよるんですか。大西：『青松』に出すのは2カ月に1回だわね。他に、あちこちの川柳集に出しよんよ。今は、松山と九州と庵治。庵治川柳。新聞にも投稿するけど、なかなか載らんねえ。聴き手：頑張るねえ。

◆ 川柳は、思いついた時に作る

聴き手：川柳って、どんな時間を使って作るんですか。大西：「これから川柳作りますよ」て机について作るんじゃない、ひょっと思いついた時に、ちょっとメモしておくとか。日々の暮らしの中でね、「あっ、これ川柳になるわ。」とか。「ちょっとこの気持ちを残しときたいな」いうのを文字にするのよ。

◆ 川柳が新聞に掲載された

聴き手：この間、川柳が新聞に載ってましたね。大西：正月の香川版に、良い所に載ったんよ。今年は幸先(さいさき)が良いなぁと思ったら、後が悪かった（笑）。でも続けよったら、

12章　大西笑子の語り（聴き手　佐立実佐恵）

また良いことあるでしょ。

『心より笑おう同じ24時』っちゅう川柳を作っとるんだけど。新聞のトップに載ったのは、『新年へ、まずは笑顔で、第一歩』。

外で小中学生と会うた時も、そういう川柳見せて、「これ、私の作った川柳よ、こういうふうに心がけようね」って話す。

◆川柳に出会って明るく生きられる、お笑い系、憂さを捨てる場所、他人と喧嘩にならない

でも私、川柳に出会えたから明るく生きられる。川柳って、どっちかいうたら'お笑い系'でしょ。俳句は季語を入れんと駄目とか、ややこしいけど、川柳は心の内を曝け出してできるから。

聴き手：川柳って、私は作ったこと無いんですけど、どんなところが楽しいですか。大西：楽しいというか、自分の憂さ晴らしになる。自分の憂さを捨てる所だと思っとるんよ。川柳に出会えんかったら、もっと暗い人間になってたと思うよ。川柳に出会えたからね。他人さんに言ったら喧嘩になることも、心の内を川柳にまとめたら良いでしょうが。自分の心の内を晴らせるし、憂さ晴らしになるし、だから好きなの。

聴き手：で、良いのができたなと思ったら、ああやって新聞に？　大西：載るときもあるけどね、なかなか載らないけどね。だけど本当、あれは憂さ晴らしができるよ。聴き手：憂さ晴らしね。なかなか難しそうだけど。大西：季語がいらんから、割と楽よ。

◆幸せな療養生活、上を見たらきりがない、視線を下げたら幸せ

だけどまあ、幸せな療養生活だったと思うんよ。上を見たらきりが無いけどね、視線を下げたら幸せよ。

作業ができたこともね。最後は盲人会を60歳までしたもんね。人手が無いから来てって言われて行ったんだけど、そこで川柳にも出会えたし、年とって、今の楽しみになってるよね、ぼけ防止にもなるし（笑）。

聴き手：毛筆で短冊に書いとるのが、達筆やもんねえ。大西：いやいや、そんなことない（笑）。今となれば、書道クラブに入ったことも良かったし、川柳を始めたことも今の生きがいになっとる。

◆実感を川柳にする、辛いことをお笑いに変える

私は、綺麗事じゃなくて、実感を川柳にするんよ。辛いことでも、お笑いに変える。『この皺に合うのはやはり白髪かな』とかね。髪を黒くしたって、顔が皺くちゃだから、釣り合いが取れんでしょ。そういうふうに取る訳よ、自分は。黒く染めとる人がほとんどやけど、私はそういうふうに川柳に詠んで、白髪のままでもおれるんよ。『この皺はやっぱり、白髪が似合うかな』とか（笑）。そういうふうな考え方で生きてる。聴き手：でもなかなか、それが思い付かんのですよね（笑）。

◆自分に言い聞かせることを川柳にする

『上ばかり見ると不満が倍になる』とかね。みんな不満言うでしょう、何やかにや。あんまり上ばっかり見るより、視線を下げたら幸せと思えるのにね。そういうふうに心掛

325

けた方が幸せよ。だから、私は自分に言い聞かせる言葉を、川柳にすることもあるし。

◆不平不満を人に当たってもしょうがない、病気になったことは自分に与えられた人生、誰のせいでもない

『不平不満、並べる人の不幸せ』とかね。不満ばっかり言う人も居るでしょう。盲人会なんかに行きよったら、それを身に沁みて感じるよね。不平不満ばっかり言うのね。目が見えなかったら辛いけど、それを当たっても、仕方が無いでしょう、自分に与えられた人生だもんね。誰のせいでもないものね、病気に罹ったことは。そういう考えをする方が幸せよ。「私に与えられた人生」とかって思うね（笑）。

◆今のように言えるようになるまでは辛いことがいっぱいあった

聴き手：なかなか辛かったでしょ、最初は。大西：そう言えるように、やっとなった。今は楽になったけど、こんなに言うまでには、辛いことにもいっぱい遭ってきた。

◆愚痴を笑いに変える、明るく生きられる、他人に当たると揉めるから川柳に当たる

だから、川柳に出会ったことで、ほんまちょっと明るい方に生きれるよ、それは思う。聴き手：せっかくやから、笑わな駄目しね。大西：愚痴を笑いに変えれるんよね、川柳に当たってるんよ。兎に角、他人に当たったら揉めるから（笑）。聴き手：揉めなくて済みます、確かに（笑）。大西：川柳に当たっとったら良えのよ。川柳は怒らんもん。

◆川柳をはじめてごらん

大西：だからあなたもそうしましょう。定年後でも時間ができた時、川柳を始めてごらん、助かるよ。退屈し出した時に。別に川柳教室とかに行かんでも、自己流で良いんだからね。自分の心のうちを文字にしたら良い。聴き手：私もたまに読むんです、サラリーマン川柳（笑）。大西：身近で良いよね。聴き手：あれを読むだけで、可笑しいんですよ（笑）。大西：やっぱり、川柳は良いよ、本当に。聴き手：よくできてるというか、よくひねってる（笑）。大西：実感する句があるでしょ、多いでしょ。「ああ、自分もそうだわ」とか思うことあるもんね。人に当たったら揉めるから、川柳に当たってやって。

◆他人の中で60年生きてきた、自分を殺して生きてきた、自分を全部出すと嫌われる、揉める元

聴き手：ストレスが溜ったりしないんですか。大西：ううん、それで晴らせる。でも言うちゃ駄目けど、他人ばかりの中で生活しているでしょう、もう来年で60年になるのよ、大島に来てね。それはもう、自分を殺して生きんかったら喧嘩になるし、揉め事になるからね。自分を全部出しよったら嫌われるし、揉める元やから。他人に当たれんところを川柳に当たるのよ。そしたら、本当に楽なよ。それはもう、気を遣うよ、他人ばっかりやけん。聴き手：そうですよね。お隣りも、壁１枚やしね。

◆皆も耐えている、皆が全部出すと揉める、皆が争いを避けるために気持ちを抑えて生きてきた

大西：だけん、みんなが耐えてきとるんよね、自分を殺して。それは、みんながそうだと思う。みんなが、わんわん出してしまったら、毎日揉めてるわな（笑）。みんなが

自分の気持ちを抑えて合わせていくから、やっていけよる。
◆年老いて、昔より元気が無くなった、喧嘩するエネルギーがなくなった
　まあちょっと、昔よりは元気が無くなったけどね（笑）。揉めようも違うかもしれんけど。聴き手：昔に比べたら本当に違います。私らでも実感する。大西：そやね。みんなもう、元気が無くなってしまった。聴き手：年のいった人は、言うもんね、「喧嘩できるのは体力があるからや」って。
◆揉めないために我慢するが眠れない夜もある
　大西：そやね、喧嘩はできないもんね。黙っとこう、揉めたら駄目、揉めるのは嫌だとか思いながら、それで自分を殺せるから。そのかわり我慢の時は良くても、寝れん時あるよ。ま、年だからそんなもんじゃと思うけどな。

3. 機関紙『青松』を書き続ける：亡くなった友との約束
◆療養日誌を自費出版した、これで3冊目の出版
　ほんで、去年、『歩み』っていう本を出したんよ、自費出版で。そしたら、県が、それを「出させてください」とか言って来て。それを作ってどうするつもりなんか知らんけど（笑）。もう、うちも残り少なくなってきたけん、そんなに残るほどは作っとらんけどね。聴き手：何冊ぐらい作ったんですか？　大西：あれ何冊だったかいなあ。とくかくほとんど送ってしまってたけね、100冊ぐらいかな。忘れたわな、去年7月やったことは覚えてる。聴き手：作るまでも大変だったでしょう。大西：全部で3冊出したの。川柳句集も1回出したしね。療養日誌もこれで2冊目。
◆出版は生きた証、理解の輪が広がればよい
　まあ生きた証だと思うて。そういうの読んでくれて、理解の輪が広がると良いかなあと思って（笑）。
◆拙い内容でも『青松』の執筆を150回まで頑張ろう
　しょうもない子どもの綴り方みたいだけど、『青松』にも、療養日誌を載せてもらいよるんよ。聴き手：『青松』もずっと書かれとるんですか。大西：130回くらい書いとるの。だけん、150回まで頑張ろうと思うて。もう書くネタも無くなったけど。でも150回まで頑張ろうと思って、頑張っとる。聴き手：150回までは、まだ当分あるね。大西：年に6回やけんね。いや、今は5回に減っとる。
◆入所者が書かないと『青松』の意味がなくなる、知人の予言通りに入所者が書けなくなっている
　あんた、Nさんってご存じ？　あの人が亡くなる2年ぐらい前から、「大西さん続けてよ、誰かが書かんかったら、ほんまの意味の『青松』でなくなるから」いうて言われたのが、私の心に残っとるけん、書き続けよるんよ。その通りになっとるもん、今、外部の人の文字ばっかりになってる。この中の入所者で、『青松』を書く人が誰もいない。川柳ぐらいやろ、もう入所者が書きよんは。だからNさんに言った通りになったなあと思って。

◆友の遺言、故人との約束なので守る

　だからまあ、亡くなった人に約束したことやから、もうちょっと頑張ろう思って頑張りよる（笑）。聴き手：頑張って書いてください、150回と言わず。

　大西：そのうち、認知症で書けんようになるけど。まあ兎に角、「小学生の作文みたいでも良いわ、私の生きとったことを書いたら良いわ」思って続けてる。一つの張り合いにもなってるしね。書くことに苦労はしてるけど、楽しみもあるし。生きがいにはなってると思ってね。頑張ります、150回目指して。

　聴き手：150までいったら、本が1冊できるんじゃないですか。大西：いやいや。書けるかどうか、それは分からんしな。150まであと20回か、4年近くかかるんかな。いかがなりますことか。

Ⅳ．現在の生活と今後のこと

1．一日が長い
1）10年くらい前から身体が弱ってきた
◆手術後、歩けるようになる努力した、手術のお陰で墓参り・里帰りできた

　昔は旅行とかよく行ったけど、そんなんもできなくなった。若かりし元気やった頃の話やね。脊柱管狭窄症の手術をしてからは行ってないねえ。もう10年になるかなあ。

　聴き手：あの後、かなり努力されましたね。歩けるようになるまで。大西：そやね。でもあの手術してもらったから、あれからお墓参りも何回も行ったし、島根県の里帰りも行けたよね。

◆ 10年位前までは元気、草抜き担当

　聴き手：ここ最近よね、歩けんようになったのは？　大西：この手術したんが10年前だから。それまでは、そんなに痛いところ無かったから、とにかく働いたもんね。

　ここでも、畑もだいぶ行ったもんね。草刈りは全部、私が担当しとったもん。肥料やったり、植えたりはできないけど、草刈り担当大臣しとった。聴き手：お父さんが植えて、収穫して。大西：それは向こうの担当。聴き手：今でも覚えとるけど、昔、トウモロコシいただいたことがあるんです。おいしかったよねえ。

　今は全部、ご主人さんがされよんですか。大西：ううん、ちょっとはしよる。この間も、しゃがんで草引きしたら、痛くなって後で堪えた。

◆たくさん食べないので、季節の野菜を少しだけ作る、夫の生きがいになっている

　聴き手：今は何を植えとるん？　大西：季節季節の野菜やね。トマトは引き上げたから、空いてる間に草引いて、今度は何かね。今日も何か注文しよったよ。

　だから、ちょっとずつ植えるの。もう沢山食べないけん。聴き手：苗は今でも買いに行かれるん？　大西：うん。自分でいける時は、買いに行くし、今日みたいに注文の放送があったら、頼むし。ジャガイモどっちにするか、放送しとったでしょう。

　聴き手：ご主人さんも楽しみなんやな。大西：そうやね。少しやったら無駄にならん

から。まあ一つの生きがいにもなってるかもしれん。
◆夫は痩せて、酒も飲まなくなった、
　聴き手：今ちょっと元気になってきとるもんね。大西：うん、そうやね、ふらふらしとるけど（笑）。もうそれこそ、がりがりよ。心臓の貼り薬あるでしょう。あれ貼る時、もう皺皺、胸の辺が横縞になっとる。
　まあもともと、肥えてなかったけど。でも、多いときは60キロ近かったって、昨日も言いよった。今47Kgよ。13キロぐらい減ってたもの。
　あんだけ好きだったお酒も飲まんもんね、アルコール。休肝日の無かった人が。今、誰かお客様が来た時に、ちょっとお相手するぐらい。
　聴き手：そのよう飲まれる時って大変だったんじゃないんですか。大西：それはもう（笑）。聴き手：次から次へと。大西：それこそ何か作らんと駄目でしょ。酒の肴を。だから食べることもよくしたよ、私も。
　今はもう2人とも上品になっとるけん、食べないよ。滅多に自分で作ることもない。栄養部で作ったのでも、1人分で2人、十分あるんよ。

2）一日が長い
◆じっとしておくのは嫌、連休は嫌い、一日が長い、数独で時間潰し
　じっとしとるよりかは、動く方が好きやね。その方が時間が早いから。3連休とか4連休があったら嫌だね、長いわ。休みじゃなかったら、どっかに行けるでしょ。
　聴き手：今、どんなふうに1日過ごされてます？　大西：時間が余る時がある。『数独』って知ってるでしょう？　マス目に数字を入れていくのよ。あんな本も買って、その答えを探したり、とにかく、一日が長い。
◆眠れない時は関わった人を数える、入所者数の激減は発病がない証で良いことだが、寂しい
　よく眠れん時には、私が関わった人は誰と誰かなって数えたりする。聴き手：何人くらいいらっしゃいます。大西：数えきれん程いるわ。だけど、もう今は居なくなったけんね。大島も人が少なくなって、淋しくなったねえ。だけど、それだけ発病しない証だから、本当は良いことなんよね。だけど、減るのは、やっぱり寂しいね。去年は1年間に3人も亡くなっもんね。寂しいね。
◆眠れない時の友は虫の声、入所者の年齢を数える
　それでも寝れん時もあって、そんな時は、県名を一つずつ言うてみたりとか。聴き手：今は、「お友達は虫の声」なんでしょ。大西：そう、そう。寝れんかったらそんなんしてる。今日の昼は、70歳代が何人かなあ、80歳代が何人かなあって、順番に数えていったよ。そんなことして、面白いやろ。来年になったら、また90歳代が増えるで。

2. 日々の暮らし
1）一日の過ごし方
◆日課
　聴き手：朝は、何時に起きるんですか。大西：朝は5時頃には起きる。ほんで大抵一

番にお風呂行く。前の日の夕方に朝食のパンは来てるから、6時15分頃から食べ始めて、ほんで8時15分頃リハビリ行くんかな。45分から50分かかるからね、マッサージとハドマーとホットパックと、3つ受けてるから。それまでに病棟に寄って、Bさんに声かけしたり。リハビリが終わったら、売店によって、部屋に帰ってくるんよ。

◆ 今はご飯は作らない

聴き手：お昼や晩のお食事を自分で作ることは？　大西：無いね、もうほとんど無い。簡単なワカメの酢の物とか、レタスの酢の物を作るくらい。昔はぱくぱく食べてたから。いっぱい作ってたけどね、もう食べないから作らない。今は一人分を2人で分けてちょうど良い。

◆ 家事は全て自分でする

その他の家事は、職員に頼んで無いけん、みんな自分でしてるよ。洗濯も掃除も。「流し磨きに来る」言われた時、「毎朝、自分でちゃんとしてるけん、見てください。お気に召さんかったらしてください」言うた（笑）。トイレも全然頼んだこと無い。自分の身の回りの家事くらいは、困ること無いよ。

聴き手：洗濯を干すとかも大丈夫ですか。大西：干すのは大変。ふらつくよね。だから布団干すのはできんねえ。毛布ぐらいやったら干せるけど。歩くのはできるけど、立って何か作業するとなると、不安定。

聴き手：そんな時はお願いしてますか？　大西：いや、洗濯はふらふらしながらでも干すよ。ベッドに腰かけてハンガーにかけて。それから立ち上がって干すんよ。聴き手：いろんな工夫されてますね。大西：「どうしても今日はする」って言われたら、もう仕方ない、「ほな、どうぞ」言うて（笑）。それくらいで、他は無いね。

◆ 自動掃除機が可愛い

ほんで、独り動き回る自動の掃除機が有るのよ、丸いやつ。でもあれは、ちょっと監督（かんとく）しよらんと、同じ所（ところ）ばっかり回って、隅（すみ）から隅まできれいには回らんのよ。何かに当たったら、すぐ引き返してくるしね。だからね、椅子（いす）に腰かけて監督しよんよ。何かにぶち当たったら、「方向を変えてください」ってちゃんと言うよ。ほしたら、方向を変（か）えてあげな駄目しね。電気が切れてきたら、「充電してください」って言うしね。まあ、可愛いんよ。

◆ 夫の帰りを楽しみに待つ、人形と一緒に寝る

聴き手：ご主人さん、そろそろ高松から帰って来られますね。今日は何か良いお土産（みやげ）がありますかね。大西：今日は何も頼んでないけんねえ。何も無いかも知れんね。ちゃんとお出迎えせな駄目（いかん）な。聴き手：あの人形と一緒に迎えてあげんとね。大西：可愛いらしいやろ。ミミちゃんといつも一緒に寝よるんよ。

2）風の舞へ（散歩）

◆ 風の舞への散歩、朝の船が着くのを眺める、一鐘招福の鐘をつく

それと納骨堂と風の舞（＝亡くなった後、風に舞って故郷に帰ることを願って作られ

12章　大西笑子の語り（聴き手　佐立実佐恵）

たモニュメント）には、週に2回か3回は行くのよ。時間潰しに。聴き手：歩いて？
大西：いや、電動車椅子で上がるんよ。聴き手：良い気分転換ですね。大西：うん。朝の用事が早く済んだら、朝の船が着くまでに上がって、船が着くのを眺める時もあるよ。聴き手：早いですね。

　大西：上に上がって、手を合わしたり。風の舞に行って、鐘を鳴らすのよ。火葬場の前に有るやろ。あの鐘を一つ叩いたら、福を一つ招くと言う意味で、一鐘招福。鐘を一つ叩いて、手を合わせて帰って来るんよ。

　聴き手：見晴らし良いですよね。大西：そうね。船を見たり色々して。それから、納骨堂に参って帰る。とにかく昔はよう働いたけん。もうこんな体やし、今は仕事も無いもんね、だけん、これが仕事のようなもんやねえ。

3）医師との語らい
◆心まで癒してもらえる医師の診察が楽しみ、診察を待つ人に迷惑をかけないように

　もう一つ楽しみがあったね。一月に1回の○先生の診察。私、○先生と△先生が好きなの。○先生に会えたら、「先生、今日は良い日だわ、ありがとう。」って言うんよ、変わっとるやろ、このおばあちゃん。聴き手：よう診てくれるもんね。

　大西：何か心の中まで癒してもらえるでしょ。痛みだけじゃなくてね。だけど、私が話し過ぎて、後の人に迷惑かけたら駄目と思うて、それは気遣いよるよ。「あの人が入ったら、なかなか出て来ん」とか言われたら嫌やし。

4）行事への参加
◆行事には皆勤で参加、百寿会からの遠足、トランプ大会

　聴き手：今、園内のリクリエーションって参加していますか。大西：行事は、皆勤賞で行きよるね。今年は、百寿会（＝園内老人会）から岡山の後楽園に行ったんよ、桜が見頃だったしね、良かった。だけど行く人が8人しかいなかったもんね。淋しくなったねえ。

　今の楽しみね、これという楽しみも無いけど。川柳とトランプ大会くらいかなあ、月1回の。他に楽しみは無いねえ。せっかくメニューを組んでくれてるんだから、出来るだけ参加するけどね。

5）引っ越し、隣人との交流はない
◆引っ越して4年、ここの生活に満足、雨音も聞こえない

　聴き手：此処に引っ越して、どれぐらいになるかな。大西：4年は超えとるやろ。聴き手：引っ越した当初、しんどかったね。手術が終わった後で。大西：うん、そやね。まだ本調子じゃなかったけんね。

　聴き手：今の此処の生活はどう？　大西：満足してるよ。上等、「もったいない」って、いつも思っとる。雨の音も風の音も、全然聞こえんもんね。外に出んかったら分からんよ。「あら、雨が降ってるわ」言うて。高級住宅よ。

◆お隣との交流はない、皆が年取ったので、長く話すとしんどいのではと気を遣う
　聴き手：お隣に、遊びに行くとかは？　大西：そんなんは無いよ。誰もしてないと思う。みんな、年とったからね。やっぱり気を遣うね。向こうの都合も有るし、みんな年とっとるけん。「来てしゃべられたら、しんどいかな」と思ったり。用事があったら行くけど、それ以外行かないよ。

3．丸く生きる、笑って生きる

◆喧嘩せずに丸く生きれたらそれで良い
　昔と違うね。昔は若かったけど、お歳ですからね、皆さん。喧嘩せんと、仲よう暮らしとったら上等よ。隣近所で仲違いしたら困るから。丸く生きよったら良えんよ。聴き手：もう喧嘩することもそんなに無い？　大西：喧嘩することなんか、無い無い。そんな元気ないよ（笑）。喧嘩するのは元気ある証拠だよ。
　聴き手：これから先、したいことってあります？　大西：もう無い。とにかく丸く生きとったら良いと思ってる。「あれしたい、これしたい」言うのは無いよ。なるべくボケが進まないように、努力して生きとったら良えと思っとる。それ以外に大きな望みも無い。仲違いせんと丸く生きよったら良いわ。
　聴き手：今一番心がけてることって？　大西：何でしょう。心がけてることね。みんな仲良く、平和に暮らしたいな、表現が難しいけど。

◆笑顔に勝るものはない、『笑子』と名付けてくれた両親に感謝
　笑顔に勝るもの無いと思うよ、世渡りには。笑顔が一番やと思うんよ。聴き手：よく笑ってますか。大西：笑ってるよ。
　お母さんとお父さんが名前を付けてくれたんよ、笑う子っ書いて、『笑子』。だから、笑顔を心掛けようと思いよる。こんな名前を付けてくれた親に感謝しとるよ。両親の付けてくれた名前が「笑う子」じゃなかったら、怒っとるかも分からんね（笑）。「怒りっ子」って名前が付くわ（笑）。
　「明るく生きんと駄目」言うんよ、これから先もね。年を取ったら余計にね。丸く生きるのが一番と思う。それに勝るものは無いと思ってるよ。

◆困っていることはない、上を見たらきりがない、何事も考え様
　聴き手：逆に、今すごく困ってることは無いですか。大西：無いね。何とか身の周りのこともできるから良いわと思う。もうこれ以上、上を見たらきりが無いからね。足もしっかりして健康だったら、望みも有るかも知れんけど、今さら若返る訳でも無し、元の元気な体に戻る訳ないんだから。何事も考え様、思い様で、幸せにもなるし不幸にもなる。視線を下げて（笑）。あんまり上見とったらね不満が一杯になるから。そういう努力はしてるよ、ほんま。不満は言ってどうなるものでも無いしな。

◆裕福に育っていない、皆が貧乏で戦争を越えてきた、だから感謝できる
　今頃の人みたいに、裕福に育ってないもんね、時代が時代だったけんな。家だけが、特別貧乏じゃなかったと思っとったよ、外に居る時からね。世の中全体が、今と違うも

12章　大西笑子の語り（聴き手　佐立実佐恵）

んね、戦争もあった頃だし。物が無い時に育っとるけん、感謝できるんだと思うよ。子どもの時からお金持ちで裕福に育っとったら、文句ばかり言うたかも分からんけど。私はそういうことでは文句は言わない。ありがたいと思うてる。ありがとうございます（笑）。いや本当よ。不平不満並べる人いっぱい居るけどね、私はそんなんは無いね。

4.'ぴんぴんころり'で祝杯をあげてほしい

◆ぴんぴんころりと逝きたい

聴き手：今年は特に、お見送りする人が多いけん、辛いね。大西：本当にねえ。今年も5人逝ってしもうてね。女3人、男2人逝ったから。だから、「ぴんぴんころり」いうて言葉知ってるでしょう、「ぴんぴんころり、買えるものなら貯めるのに」ていう川柳を作っとん（笑）。聴き手：最終的に考えたら、一番それが幸せかな。大西：そう思うよ。長いこと、おむつして病棟に入っとるより、ぴんぴんころり、「ああ、あの人、ぱっと死んだんやと。昨日、部屋で会うたのになあ」とか、そんなんが最高よね。

◆もう十分に長生きした、長く生きたいとは思わない、昔の患者に比べ長生きした

長生きしたいと思わない、もう十分生きとるから。ただ長生きするだけは嫌なんよ。聴き手：十分いうても、まだ80歳に手が届いてない（笑）。大西：昔は、みんな、これだけ長く生きとらんもんね。70歳までも生きんかったよ。今が長寿になったんよ。此処に来た頃には、70歳の人なんか少なかった。みんな60代の後半までには死んでたね。

◆当時にしては長生きした父よりも長く生きた

聴き手：お父さんはおいくつぐらいまで。大西：あたしのお父はんは73歳だった、亡くなったのが。長寿やったね、あの頃にしたら。昭和43年やけんね。私も、お父さんの年を越えたんやけん、長寿の方よ。みんな若くして、死んだけんね。

◆ぴんぴんころりで亡くなったら、お祝いしてほしい

今は全国的に、長寿よね。Dさんなんか、98歳だものね。聴き手：98歳まで、まだまだありますよ。大西：20年あるね。そんな生きたいと思わん。ぴんぴんころりやったら、みんなでお祝いしてくれたらいいわ、「乾杯！」ちゅうて。聴き手：90歳、越えたらしましょうか。大西：うん、して。いやいや、そうじゃなくて、ぴんぴんころりで逝った時には、みんなが集まって、うちが残しとるお金でビールでも買って、「乾杯！」ってお祝いしてくれたら良えと思う。そうやって書いとこうかな（笑）。だけど、その頃には、みんなお酒を飲む元気も無くなっとるか分からんね（笑）。その時は、職員さんが飲んでって書いとか。

ちょっと変わった最期を逝きたいなと思うけん。十分生きたもんなあ。ここで60年も生きるんだもんね。もう十分に生きたもんなあ。

333

目録：大西笑子　作品集

＝川柳句集＝
1．大西笑子：川柳句集　出会い．牟礼印刷株式会社、2006．

＝療養日誌＝
2．大西笑子：故郷．牟礼印刷株式会社、2005．
3．大西笑子：歩み．牟礼印刷株式会社、2013．

13章

ハンセン病回復者　多田清子　の語り

（聴き手　小西　舞）

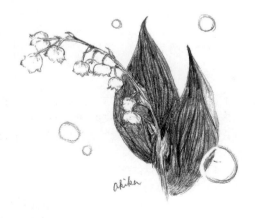

Ⅰ. 母の発病と刈り込み

　1. 母の発病
　　1）母の発病（弟の出産時、最初は産中風か？）
　　2）高額な薬を取り寄せる
　　3）父がノイローゼになり、実家へ
　2. 母方の親戚に身を寄せる
　　1）父方の親戚：嫁を帰すかこの土地を去るかと迫る
　　2）親切な巡査が里子に出すよう勧める
　　3）母は実家へ、親戚宅へ身を寄せ人目を避ける
　　4）衣替え（母は人目につかないように夜中に戻って作業する）
　3. 刈り込み（強制収容）に遭い、母は大島へ
　4. 大島の母を一人で訪ねる
　　1）病気が伝染るとは思わない（祖父が言い聞かせる、感染でなく血統）
　　2）大島行きの桟橋が分からない、船は出港した後、宿屋で一泊
　　3）母と再会、母が喜ぶ
　　4）大島には来たくない、蚤や蚊に刺されての一泊
　　5）帰途は暗い夜道、親切な巡査が送り届けてくれる

Ⅱ. 私の発病

　1. 指の変形、父が発病に気付き心配する
　2. 僧侶に勧められ水凍り（修行、真冬に水浴び）、大島に入りたくない一心で
　3. 一気に病状悪化（全身の神経痛・麻痺）、どうにもならなくなり入所
　4. 病気の進行が恐い（顔が痛い、どんなに顔が歪んでいるのか）
　5. 自分の意思で入所、戦前に刈り込みされた人達の苦労

Ⅲ. 夫とのこと

　1. 母がハンセン病なので、結婚は諦め、遍路廻り・髪結いで一生を終えよう
　2. 手の良い夫が、手の悪い妻の髪を結う
　3. 先に入所した母の勧めで、恋愛感情なく結婚
　4. 窮屈な結婚生活
　　1）夫との生活は窮屈
　　2）夫は噂話を嫌う
　5. 夫は大島で教師、入所者の多くは教え子
　6. 母に諭される（生徒のために、朝は気持ちよく夫を送り出すこと）
　7. 熱こぶを二人三脚で乗り越え、徐々に自然な夫婦に

1）熱こぶは、カボチャの様な結節ができて潰れる
2）熱こぶが出ても、収入を得るために夫婦二人三脚で働く

Ⅳ．園内での生活

1. 患者作業（構内掃除・風呂入れ）
2. 楽しかったこと・趣味
3. 腸閉塞
4. 今の生活（昔の苦労を忘れてわがままになったことへの警鐘、くよくよしない、人が訪ねてくれる喜び）

Ⅴ．何十年ぶりかの墓参り

1. 東本願寺と墓参り
   1）東本願寺による墓参りと新聞記事
   2）実家には立ち寄れない
2. 弟のこと：らい予防法廃止後も身内の苦悩は変わらない

資料：掲載された新聞記事『墓参がかなって』（同朋新聞、2000年7月号）

【プロフィール】

大正15年（1926）　岡山県で生まれる
昭和18年（1943）　17歳の時、母親の強制収容
昭和22年（1947）　21歳でハンセン病に気付き自主的に入園、園内で結婚するが、後年夫と死別
平成10年（1998）頃　72歳で故郷の墓参り
平成26年（2014）　現在88歳、一人暮らし。ハンセン病の後遺症は、知覚麻痺・両手指拘縮・垂足・垂手・口唇下垂など。入浴などの日常生活は介助を要する。人柄からか日中は自然に人が集まり、友人やスタッフとの交流を楽しみにしている。

Ⅰ．母の発病と刈り込み

1．母の発病
1）母の発病（弟の出産時、最初は産中風か？）
◆母、弟の出産時に手がしびれる、ハンセン病と分からず産中風か？　徐々に進行

　多田：私が数えの5歳の時に弟が生まれたんやけど、お産の後、お母さん、手がしびれたらしいわ。だけど、その時はハンセン病のことを知らんから、産中風やろうかって言いよった。お産で中風（＝脳血管障害）になって、手足がしびれたりするだろう、それを産中風いうんよ。そやけど（＝だけど）、「しびれがひどくなっていくけん、産中風ではない」いうことになって。結局はハンセン病やったから、少しずつ不自由になっていって、大島に入るまでは相当偏見、差別受けたわけ。

2）高額な薬を取り寄せる
◆高額な薬を購入、進行がおさまる

　ほんで、高知からハンセン病に良う効くゆう薬を送って貰うて、飲みよった。その頃の値段で着物が1枚買えるぐらい、一月の薬代が要りよった。ほんだけど（＝けれども）、それで、病気は落ち着いたんよ。聴き手：しびれとか傷が？　多田：そんなのは治らんけどな。進むのは、落ち着いたんよ。

3）父がノイローゼになり、実家へ
◆母の発病を苦にして父がノイローゼ、父の実家に戻る

　ほんで、私は、お父さんが岡山の会社に行きよったから、岡山で生まれたん。だけど、お母さんがハンセン病になって、そのことをお父さんが気に病んでノイローゼになったんよなあ。ほんで「田舎に帰って治療した方が良え」言うので、お父さんの実家の香川県に帰ってきた。

2．母方の親戚に身を寄せる
1）父方の親戚：嫁を帰すかこの土地を去るかと迫る
◆父方の親戚：結婚の障りになる、こんな血統はない、母を里に帰せと父を責める

　しばらくはお父さんの実家の方におったけど、お母さんの病気がだんだん重うなってくるし、偏見・差別で、お父さんのいとこが結婚するのに、障りになるやろ。ほんだら（＝そしたら）、お父さんの伯父さん達が、「うちの家には、そんな血統は無いから」言うて、「お母さんを里へ帰せ」言うて、お父さんを責めたんよ。

◆父は母を実家に帰すことを拒否、母を帰さないのなら、父も出ていけ

　ほんだけど、お父さんが「元気な時に貰うた嫁だから、帰さん。置いとく」言うたんよ。そしたら、親戚の人が、「あの嫁を置いとくんやったら、おまえも一緒によその土地に行って生活してくれ、この土地を出て行ってくれ」言われたん。聴き手：他人でなく、身内に言われたんですね。多田：そうそうそうそう。あの頃の差別はきつかったけんねえ。

13章　多田清子の語り（聴き手　小西　舞）

2）親切な巡査が里子に出すよう勧める

◆優しい巡査、嫁を帰さないのなら子どもを里子に出すように勧める

　ほいでな、巡査がよう来よったんよ。その巡査は、優しい人やったけんな、「奥さんを帰さんのやったら、子供を里子に出せ」言うて。病気が伝染(うつ)ると思っとるけんな。

◆巡査は目立たない様に夕方に来る

　その巡査さんは、昼には来んと、夕方になってから来てくれたわ。優しい人やったなあ。昼間に来たら、目立つやろう。聴き手：それでも里子に出さなかったのは、お父さんとしては、それも辛かったんですかね。多田：そうやろうなあ

3）母は実家へ、親戚宅へ身を寄せ人目を避ける

◆母は実家へ、母の実家は宿屋、客を泊められなくなるので親戚宅に身を寄せる

　ほんで、結局、お母さんだけが里に帰されたんよ。だけど、実家が、○○寺の門前町で宿屋をしとるけん、こんな病気の人が居ったらお客さんを泊めれんじゃろ。だけん、お母さんをおじさんのうちに預かってもろたん。私らはお父さんの実家で生活して。

◆座敷牢のような、人目につかない部屋で暮らす

　じゃけん、座敷牢みたいなもんよ。人目に付かんようにな。奥の一間で生活しとったんよ。

4）衣替え（母は人目につかないように夜中に戻って作業する）

◆母は人目につかないように夜中に戻って衣替え

　だけど、お母さんは里へ帰っても、秋とか春とかの衣替えの時は、夜中に帰ってきてしてくれよったわ。私が夜中に迎えに行って、ほいで（＝それで）用事を済ましたら、夜が明けんうちに送って行っきょった。聴き手：それは人目に付かないように？　多田：そうそうそうそう。聴き手：考えられないね、今ではね。多田：そんなかった（＝そんな状態だった）。

3．刈り込み（強制収容）に遭い、母は大島へ

◆昭和18年に刈り込み（強制収容）にあい、母は大島へ

　昭和12年にお母さんが里へ帰されて、18年に強制収容を受けてな。療養所の外におった人は一斉に、軽い人も重い人もみんな大島青松園に入れられた。戦時中やったからな。「刈り込み」言いよった。

◆国辱病、浮浪する患者を隠すために疑いのある人は全て収容

　アメリカと戦争しよったやろ。それで、ハンセンの人が、街中でうろうろしよったら、国として恥ずかしいやろ。だから、国辱病。ほんだけん、病気かどうか、分からんような人でも、全部入れられたんよ。聴き手：疑いがあるような人は全部。多田：そうそうそうそう。

◆父は頑張ったが、刈り込みに勝てず引き離された

　お父さん、お母さんを庇(かば)って頑張りよったけどな、刈り込みには勝てんかった。結局、昭和18年に、どこの県でもハンセンと名のつく人は全部、療養所に入れられた。その頃

339

はもう、お母さんが里に帰されとる時分だったけどなあ。聴き手：まだお母さんが恋しい時ですよね。多田：うんうん。聴き手：お母さんが大島に入ったのは、知ってたの？
　多田：時々会いに行きよったからな、知っとった。その頃はまだ、私は病気でなかったけん、大島も面会にも来よったんよ。

4．大島の母を一人で訪ねる
1）病気が伝染るとは思わない（祖父が言い聞かせる、感染でなく血統）
◆母の見舞いは恐くない、病気が伝染る心配はしない、祖父が言い聞かせる、感染でなく血統、発病後に出産した弟に伝染っていない

　聴き手：お母さんのお見舞いは一人で行かれてたんですか。多田：一人で行った。聴き手：ハンセン病が伝染るんじゃないかという、恐怖心は無かったですか。多田：それは無かったな。それはな、おじいさんが、私らに言い聞かせとったからな。「この病気が伝染るんやったら、弟なんかは、ハンセン病になってからできた子やから、弟も伝染っとるはずや。だけん、伝染りはせん。これは血統や」って言いよったわ、昔の人だからな。

2）大島行きの桟橋が分からない、船は出港した後、宿屋で一泊
◆祖父の所に行くといって家を出た

　聴き手：一人で大島に来るっていうのは大変なことですよね。その時って多田さんは10代？　多田：18歳。弟も小さいし、何処に行くか言えんけん、おじいさんが、「ちょっと用事があるけん、清子をおこしてくれ（＝来させてくれ）」言うてくれて。ほんで、おじいさん所に行くことにして、此処へ来たんや、こっそりと。

◆大島行きの船は看板が出ていない、乗船賃はいらない

　聴き手：大島の船着き場はすぐ分かりましたか。多田：分からん、分からん。あの頃、高松から、朝、船が出たら、晩になるまで次の便が無いんよ。ほんでな、大島行きの船の切符は何処で買うんかと思って、高松の船乗り場で見よったら、犬島っていうのはあるけど、大島行きは無いのよ。聴き手：看板も出してなかった時代ですか。多田：出してないのよ。お金も要らんけんな（＝官用船のため、現在も乗船代は不要）、出してないんよ。ほんで、他のお客さんらに気を遣うて、その人らが乗り終わるのを待っとって、居らんようになったら（＝いなくなったら）、急いで「大島お願いします」言うたんよ。ほんだら、「そっちの桟橋に行け」いうて教えてくれて。

◆船は出た後で仕方なく宿屋に泊まる、同室者に大島に行くとは言えない

　ほんで、行ったら、もう朝の便が出た後やった。自宅まで戻って次の朝に来よったら、また乗り遅れるけん。あの頃、高松港の近くに、沢山宿屋があったけん、そこで泊った。聴き手：若い女の子が一人で、宿に泊まるのも勇気が要りますね。多田：うん。
　ほんだらな、宿の人がな、「相部屋でも構いませんか」言うて。仕方が無いやろ、「構いません」言うたら、宿屋の人も気をきかしてくれてな、おばあさんが孫を連れて来たわ、夜中に。ほんで、おばあさんが聞くんや、私に。「どこ行かれるのか」って。で、「小

豆島に行く」言うたん（笑）。やっぱり、大島に行くとは、よう言わんよかった。
3）母と再会、母が喜ぶ
◆母に会いたい、母はどんな生活をしているのか
　聴き手：すごい、一人で。お母さんにやっぱり会いたくて。多田：そうそうそうそう。どんな生活しよるかと思ってな。
◆突然行ったので母は喜んだ、住所がわからない・電話がないので伝え様がない
　聴き手：お母さんは、多田さんが来たら、喜んだでしょう。多田：喜んだ。聴き手：行くっていうのは言うてあったんですか。多田：いや、言わん、電話もないしな。手紙の出し方も分からんやろ、住所が。ほんで、向こうに行ってから、住所を聞いた。聴き手：じゃあ、もうすごくびっくりしたんじゃないんですか。多田：うん、急に行ったけんな。
4）大島には来たくない、蚤や蚊に刺されての一泊
◆大島には来たくない、蚤に噛まれて痒い、静かに寝る様に母に注意される
　聴き手：初めて降りた大島はどんな印象でしたか。多田：「此処には来とうない」と思ったな。来た途端に、泊まらな駄目やろ。面会所（＝多くの場合は、島外からの訪問者は面会所で宿泊していた）でなく、お母さんと一緒に寝たんよ。ほしたら、蚤が沢山居るん（＝沢山いる）、昔やけんな。ほんで、蚊も居るしな。やけん、24畳に蚊帳を吊って寝よったわ。ほいで、痒うてな、蚊やら蚤やらに噛まれて。ほんで、「痒い、痒い」言うたら、「みんな、寝よるやけん、静かにしとこう」言われてな（笑）。
5）帰途は暗い夜道、親切な巡査が送り届けてくれる
◆地元についたら、松林が真っ暗で怖い、親切な巡査が家まで送ってくれた
　それでな、帰りは晩の便で帰るやろ、ほんだら地元に着いたら、晩なんよ。帰り道が、川の堤防沿いで松林なんよ。ほんで、怖いけん、駐在所にいって、「恐いけん、送ってください」言うたら、巡査さんが送ってくれたんよ。おじいさん家は、集落から離れた一軒家やったけんな。聴き手：優しい人もいたんですね。多田：そんな思いして、面会に来たで。

Ⅱ．私の発病

1．指の変形、父が発病に気付き心配する
◆症状出現、母の発病で気にかけていた父が気付く
　戦時中に、「手がちょっと痺れた感じじゃなあ」と思ったら、父親は気をつけて見とるんよ。お母さんがそんなけん（＝そんな状態なので）、「ひょっと（＝もしかすると）、私にも病気が出とらんへんかなあ」思うて、注意して見よるんよな。私の左の小指がちょっと曲がったのを、お父さんが見つけて。それでお父さんが、がいに（＝とても）心配したんよ。

◆若者が復員して周囲が結婚、家では居られない

　ほんで、昭和20年に終戦やろ。軍隊に行っとった若い人らが帰って来て、みんな近所の娘さんと結婚するやろ。その時はまだ、小指がちょっと曲がっとるくらいだったけど、「この病気じゃあ、家にも居れんから（＝居られないから）、何とかせにゃ駄目な（＝何とかしなければならない）」と思いよったら。

2. 僧侶に勧められ水凍り（修行、真冬に水浴び）、大島に入りたくない一心で

◆僧侶に勧められて、行を始める（真冬に冷水を浴びる）、身体を苛めて修行する

　お坊さんが私に教えてくれたんよ。「自分の体をいじめて、修業せな駄目」言うて。私は、いじめて修行するいうたって、そんなん、分からんけん、真冬の寒い時に井戸端に行って、水凍り取りよったんよ（＝冷たい水を体に浴びた）。

◆父が止めるが耳を貸さない、大島には行きたくない

　ほんでお父さんが起きてきて、「夜中のこんな寒い時やけん、止めとけ」いうのを、私は聞かんのよ。どうしても大島には来とうないもんやから。それをしたら治ると信じとるけん、お坊さんが教えてくれたけん。

3. 一気に病状悪化（全身の神経痛・麻痺）、どうにもならなくなり入所

◆神経痛が一気に悪化、運動麻痺により歩けない、どうにもならず大島に入所

　それを長いこと、真冬の1月、2月にしよったら、春になったら神経痛が、いっぺんに出てきた。ほんで手も足も頭も髪を引っ張るような、全身が神経痛になって、一気に病気が出てしもうて。手足が効かんようになって、一気に歩けんようになった。ほんで、どうもこうもならんようになって（＝どうにもならなくなって）、昭和21年3月の19日に大島に来た。21歳の誕生日の1日前やった。

◆水凍りを取らなければ悪化しなかった

　水凍りを取らなんだら、進行しとらなんだ（＝進行していなかった）かも分からんけど。聴き手：知らないっていうのは怖いね。多田：そうなんよ。親が言うても聞かんの、私がね。聴き手：一生懸命だったんよね。多田：そうそうそうそう。お坊さんが言うのが正しい思うとったからな。

4. 病気の進行が恐い（顔が痛い、どんなに顔が歪んでいるのか）

◆顔が歪んでいないか確認

　で、体が変わっていくのも怖かったなあ。もうなあ（＝もう）、夜中に、がいに（＝ものすごく）顔が痛いやろ。「顔がどないに歪んどんやろか」思うてな。そーっと起きて、鏡見るんよ。鏡見てもどうもないやろ。どうしてこんな痛いんだろうか思うて。

5. 自分の意思で入所、戦前に刈り込みされた人達の苦労

◆自分の意思で来た、戦後に入所した人は自分の意思

　聴き手：そしたら、多田さんの場合は、強制ではなくって自分で来たんやね。多田：戦後は、みんな自分で来とるわな。

◆戦時中は刈り込みで、否応なしに来ている

　昭和18年頃は、刈り込みで否応なしに、病気かどうか分からんような人でも、連れて来られたで。聴き手：そうですね、親子も引き離されて。

　多田：○さんは、自転車屋さんやったけどな、「結婚して子どもが居るのに連れて来られた、辛かった」言いよったで。家で自転車の修理しよったら、いきなり刈り込みに遭うて、連れて来られて。聴き手：前ぶれもなく突然。多田：そうそう。ほんで、男の子が二人居ったけど、帰れんずくで（＝帰れないままに）、此処で亡うなったわ。

Ⅲ．夫とのこと

1．母がハンセン病なので、結婚は諦め、遍路廻り・髪結いで一生を終えよう

◆終戦後、復員・結婚する人が多い、家に居られないので、四国遍路を廻って一生を終えよう

　戦後になったらな、若い男の人らが兵隊から帰ってくるやろ。ほんだら、みんな次々に結婚するやろ。それは良いんやけど、いつまでも一人で居るのも、まあ「家のためにもならん」思うてな、お四国廻りする言うたんよ。ずっと四国を廻って、一生終わらそうと思うて。

◆親がハンセン病だから結婚はしない、髪結いで一生を終えよう、髪を結うのが好き

　聴き手：結婚とかは考えなかったんですか。多田：考えてなかった。私、元気な時から、髪を結うのが好きやったんよ。学校に上がる頃には、お母さんの髪、みんな結いよったんよ。ほんだからな、結婚はせんと、髪結いさんになろう思いよった。聴き手：それは初めて聞きました。多田：梳き櫛で髪をすいて、髷を結うてあげてな。近所のおばさんにしてあげたら、「清子、お母さんの髪を結いよるけん、上手に梳くのう」言うて、褒めてくれよったんよ。

　お母さんの里に行ったら、宿屋やけん、芸者さんも沢山おったんや、ほんだけん、その人らが髪結いさんの所行って、してもらいよるんをじっと見よった。ほんだら、そこの女主人がな、「髪を梳くの好きなんか」言うて、聞いてくれたこともあった。

　そやけんな、結婚はさらさら思ってなかった。聴き手：それは何でですかね。多田：それは親が病気になっとるけん、結婚にひびくけんな。自分は結婚はせんと、髪結いさんで一生終わろう思いよった。

2．手の良い夫が、手の悪い妻の髪を結う

◆神経痛で髪が結えなくなった

　聴き手：多田さんも髪を伸ばしてたんですか。多田：伸ばしとった。聴き手：自分の髪も結うて。多田：うん。だけど、神経痛が出てからは、自分でできなくってね。

◆患者作業：髪結い

　髪結いさんの患者作業もあったんよ。2日に1回ぐらい回ってくるんやけど、部屋に手の良い人が居るやろう。その人が、自分の髪が済んだら、結うてくれよった。

◆ 手の良い夫が、髪を結ってくれる、手の悪い妻の髪を結う夫は多かった
　ほんでな、旦那さんの手が良かったら、嫁さんの髪を結いよったわ、奥さんの方が手が悪うて、できんかったら。うちも、結婚して、だんなさんにしてもらいよった。初めは恥ずかしいけど、慣れたら結うてくれるんよ。髷をすんじゃなしに、後ろで二つに分けて縛る、ようやってくれよった。
　聴き手：大島に来て思ったのが、夫婦でも、軽症な方が重い方の世話をするいうのが、今でも続いてますよね。多田：そうそうそう。そんなかったんで（＝そんな様子だった）。

3. 先に入所した母の勧めで、恋愛感情なく結婚
◆ 母は子供舎の寮母で、夫は寮父、母が夫を気に入る
　私のお母さんが、先に此処に入って、少女室の寮母をしよったんよ。ほんで、主人になった人は、少年寮の保父さんしとった。ほんで、母親とその人が、親子ほど年が違うけど、寮母と寮夫いうので、気が合っとったわけやな。ほんで、私は主人とは全然話もしたことないし、会うたことも無かったんやけど、お母さんが気に入っとった。

◆ 結婚するまでに一回だけ会う
　ほんで全然、結婚の話も無かったんやけど、隣におったおばあさんが「自分らでは、よう一緒にならんで」言うて、話を進めて。会うたことも無いから、1回だけ会わせてくれたんよ。結婚するまでに全然話をしたことも無いのは、駄目から言うて。ほんだけど、話なんか無いわな、初めて会うんやもん。

◆ 夫も私も初なので話すこともなく結婚
　昔は男の若い人が、女の部屋へ遊びに来て、ほんで、恋愛結婚しよったみたいやけど、私らの場合は、初な方やったから、向こうも女の部屋へ来んし、話したこと無かったんよ。聴き手：二人がいくつの時。多田：21歳やな。同い年だったけん。ほんで、全然話もしてへんうちに、結婚したんで。

4. 窮屈な結婚生活
1）夫との生活は窮屈
◆ 恋愛結婚でないので結婚生活は窮屈
　聴き手：じゃあ、あんまりお互いのこと知らないままに。多田：知らん。だから窮屈で窮屈で。普通は、男の人が女の部屋へ遊びに行って、ほんで好きになって結婚するけど、私の場合は、そんな状態やったけん、窮屈やったんよ。

◆ 最初は、大部屋でよその夫婦と一緒に暮らす
　ほんで、昭和22年に入った時に結婚したやろ。ほんで、夫婦舎に昭和27年に入れるようになったんよ。それでもな、こんな窮屈な人とは嫌やと思いよった。聴き手：全然そんなふうには見えなかった。仲良し夫婦で。多田：夫婦舎へ入ったら、大部屋と違うて、ほかの人に気兼ねすること無いやろ。
　最初の何年間かは、大部屋でみんな一緒やから。もういろんな夫婦が居るやろ、みんなと仲良うしていかな駄目やろ。聴き手：それは気遣いがすごいね。多田：すごかった

13章　多田清子の語り（聴き手　小西　舞）

な。気の強い人は良えけど、気の弱いのは、やっぱし静かにしとらな駄目。聴き手：そうだね。ご夫婦ともに控えめだもんね。

◆ 夫は就寝時間を過ぎないと来ない、「早く来ても用事がない」、仲が悪いのかと心配される

だから、よその新婚さんは、早ように来て一緒にご飯食べたりするんよ。私のところは、みんなが寝静まらな来んのよ（＝寝静まらなければ来ない）。ほんで、一緒におった大部屋のおばあさんが、「ちっとは、『早よ来てな』って言えや」（＝少しは、「早く来て」と頼め）って言うのよ。遅いやろ、みんな寝静まってから来るからな。

ほんでまた、それをまともに、会た時に言うのよ、私が。「おばちゃんが、『ちょっとは、はよ来てなって言え』言うたぜ」って、そのまんま。そしたら、うちのは、「早よ来たって用事が無いのに」って言うんよ。そしたら、またそれを、そのおばさんに言うのよ。「おばちゃん。言うたらなあ、『早よ来たって用事が無いのに』って言うたで」って。

「若い者は、一緒に居るだけ良えちゅうのに、どうしたこっちゃろうか（＝どうしたことか）」言うて。仲が悪いんじゃろうかぐらいに、思うとったみたい。そのぐらい二人が幼かったな。恋愛なしの結婚やったけん、窮屈やった。

◆ 大部屋よりは夫婦部屋が楽

逆に、大部屋でみんなと賑やかに話したりする方が好きやったけんな、「こんな窮屈な人と…」って思いよったんよ。だけど、夫婦部屋に行ったら、大勢の他人の中で苦労するよりは、二人の方が楽は楽やった。

聴き手：夫婦舎に行ったら夫婦に1部屋与えられるんですか。多田：そうそう。4畳半でな。聴き手：狭いね。多田：うん、今に比べたら話にならん。だけど、あの頃は何も無いけん、あるのは飯台ぐらいや。

2) 夫は噂話を嫌う
◆ 夫は噂話を嫌がる、内緒にしなければならないことを人に言うな

聴き手：徐々に旦那さんとも仲良くなったんですか。多田：そうやな。最初は全然合わんで、嫌やったけど。聴き手：そんなふうには思いもしなかった。お互いがお互いを思いやってる夫婦。多田：それは何年も経ってからやな。

ほんで、うちの人はあんまり話せんやろ。よその人は、夫婦で色々話して聞いてもろてるけど、私のところは、そんな話はせん。気にならんのかどうか知らんけどな。ほんで、私が外から聞いてくるやろ、変わったことをな。ほんで、急いで言うてあげるんよ。「あの人が○○なんやって。言うたら駄目ぜ」って。ほしたら、「そんな言うたら駄目ようなことは、言うな」。聴き手：厳しいね。多田：うわさ話を言うてあげようと思うたら、そう言うんよ。

◆ 口は災いの元

うん。だから、男の人でも、噂話の好きな人が居るけどな、うちの人は、全然言うたことない。口は災いの元やからな、言うたら、自分が苦しまな駄目けんな。何も言うて

なかったら、その人がツンケンしようがどうしようが、気にせんでも良えけどな。もし言うとってツンケンされたら、「何か言うたんが悪かったんじゃろか」思ったりするやろ。聴き手：勉強になる。多田：いやいや。

5．夫は大島で教師、入所者の多くは教え子

◆夫は熱こぶは出ていたが、手足に障碍(しょうがい)はなく、島内で教師をしていた

　その頃はまだ、主人も元気でなあ。熱こぶは出よったけど、手足が良かったからな。自治会も行ったり、学校の先生もしたり、しよったんよ。聴き手：他の入所者の方から、「先生」って呼ばれていますもんね。

◆入所者の多くは、夫の教え子

　多田：そうそう。だけん、MさんやTさんは、その当時の生徒や。ほんで、K子さんは、お母さんが少女室で寮母しよった時の子供で、うちの人が学校の先生やった。聴き手：親子２代でみんなのお世話したんだね。

　Yさんはちょっと後に来たから、長島愛生園に高校ができたけん、試験勉強を教えに行きよったわ、夕方な。大島から社会復帰したNさんとかYさんは、長島愛生園の高校に行った。試験受けた子らはみんな試験に通ったけん、私も喜んどるんで。

6．母に諭される（生徒のために、朝は気持ちよく夫を送り出すこと）

◆子ども達が辛い目に合わないように、教師の夫を気持ちよく送り出すように、母に諭される

　朝、学校に送り出しよったら、私のとこの母親が、「朝出掛ける前に、機嫌悪(わ)うに家を出したら駄目よ」言うんよ、子どもに当たるからね。じゃけん「朝送り出す時は、機嫌ように送り出してあげるんよ、そうせんと、子どもに当たったら可哀想やけん」言うて、それは、よう言うて聞かされよった。

◆やっと自然な夫婦に

　夫婦舎に入るまでは、あまり話ししたことも無いような、窮屈な人やったんやけど、それから４〜５年たって、やっと普通の夫婦のように自然になって、普通に話が出来るようになったんよ。

7．熱こぶを二人三脚で乗り越え、徐々に自然な夫婦に

１）熱こぶは、カボチャの様な結節ができて潰れる

◆熱こぶが出ても仕事に行く、手足に傷と書くと、図書係を割りつけてくれる

　私も、よく熱こぶが出てな、ほんで寝たりしよった。だけど、図書係に行ったり、自治会に行ったり、何か作業せな駄目やろ。お金が全然入らんから。聴き手：体がしんどいのを無理して、勤めに行ってたんですね。多田：そうそう。だから、熱こぶが潰れた後やけん、「手足に傷」って書いたら、図書係をくれるんよ。ほんなら、歩かんでも行けるやろ。

◆熱こぶが潰れる、かぼちゃみたいにぼこぼこの結節、潰れると傷交換が大変、高熱が出る

　熱こぶができたら、それが潰れるんよ。聴き手：私、実際には見たこと無い。多田：そうやろ。結節いうたら、ちょうどカボチャみたいに、こぶこぶができる。聴き手：そ

13章　多田清子の語り（聴き手　小西　舞）

んなに大きいんですか。多田：うん。今でも顎（あご）がボコボコしとるやろ。
　それが潰れたら、鬱陶（うっとう）しいんよな。足でも手でも、潰れたら傷になるやろ。傷交換するのが大変なんよ。熱が高うに出るしなあ。

2）熱こぶが出ても、収入を得るために夫婦二人三脚で働く
◆熱こぶの夫を職場に連れていく、二人三脚で作業、働かないと小銭が入らない

　それで、熱こぶが足にできとったら大八車に乗せて、主人を仕事へ連れて行きよった、私が押して。それでも学校に出しよったんやで。ちょうど病気が騒ぐ（＝病勢が高まる）時やったんやな。
　それでも働かなんだら、小遣いが1銭も入らんからな、掃除は私が手伝いに行って、図書の貸し出しは、私がきちんきちんとしてな。そんなんで二人三脚で作業しよった。夫婦で一生懸命だった。

Ⅳ．園内での生活

1．患者作業（構内掃除・風呂入れ）
◆構内掃除

　聴き手：多田さんはどんな作業をしていたんですか。多田：私は、手が不自由な方やろ、だけん、いろんなことはしてない。内掃除（うちそうじ）いうてな、今、管理室の職員さんが松葉かき（＝庭掃除）なんかの掃除をしよろ。あれをしよったんよ。1区から7区まで分けとるけん、7人いるわな。

◆病棟看護は手が悪いのでできない

　病棟の看護は、各部屋から一人ずつ出しよったんよ、病人の方に気兼ねがあったら駄目（いかん）けん。けど、私は手が悪いけん、ご飯を注ぎ分けたりができん、だけん、病棟の看護はできんかった。

◆風呂入れ専門、風呂場まで背負って連れて行く

　私は手が悪いけん、構内掃除か風呂入れ専門。体の不自由なおばあさんを、お風呂に入れるんよ。ほんで、今みたいに車いすとかが全然無いやろ。背負うて行くんで、風呂まで。冬は良えけど、夏はお風呂に連れて行ったら、パンツ一つになって、洗うてあげよった。

◆看護師は数人、ベッドサイドには来ないので患者が全てする

　聴き手：今みたいに職員も全然居なかったんだね。多田：全然、居なかった。患者同士でしよったけんな、全部。聴き手：看護師さんも何人かは居たんですか。多田：師長さんがおって、看護師さんが何人かぐらいやで。みんな、患者が助手しよったけんな、注射でも交換でもな。夜は、看護婦さんは当直の部屋におって、こっちには降りて来んかった。傷交換も全部、こっちがしよったけん、みんな包帯巻くんも上手やったで。

347

2. 楽しかったこと・趣味
◆歌舞伎や楽団を患者で結成

聴き手：そんな中でも楽しいこともありましたか。多田：共楽座って言う歌舞伎のグループがあったんよ。ほんでシルバースターいう楽団もあった。聴き手：写真で見たことある。多田：そうやろ。ほんで、うちの人はギターを弾きよったわ。Tさんはクラリネット、Sさんはドラムを叩きよった。聴き手：かっこいいね。多田：3園合同（＝長島愛生園、邑久光明園、大島青松園）でした時には、それを見に行ったことある。聴き手：そういう交流もあったんですか。多田：うん。有ったんよ。

◆趣味は放送劇

私の趣味は、放送劇と歌ぐらいかな。「父帰る」を放送劇にして舞台でしたのを、テープにとった。百寿会館でしたんやけど、「見に来てくれる人なんか、居るやろか」思いよったら、盲人の人が何人も見に来てくれとった。15本くらい、テープを残しとるんで。聴き手：一回、聞いたことある。また聞きたいなあ。

3. 腸閉塞
◆腸閉塞、手術しなければ死ぬ、腕の良い外科医に助けられた

私、ちょうど腸閉塞の手術を40歳の時にした。臨月みたいに腹が膨れたんよ。ガスも出ん、便も出ん、もう切らなんだら死ぬところまでいったんやけど、N先生いうて外科の達者な先生がおられて手術してくれて、それで助かった。それからはあんまりに病気はせんな。

4. 今の生活（昔の苦労を忘れてわがままになったことへの警鐘、くよくよしない、人が訪ねてくれる喜び）
◆生活は良くなった、苦しかった時のことを忘れて、わがままになった

聴き手：介護員さんが入り出して、大きく変わりましたか。多田：変わったわな。病棟看護に行っとる人が少しずつ減ってきた。当時は、重度不自由者を、「じゅうふく」って呼びよった。それでも、介護員も最初は数が少なかったけん、今とは大違いや。

今は、もう言いたい放題言えて、楽になっとるで。不自由な時の辛さいうのは、知っとるはずやけど、時がたったら忘れるんかな。わがままいっぱい言いよるわな。聴き手：我慢強いもんね、多田さんは。多田：口から出したら飲み込めへんから、何でも言う前に、ちょっと考えて言うたら、随分変わってくると思うけどな。みんな年がいったから、我慢もしにくいんよな。聴き手：しんどいんやろうね、みんな。多田：そうじゃろなあ。聴き手：我慢せんと言ってね。多田：ありがとう。本当にな。

◆くよくよしない、なるようになる、神経痛で寝ない時は楽しいことを考える

これから先は、くよくよ考えんことね。「なるようにしかならん」という気持ちでおったら、自分も腹立たんし、人にも迷惑掛けんからな。それぐらいで居るんよ。

ほんで、神経痛で痛とうて寝られん時は、ラジオを聴きながら明日の楽しみを思い浮かべたりして、できるだけ嫌なことは考えんようにしよるんよ。

13章　多田清子の語り（聴き手　小西　舞）

◆体が不自由になったができることは自分でする
　で、体が不自由になったけん、看護師さんや介護員さんの世話にならんとお風呂にも入れんけど、「出来ることは自分でせんと駄目」と思って、洗濯物なんかも、介護員さんが取り込んでくれたら、畳むのは自分でするようにしよるんよ。
聴き手：偉いよねえ。わがまま言ってよ。多田：気が付かんうちに言いよるよ。聴き手：そんなこと全然ない。

◆手が不自由でなければ人を呼びたい、人を招くと人の手を煩わせるので控えている、人が来るのが嬉しい
　聴き手：多田さん、もう90歳近くなるんですかね。多田：そうなんよ。3月で88やけんな。聴き手：お祝いせな駄目ですね（笑）。
　多田：（笑）。だから、元気やったら、もうちょっと手が動いたら、此処で人を呼んで、お茶でも飲みたいぐらいの気持ちはあるんやけどな。だけど、全部してもらわな駄目けんな、「それは駄目わ」思うてな。人が来てくれるのが嬉しいんよ。聴き手：本当ですか。じゃあ、しょっちゅう（＝頻回に）お邪魔しちゃうかも知れない（笑）。多田：来てくれたら嬉しいんで。聴き手：こうやってね、ゆっくり話す時間もなかなか取れなかったからね。ちょこっと（＝少し）話すぐらいで。

Ⅴ．何十年ぶりかの墓参り

1．東本願寺と墓参り
1）東本願寺による墓参りと新聞記事
◆東本願寺が墓参りに連れて行ってくれた、強制収容を追認したことへの詫び、新聞記事に生い立ちと一代記が詰まっている
　らい予防法が廃止になって、東本願寺（＝真宗大谷派，強制隔離が主流を占めた戦前に、在宅療養を主張して、日本癩学会から異端視された京都大学　小笠原登医師もこの宗派の僧侶である）の人が、大島に力を入れて来てくれるようになったんです。ほんで、私が「1回お墓参りしたい」って言うたら、分かってくれて連れて行ってくれたんよ。内緒で、お墓だけね。それが50年ぶりぐらいだったんや。
　そのときに「お墓参りした感想を聞かせてくれ」言うて、ほんで私がこれ書いたんやわ。聴き手：2000年7月の同朋新聞に載ってんやね。多田：これに、私の生い立ちから一代記がつまっとるんよ。（下記参照）
　西本願寺の人は、ずっとここに布教に来てくれよったんよ。だけど、東本願寺の人は縁が無かったのよ。らい予防法廃止の頃になって、東本願寺の人は、「大島のこと知らなんだ」いうて。ほんで、「国が療養所に無理やり入れるのを、自分たちも許してしまった感じになっとるから、お詫びをしたい」言うて、それから毎月27日かな、親鸞さんの命日には、お参りに来てくれるんよん。京都にあるんやけど、親鸞聖人の大本なんよ。西と東に分かれとるけど、同じ「南無阿弥陀仏」や。

2）実家には立ち寄れない

◆夫の実家の墓は毎年、自分の方のお墓は何十年かぶり

聴き手：多田さんの人生を振り返って、このお墓参りが印象に残っているんですか。多田：そうそうそうそう、聴き手：この間、お墓参りに行かれてたそうですね。東本願寺さんに連れて行ってもらって以降、毎年…。多田：行ってないんよ。私の方は、10年ぶりくらいになるんと違うかなあ。

◆実家には寄れないので、お墓のみ参る、親戚のお墓が増えていた

主人の方には、毎年、行っとんよ、元気な時は2人でな。家には行かれんから、お墓だけお参りして帰るんよ。この間は、夫の方のお墓に先に行って、それからうちの実家のお墓に寄ってくれて、両方行けたんよ。

聴き手：行った先で、親戚の方とかとお会いしたん、多田：会わん。けどな、親戚のお墓が沢山できとった。新しいお墓が五つぐらいあったわ。

2．弟のこと：らい予防法廃止後も身内の苦悩は変わらない

◆弟は年に一回は面会、息子には話せない、らい予防法が廃止になっても身内は何も変わらない

聴き手：ごきょうだいとかとはもう。多田：弟が一人居る。1年に1回は面会に来てくれとる。それと、電話もくるのよ。それでも、息子に隠しとるけんな。聴き手：やっぱりそれは言えないことなんですか。らい予防法が廃止になっても、多田：言えんのよ。廃止になってもな。

弟が言うのにはな、「らい予防法は廃止になっても、姉さん、ちょっとも変わらんで」って。聴き手：らい予防法が廃止になっても変わらない…。多田：家族はな。一般の人は、普通にずっと付き合ってくれる人も増えたけどな、やっぱり、身内はそう言うわ、やっぱり、公には言わん。息子には、よう言わんのやろ。聴き手：根深いですね。

◆弟の息子に言ってあげると言う人がいるが、でしゃばらなくても良いと断る

多田：うん。こればっかりはな。ほんだから、お世話人（＝患者同士で、障碍の軽い人が重い人の世話役になっている）のFさんが、「弟の息子に話したら良えのに、弟さんに会わせてくれたら話してあげるのに」言うんよ。「弟が隠しとるのにな、今さら、私が出しゃばらんで良えわ」って断ったけどな。

◆身内には根強く残る、家族との関係の良い人はらい予防法廃止に関係なく元々交流がある、地域差もある、大島は遠い島、近いから余計にそう思うのかも

聴き手：何とも淋しいですね。多田：根強いで。だけんな、身内の方が、未だに駄目。関係の良えところは良えけどな。良えところは、らい予防法が廃止にならんでも、普通に行ったり来たりしよるもんなあ。

どっちかいうたら、高知の方がそうやわ。高知の人は、らい予防法が廃止にならんでも、よう帰りよった。聴き手：地域によっても違うのかな。多田：違うな。私ら家でおった時に、同じ県内なのに、「大島」いうたら遠い島のように思いよったもんなあ。

資料：掲載された新聞記事『墓参がかなって』（同朋新聞，2000年7月号）

墓参がかなって
大島青松園　多田清子

＝ふるさとへの想い＝

　　残留孤児
　　墓にすがりて
　　泣くを見る
　　我にその日は
　　来ないものかと

　これは、中国残留孤児の方がふるさとのお墓参りをするのをテレビで見た私が、自分を高ぶらせて想い描いた拙い歌です。

　私は1947（昭和22）年、21歳で大島青松園に入園しました。小さいころから可愛がってくれ、面会にもよく来てくれた祖父、心配のかけどおしだった父のお墓参りを死ぬまでに一度でいいからしたいものだと、歳をとるにつけ、ふるさとへの想いは募っていきました。1996（平成8）年、悲願だった「らい予防法」廃止が実現し、私たちは心から喜び合いましたが、家族は少しも変わっていません。それだけ、差別、偏見に苦しんだのだと思います。

　私も幼いころから母がハンセン病でしたので、家族の苦しみは筆舌に尽くしがたいものがありました。今では、大勢の方が「療養所があることすら知らなかった」といって見学に来られるようになり、特に学生さんが先生といっしょに来られたり、やさしいお便りをいただくたびにうれしく思っています。

＝ハンセン病療養所交流集会での出会い＝

　1997年（平成9年）には、真宗大谷派が全国ハンセン病療養所の交流集会を真宗本廟（東本願寺）で開いてくださり、各園の代表者による廃止後の報告など、いろいろな勉強会もあり、本当に感動しました。私も夫と一緒に参加させていただきましたが、ちょうど結婚50年目の節目でしたので、二人でここまで元気で過ごせたことが夢のようで、特にありがたく、うれしく思いました。そして、1998（平成10）年の交流会のとき、最後の夕食会はKホテルで和やかな雰囲気のパーティーを体験させていただきました。

　そのとき、私の隣でお世話くださっていたスタッフのSさん（東京教区Z寺住職）にいろいろ話を聞いていただいていたのですが、東京の方ということでしたので、遠くの方だったら迷惑はかからないだろうと、つい、ずっと胸に秘めていた「死ぬまでに一度お墓参りがしたい」という言葉を口にしたのです。Sさんはそれを聞くなり、「四国教区スタッフのFさん（S寺坊守）に言いなさいよ」と言ってくださいました。私はびっくりして、「そんな迷惑かけられないから、聞かなかったことにし

てください」と言ったのですが、翌朝、さっそくFさんからお墓参りのことを聞かされ、驚きました。

　お墓参りといっても、浦島太郎といっしょで、ふるさとを離れて五十年以上も経っているので、今もその場所にあるかないかもわかりませんし、夢のような話ですので、「もう聞かなかったことにしてください」と言ったのですが、Fさんは熱心に探してくださいました。たいへんなご苦労だったと思いますが、そのおかげで思いがけなく早くお墓参りをさせていただくことができました。あのときの感動は言葉では言い尽くせないものでした。

　お墓までは、四国教務所の方が運転してくださり、お経もあげていただき、ほんとうにお礼の申しようもありません。そして、懐かしい家の横の道を徐行してくださり、親戚の家も車の中から見ることができました。これもひとえに仏さまのお導きかと思わずにはいられません。

　私が家を出るとき元気だった方々が、新しいお墓に名を連ねており、それらを目にしたときは感無量でした。また、二度目にお墓に連れて行っていただいたとき、すでにきれいな花が供えられていたのですが、私も持ってきた花をペットボトルに挿して墓前に供えて帰りました。すると、翌日弟から電話があり、「お墓参りしたのか」と聞かれ、「お寺さんが連れて行ってくれた」と言いました。実は、実家の跡を継いでいる義妹から電話があり、「お墓の前にきれいな花があるのよ」と弟に連絡があったのでわかったそうです。

　こうして、家に帰ることはできませんでしたが、お墓参りができたことが何より幸せであったと思います。

＝差別と偏見＝

　私は1926（大正15）年3月生まれで74歳です。父が○造船で働いていた関係で岡山生まれです。祖父も父も男兄弟ばかりだったので、私は小さいころは大事に育てられたそうですが、物心つくころ、母はハンセン病にかかり、「うちのお母さんだけ何で手の指が曲がっているのだろう？」と不思議に思ったものでした。母も最初は、弟の出産後に手がしびれたので、産中風（さんちゅうぶ）だと言われたそうです。

　父は母の病気を苦にして神経衰弱になりました。田舎（いなか）へ帰って養生するようにとのお医者さんの勧めで、母の実家の香川へ帰り、しばらく親子でお世話になっていました。

　そのうち、私が小学校にあがり、一里ほど離れた父の実家近くで暮らすようになりました。そのころ私はもう母の髪を結ったり、いろいろと家の手助けをしていました。最初のうちは母の病気も軽く、近所の人たちも温かく迎えてくれましたが、そのうち病気が進むにつれて差別や偏見がひどくなり、口では言い表せないくらい苦しい悲しみの連続でした。学校でひどい言葉を浴びせられたこともありました。家に帰っても親に言えず、じっと我慢の子でした。

13章　多田清子の語り（聴き手　小西　舞）

　今思えば、どんな目にあっても母が愚痴も言わず、人を恨むこともなかったのが救いだったと思います。ただひと言、「お前たちがいなかったらお母さんは生きていないのに…」と、ポツリと言った言葉が胸に焼きついて忘れることができません。よほどつらかったのだと思います。
　近くに親戚が多かったので、たいへん迷惑をかけたのも事実です。子どもの縁談が壊れるたびに、よそへ行ってもらえないかと言われたそうです。父もいよいよ母を家に置けなくなって、1937（昭和12）年、母は里に帰されました。そして、1943（昭和18）年に大島青松園に強制収容されるまで、人目につかないよう隠れ住んでいました。大島へ来て、母はやっと安住の地を得たというのが正直なところです。

＝苦悩の日々＝

　母がいなくなってからの2、3年、弟と三人、貧乏のどん底でした。それまでは母の実家から援助があったので、何とか人並に生活していましたが、ある年の七夕の日、ひと夏に一度お供えするのが習わしだったスイカが、弟と二人いつまで待ってもないのです。「今年は買ってもらえないんだなあ」とあきらめていましたが、夕方になって父が大きなスイカを持って帰りました。あのときのうれしかった思い出は今でも話すと涙がこぼれます。父の心身もまだ弱かったので、どんな工面をしたのか、親子で泣き笑いの顔だったと思います。
　それから2、3年が経ち、父も元気になったので、人の勧めで再婚しました。大きな娘がいるので、来られた方もたいへんだったと思いますが、私もそれなりの苦労をしました。やがて私もハンセン病にかかりましたが、戦時中でしたし、病気も軽かったので、一生懸命、家の手伝いをしておりました。そのうち終戦になり、若い人たちがだんだん帰ってきて、友だちも次々に結婚していきました。
　私がこのまま家にいては迷惑をかけるから何とかしなければと思っているとき、ある行者の方からいろいろ信仰についての話を聞き、療養所に行くより、何とか自分なりに信仰を支えとしてこのままの状態でいたいと思い、水ごりを取ることにしました。
　今思えば、逆効果だったのですが、長い間とりました。寒い夜中、井戸端にそっと行くと、父が起きてきて、「今夜は寒いからやめとけ」と言って止めるのも聞かず、若気のいたりで自分で自分の病気を重くしてしまいました。
　春が来て、頭の先から足の先まで全身神経痛がして、痛まないのは胴体だけでした。もう家にはいられないと思い、1947（昭和22）年、大島青松園に入園しました。体が元気になってからは、それぞれの体力に応じた作業をしました。みんな若さがあったから、相愛互助の精神で元気な人が体の不自由な人の世話をすることが、あのころはあたりまえでした。人の役に立てるということがありがたいことでした。それから徐々に療養所の設備等も整い、今ではみな歳をとりましたが、大勢の方のお世話になり、何不自由なく生活をさせていただき、感謝の気持ちでいっぱいです。

=「らい予防法」廃止後=

　1972（昭和47）年、母が69歳で亡くなりました。胃がんでした。入院中は先生や看護婦さんにもたいへんよくしていただきました。私も園長先生のおはからいで、ずっと病室においていただきました。四か月という間、いろいろと親子の話ができ、母も「お前がいて良かった」と言ってくれるし、私も病気になったことより、母の最期を看取れたことが何よりだったと感謝しました。

　今では、園内で急病人が出ると、すぐ香川医大の方に運ばれるようになり、みんな「自分が外の病院で治療してもらえるなんて」と感無量のようです。「らい予防法」の廃止に伴い、どこの病院でも受け入れてもらえるようになり、ありがたいことだと喜んでいます。

　大島青松園でも、毎月27日のお参りには、Fさんをはじめ門徒の方々、また都合のつくかぎりの教務所からもおいでいただき、仏教会館で和やかにお勤めをしています。また懇親会も開いていただき、以前は淋しかったお参りも、今では楽しくお勤めさせていただいております。

　大勢の方々に支えられ、こんないい思い出をいっぱいつくっていただき、これからの人生の励みにさせていただこうと思います。これからの療養所がどのように変わっていくのかわかりませんが、私は流れにまかせて生きていこうと思っています。

　ありがとうございました。

　　同朋新聞、2000年（平成12年）7月号より、許可を得て転写　（東本願寺出版部刊行）

14章

ハンセン病回復者　大野安長　の語り

（聴き手　川染知代）

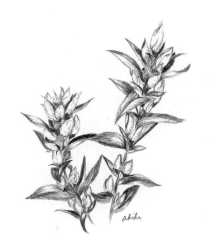

Ⅰ．発病の時

1. ハンセン病の診断
2. どうしてこんな病気になったのか

Ⅱ．大島への入島

1. 高松の街を眺め続ける
2. 海の素潜りと仲間との酒盛り（若かりし頃の楽しみ）

Ⅲ．外の世界と大島を行ったり来たり

1. 大島を出たり入ったり
2. 黒部ダム建設
3. 嫁はもらわず
4. 親父が元気なうちに家を建ててやりたい
5. 親父の死と望郷
6. 高松の酒場通い
7. 骨折
8. 転居（独身寮から高齢者用共同住宅へ）

【プロフィール】

昭和11年（1936）　高知県で生まれる
昭和23年（1948）　12歳で発症
昭和29年（1954）　18歳で入園
昭和29年（1954）　18歳で治療開始
昭和36年（1961）　25歳で再燃
昭和44年（1969）　33歳で再燃
昭和59年（1984）　48歳で再燃
昭和41年〜平成8年（1966〜1996）　30歳頃から60歳頃まで、大島青松園と島の外との生活を繰り返す
平成8年（1996）頃　60歳頃から大島青松園に定住
平成25年（2013）　76歳で独身寮から高齢者共同住宅へ転居
平成26年（2014年）　現在77歳、一人暮らし。ハンセン病の後遺症は、手指欠損・兎眼。日常生活は一部介助を要する。

14章 大野安長の語り（聴き手　川染知代）

Ⅰ．発病の時

1．ハンセン病の診断

◆途切れ途切れの記憶をだとって、覚えていることと今後のことを話す

　大野：私ももう満78歳になって、当時のことは、今思えば一昔前のことになるのでね、忘れてしまって、なかなか思いが定まらへん。途切れ途切れの話になるかも分からんけんど、覚えてることと、これから先のことを話したいと思う。

◆18歳頃に入所、父は60歳代

　大島に来たのは18か19歳で、まあ、年も若かったし、ほんまに子ども心で。一つ言えば、わしの親父がもう年がなんぼくらいやったかな、64、65歳ぐらいやったと思う。

◆中学卒業後、何をしようかと考えていた時期

　昭和22年頃やったと思うんじゃけど、その頃はもう戦争も終わって、やっとこれから日本も良うなるんかなーという時期やった。中学3年を卒業して、もう学校も卒業したし、これから何をしようかなと思っていた時期やった。四国の山の中におって、川に行って魚も捕ったりして遊んだ記憶が浮かんでくる。

◆県の予防課の医師がハンセン病と診断、入所を勧められる、四国の山中で医師と今後について話し合う

　私が一番残念なのは、県の予防課におったA先生が診察して、「僕が見た限りでは、大野君はハンセン病になっとるけん、香川県にハンセン病の療養所があるので、早くそこに行って早く治療してもらったらどうだろうか」って言われたことや。

　A先生という人は、後から聞いた話では、最初、大島青松園におって、それから県庁に来た先生らしくて、らい患者のことをよく診察してくれて、患者の実家にも行って面倒をみたり、直に話をしてくれたりする先生だったそうじゃ。

　俺も、ハンセン病という病気のことを詳しく知らんのんで、A先生に「先生、これから先どうしたらいいんだろうか」っていう話もしたら、「それは大野くん、1日も早く行って、今は昔と違っていい薬もあるし、できれば早く行ってくれよ」っちゅう話を、山の中でしてくれたことを昨日のことのように思い出すのう。こんな話をしてから、もう半世紀以上が過ぎてしもうた。

2．どうしてこんな病気になったのか

◆どうしてこんな病気になったのか、子守りの女性がハンセン病だった

　ほいで、「何でわしはこんな病気にかかったんだろうか」っちゅう話を、わしのおやじとしたんじゃ。あれは何処ゆうたかの。何とかいう大きな山の向こうから、まだ小さかったわしの面倒をみてもらうのに、向こうも生活に困っとるけん、ねえねえ（＝子守り）に来てもらっとったようじゃ。どうもその人が、らい病だったようなんじゃ。

◆ 子供がいるのにどうして一緒に住まわせたのか、親父と口喧嘩、親父はハンセン病を感染性の難しい病気と思っていなかった

　わしは、おやじに「おやじは、何で自分ところにその子を呼んで世話をしてやったのか。おやじが馬鹿(ばか)みたいに、そんなことをせんかったら（＝しなければ）、わしが病気になることも無かったじゃろうに」言うて、話したことがある。わしは、どうしてもこの病気になったことが頭から離れんけんのう。今でも、時々そのことを思い出して考える時がある。

　親父は、「癩(らい)なんかいう病気は、そんなに人に伝染(うつ)る難しい病気じゃねえ（＝人に伝染(うつ)る難しい病気ではない）」と思っとったみたいなんじゃ。「まだ子供が小さいし、おんなじ屋根の下で生活しておれば、伝染するんじゃないか」っちゅうようなことは、あんまりおやじは深々と考えたことも無かったようなんじゃ。

　「おやじは、お人よしの貧乏じゃあ。どうしてもうちょっと深う考えてくれんかったんならあ（＝深く考えてくれなかったのか）」と思って、夕飯を食べながら、その話をすると口喧嘩になりよった。

　まあ、おやじと口喧嘩しても始まらんので、夏が来れば川に魚を捕りに行って、気を紛らわせよった。

Ⅱ．大島への入島

1．高松の街を眺め続ける

◆ 大島の浜から高松の街を見つめ続ける、歩いてでも故郷に帰りたい

　園に来てからいうたら、長くなるけんど、俺、半年かそこらは、毎日、西の浜に行って、高松の街ばっかり見つめておった。そうしとったら、他の連中が、「毎日毎日、松の根っこみたいなところに座って、何をしよんや」って言う、「おら、何ちゃしよらん（＝俺は何もしていない）」。まあ、そんな日が6カ月くらい続いたのう。

　最初はもう、「高松の港に上がったら、もう歩いてでも帰ぬ(い)」、そう思いよった。

◆ 知り合いができ浜に行かなくなる、行きつくところまで行ってしまった

　そうこうしよる間に、だんだん日にちが経(た)ってくると、気持ちが和らいで。知り合いもできてきたし、あんまり、今までのように、西の浜に行かんようになってきた。ほんで、部屋へ帰って、みんなと一緒に飯を食ったりする。まあ、あの当時は、まだ、此処が麦飯を食わしよったわ。

　それでも、「これはもう、行きつくところまで行きついたのう」思うて、みんなと一緒に麦飯を食べながら、そう思いよった。

◆ 仲間とワイワイガヤガヤ

　それから、そういう時期がだんだん過ぎて、年も20か21歳くらいになってきたし、みんなと一緒に、「いっぱい飲まんか」言うて、飲み友達も増えてきて、ほんで、みんなと、やいやい言いながら、酒飲んで。酒飲んで、喧嘩する者もおったしのう。まあ、

ここへ来てから半世紀以上の年月が経つんやのう。それから、だんだん年取ってきて。
2．海の素潜りと仲間との酒盛り（若かりし頃の楽しみ）
◆真黒になって海に潜り、タコやサザエを採る

　毎日、毎日、もう真っ黒になって、海に行って潜って、タコを捕ったり、サザエを捕ったりして過ごしたことを、今だに思い出すのう。あの頃は、若い者が、沢山おったし（＝沢山いた）、タコとかサザエとかをつまみながら、酒飲んでいろいろな話をしよった。

　みんなが寄ってきたら、「おお、食べんか、食べんか」言うて、バケツに1杯も2杯も焼いて食う。おら、あんまりサザエみたいなのは、好きじゃなかったけどのう、サザエを抜いたらしっぽに、このくらい長いところがあるのよ。あのしっぽだけ、むしり取って、酒を飲むのに食いよった。

◆毎日仲間と酒盛り、親父に飲み過ぎと叱られる

　日本酒飲んだり、焼酎飲んだり、もう、わや（＝無茶苦茶）や。そんなことをしよりゃ、酒買う銭が無くなったもんじゃけえ、「おやじ、おら、もう何ちゃ買う銭がないけん、酒代でも送ってくれや」言うて、飲んだ。

　ほんで、毎日毎日、酒ばっかし飲みよったら、「もう、長生きはせやせんぞ（＝長生きできない）。飲むなとは言わんけんど、もうちっと（＝もう少し）、程ほどに飲まな駄目ど（＝飲まないといけない）」いうて、親父に怒られたのを覚えとる。

　まあ、それでも、ハンセンになった若い者が沢山おって。ほんで、「何しようるんや」いうて寄ってきては、30人位になったこともある。聴き手：毎日、宴会しよったんや。大野：そうよ、若いけん、毎日「飲まんか、飲まんか」言うて。「飲まんか言うたって、おまえ、酒もないのに、どがんして飲むんや（＝どうやって飲むのか）」言うたもんよ。

◆苦しいことばっかりだったが、酒盛りは楽しかった

　まあ、ほやけんど、あの当時は、若い者が沢山おって、いつも面白かったのう。他のことは、えらい目ばっかりして、面白いことなんか一つもなかったけんどのう。体が真っ黒になって、裸んぼうで、真夏やけん、炙りよったら、蚊が来て駄目のよ、あれには、往生した（＝困った）。まあ、大島に来てからは、酒飲んだり食うたりしたことが、一番の思い出やのう。他には何ちゃ無い（＝何もない）。

◆街に行く金もない、街に出るには検査がいる

　街（＝高松市の商店街）に行きゃ、銭が要る。銭がないけん、街にも行けんしのう。

　またあの当時はのう、街に出ていく言うたら、メスで皮をちょんとはねては、ハンセンの菌検査して。先生が「菌が出てないけん、行っても良いけど、あんまり、沢山飲まんようにして、帰って来にゃあ駄目けんのう（＝帰ってこい）」言うてよう言われた。

Ⅲ．外の世界と大島を行ったり来たり

1．大島を出たり入ったり

◆帰省、家族への感染を防ぐために風呂は最後に入る

　ほれで、M 先生ちゅうのが、おったんよ、此処にのう。その先生にょう言われた。「家に帰んで、自分ところの風呂に入る時は、もう誰もが入らん一番終いに入れ」って。「あほんだら、お前、何、ぬかしよるか（＝アホか、何を言っているのか）」思いよった。ほんだけんど、俺が一番に入ったら、薬を塗っとるけん、風呂の湯が臭うなるし、家族に病気を伝染したら駄目。ほやけん、「おら、もう終いで良えけん、親父や子供たち（＝甥や姪）は、早う入れ」いうて入らして。

◆大島に 3～4 年いて、その後は出たり入ったり

　聴き手：それはお家に帰った時？　大野：そうそう。聴き手：お家にも帰りよったんや。大野：うん。聴き手：どれくらい。大野：3 から 4 年は居ったな。聴き手：どこに。大野：此処に。聴き手：3 年から 4 年ここに居って、それから何処に行ったん、お家に帰っとったん？　大野：まあ帰ったり、あちこち遊びに行ったりのう。聴き手：ふうん、じゃあ、大島には 3 から 4 年おって、一回出たんじゃ。大野：うん。聴き手：それで帰ってきたんやんな。大野：そりゃもう何回も。聴き手：何回も出たり入ったりしたん。大野：うん。

2．黒部ダム建設

◆島の外で土方の仕事、仕事しないと銭が無いので生きていけない、苦労しても楽しかった

　聴き手：ああそうなんや。出て何をしよったん？　大野：そりゃもう、土方もしたり。聴き手：仕事しよったん。大野：せにゃあ、食えんけんのう（＝仕事をしないと食べていけない）。銭は一銭も無いけん。あの当時、1 日がなんぼくらいやったかなあ、昭和 37～38 年頃やったかのう。まだ、それほど年もいってない、30 歳くらいかのう。あの頃は、苦労しても、年が若いけん、面白かった。

◆洗濯してくれる優しい人がいた

　仕事したら、汗もかく。そしたら、見兼ねる人も居るんか、「洗濯物があったら持って来いよ。私が洗濯してやるけん」言うて、そう言うてくれる人もおったしのう。

◆社長が酒を差し入れてくれる

　ほんで、ご飯時分になったら、「お酒も飲みたいやろう、お酒あるか」言うてくれて、「お酒なんか、有るかいな、銭も無いのに」言うたら、「そりゃ、よう飲まんと我慢しとる。酒、飲みたかったら、ちいとあるけん（＝少しあるので）、これを飲め」言うて、社長が持ってきてくれて、4～5 人で飲んだこともある。酒の 5 合や 6 合は、すぐ無くなるんじゃ、早いど。

◆社長が「嫁の世話してやる」から此処に居るよう勧めてくれる

　ほれで、○建設いう会社へ入っとったんじゃ。社長が「もう、帰んだら、お前のこと

14 章　大野安長の語り（聴き手　川染知代）

やけん、来やせん、もう帰なんと此処に居れ（＝帰らずに此処にいろ）、俺が、嫁もちゃんと世話してやるけん」いうてくれて。「嫁はいらん、俺は、銭さえあったら良いんじゃ」言うた。聴き手：世話してもろうたら良かったのう。

◆島に帰る時「また来いよ」と言ってくれる

　これはもう、乗りかかった船で、「社長の言うことを聞いて、もう一時、ここで頑張るか」と思いよったの。だけど、終いには、とうとう「おれは辞めて帰ぬけんのう」言うて。「ほんなら、いつ、帰ぬんなら（＝帰るのか）」、「もう、明日の朝でも帰ろうか思うちょるんじゃが」言うて。「まあ、家族が四国に居るんじゃけん、帰るんじゃったら帰ったら良え、だけど、また来とうなったら来いよ」言うてくれた。

◆黒部ダムの建設作業、仲間に誘われた

　聴き手：その建設会社はどこにあったん？　大野：長野県よ。いろいろ苦労したわ。聴き手：どんな苦労？　大野：そりゃ、大きなトラックを引き込んだり、毎日、砂利を運んだりのう。大きな、こんな角石を運んだりした。おら、後で思うたら、あんな阿呆らしいこと、ようしたなあと思う。

　聴き手：何で長野県に行ったん？　大野：黒部のダム建設じゃ。知り合いがおってのう、「おい、おまえらの仲間で元気そうな者が、3～4人居るやろうが。ちゃんと話して連れて来いや」ちゅうて、「連れて来いいうたって、そんなに簡単にいくかい」いうたんやけどの。

◆外で働いても面と向かってハンセン病のことを指摘されたことはない、大島に居ると昔の仲間から呼び出しがかかる

　聴き手：「外に出たら差別されたり大変やった」って話を良く聞くけど、外で働いても大丈夫やったん？　大野：わしは、何も無かったのう。周りの連れも会社の社長も知っとったと思うけど、面と向かって、「らい」のことを言われたことは無い。大島で居ったら、昔の連れから、「おい、おまえ暇なんやったら、出てこいや。仕事できるやつを探しよるんや」って電話がかかって来よったけんのう。

　ほんで、おらのこの手が、親指から揃うてまだ綺麗に有ったけん。周りの者も気が付かんかったんかも分からんのう。ぼちぼち悪うなっていきよったけど、仕事しよる頃は、まだちっとは良かったでのう。仕事しよる頃に、親指を製材のこで、じゃんーちゅうて飛ばしてしもうてのう。

◆寒くて手が冷たい、車を乗り回す

　11月下旬には、雪がばっさばっさ降って、もう手が冷とうなってきてのう。「おら、手が冷たいわ、冷たいわ」言うて。

　夕方が来りゃ、警察署の前で張り込みしとるのに、免許も無いのに大きなトラックに大きな顔して乗ったんじゃ。ほんだけど、捕まったことは1回も無いのう。乗用車でも、もう相当走ったわ。

◆ 青春のロマンはない、外はお金のある時は良いが、お金が無くなると良い事は無い、酒を飲むだけ

　まあ、俺の青春のロマンなんか、あれへん（＝ない）。若い頃は、そがいなこと（＝そんなこと）ばっかりしとった。聴き手：外に出とる時の方が良いことが多かった？ 大野：良えんは（＝良いのは）、銭の有る時だけよ。他は、良えことは一つもない。働いといて銭が入ったら、酒くろうて（＝酒を飲んで）。もう、おら、あんなことばっかりよ。まだ、師長さん（＝聴き手）らが生まれとらん頃の事やけんのう。

3. 嫁はもらわず

◆ 女性には興味がない、面倒くさい

　聴き手：嫁さんの世話はして貰わんかったんじゃ。大野：別に、嫁はんどころじゃない。働いて、こつこつ銭を持たんことには、何ちゃでけん。そんなに、オナゴ、オナゴ言うて、行ったことがない。聴き手：惚れるような人に会わんかったん。大野：会わんちゅうか、そんなものは面倒臭い。酒でも飲んで、自分を誤魔化しとる方が良え。

◆ 独り身は気楽、人の手を煩わせないように健康が大事

　聴き手：一人が気楽？　大野：そら、気楽よ。歳取って来たら、良い人は見つからんし、その気も無いしの。行き当たりばったりの生活じゃのう。人間は何処にいても、そんなに素晴らしい、良いことは無いわのう。

　他に何もないかと聞かれりゃ、わしは此処に来て、色々なことが有ったけんども、人間は何処に行っても苦労はある。大島に来てから、独りで住んで居るのは、まあ呑気といえば呑気。「何ちゃ心配事が無かろうが」言われたこともある。

　今考えてることは、やっぱり、人間は健康でなかったら駄目。健康であったら、何でも自分で出来るし、人の手を煩わすことはない。健康というのは素晴らしいと思うのう。

4. 親父が元気なうちに家を建ててやりたい

◆ 30歳頃が一番楽しかった、年を取ると希望が無くなる

　今、思い起こすと、若い頃、30歳頃が一番楽しかったな。34～35歳当たりになってくると、人間に欲が出て、「外へ行って、親が生きとるうちに何か仕事でもしようか」言うような気持ちになった。

　やっぱり若さが無いと駄目な、年取ったら。若さがあったら、何でもやろうと思って、自分から希望持っておれるけんど、だんだん年を取るにしたがって、「あれしよう、これしよう」いうような、希望がだんだん無しになってくる。お互いに、此処に居る患者さんたちは、みんなそうだろうけんど。「俺は、なして（＝どうして）此処に来て、くよくよくだらんことを考えて、どうして此処に住んでおらな駄目だろうか」と考える。

◆ 親父が元気な内に家を建ててやりたい、棟梁に相談しメドが立つ

　親父も、そうこうしよるうちに（＝そうやって年月が過ぎ去る間に）、年取ってきたし。甥らはだんだん大きくなって、働けるようになったけん、それは心配せんでも、よくなってきたけんど。

14章 大野安長の語り（聴き手 川染知代）

　いちばん駄目（＝良くない）のは、わしらの住んどった家が、だんだん古うなって来とった。そうけやん、親父が元気の内に、家を1軒建ててやろうか思った。まあ、2〜3年もあれば、できるだろうと思うてのう。

　Tという親方にその話をしたら、「帰ってくるんなら、2年でも良いけん帰って来て、家のことしてやれや」言うてくれて。「するにしても、銭が無かったら出来へんが」いうたら、「あんじょう（＝良い工合に）、貸してやるけん、どうにかなるわ」言うてくれて。

5. 親父の死と望郷
◆父の死、父の年まで頑張って生きようと決意、死んだら石ころと同じ

　そうこう考えとるうちに、親父が死んでしもうた。親父は80歳過ぎで死んだがよ。「そうか、おれの親父は、ずっと一人身やったけど、いろいろなことを考えてやってきたんだろうなあ」と、そんなことを思いよったら、「よし、親父は80何歳で死んだが、俺は頑張って、ハンセン病という病気であっても頑張って生きようかな。誰でもそうやけど、人間は、死んでしもうたら何ちゃにならん。そこらに転がっとる石ころと一緒になるわ」と思うて考え直して、生きることをしたがよ。

◆再燃・治療

　そなんしよると（＝そうしている間に）、また、体に赤い斑紋（はんもん）ができ出して、3年ぐらい一生懸命に治療しとったら、体から菌も出んようになって、体の方はちっと良うなってきたんやけど、

◆50歳近くになると、故郷に帰っても何も出来ない、帰郷を諦めた、良くも悪くもない人生

　だけんど、年をとって50歳に近うなってきたら、「実家に帰っても大したことは出来ん」思うて、防波堤で独りでいろいろなこと考えて、諦めた。特に、良いことも無かったけど、これと言うて悪いこともなかった。今日まで生きておって、こんなことが、わしの最後のちっぽけな喜びであるかもしれんな。

◆もし若ければ帰郷したい

　聴き手：家に帰りたい？　大野：帰たって何ちゃ出来へんけん、仕方（しょう）がない。諦めたけん、年をとって。若かったら、帰りたいわ。まだ30歳ぐらいだったら、帰りたい。

◆治らないと悟って自分が変わった、行きつくところは墓場なので生きている限りは頑張ろう

　ここで一緒に生活しよった人も、みんな死んでしもうて居らんようになって（＝いなくなって）、俺も、此処で独りになって来たなあってつくづく思う。

　聴き手：防波堤に行って、どんなこと考えたん？　大野：「ハンセン病という病気に罹（かか）った限りは、根本的に治すいうたって治らん」と思いだして、それから、自分も変わってきた。「この病気になったら、最後に行く所は、焼き場（＝火葬場）しかない。そうはいうても、生きとる限りは、何とか頑張って生きな駄目（いかん）なあ」と思って、いろいろ一人で考えたこともある。「まあ、くよくよしても仕方が無いわ」思うて、諦めた、考えを入れ変えた。

363

6. 高松の酒場通い

◆ 高松に飲みに行く、人から見れば酒場に入り浸り

　飲んだ時の話をすれば、果てしが無いようなもんで。毎日毎日、高松へ飲みにいくと２時間か３時間ぐらい飲んでくる。聴き手：何が良いん？　大野：そりゃ、酒を飲みたいけん、行くんや。

　そりゃ知っとる人から見たら、俺は、あそこへ入り浸りやけん。「酒ばっかし飲んどるが、何ぞ、良えことが有るんかい」言う人も居るんよ。

◆ 一人で飲む、酒で命が終りになるだろう、でも人に迷惑をかけるわけでもない

　聴き手：一人で飲むん？　大野：そうそう、一人で飲む。飲みよると、最初２〜３杯の酒が、６杯も７杯にもなる。「オラ、酒で命を終いにするやろの」、そう思っては行きよる。

　それで、そこの人も言うんよ。「お前、くよくよして酒を飲まんでも良いやないか、好きな道を自分で決め。人に迷惑をかける訳じゃなし、ワシの所に来て酒飲んだら、美味しかろうが。何ちゃ気にすることは無い、来て飲んだら良え」っちゅうてね。

◆ 酒に飽きてくるが、家でいても面白くない

　そやけど、いくら好きでも、あれだけいつも行きよると、もう飽きて来ての、「今日はもう、休もうかな」と思う時もある。

　聴き手：でも結構、休まんと行きよるやろ。大野：家におっても面白くないしの。まあ、行って飲んで来ようかと思ってな。経営者も皆、悪気のない良い人での。ほんで行くんよ。

◆ 酒場の友（嫁を貰うように勧める、嫌みのない良い人）

　聴き手：どんないい人なん？　大野：若い人での。「まだ、歳が若いんやけん、早く嫁もろて子供作らな駄目ぞ。嫁を貰うっちゅうのは、そう簡単に駄目。高望みしよったら、我がも（＝自分も）歳を取るし、貰う機会が無くなる。社長が良い人やけん、社長に世話して貰たら良えわ」って、話したことある。良え若い衆での。あんまり嫌味のない男で、オラ、気に入っとるんや。男としたら、あのぐらいの歳が一番ええ時や、嫁はんを貰うにしても、何するにしても。俺らみたいに歳いったら、もう何もできへん。

◆ 若い時は、遅くなると外泊していた

　ほいで、飲んで遅うなったら、若い頃は、よく一晩泊まっちゃあ、戻んてきよった。宿屋の主人も嫁さんも、歳取ってヒョロヒョロになったけど、その人もまた良い人やった。「もう仕事辞めて、安気に暮らせや」言うたことある。

7. 骨折

◆ 骨折した自分が虚しい、くよくよしていられない

　聴き手：今回、高松で転んで骨が折れたやろ。それはどうなん？　大野：そういう事故とか起きた時は、自分が虚しいわの。虚しいけんど、そんなことをくよくよしとったんじゃ、駄目。自分の泣き所よ。

14章　大野安長の語り（聴き手　川染知代）

◆骨折後まだ足腰が弱い、薬が効き快方に向かっている

聴き手：だいぶ動けるようにはなった？　大野：まだ駄目。まだ足が弱いの。もう若い時みたいに、骨に肉が巻かんようになっとるけん。先生が「今は良え注射ができとるけん、せんか」言うけん、「ほな、それやってみようか」言うて、やってもろたら、肉が骨に巻いてきて、良うなりよる。けど、体が薬に慣れてきたら、効きが悪うなるやろなあ。俺、一回そういう話を先生とせにゃ駄目なと思うとる。

◆骨折が治ったらまた飲みに行きたい、いろいろ考えて虚しくなるが、酒飲んで忘れる

聴き手：また足が治ったら、外に行きたい？　大野：そりゃ行きたいよ。飲みに行きたい。酒を飲みよったら、色々なことを考えて、自分が虚しゅうなる時もある。けど、そういう時も、酒を飲んで忘れてしもうて。まあ、人間、生きとったら、人生っていうのは良かれ悪しかれ色々ある。みんな、そうやって道を追い求めて行くんじゃないか思うわ。

◆酒場の人が心配しているかも、大島に住んでいることは話してある

聴き手：また飲みに行けるようになったら良えな。でもお酒に弱くなってない？　大野：知らん。もう長いあいだ飲まんけん、分からんけんど。あそこへ行って、飲みよったら、終いにゃ一升瓶が、こんなに減りよったのう。

聴き手：お店の人、ずっと来よったのに来んかったら、心配しよるんと違う？　大野：それは色々、思いよるかもしれん。オラは、此処に住んどるっちゅう話も、きちんとしてあるけんの。たぶん、入院でもしとるんやろうと思いよら。

◆飲んだくれの状態、アルコール中毒の症状が出ないか心配したが、出なかった

ほんだけど、えらいもんで、終いにゃあ、飲んだくれみたいやったけん、手が震えやせんかと心配したけど、ならんかった。普通はなるらしいわ。もう一種のアル中やけんのう。

まあ、アル中みたいになっても、もう好きな物は仕方ない、好きな道に進むしかない。もう飲めりゃ、結構なことやと思うとる。

◆内臓はどうもない、特殊体質

そやけど、検査してもらったけど、別に内臓は悪うないわ。特殊体質みたいやのう。骨は折れたけど、内臓が悪うて入院したことは、一回もない。これくらいのとこかのう。

8. 転居（独身寮から高齢者用共同住宅へ）

◆独身寮は、自由気ままな生活ができて良かった、人との付き合いが生まれる新居は煩わしい

センターに引っ越してきたけど（注：以前は独身寮の古い建物に居住。今回、看護師が常駐する高齢者用共同住宅＝センターに転居した）、独身寮で一人で生活できた時が一番良かった。好きなことが出来て、くよくよするようなことは、ほんまに無かったな。やっぱり、センターに来ると、人間的な付き合いが自然と生まれてくるけん、良い時もあるけど苦労もある。そういう点から考えると、「独りでおった頃が、一番良かったな」と思う。聴き手：だからセンターに来るのは渋ったん？　大野：センターに行けば、介

護員さんたちがたくさん居るけん、そういう人たちの言うことも聞かな駄目し、苦労はあるけん。

◆ 50年生きた住まいを捨てるのは辛い、住めば都にならない

　俺は、もう、そこ（＝独身寮）で一生終わろうかと思とったんよ、そしたら福祉の室長が、「そんなこと言ってがんばらんでも、センターに行ったら行ったで悪いことばかりじゃ無いけん、わしの言うことを素直に聞いて、行ってみいへんか」言うてくれて。

　「俺がここへ来て50何年も生きてきた住まいを捨ててまで、別な所で生活せな駄目のか」と思ったら、辛かったで。聴き手：そうやな。引っ越し前に言うたもんな。「50何年も生きてきた所を捨てて、違う所に行くことのこの辛さが分かるか」って　大野：うん、すごい辛かったよ。

　どこに住んでも、住めば都ちゅういうけんど、それは駄目。それは言うだけのことで、やっぱり長い間おった所は、なかなか諦め切れん。俺は、ここを捨てて、センターに行かな駄目かと思うて、いろいろ悩んだ。けども、生きておる限りは、何処まで行ったって、一生、苦労は付きもんじゃと思って、へらへらしもって生きていくしか無いなあ。じゃあ、この辺で止めてやめとくかのう。

15章

ハンセン病回復者　平塚香代　の語り

（聴き手　里 友子）

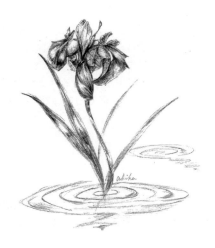

Ⅰ．7歳での母との別離

　1．腕に斑紋
　2．叔父に連れられて大島へ
　　1）病状のひどい人の姿を見て怯えた
　　2）置き去りにされ大泣き、お世話係の夫婦には懐かず
　3．父母が恋しくて、船が着く度に浜に通い続けた（ここで生きていくために諦めた）
　4．38年ぶりの母との再会
　　1）姉との面会が唯一の楽しみ（母を諦める）
　　2）母との一日だけの再会
　5．母の死を新聞で知る

Ⅱ．少女室で育てられ一人立ち

　1．少女室へ
　2．学校へ
　3．食事、食事当番、水事情
　4．寮母が裁縫を教えてくれる
　5．仕事の割り当て（裁縫・布団洗い）
　6．独り立ちできるように、いろいろ教えてもらって楽しかった

Ⅲ．治療

　1．大風子
　2．新薬投与（子どもから順に）、副作用で病気が騒ぐ
　3．壮健（健常者）で入所したのに、いつの間にこんなに悪くなったのか
　　1）育ち盛りに食べるものがない
　　2）患者作業で傷ができ、衛生環境が悪かった
　4．障碍（しょうがい）があっても何でも自分でする（自転車にも乗る）

Ⅳ．島での娯楽

　1．芝居と楽団
　2．テレビ
　3．カラオケ・刺繍（生涯続けたい）
　4．仲の良い夫婦が互いに饗し合う（もてなし）（人間関係が密）
　5．アサリ採り（島中が活気があった）

V．現在の生活

1. 今が一番穏やかで良い生活（やりたいことができて安心して暮らせる）
2. あっという間に時間が過ぎる（充実した時間）
3. 最後の一人にはなりたくない、長患いせずに逝きたい

【プロフィール】

昭和10年（1935）　誕生

昭和17年（1942）　7歳で入園

昭和40年（1965）　30歳で結婚

平成26年（2014）　現在79歳、一人暮らし。ハンセン病の後遺症は、末梢神経麻痺・兎眼・両手足知覚障害・下垂足・両手足拘縮。日常生活は自立している。

Ⅰ. 7歳での母との別離

1. 腕に斑紋
◆ 7歳で入所、腕に斑点、当時は警察が関与、離れて暮らさなければならないかも

　私は7歳7カ月で入所しました。腕に赤い斑点ができて、それがなかなか引かないんで、親が見つけて、何だろうということで病院に連れて行かれたのは覚えています。

　それで、昔は警察も関係しとったんじゃないかね。警察の人が、私のそれを見に来た時がある。

　聴き手：じゃあその病院で、大島に行った方が良いって、言われたん？　平塚：小さかったから、よう分からんのやけど、ある日、「離れて暮らさな駄目(いかん)ようになる」言うようなことを、ちらっと母親が私に言った記憶があるんでね。

2. 叔父に連れられて大島へ
1) 病状のひどい人の姿を見て怯えた
◆叔父に連れられて大島へ

　私を、此処へ連れてきたのは叔父ですけどね。朝、暗い内の人影の無い時に家を発って、大島に向かうのね、あれはよく覚えているんです。だけど、何処に行くのかは、おじさんからは聞かされてなくて、どこに行くのか、小さいから分からんままに、此処に連れて来られた。

◆病状のひどい人の義足や変形した手を見て怯(おび)えた

　そんで（＝それで）、大島へ入って、いろんな人が居(お)るの見て恐くてね。義足の人とかね、昔は、今みたいな格好のいい義足じゃなくて、筒みたいのを履(は)いてましたからね。手の曲がった人とかいろいろ、今は自分もそうなってるけど（笑）。その時はそれが怖くて、もう怯(おび)えたようになっとった。

2) 置き去りにされ大泣き、お世話係の夫婦には懐かず
◆叔父が黙って置いて帰る、叔父を探して号泣する

　おじさんも、私が泣いておじさんを追いかけてきたら困るので、私が居(お)らん（＝いない）間に、私に黙って帰ったんよ。ほんでまた（＝それで）、私がものすごく泣いてね、「おじさんが居(お)らん」言うてね。それはよく覚えている。

◆お世話人の夫婦には懐(なつ)かず

　聴き手：その時、世話してくれたのは？　平塚：患者同士で結婚しとる夫婦がお世話係になったくれたんよ。その人達が来てくれたけど、私は「この人は誰だろうか」と思ってね。初めて会う人だし、小さいからよう分からんでしょ。そやから、あんまり懐(なつ)かなかった。やっぱり怖いと言うのか、知らない人やからね、そんな急には懐けなかった。

3. 父母が恋しくて、船が着く度に浜に通い続けた（ここで生きていくために諦めた）

◆船が着くたびに、誰か来ていないかと浜に通う

聴き手：7歳でお母さんと離れて此処へ来て、辛抱することも多かったのではないかと思うけど。平塚：そりゃもう、来た時はね、何年も何年も、船が着く度に浜へ行きよった。昔は1便だけで、朝出たら夕方しか帰って来んやろ。もしかしたら、誰か乗せて来てやせんかなと（＝乗せてきてないか）、船が着く頃、浜へ行った記憶があるね。だけど、誰ちゃ来んかった（＝誰も来なかった）。

◆大きくなってから叔父が訪ねてくる程度で、誰も来ない

私を連れてきた叔父さんが、たまに来たけどね。そやけど、小さい時はあんまり来んかったねえ。此処に来た時に世話係してくれたおじさんが亡くなった時に、葬式に来たんよね、その時に会ったくらい。私が大きくなってからは、ひょっこり訪ねて来てくれることもあったけど、小さい時は来んかったね。

◆父母が恋しかったが小さいながらに諦めた、ここでの生活に馴染む他ない

まだ7歳やけんね。お母さんが恋しかった。せやけど（＝だけど）、小さいながらに、諦めたんやね、私（笑）。諦めなしゃあない（＝仕方がない）と思ったんやろうなあ。ここの生活に馴染んでいくしか、もう道はないと思ったんかな。

4. 38年ぶりの母との再会

1）姉との面会が唯一の楽しみ（母を諦める）

◆父は早くに亡くなる、母と別れて会うことなく月日が過ぎる、少女舎で可愛がられ、母を諦める

うちは、父が早くに亡くなっとるけん、父のことは全然知らないんです。私が7歳の時に大島に入所して、その時、母とも別れて、会うこともなく月日が流れていきました。恋しかったんですけど、長いこと会うことはなかったです。

で、少女寮でお姉さんたちに可愛がられて成長していくうちに、あんなに恋しがっていた母のことも、仕方がないと諦めました。自分から諦めましたね。

◆姉の面会が唯一の楽しみ

ほんで、姉との2人きょうだいなんですが、姉は学校を卒業すると、私のところに面会に来てくれるようになりまして、それが唯一の楽しみでもありましたね。

2）母との一日だけの再会

◆母に会いたいと姉に頼みこむ、姉は乗り気でない（母に捨てられた）、何とかしようと言う姉、嬉しかった

ある時、姉が面会に来てくれた時に、思い切って相談してみたんです。「私、お母さんに、元気なうちに1回どうしても会ってみたい。何とか会うことできないか」って。

姉は、「自分はもう捨てられたから、親のことはあんまり考えたくない」いうような口ぶりで、あんまり乗り気やなかったけど、私が一生懸命、懇願するもんだから、「ほ

んだら、何とかしよう」ということで、母のところへ行って、ほんで「会えるようになったから」という電話が来たんです。その時は本当に嬉しかったですね。
◆母は再婚しており再会は難しいのでは？　再会の日を楽しみに待つ
　ほんで、母はもう、その時は再婚していたんで、ちょっと難しいかなと思ったんですけど、お母さんが来てくれるということで、私は、その日をずっと楽しみに待ちました。
◆高松で38年ぶりに母と再会、涙が止まらず会話にならない
　当日が来まして、高松で会うということになって、出掛けていきました。汽車から降りてくる姉さんと母が見えてね。本当37～38年ぶりで会ったんですよ。お母さんは、もうそのとき70歳とか言うてました。年を取っていたんでね、私も年取ってたけど、お互いに（笑）。私はもう本当にいろいろお母さんと話したかったんですけど、泣けて泣けてね、涙が止まらなかったです、一日中。ほんで、いろいろ話をしていろいろ聞きたいこともあったんですけど、思うように話ができず、終いには時間がきてね。ほんで、もう別れたんです。
◆一度の再会のみで、それっきり母とは会っていない、電話でのやり取りのみ
　でも、もうそれきり、お母さんとは会ってないです。お母さんの電話番号は分かったので、電話でやり取りはしてましたけどね。

5．母の死を新聞で知る
◆電話が不通、母が認知症を発症し施設に入所、母は娘のことが分からない
　そやけど、それから何年か後に、お母さんが認知症になって、電話が通じんようになってね。ほんで、調べてもらったら、特養老人ホームに入っているということがわかりましてね。
　ほんでまた姉さんに無理を言うて、「こういうところに入っているらしいから、1回見てきて」いうて私が頼んだんですよ。ほんだら、姉さんが「行ってみようか」いうてくれてね。行ったら、お母さんがお姉さんに「あなたはどちら様でしょうか」いうて、お姉さんもショックだったって言うてました。
◆新聞で母の死を知る、寂しかった、姉も母の死を知らなかった
　それからもう連絡できないし、仕方なしに日にちがたって。で、またそれから何年かした時に、私、地元の〇新聞を回してもらってるんです。それを見ていたら、ある日、死亡欄にお母さんの名前が載っていて、もうびっくりしてね。「ああ、お母さん、とうとう亡くなったんだな」と思ってね。新聞で親の死を知ったんですよね。あの時ばかりは、寂しかったです、本当に。
　聴き手：お姉さんから、そんな知らせはなかったんですか。平塚：いや、姉さんの所にも、知らせが行っていないから、姉さんも知らなくて、私が急いで電話で知らせたんですけどね。
◆肉親とは縁が薄い
　私は、本当にもう肉親との縁が薄かったです。親との縁も薄かったし、早くからこん

な所へ連れて来られて、別れて暮らさんと駄目(いかん)かったし。そんなんです。

Ⅱ．少女室で育てられ一人立ち

1．少女室へ
◆入所時に一時的に隔離部屋に入る

　大島に来た日に入った隔離部屋で２、３日おって、それからすぐ少女室に連れて行かれたんやけど。私は小さかったからね、そこでは何もせんかった。大人の人は、隔離室で、大島のこともあらまし聞いて、予備知識を得てから、一般寮へ昔は入っていったようなこと言ってたけどね。私は、あんまり記憶に無いね。

◆子ども部屋で寮母が面倒みてくれる

　あの頃は昭和18年やから、子ども部屋には、私よりだいぶ年上のお姉さんたち…、子ども部屋を、来年卒業する人たちが６〜７人おって。ほんで、もうちょっと下の人が３人、全部で10人ぐらいおったね、一部屋に。子供部屋は今の中学３年生までで、その後は大人部屋に移らんと駄目(いかん)かったんです。

　ほんで、寮母さんが付いてくれて。聴き手：寮母さんっていうのは？　平塚：寮母さんはおんなじ病気の人。

2．学校へ
◆学校に通う、先生も患者

　それから、毎日、学校に行くんよ。先生は、おんなじハンセン病の人。聴き手：それは朝から夕方まで？　平塚：午前中だけじゃなかったかしら。昼からも１時間か２時間あったんかな。はっきり分からん、忘れた（笑）。

　聴き手：じゃあ学校終わった後は、やっぱり作業とか手伝いとか？　平塚：子どもやから、作業とかは無いんやけどね。学校が終わってから何してたかな。宿題しよったんかなあ。

3．食事、食事当番、水事情
◆食事は粗末なもの

　聴き手：食事とかは？。平塚：昔はね、炊事場まで取りに行ってたわ。炊事当番が決まってて。大きな入れ物に入れてくれたのをね、みんなで取りに行って、食堂でつぎ分けて、食べてたけど。

　そやけど、まああの頃やからね、あんまり良いものじゃあなかった（笑）。何が出たんかな。麦ご飯。そんで、それに水を足して、雑炊みたいなのを食べよった。量もそんなに無かった（笑）。まあ小さかったからね。水分の多い雑炊。

◆食事当番

　聴き手：その炊事当番は、誰がしよったん？　平塚：私が来た頃は、小学校２年生になったばっかりやったから。多分、大きな人たちがしてくれてたと思う。で、その大きい人達が居なくなってからは、私も小学３年になるから、それはしたと思いますけど

ね。

◆水事情―時間制限があるので瓶に汲む、井戸水は塩水が出る

　聴き手：お水とかは、大丈夫だったんですか。平塚：お水も、井戸水やったよね、昔は。で、大島は海に近いから、水が塩辛いね。あれは飲むには塩辛くて使えんから、洗濯とか食器を洗うのに使って。

　ほいで（＝それで）、私が来た頃はもう水道が出よったんかなあ。けど、給水時間が決まっとったから、その時間が来たら水道を開けて、その間に水瓶に飲むお水を取る。給水時間に、水瓶をいっぱいにするゆうようなことは、もう何年も続いたね。

　そんで水道水は、時間がきたらパッと止まる。聴き手：それで次の日まで足りたんですか。平塚：まあ、寮にかなり大きな水瓶が置いてあったんよね。それに1回取ってたら、大抵あった。

　聴き手：それは自由に飲めた？　平塚：あの頃は、今みたいに、脱水になるから水分補給をせな駄目とか、そんなこと言わなんだけん、ご飯食べた時に、お茶をちょこっと飲むぐらいで、間で飲まんからね、何とかいけとったんと違うかなあ。

4．寮母が裁縫を教えてくれる

◆少女室では患者作業はなし、勉強が仕事

　聴き手：上級生になるにつれ、仕事が増えたりとかはなかったですか。平塚：少女室に居る時は、仕事はしないから、学校が仕事みたいなもんやなあ。

◆寮母が裁縫を教えてくれる

　ほんだけど、だんだんと年数たつと、学校から帰ってくると、寮母さんがお裁縫教えてくれて。それで、私も袷も単衣も、だいたい縫えるようになったんよね。

5．仕事の割り当て（裁縫・布団洗い）

◆布団洗濯は一日がかりの大仕事、浴衣の仕立てなどが割り当てられる

　昔は、男の人も女の人も、着物の反物が支給されとったから、縫わんと着れんかった。それを縫う係の割り当てが来るんですよ。だけん、どうしても習わんと駄目わね。そやから私も、中学生になったら、お針（＝裁縫）を教えてもろて、着物とか布団を縫いよった。

　それで、布団洗濯いうてね、みんなが着て寝る敷き布団とか掛け布団をね、年に1回、みんな解いて、綿を出して、表布を洗濯して糊つけて、ほんで綿入れて、また閉じてね。そんなんも、せな駄目かった。割り当てが来るから強制的に、夏の暑い時期に汗を流しながらやりました。

　聴き手：それは、少女寮を出てから？　平塚：うん、少女寮出てから。それまでに、縫い物を教えてもらって。終いには、1人でしてたけどね。

◆着物が縫えるようになり良い勉強になった、苦にならなかった

　そやから、自分には良い勉強になったねえ。今はもう忘れたけど、着物も何枚も縫うて、布団も割り当てがくるからな、何枚も縫うた。聴き手：教えてもらうのが辛いとか

はなかったん？　平塚：そりゃもう、義務的にせな駄目だから、もう一生懸命習ってね。でも、裁縫とか細かい手作業が割と好きやったから、そんなに苦にならなんかった。

◆ 手が悪くなり始めていたので、やっとこを使って縫う

　けど、その頃ちょっと右手が悪うなりかけとったんよね、大人の部屋に入った頃。そやから、やっとこ（＝矢床，ペンチ）使うて、縫いよったんよ。聴き手：今まで元気だった手が、少女寮を出る頃には悪くなりかけとったんやね。平塚：左手は良かったんやけど、右手の小指が曲がりかけて。ほんで、小指が曲がりかけたら、普通の手みたいには駄目からね。やっとこで、針を持って縫う方が早かった。聴き手：道具を使った方がいいというのは、誰かが教えてくれたん？　平塚：みんなが使ってた、大人の手の悪い人が。やっとこの方がスムーズに縫えるのは見て直ぐ分かった。

◆ 家の外にゴザを広げて縫物した、皆がするから自分も一生懸命

　聴き手：無料奉仕ですか？。平塚：いや、作業賃は多少は出た。あの頃はね、縫工所いうて、布団洗濯なんかの作業をする家があった。せやけど、たくさんの人が一度にするからね。家の中ではできんから、あっちにもこっちにも、外にゴザを敷いて、そこでしよった。布団の綿なんか埃がするでしょ、そやから（＝だから）外でね。

　そうやってみんな一緒にするから、自分だけじゃない、義務的やから、もう一生懸命やったねえ。

◆ 朝から一日がかり

　大洗濯は夏に割り当てがくるの、暑い時に。その日の内に仕上げて返してあげんと、着て寝る布団が無いやろ。せやから天気の良い日は、朝早うから洗うて、糊付けして、干しといてね。ほんで、昼から綿を入れて閉じて、大体1日で済まして持っていく、皆で。

6. 独り立ちできるように、いろいろ教えてもらって楽しかった

◆ 島の外でいたら裁縫は身についていなかった、大島でいろんなことを教えてもらった

　あんなことは、みんな自分の身についてるね（笑）。聴き手：良かったなあって思う？

　平塚：外におったら、着物なんかも縫うことは無かった（笑）。此処で、いろんなことを覚えたな、私。聴き手：7歳までしか外でいないから、やっぱり此処で学ばれたのが多かったんかなあ。平塚：うん、此処でいろんなこと教えてもろうたわ。

◆ 厳しく優しく躾けてもらった、性格の良い人が多かった

　聴き手：寮母さんとか、先に少女寮に入っとった人とかは、怖くはなかったですか？平塚：厳しい時には厳しく躾てもらったけどね、けど、優しい時は優しくって、なかなか良い人たちが、来られてましたけどね。

Ⅲ．治療

1．大風子
◆治療は大風子のみ、授業の合間に大風子の注射を打つ

　私が来た時は、治療は大風子（＝特効薬プロミン開発前の治療薬）しかなかったけんね。油を筋肉に入れるけん、なかなか入らなくて油やからものすごい痛かった。

　聴き手：それは学校行きながら？　平塚：そうそう。学校へ行くでしょ、朝。1時間授業受けたら、治療の時間いうのがあってね、その間に大風子をしに行くのよ。それは直(じき)に終わるから帰ってきて、2時間3時間と授業してた。聴き手：毎日するんですか、大風子は。平塚：週に3回ぐらいやったかなあ。

◆早く直して帰りたい一心で、一生懸命に治療に通った

　聴き手：学校の途中で、注射に行くのは嫌ではなかった？　平塚：早(は)う治って帰りたい一心じゃったからなあ、一生懸命、まじめに通ったよ。

◆大風子はよく揉(も)まないと化膿する

　それで、注射の跡をよう揉まないとね、腐るんよ（＝化膿する）。友達は、何回もそれが化膿してね。切開(いかん)せな駄目かった、私は、一回も腐らなくてすんだけど。

　ほんで、おんなじ所には注射できんけん、あっちこっち、場所を変えてしないと駄目。で、肉の沢山ある所にした方が良いというてね（＝筋肉(いかん)の豊富な所に注射した方が良い）、だいたいお尻にしよった。

2．新薬投与（子どもから順に）、副作用で病気が騒ぐ
◆子供を一番に治そうと新薬を子どもから試す

　私が此処に入った年の暮れやったと思うんやけど、新薬ができたいうて。「子どもを一番に治して帰さんと駄目から、子どもから先にする」言うて、ほんで、したんよ、私。若い人から順に。何やら、セファランチンとかいう注射(いかん)じゃったと思うんやけど、よう覚えとらん。

◆新薬のせいで病勢が激しくなり、後遺症が出た、実験台にされた

　それが良くなかった。あれをした人がみんな、病気が騒ぎ始めて（＝病勢が激しくなる）。聴き手：騒ぐというのは？、平塚：いろんな後遺症が出た。聴き手：子どもに？平塚：子どもも大人も、使った人はみんな。若い人から順にしたけんね。

　まあいうたら実験台やったんやね。あれは良くなかった。後遺症が出て、皆が嫌がって直に止めたけどね。あれしてから、私も体質が変わったのか、変な物ができたり、結節みたいになって傷が残ったり、往生したなあ（＝困った）。

◆プロミンはよく効いた

　ほんでプロミンは、昭和何年頃に来たんかなあ。あれをしてから、傷がみんなさーっと治ってね。結節のひどかった人も、吸収されて引っこんで、治りが早かった。あのプロミンはよう効いて良かった。

聴き手：傷は治っても、傷跡のひきつれは残るんよね。平塚：跡はね。跡は残るけど、傷自体は良うなったし、化膿もせんようになったねえ。あれは良かったねえ。

3．壮健（健常者）で入所したのに、いつの間にこんなに悪くなったのか
1）育ち盛りに食べるものがない
◆何の障害もなく入所したのに、いつの間にこんなに悪くなったのか

　自分が何時からこんなになったんかと思うなあ。あんなに壮健（＝健常者）みたいに、どこも悪いところ無しで入ってきたのにね。何でこんなになってしまったんかなあ、手も曲がったし。やっぱり病気やったんやなあって、今、つくづく思うけど、不思議な気がします（笑）。

　聴き手：治療を始めた頃は、指も伸びて健康な人と変わらんかったん？　平塚：本当に普通の人と変わらん。壮健で入ってきたけんね。小さい斑紋があっただけ。そやから、やっぱり身内は分かっとったんやろうね、いずれ悪うなるのが。

◆育ち盛りなのに栄養が取れない、成長期の栄養不良も悪化の原因

　そんで、一番育ち盛りの７歳の頃に栄養は取れないし。水みたいな雑炊ばっかり毎日（笑）。本当に栄養になる物を、あの頃は全然食べてないわ。そやけん、そんなんも関係して、この病気が悪くなったんやないかと思うねえ。

◆入所せず田舎にいた方が食糧難がましだったかも、家からの食料の仕送りに助けられた

　聴き手：昭和18年やもんね。まだ家にいる方が食べれよった？　平塚：そりゃ家におったら田舎やもん、戦争中でも食べる物はある。

　やけん、田舎から何かかにか、送ってくれよったけどね。田舎やけん、大したものはないけど、芋を干したのとか、美味しかったねえ、おやつなんか全然ない時代やからね。

2）患者作業で傷ができ、衛生環境が悪かった
◆手は大人になって悪くなった、作業で手を酷使し傷ができた

　手がこんなに悪くなったのも、大人になってから。子どもの間は手は良かった。徐々に徐々に悪くなった。それで、作業するからね、手はよく使いました。ほんで、傷をこしらえて。

◆衛生材料なく、濡れて汚れても放置、化膿して変形

　あの頃は、今のように治療面も良くはなかった。きれいなガーゼや包帯も無いから、作業して濡れて汚れても、そのままで替えることも無かったし。ほやけん、そこから化膿して治りが悪くてねえ。だんだん変形も増えていきました。

◆傷があっても作業する、重篤な時しか休めない、手袋もなく傷のある手で作業して傷が悪化した

　でも、変形したって手を使ってせな駄目、傷があっても、与えられた作業はせな駄目。まあ、特別がいに（＝すごく）手が腫れたら作業は休みますけど、ちょっとぐらいの傷では、皆、作業してましたね。今みたいに、手袋があるわけじゃない、傷のある手で作業して、だんだん悪くなったような気がしますね。

4. 障碍があっても何でも自分でする（自転車にも乗る）

◆後遺症がひどく見る影もなくなった、後遺症があっても道具を使って縫製をする

　聴き手：今、後遺症が残って、手が曲がったり指の骨や関節が無かったりするんですけど、それでも自分のことを自分で一生懸命なさってますね。平塚：はい。手は、確かに見る影も無いほど悪くなってますけどね。

　せやけど、器用さが出るんよね、悪かったら悪いなりに。こんな手でも、編み物も刺繍も随分やりました。刺繍の針は長いからそのまま持って、縫い針は短いから「やっとこ」を使って。自分の着ている服も皆、自分でサイズを治しよるんよね、今でも。

◆下垂足だが自転車にも乗る

　ほんでまあ、年取って、足も垂足になって後遺症はいろいろありますけど、それでも体は割と元気な方なんで。自転車に乗って、売店に買い物に行ったり。自転車に乗れて良かったなあとは思うね、今は（笑）。

◆自転車は少女寮で練習した、加齢でいつまで乗れるか、転倒が怖い

　子ども寮に居る時に自転車の寄贈があって、その時に練習してね、あれから自転車はずーっと乗っています、今だに。自転車が無かったら、何処へでも歩いて行かにゃ駄目でしょ。ちょっと売店に行ったり、福祉課へ行ったり、郵便局に行ったり。自転車に乗れるから本当に便利よ。

　年がいったから、いつまで乗れるか分からんけどね（笑）。転けたら怖いからね。そやけど、今のところは、まだ大丈夫みたいやね。

◆自分のことは自分でして友人も手助けする、認知症の予防のため自分自身の為に

　聴き手：じゃあ、いろいろと後遺症はあるけど、現在は自分のことは自分でして。平塚：自分のことは、未だ、ほとんど全部自分でしてますね。聴き手：同じ寮の人のこともしてあげて、頑張っていますよね。平塚：はい。まあ元気なうちは、なるべく…。あんまり人に用事を頼みよったら、ぼけるけん（笑）。認知症になったら駄目から、なるべくなら、できることは自分でやるようにしてる。それが自分の為でもある、ぼけ防止のために（笑）。

Ⅳ．島での娯楽

1. 芝居と楽団

◆娯楽は、楽団と芝居

　聴き手：昔は、娯楽があんまり無かったようですが。　平塚：昔はそうね、まだテレビのない頃のこの島での楽しみいうたら、島で行われる楽団とか芝居が年に2回くらいあったんかな。シルバースターいう楽団を作ってね、入所者が、クラリネットとかドラムとかトランペットとか、皆どこで練習したのか上手でねえ。そんで、歌手ももちろん入所者。ほんで看護師さんも一緒に歌って。あれは面白かったですね。

15章 平塚香代の語り（聴き手　里 友子）

◆島外の元役者が教えてくれる、三味線弾く入所者、娯楽のない時代―稽古の時から楽しみ
　芝居やって上手でしたよ。島の外で、私ら患者の代わりに品物を買ってきてくれるおじいさんが居たんやけど、その人が、昔、芝居をされとったとかで、時期がきたら芝居を教えに来てくれるんよ。
　ほんで、三味線を弾くおばあさんもおったんよ。若い頃に芸者さんをやっとったとかで、上手でね。練習の時は普通の服やけど、本番になったら綺麗に化粧して衣装きて、歌舞伎みたいなこともやったり、三番叟を踊ったりね。何の娯楽も無いから楽しみでねえ。芝居の稽古の時から、みんな見に行ってました。

◆園内放送がないので伝令係が走って知らせ回る
　ほいで、今みたいに園内放送も無いけんね、伝令係の患者作業があったんよね。各部屋の真中が廊下で繋がっとるから、各部屋に「今夜、何時から芝居があります」いうて、走って知らせて回るんよ。

◆私も歌った、当日は観客がびっしり
　私も誘われて、歌を歌ったことがある。夕方になったら、練習があるけん、皆、大島会館にいくんよね。当日はお客さんで一杯やったよ、今でこそ、ちらほらやけど。昔は、人も沢山おったし、娯楽も無かったから、皆楽しみにしとったんや。生演奏で司会もいて、本格的で本当に楽しかったねえ。

◆電気関連は職員が揃えた
　聴き手：バンドとか芝居とかの、楽器やマイクはどうしたん？　お金がかかったやろうけど。平塚：マイクはあったよね、今ほど、音は良くないけど。電気屋さんが、楽団をする度に設備してたような気がするけどね。聴き手：じゃあ、患者作業じゃなくて職員が。平塚：うん、その頃はもう電気関係のことは職員がしよったんじゃなかろうかね。

◆後遺症が重くなり楽器が演奏できなくなる、テレビの普及で自然消滅
　聴き手：昔は夜にしてたでしょう、今は、辛うじて昼に、白寿会や盲人会がカラオケ大会しとるけど。平塚：楽団も芝居も盛んやったけど、自然に消滅していったけんねえ。
　人が少なくなってきたのもあるけど、シルバースターなんかは、後遺症が出だして、楽器を吹けなくなったり、手が使えんようになって、できなくなったのもあるわねえ。
　ほんだけんど（＝けれど）、やっぱりテレビかなあ。テレビが普及して、自然消滅したような気がするねえ。

2．テレビ

◆１台のテレビを皆で見る、個室になり銘々にテレビを購入
　聴き手：じゃあ、劇団や芝居の次の娯楽はテレビ？　平塚：そうそうそう、テレビよね。最初は、テレビ室いうのがあって、そこに園が買ったテレビが１台置いてあって、見たい人はそこに集まって、紅白歌合戦とか、まあ皆に人気のある番組をつけて、皆で見とった。大部屋みたいで、みんなでワイワイいうて面白かったねえ。
　その内に、個人の部屋が与えられるようになって、みんな、個人でテレビを買うよう

になって、テレビ室もいつの間にやら無くなってしまったけどね。

3．カラオケ・刺繍（生涯続けたい）

◆カラオケが流行る、患者席と職員席が区分される、制限は厳しくなく職員も患者席に紛れ込む

　聴き手：じゃあ、テレビの次は、カラオケかなあ。平塚：そうそう、カラオケは何時頃から流行りだしたんかなあ、一時(いっとき)ものすごく流行りだして。聴き手：夜に開きよったけん、職員も結構、集まっとったよね。平塚：古い大島会館が、いっぱいになりよったねえ。

　聴き手：だけど、あの頃はまだ差別じゃないけど、職員と患者で座るところが上下に分かれていたんじゃないかなあ。平塚：そうそう。聴き手：だけど、私らも、もう下（＝患者席）に潜(も)り込んで見よったもんねえ。平塚：そうそう、昔ほど厳しくはなかった。

◆カラオケは大好き、高松のチームと交流、あがり症で恥ずかしい

　カラオケは今でも好きやね。百寿会で、高松のカラオケクラブと、何年か前からカラオケ交歓会をやっているんですよ。春の大会には高松から来て、大島で一緒に歌って、ほんで、秋には大島から高松へ行く。こっちは、人が少なくなってしまったからねえ。

　あっちは知らん人ばっかりだから歌いやすい。大島は、みんな知ってるから、ちょっと恥ずかしい。それでも、今でこそ鈍感になったけど、若い頃はあがり症でね。カラオケ大会も誘ってくれたけど、舞台に上がってみんなの前で歌うのは、やっぱり苦手やね。歌うのは好きなんやけどね。

◆会費を納めて旅行

　それで、クラブで会費を集めて、年に１回くらい旅行もしてたわ。活発にやってた時期もあるね。昼は名所巡りして、夜は宴会してカラオケしてね。１泊２日くらいで、園のバスでね。それも、今から思うと楽しかったねえ。

◆楽しいと思って盛り上げる、死ぬまで歌い・聞き続ける

　だけどまあ、今は無料奉仕やね。楽しいと思って一生懸命に盛り上げる。盲人会のカラオケ大会も行って拍手して、一人でも多く盛り上げと駄目けんねえ。

　やっぱり、年をとると声が出んようになるいうのは、本当やねえ、実感しております。声が出たら、本当に歌が好きやから、死ぬまで歌いたいと思うてたけど、声が出ないねえ。そうやけど、聞くのも好きやから、いつまでも聞きに行こうとは思うとります。

◆刺繍や機械編みは、目が悪くなり今は出来ない

　聴き手：手芸の方はどうなん？　平塚：もう今は駄目やね、趣味をするにも年を取り過ぎた。若い時は、レース編みとか大好きで、毛糸を買ってきて機械編みもしよったんよね、作業の合間に時間をみつけて。若い頃は、文化刺繍(ししゅう)も流行ってね。だけど、今はもうできんねえ。目が悪くなってしまったけん。そういう意味では、寂しいわね。

4．仲の良い夫婦が互いに饗(もてな)し合う（人間関係が密）

◆御馳走(ごちそう)を作って親しい夫婦を招く、物がない時代、料理は自然に覚えた

　平塚：それにね、今は無くなったけど、昔は、お正月とかお盆とかはお御馳走(ごちそう)を拵(こしら)え

て（＝作って）、親しい友達ご夫婦を何組か呼んで、行ったり来たり交流してたけど、あれは楽しかったねえ。

あの頃は今みたいに、物が豊富に無い時代やったから、何でも自分で作らんと駄目。聴き手：材料はどうしてたん？　平塚：材料は売店に注文したり。料理いうても、巻きずしやおこわ（＝赤飯）やぼた餅を作ったり、魚を買って来てもらって魚ずしくらいのもんやけどね。

聴き手：料理はどうやって習ったん。平塚：自然に覚えた。料理は何でか知らんけんど、いつの間にかできるようになっとった。昔はそうやって、呼んだり呼ばれたりしていたから、自分も作らな駄目（＝作らなければならない）、御馳走になったら、お返しせな駄目いう気持ちで、だんだん上手になっていったんかなあ。美味しくできてましたよ。

◆夫は加工部で患者作業、菓子職人の作る菓子は美味しい

巻きずしは、私は手が悪かったから旦那が巻きよった、上手に。うちの旦那は昔、加工部にも行きよったんよ。聴き手：加工部って？。平塚：巻きずしやお餅作ったり、うどん作って、島の中で販売したり。

それでお菓子作りの職人さんが来とったん、患者で。その人が先頭に立って作りよった。瀬戸内芸術祭のカフェで、六方焼きを出しよるやろ。あれ、昔からあるんよ。あの頃は貴重やった、美味しかったよ、何も無かったし、本職の作るお菓子やからね。

◆酒が入って楽しい会話が進む、小さい時の辛い話は話題に上らない

親しくしよる夫婦で、お酒も入りながらいろいろ話して、あの時のあの雰囲気は本当良かったなあ。楽しかった。物がなくても、自分らの作った料理で満足できよった。そんな時は、小さかった時の辛い話はせんのんよ（＝しない）、楽しい話ばっかりでね。話が弾んで、楽しかったねえ。良い思い出です。

◆昔は人とのつながりも密だった、今は個室で関係が希薄

ほんで、どう言うたら良いんかな。あの頃は、もうちょっと人と人との繋がりが、密やったような気がするわな。今は、一人一人の部屋で、そりゃあプライバシーは守られとるけど、繋がりがねえ。だんだんみんなが年取ったんもあるけど、どうしても部屋に引っ込みがちになる。昔ほどの、密な繋がりは、今はもう少ないもんねえ。

5. アサリ採り（島中が活気があった）

◆アサリが山のように採れた

聴き手：獲った魚や貝もお料理に上がりよったんですか？　平塚：あの頃は、よく貝掘りに行った。大島の海岸でも、大潮の時はあさりが沢山採れよって、職員の人たちも掘りに行きよった。夕方になったら、もう皆じっとして居れんのよ、沢山行きよったわ。上手な人は、バケツにいっぱい掘っとるんや、あの大きなバケツに。

ほんで貝ご飯炊いて、美味しかったよ。塩水を汲みに行って、塩を吐かせて、朝晩、水換えたら、2～3日は生きとるけんねえ。色々作っておいしかったよねえ。

◆ みんな若くてたくさん居たから、活気があった、昭和40年代が最も島に活気があった

　あの頃は人数も多かったし、みんな若かった。だけん、島の中がものすごい活気があった。一番賑やかで活気があったんは、昭和40年代やねえ。旅行に行く人も沢山いたし。

◆ 今は年老いて動けなくなり、傷患いする人も減った、島が静かになり寂しくなった

　今は、島の中を歩いている人も少ないし、本当に静かな島になっとるからねえ。

　それに、今はそんなに傷のできとる人、沢山居らんよね。昔は、傷患いしとる人がたくさん居ったけどねえ。だんだんみんなが年取ってきたら、動かんようになって、動かんかったら傷もできんわねえ。昔は、1日中、賑やかに話し声が聞こえてけど、今は昼からはシーンとして寂しくなって、活気が無くなったねえ。

Ⅴ．現在の生活

1．今が一番穏やかで良い生活（やりたいことができて安心して暮らせる）

◆ 今が一番穏やかで良い生活、満足している

　聴き手：今の暮らしはどうですか。平塚：今が一番、穏やかで良い生活、満足しています。こんな良い個室をいただいて。今が一番何もかも安定して、良い時代だと思います、私は。

◆ ボケ防止のために、人に頼らず何でも自分でする

　そやけど、「元気なうちはボケ防止のためと思って、自分でできることは自分でしよう」、そんな考えをもって居るんで、できることはしてるんですけど。

◆ 看護師がそばにずっといてくれる、やりたいことが出来て安心して住める

　だけどこんな新しい家に入れてもらって（＝1年前に新しい居住棟に引越した）、今はもう、自分の思いのままの生活をしていますし、看護師さんとか看護助手さんが、常時そばに居てくださるんで、もし何かあっても、すぐに間に合いますので、安心して生活できて、本当に幸せに感じてます。

2．あっという間に時間が過ぎる（充実した時間）

◆ やりたいことは出来ている、年を取ったのでしたいこともあまりない

　聴き手：じゃあ、自分がしたいことが島の中でも出来ていますか？　平塚：できています。したいなあと思うことも、もう年がいったから、そんなには無いけど。そやけど、自分がしたいと思うことはしているし、遊びもそうですし、何でも自分でできています。

◆ 一人ぼっちで寂しく居ることはない、一週間があっという間で時間が経つのが早くて困る

　聴き手：1人で寂しく居るっていうことは無いですか。平塚：無いです。テレビは有るし、1人でポツンといる感じはないです。見たい番組があったらそれも見たり、食事会にももちろん行ったり、週に1回はレクレーションがあって、そんなのが楽しくて。そやから1週間が、あっという間に過ぎていって早い。日にちが経つのが早くて、もう困ってます。

15章　平塚香代の語り（聴き手　里 友子）

聴き手：古い夫婦寮に居た時と、引っ越し後で比べたら、どうですか。平塚：もちろん、あっちではもっと忙しくしてたんで。聴き手：でしょうね。平塚：あっちでもこっちでも、日にちが経つのが早くて困っている。1週間があっという間に経って。聴き手：すごいですね。精力的に活動して。平塚：せやから、1日が長くて退屈するいうことはないです。1年が早い。年がいったら余計に早いとは言うけど。

3. 最後の一人にはなりたくない、長患いせずに逝きたい

◆島の住人が少なくなって寂しい、これ以上長生きしたらどうなるのか不安、最後の一人にはなりたくない

だけど、だんだん少なくなってきて、やっぱり寂しいねえ。「これ以上、長生きしよったら、どんなになるんだろうかなあ」と思って、ちょっと先のことを考えたら、不安になってくるんよね。「あんまり長いこと生きとって、周りに誰も居らんようになったら（＝居なくなったら）、どうしようか」って。政府が、「最後の1人まで看てあげます」いうて約束はしてくれたけど。だけど、どんなになるんかな、もうあんまり最後までは生きたくないね、最後の1人になりたくない。まあ、それまでには亡くなるやろけど。

◆成るようになると思って考えない、一日一日を楽しく暮らす

聴き手：だけど、命は全うせんとねえ。平塚：そうやね。先のこと考えたら不安はある。だけど、もう考えたって、仕方ないもんね、成るようにしかならん。せやけん、1日1日を楽しく暮らせたら良いかなと思うてる。

◆長患いせず、ことりと逝きたい

ほんでも、長患いせんとコトリっと逝きたい。聴き手：みんなの希望やな。平塚：そう、みんな、そうやろうなあ。

16章

ハンセン病回復者　香川照子　の語り

（聴き手　山下美智子）

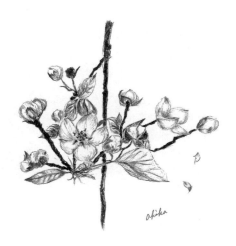

Ⅰ．父の発症と私の発症

　1．父の発病と刈り込み
　　1）刈り込み
　　2）父の脱走と再入園・退院
　　3）父が戻った喜びと父への嫌悪
　　4）父の死
　2．父の発病による家族の苦難
　　1）父が連行されて、母と兄の苦労が始まった
　　2）兄は故郷を離れたかった（いじめ）
　　3）兄が弟を進学させる
　　4）辛い世間を渡っても見捨てなかった兄弟に感謝、親戚に感謝
　　5）貧乏ながらも明るい家庭（母の諭し、母の読み聞かせ、子どもは手伝い）
　3．私の発症
　　1）父が私の発症に気づく
　　2）健康診断を逃げ回る
　　3）保健所がつけ回す辛さと母の苦労
　　4）母が心中を口にしたことで入所を決意
　　5）弟も辛い思い
　4．祖母に付き添われて大島に入所
　　1）祖母はしゃきっとしたしっかり者
　　2）氏神様の土で作った肌守りを作って持たせる
　　3）入島時に一番に目に入ったのが墓、死ぬまで此処から出られない
　　4）浜で泣いた

Ⅱ．大島での生活―苦労の時―

　1．よその人と暮らしたことがない
　2．男の人が夜になるとやって来る
　3．患者作業
　　1）病人看護、ガーゼ伸ばし
　　2）病人の入浴介助
　　3）病室の蚊帳が落ちた
　　4）構内掃除
　　5）湯灌

16章　香川照子の語り（聴き手　山下美智子）

Ⅲ. 症状のこと
1. 半しびれ
2. 火傷とその後遺症
3. 鼓膜喪失と耳だれ
4. 熱こぶ
5. 菌の陰性化

Ⅳ. 大島での生活―喜びの時、そして現在―
1. 菌が陰性化した後の変化と高松での買い物
2. ゲートボールで優勝
3. ハンセン病だけでは死ねない、早く死にたいと思いながらここまで生きてしまった
4. 現在の生活状況（今は幸せ）
    1）今は幸せ
    2）世話してくれる人への配慮
    3）一日の生活（自立・予定を立てる、お世話になった方々への感謝）
    4）外出
5. 故郷のビデオレターと母との再会への躊躇(ちゅうちょ)

【プロフィール】
昭和10年（1935）　山陰地方に生まれる
昭和18年（1943）　7歳の時、父親の強制収容
昭和22年（1947）　12歳の時、父が発症に気付く（斑紋が出現）
昭和24年（1949）　14歳で発症が発覚
昭和27年（1952）　17歳で祖母に連れられ入所
平成26年（2014）　現在79歳、一人暮らし。ハンセン病の後遺症は、両手指の変形・欠損。
　　　日常生活は支援を得ながら、出来る範囲は自分で行う。毎日、新聞のクイズに挑戦している。

Ⅰ．父の発症と私の発症

1．父の発病と刈り込み
1）刈り込み
◆巡査が父の傍から離れない

　香川：記憶をたどっていっても、それはもう途切れ途切れになっとるんよね。第一うちは、父親が病気やったのよね。昭和17年か18年だったか、小学校1年生やから、やっぱり18年かな。その時、夕方で曇（くも）ってきとったんよ。そこへ巡査が二人来た。腰に、今で言うたらサーベル、昔やけん「刀」って言いよったけどな。それを吊った人が2人来たのよ。歩く度（たんび）に、「ガシャ、ガシャ、ガシャ、ガシャ」いう。その人らが2人来て、お父さんを探すんよ。お父さん、山から戻（も）んてきて、ゲートルを巻いたまんま、その頃は上がり（＝上がり框（かまち））と言いよったけど、台の上へ腰掛けとったら、巡査が来て離れんのよ。

◆恐くて母を呼びに走る

　ほんで、私ら、もう恐ろしで恐ろしで、巡査見たら。そんで、お母さんが水車小屋に米を搗（つ）きに行っとったんよ。1日かけて玄米から白米に。今で言えば精米機や。ほんだけん、私はもう急いでお母さんの所へ知らせに行って、「巡査が来とるよ」って、泣いて泣いてしたんよ。ほんだら、急いで米を抱えて帰って来たんやけどね。

◆雨の中、トラックに押し込んで連行

　その時は、私には、何で来たんか分からんかったんやけど、刈り込みで来たらしいわ。聴き手：刈り込み？　香川：うん。この病気の人を。うちらの村で2～3人居ったけん、トラックで連れに来たんじゃわ。ちょうど雨が降り出してな、晩になって。

◆祖母が、食事と風呂の間待つように懇願しても、待ってくれない

　ほんで（＝それで）、「今、山から戻ったばっかりやけん、風呂を焚（た）きよるけん、お風呂へ入れてご飯食べさせて」って、うちのおばあさんが、巡査に一生懸命に頼みよるのに、そんなこと聞くどころか、そのまま連れて行かれたがね。

2）父の脱走と再入園・退院
◆父は長島愛生園を脱走、大島青松園に再入園、軽快して退所後、自宅で死亡

　愛生（＝長島愛生園）に入れられて、そんで逃走したらしいね。ほんで、2回目にこっち（＝大島青松園）に来て、そいで、軽快で家に帰っとって、家で亡くなったんや。

◆父はどうやって脱走したのか、長島愛生園に行く度に考える、泳いで渡ったのか、協力者がいないと濡れた服では逃げられない

　聴き手：最初、愛生に入れられとって、逃走したん？　香川：うん、愛生に連れこまれとったげな（＝らしい）。愛生に行く度に、「どうやって逃げたんやろうか」って思うんやけど、布団か何かを松の木の下に積んで、踏み台にして逃走したらしいわ。そういや、愛生は、ここと違うて（大島は高松市沖8km）、島と陸が、橋を架けられるくらい短

い所があるわね。「あの間を泳いで渡ったんと違うやろうか」と思うんよ。けど、「お手引き（＝力添えしてくれる仲間）でも無かったら、今みたいにビニール袋が有る訳じゃないけん、服もびしょびしょになるやろうし、岸に上がっても着る物がなかったら帰れんのに、どないして帰ったんやろうなあ」と今でも思うわ、居ったら聞けるのにねえ。

◆父が逃走・帰宅したことは誰にも言ってはいけない、家でくつろぐ父

　で、逃走して家に帰って。「お父さんが家に居るということは誰にも言うたら駄目、近所の人にも言うたら駄目（いかん）」って。ほんで、お父さんが神棚（かみさん）のある間（ま）で、本を読んで寝転んどるのを思い出すね。それからちょっと家におって、何ぞ仕事しよったんかも分からんけどね。

◆父が再度、連行される

　で、家でずっと過ごしとるうちに、また、逃走しとる事が知れたのかどうか知らんけど、また、トラックで巡査が迎えにきたのよね、連れて行かれたんよ。もう小学校に入ったけん、昭和18年ぐらいじゃろうか。

◆小雨の中で母が泣く

　その時には、兄さんと私と弟と妹が居（お）ったのよ。妹はまだ背中におんぶされとったけどね。もう小雨が降っとったしね。お母さん、お父さんを見送って帰った時、妹を背中に負うて、わんわん泣いとったんを覚えとるね。

◆終戦後に父が退所、病状は悪くない、自転車に乗り大工仕事

　それから、お父さんが帰った時には終戦になっとったと思う。4月か5月ぐらいやろうかな。ようやく、この療養所から退所できたわけ、大島青松園からね。その時はまあ、病気もそんなに悪いことは無かったのよ。自転車にも乗って買い物にも行きよったし、器用やから何でも作りよったね、大工仕事して。それから、籠（かご）を編んだりするのも上手にしよったね。

◆再入園は症状悪化が原因ではない、警察に通報された

　聴き手：お父さんが愛生園を脱走して、大島に再入園したでしょ、あれは病状が悪化したのかなあ。香川：そんなんじゃない。症状が悪くて、醜（みにく）くなって迎えに来られたとは思ってない。巡査が連れて行きよった、昔は、「らいが居（お）る」言うたらもう、すぐ通報されて、保健所から警察に連絡があって、それで連れて来られたんじゃろうな。

◆父は療養所に入りたくなかった、子どもが4人いて、家を新築したばかりで内装も不十分

　お父さんは療養所に入りたくなかったと思うよ。子どもが4人居（お）るしね。聴き手：お父さん、辛かったやろうね。香川：小さい子どもを置いて、家もまだ新築したばかりで、造作（ぞうさく）（＝内装）ができてなかったのよ、あまり。完全じゃ無かった訳。せやけん（＝だから）、よっぽど行きたくなかったと思う。

◆「どうしても帰らねばならない」という気持ちから脱走、友人と一緒に脱走

　昔は、本当にもう引っ張られる。罪を犯してる訳じゃ無いんやけどね。抜け出すというのは悪いやろうけど、やっぱり、家も気になるから抜け出したんじゃろうと思う。「ど

389

うしても帰らな駄目」という気持ちからやと思うけど、何人かの友だちと一緒に出たらしいわ。でもすぐ見つかった。

3）父が戻った喜びと父への嫌悪
◆父が戻ってきたことが嬉しくてたまらない
　聴き手：お父さんが帰ってきた時、何歳だったんですか。香川：私は小学校4年生やった。お父さんが居るっていうことが、とっても嬉しくて、嬉しくてね。もう、もぶりついてね（＝抱きついたり、くっついたり）。小さい時から好きやったけん、もう離れんぐらい好きやったん。

◆父が嫌いになる、自分の発病のせいか？
　ところが、終いには嫌でね、お父さんがもう本当に嫌じゃったなあ。どうしてあんなに嫌いになったのか知らんけどな。やっぱり自分の病気が発見されてからやろね。聴き手：ショックでそうなったんかな。香川：そうじゃろうな。病気になったことが大きいのかなあ。でも帰ってきた時は、嬉しかったんで、鉋を研ぎよったら、そこの前へ行って見るんよ。小物を作るんが好きやったんやろな。水車小屋の水車も作ったり、何でも器用にしよったらしいね、みんなから頼まれて作りよったみたい。

　泣いて泣いてしよったら、うちのお父さんに「この子は疳の虫が起こる」言うて、とうとうお灸据えられたよ。今でも痕が残っとるわ。それから嫌んなっんかな（笑）。走って逃げよったのにひっ捕まえられてね（笑）。くだらん話になったな。

4）父の死
◆父は家で急に亡くなった、私は学校の呼び出しで死を知った
　お父さんはそれから、昭和25年に亡くなったんやけど、その時は私も病気が分かっていて、うちら、親子で病気になっとんや。聴き手：亡くなったのは何で亡くなったん。香川：それ知らんのよ。家に戻って、仕事もしよった。私が学校に行っとったら、「お父さんが、良うなかったけん（＝亡くなった）」言うて、隣のおじいさんが迎えに来てくれたからね、急いで帰ったんやけどね。どういうのか、すっと逝ったらしい。お母さんは、「炬燵で話しよったら、亡くなった」って言いよった、はっきりしたことは分からんけどね。聴き手：そしたら、療養所ではなく、お家で亡くなったんやね。香川：そうそう、家で炬燵で座っとって亡くなったんや。

2．父の発病による家族の苦難
1）父が連行されて、母と兄の苦労が始まった
◆小学4年の兄が家を守る、兄の苦労が始まる
　聴き手：お父さんが連れて行かれた時、お家には、お母さんとおばあちゃん？　香川：おばあさんは別な家に居ったんや。やけん、兄さんが主に家を守りよった。お母さんとお兄さんと。で、下に弟が居るんよ、1人。妹も居たけど妹は早死にしたけんな。
　そのとき兄さんは、小学校4年生になったか、ならんかぐらい。それから兄さんの苦労は始まるわなあ。お兄さんが大黒柱にならんと仕方が無くなったけんなあ。

16章　香川照子の語り（聴き手　山下美智子）

◆父不在、母が戦時の奉仕活動に出る、母は子供に食べさせるのに苦労する

　ほんで、お母さんはね、もちろんお父さんが居らんから、あの頃は戦時中で、村でも奉仕の仕事が多かったやろ。やけん、お母さんはお父さんの代わりに出て行かな駄目（いかん）。まあ、あの頃はみんな出征しとったから、女の人だけの家が多かったわ、みんな駆り出されとったわね。

　あれからお母さんは苦労しとるわ。4人の子どもを食べさせていかな駄目（いかん）でしょ。自分は仕事せんな駄目（いかん）し。

◆生計はどうやって立てていたのか、母の実家に食べ物を貰いに行く

　聴き手：生計は立てれてたの？　香川：どうか知らんけどね。お母さんの親元が、まだ元気だったからね。お母さんが兄さん連れて、リヤカー引いて、食べ物もらいに行きよったね。そうせなんだら（＝そうしなければ）、どうにもこうにもならんかったんやろうね。

2）兄は故郷を離れたかった（いじめ）

◆兄はいじめられる、'大島'と囃（はや）したてる

　で、兄さんは、学校でいじめられたらしいわ。すぐ、「大島！大島！」って囃（はや）したてられよったと。お父さんが、大島青松園に行っとったやろ。けんかして、相手の子が負けたらね、「大島！」言われよったらしいわ。聴き手：えー、いじめやね。香川：うん、「辛い思いした」って言いよったわね。聴き手：みんな、薄々知ってた、香川：そうそう。

◆兄は故郷を捨てたかった、長男なので、先祖から続いた家を守らねばならず、嫌な思いで一生を過ごした

　で、兄さんも、父親が病気の上に、今度、私までこの病気になったやろ。だけど長男やから家を継がにゃ駄目（いかん）し。この土地を捨てて、どっかに出て行きたかったらしいんやけど、けどまあ、先祖から続いとる土地やけん、守らにゃ駄目（いかん）。長男やけえ、そういうことを植え付けられとる訳よね、小さい時から。だけん、逃げることもできず、嫌な思いして一生過ごすわな。

3）兄が弟を進学させる

◆兄が頑張って弟を進学させる、財産分与の代わり、弟は今も現役で活躍

　でも、弟の方は、兄が頑張って上の学校に行かしたけんね。もう70歳過ぎとるけど、今でも仕事して、まあ元気で頑張っとるけんな。財産を分けることができないから、それだけのもん（＝自立できるだけの勉学）を身につけさせて、まあ結局は財産がわりに上の学校へやったらしいけどね。兄も大変な思いしとるわ（笑）。

4）辛い世間を渡っても見捨てなかった兄弟に感謝、親戚に感謝

◆兄弟が見捨てずにいてくれた、兄弟は父と私が発病して辛い世間だった、親戚にも助けられ頑張れた

　ただまあ、お父さんと私と、家族から2人もこの病気になったいうたら、やっぱり近

所やら世間の目がね。聴き手：厳しかった。香川：うん。だけど、一生懸命生きてくれたからな、兄も弟も。本当に嫌になったやろうなと思うけど、見捨てないでいてくれた。聴き手：良かったね。香川：うん。今でもね、私がハンセン病で嫌な思いさしとるのに、「嫌や」っていうのは見せんし、本当に見捨てずにありがたいことやと思って、感謝しとる。とてもじゃないが、辛い世間じゃったやろうし。

だけどまあ、幸いにも人から見捨てられずに守ってもらえた、そういう環境にあったとも言える。まあまあ、親戚の人らにも助けてもろたりして、頑張れたんじゃなとか思うけどね。

聴き手：今、お兄さんも弟さんもお元気なんですか。香川：うん、兄も弟も元気。元気でもないわなあ（笑）。何とか、頑張っとるけど、それなりの年になっとるからね。

5）貧乏ながらも明るい家庭（母の諭し、母の読み聞かせ、子どもは手伝い）

◆ 貧乏ながらも明るい家庭、母が毎晩小説を読んでくれた

母親のあの苦労は大変だったと思うけどね、本当に頑張った。でも、割合にね、明るい家やった。ランプの中の生活やったけども、ほんでもね、毎晩のようにね、小説を読んでくれよったね、お母さんが。

吉川英治の『私本太平記』やら『宮本武蔵』とかね、そんな長編小説、どっから借りてきよったんか知らんけど。私もそんなんが好きで、若い頃は吉川英治のね、『新・平家物語』とかね、それから『三国志』とかね、あんなの、目が良え時の話やけどな。ほとんど読んだわ。

ほんで、弟にも、「お母さん、こうやったなあ」って思い出話をしたら、「覚えとる」って言いよったけどね。お母さんが割合に本読むのが好きでね、明るい、今思うたら、明るく過ごせたんじゃなと、貧乏しながらもね。そう思うね。聴き手：明るさが家族の救いだった。香川：そうじゃろうな。何か、自分が頑張らにゃ駄目と思ったのか、根っから明るかったのか分からんけど。

◆ 母の諭し：仕事はすぐできると思って、嫌々しない

ほれからな、「仕事は初めに、『この仕事は嫌じゃあ』と思たら駄目ので。仕事は、『あ！すぐできる』というような気持ちでせんと、楽じゃないよ」とね（笑）、そんな話したりしてね。

◆ 戦時中、家計をどうしていたかは、覚えていない

聴き手：お父さんいなくなって、収入がね。香川：収入はもう、本当、どうやって戦時中を乗り越えてきたんやろかなと思うね。小さかったから、あんまり、よう分からんけどね。

◆ 母の手伝い、弟とわら草履作り

せやけん（＝だから）、私もお母さんの仕事に役立とうと、学校から帰ったら草履を作りよったのよ。昔は、今みたいに靴じゃないから。聴き手：わら草履？　香川：わら草履。今でも編み方を知っとるんで。学校から帰ったら、今思ったら小学3年か4年生

16章　香川照子の語り（聴き手　山下美智子）

で、本当によくやったなと思うけど。餅藁って長うて柔らかいのよ。水打って、ほんで私が槌で突くの、平たい石の上でね。ほんで弟がその藁を回すのよ。ねじって叩くのよ。そないして草履作りよったんで。

そんで破れたら履けるようにいっぱい作って、大きいの作ったら、兄さんが「これ履くわ」いうて履いたり。だけん、小まい手で編むんだから、1日ぐらいしか持たん、直ぐ破ける、子どもやけん、よう遊ぶからな。そんなことをして手伝いをしたりね。

3. 私の発症
1) 父が私の発症に気づく
◆父が発病に気付く、父がびっくり、私もショック、病気の行く末は分からない

私が発病したのを知ったんは、小学校6年生の時やったやろうか。こたつに当たっとったから、冬じゃなあ。お父さんが仁丹を飲みよるんよ。「お父さん、私にも仁丹」言うて手出したところが、父親が、「ちょっと待て、お前のその手、斑紋が出とる」言うのよ。こたつに手入れとったから、温くもっとる所は、赤くなって脂が出とるけど、斑紋の所は、白くなって汗が出んのよ。私には、「痺れとるじゃ何じゃあ」いうのは分からんかったけど、お父さんには分かったみたいで、「この子は病気になっとる」いうて、父親もびっくりして、大変なことになった。自分が病気を経験しとるから、私の病気も早う見えたんじゃろうねえ。

聴き手：お父さん帰ってきてから？　香川：うんうん。昭和24年に帰ってから。それから2年ぐらいしてからやろうか。昭和25年ぐらいかな。小学校6年生の時見つかったと思うんよ。

その時はもうショックで。だけど、この病気の先のことは分からんやん。分からんよね、体験してないけん、どんなになるか。今でこそ、あの時、もうちょっと大事にしときゃ良かったとかいろいろ思うけど、そんなことは、その頃は分からんづくでね（＝分からないまま）。今、後悔しとることが沢山あるわ。

2) 健康診断を逃げ回る
◆病気がばれるのが恐くて身体検査を逃げ回る

ほれで、お父さんが病気を見つけてから、もう学校の身体検査が大っ嫌いでね。身体検査いうたら、私は抜け出して帰りよった。お父さんやお母さんが居る山に行ったりね、身体検査を逃れるために逃げまくりよった。ばれるのが怖いけんね。

◆抜き打ち検査で病気が発覚、教師が噂しているのが分かる

ほんだらある日、もうあんまり逃げよるのが分かったんやね、学校に。予定なしに、何にも告げられずにお医者さんが来た訳よ。だけん、仕方が無いわな、捕まったわね。ほんでこの病気いうことも、裸にされたから分かってね。先生達が後で、こそこそこそこそ話すの、子どもでも「私のことを話しよる」言うんは分かったんやけど。

ほれから大変よ。保健所から、もう、「行け、行け、行け、行け」言うて。「今やったら連れが居るから一緒に行けるよ」って。

393

3）保健所がつけ回す辛さと母の苦労

◆ 近所中に見える所に保健所の車が止まる、近所の人が不審がる

　家はちょっと小高い所にあるのよ。ちょっと離れとるんやけど、うちの前に大きな道があるんやけど、その道は、何処からでも見える角なんよ。そこに保健所の自動車が止まっとるんよ。昔はトラックしか見たこと無かったけん、ピッカピカの黒い自動車、ああいうのが止まっとると人目にも付くし、隣近所から丸見えやし、「何であんな車が来とんじゃろうか」と不審がるんよ。

◆ 保健所が毎日のように来て、母がどこに居るか近所に聞いて回る、父は既に亡くなり母が辛い思いをする、恐ろしくて辛い

　そんでその度に、お母さんが畑に行っとったら畑まで来るし、田んぼに行っとったら田んぼまで来る。それやって、誰かに聞かな分からんわね、近所の人に「どこに行っとるか」って聞かんと。聞き回って探して歩くんじゃ。だけん、もう母さんはだいぶ辛い思いしとると思う、お父さんは亡くなって居らんかったし。

　本当に、大島に入るまで、保健所から車で調べに来る度に、恐ろしい、嫌で嫌で辛い思いをしたね。あれは本当に。あれがもう本当に忘れられんね。12～17歳まで、そうやって頑張って頑張って、昭和27年に此処へ来たんや。

　お母さんが言うに、「あんたんとこ（＝あなたの家と）同じような子どもが、向こうの村にも居るから、一緒に愛生園に行かしたらどうや」って言う話もあったらしいわ。

4）母が心中を口にしたことで入所を決意

◆ 療養所に行かないといけないとは思っているが、家族と別れるのが辛い

　私も、「もう療養所に行かにゃ駄目かな」という気はあったけど、家族と別れるのが、またこれが辛いわな。

◆ 母が「一緒に死のう」と口にしたので入所を覚悟、兄と弟がいるので死ねない、保健所の来訪に追い詰められていた

　ほんで、お母さんが終いにな、「一緒に死のうか」ってそう言うたんよ。だけど、兄さんや弟が居るから、「もう、私もいよいよ療養所行かな駄目な」と、そこで覚悟したんや、まあ、仕方なしに。あんまり保健所から来るんでね、もう本当にあれ嫌やったね。

5）弟も辛い思い

◆ 「お姉さんはなぜ休んだ？」、弟は先生の顔や声を今でも忘れない

　この間、弟に「あんた、私もお父さんも病気やったし、苦労したんと違う？　何か辛い思いしたこと無い？」て言うたら、「1回だけある」言うてね。学校の先生が身体検査の日に、「何で姉さん、今日休んだん？」って言われた。それは70年過ぎても、今でもはっきり覚えとる。その先生の顔と声と、その時のショック。今でもよう忘れん、「何であんなこと言われたんじゃろうか」と。聞かれた理由が分からんのよ、その時の弟にはね、病気やって言うてないから。私は隠れまくりよったのに（笑）。けど、「今でもあの声は、よう忘れん」って言いよったわ。いろいろ思い出すね。話していきよったら（笑）。

16章　香川照子の語り（聴き手　山下美智子）

　まあ、学校の方も、嫌な思いしとったんじゃろね、先生らも。「他の子に感染したら駄目」とか思いよったんかも分からんね。私も厚かましく行ったけど（笑）。
　じぇけん、可哀想なことしたなと思うね、弟にもねえ。それも今から言うたら、60年も70年も前のことやけど（笑）。聴き手：弟さん、今も健在なん？。香川：うん。私がもう79歳やけ、向こうも77歳になっとるわ。聴き手：でも、そのことはしっかり覚えとるんやね。香川：うん、この間、電話で言いよった。

4．祖母に付き添われて大島入所
1）祖母はしゃきっとしたしっかり者
◆祖母はしゃきっとした人、糊の付いた着物、しっかりした人
　おばあさんはね、昔の人やけど、しゃきっとした人やった。着物でも縞の着物、ちゃんと糊のついた着物を着よったね、ぴしっと。ほんで着物の襟が汚れんように、ちゃんとハンカチを後ろにおいて。それ見ただけで、「ああ、うちのばあさんや」って、分かるぐらいやったからね。
　私を大島に連れて来て、それから何十年かして亡くなったんやけどね、せやけど、しっかりしたおばあさんじゃったなと今でも思うね。

◆祖母は別所帯
　おばあさんは別所帯やった。おばあさんは、お父さんの親なんじゃけど、娘が早く亡くなったので、娘が授かった子どもを一人連れて、別の家で住んどった。せやけど、朝に晩に、ちょいちょい、私らを見に来よったわね、孫やけん。だけど、なかなか気のしっかりした人やったな。

2）氏神様の土で作った肌守りを作って持たせる
◆祖母が氏神の土でお守りを作ってくれる、今でも肌身はなさず持っている
　実家の奥に、氏神さんがあるのよ。その氏神さんの土を、おばあさんが一円札に包んで、「これを持っとくとお守りになるから、捨てられんで。肌身離さず持っとくんで」いうて持たせてくれた。今でも、持っとるんじゃけどな。

◆大島の土を加えて氏神に返礼すると良い、いつ実現できるやら
　ほんで、その土の中に、「今度は、大島の土をちょこっと足して、ほんで、頂いた氏神さまにお返ししたら良えんじゃ」いう話を聞いとんやけど、何時になるか、まだ返せんと居るんじゃけどね。まだお守りとしておいとるよ。

3）入島時に一番に目に入ったのが墓、死ぬまで此処から出られない
◆大島に祖母が付き添ってくれる
　それまで自宅で頑張って頑張って、それで、昭和27年に、17歳の時に此処に来たんやけど、その時は、おばあさんが連れて来てくれたんや。

◆早く来ればもっと軽症で済んだか、昔、我慢したので、今苦労している
　だけど、早よ来れば良かったのよ。その頃に来とったらこれ程、酷くならんかったかも知れん、来た時は、何にも無かったから。外傷も無いしな。だけん、良かったんやけ

395

ど、昔我慢しただけ、今、苦労しよる、不自由しよる。

◆ **夜行列車で高松へ、船は出港した後、寒さの中で次の便を待つ**

　来たのは、2月の寒い時やった。雪が降るような寒い日に、夜行列車で来たよ。それがまたね。煤がいっぱい出る蒸気機関車。聴き手：ポッポッポッポッ、シャッシャッシャッ（笑）。香川：（笑）。ほんで高松まで着いた、朝方に。ほいだら、うちは分からんのやけど、おばあさんは知っとった。桟橋に着いたら、「あの船じゃ、今、出たとこや」言うて。ほいで、「どのぐらい待ったら、次が来るんか」言うたら、晩の5時。ほんだけんね、もう晩まで待ったね、高松駅で。ほんだら、寒いしね、仕方がないから、じーっとしとった。雪も降ってくるし。

◆ **浮き桟橋は揺れて恐い、一番にお墓が目に入る、死ぬまで出られない**

　此処へ来た時は、浮き桟橋よね、まだ小まい。ぐらぐらして、もう怖かった怖かった。ほんで今でこそ見えんけど、昔は防波堤が無かったから、桟橋からお墓が見えたのよ。薄暗うなっとるのに、大島に来て一番に目に付いたのがお墓やったわけ、松原の中から。だけん、「私は死ぬまで、此処に居らにゃ駄目のかな」と思ってねえ。だけん、あの景色はよう忘れんね。薄暗い景色の中にお墓が目に入って。それから収容所に入ったんやけどね、収容所に。

4）浜で泣いた

◆ **祖母とは別々の部屋で泊まる**

　その晩は、おばあさんが泊まってくれた。けど、おばさんは、壮健さん（＝健常者）の方の別の部屋に泊まった。私は、こっちで付き添いの人が来てくれた。

◆ **家を思い出しては、毎日浜辺で泣いた**

　聴き手：辛かったでしょ、帰る時。香川：うん、もう毎日、浜辺に行って泣きよったな。あっちのこと思い出してはね。聴き手：おばあさんが帰る時？　香川：おばあさん帰る時も辛かったけど、それからもずっと辛かったわな。それまで、全然、よその家で泊まったこと無かったけんね。ずっとずっと、浜に行っては泣きよった。

II．大島での生活―苦労の時―

1．よその人と暮らしたことがない

◆ **24畳一間の共同生活、誰も知らない中に一人ポツンと入る、気の遣い方も知らない、辛いというより哀れ**

　最初、此処に入った時は、そりゃあ、もう本当に嫌だったね。大きな部屋で、24畳だったかな。小さい押し入れの上半分をもらって、そこに何もかも入れて。共同生活なんかしたこと無いけんな、辛いというよりか、哀れなというのかなあ。聴き手：しんどかったねえ。香川：17歳だったもんね、来た時。他人さんの中へ、ぽつんと入っていったからね、誰も知らん所へね。そやけん、気の遣い方というか、それも心得とらんしね。

16章　香川照子の語り（聴き手　山下美智子）

◆同室者が良くしてくれた、足りないところがあって迷惑をかけた

　それでも、部屋の人が皆、良くしてくれた、私は何も分からんのでね。今思うたら、みんなに迷惑かけたと思うけど、若い時は、そんなこと思う間も無いわな。いろいろ足らんことがいっぱいで、迷惑かけたと思うけどね。支えてもろては、きたけどなあ。

　あの同室で、今でも元気なんが3人居るわ。3人居るけど、みんなもう不自由になっとるけどね。今でも行き来しよる。まあ、離れて長いから、足も遠くはなっとるけどね。

◆食缶から分け合って食べる

　食事も、食缶の中から分け合って、お膳で食べよったけどね。朝は漬物配りいうて、漬物を配ってくれるんよ。それは患者作業で、男子がしてくれよったな。炊事当番の時なんかはね。漬物切ったり、飯をつぎ分けたり、そんなことして。

2. 男の人が夜になるとやって来る

◆男の人が夜に来る、花札して遊ぶ、結婚相手は意思と関係なく順番に決まる

　ほんで、晩になったらね、家族が増えるんよ。夫婦の人が3組おられたけど、私らそんなこと、知らんやろ。一緒に雑魚寝やのになあ。晩なったら男の人が遊びに来るけん、「何なんかなあ」と思ったら、旦那さんやったわ（笑）。ほんでも面白かったで。トランプしたり、花札したりして遊んで。ほんだけど、結婚は自分の意思とは関係なしに、順番に決まるんよ。

3. 患者作業

1）病人看護、ガーゼ伸ばし

◆食事配り

　聴き手：あの頃の食事はどうでしたか。香川：食事を運ぶ車があったのよ。その車に、食缶を6つ積んで、それが3軒分か4軒分やね。それを押して、配って歩く作業もあったんで（笑）。聴き手：其々、仕事があるん？　香川：そうよ。作業の割り付けが来るのよ。食事運搬とか、構内掃除とか。

◆炊事場は壮健さん（職員）、小炊事場は患者

　聴き手：ご飯、作る人は居たんですか。香川：炊事場が有ったけんね。炊事場には壮健さんが来てくれよった。聴き手：壮健さん？　香川：健康な人が職員として来よった、それを「壮健さん」っていよった。そやけど、患者の中で、元気な手の良え人達は、小炊事場いう所に行って、菜っ葉を洗うたり、芋を洗うたりしよったわね、作業でね。ほんまにな、患者作業の種類も沢山あったよ。

◆病棟での付き添いは泊まりがけで

　それから、病棟でつき添いもしよったんよ、看護婦さんは夜勤があるやろ、あれとおんなじ。聴き手：若くて元気な人が看護しよったって言いよったね。香川：病棟の6人部屋やったら、自分が一つのベッドを使って、それで5人の患者を看るのよね。一番重いけん、「重篤」って呼びよった。泊まりがけで、布団から何から、みんな運んでいってね。そやけん、その間は、部屋に帰ること無かったけどね、15日間、泊まり込むけん

ねえ。えらい（＝苦しい）人がおったら注射もしてあげたりね。
　ほいで、「普通の看護」やったら、朝の食事から掃除から、ガラス拭きから、食缶磨きから（笑）。もう一様の仕事を全部昼間にして、夜は自分の部屋に帰る。

◆食事介助、不自由者も我慢して無理は言わない
　食事の介助もしよった。昔のことやけん、人数が多いからね。不自由な人の方も、みんなそれなりに我慢もして、あんまり無理も言わんかったね。みんなそれぞれ気をつけてくれよったんやろね。

◆ガーゼ伸ばし
　聴き手：包帯交換もしたんですか。香川：包帯交換はまた別の人がしよった。けど、ガーゼ伸ばしはしたんで。4個の釘があって、あっちとこっちで、シュッと引っ張ってな。あの頃、手が良かったし。聴き手：さばきガーゼを伸ばすようなもんやね。香川：そうそう。ガーゼ洗いもね。聴き手：昔は私達も、包帯は消毒して漬けて洗ってた。香川：そうそう、使い回しよった。ほいで、包帯巻きは別やった。手が良かった時は、内科のカルテ出しもしよった。

◆手が悪くなり、手先を使う仕事はできなくなった
　けど、すぐ手が悪うなったけんね。神経痛が酷うなって。だけん、もう手先の仕事は、あんまりしてないんよ。でもみんなで、ワイワイいうて看護もしたりね（笑）。懐かしいねえ、思い出したら一杯あるね、あれもこれも。恥もかいたり（笑）。

◆医師も看護師も少なく、患者同士で補い合う、相愛の心を学んだ
　今みたいに、お医者さんが日に日に（＝毎日）診てくれん。お医者さんも看護師さんも、少ない少ない。勘定したことは無いけど、少なかった。だけん、患者で大方のことはしよった。「この作業は誰、この作業は誰」いうてな。「相愛の心」いうて、相哀れみ互いに助け合う、ここで学んだもんはそれやな（笑）。

2）病人の入浴介助
◆患者を背負って風呂に入れる
　「重篤」に行きよった頃は、えらかったね（＝苦しかった）。おばあさんたち、目は見えんし不自由やしね。背負うて風呂場に連れていって洗うてあげて、着物を着せて、そんでまた背負うて、帰ってあげよったけどね。その頃、今みたいに車椅子も無かったし。ようあって…（＝あったとしても）、聴き手：担架みたいな？　香川：そんなのも無かった。重病人の時だけに使う大八車みたいなのは有ったけど、日常看護の時はそんなのは無いけん、大概の人が背負う、それはもう大変だったよね。

3）病室の蚊帳が落ちた
◆眠たくてベッドから転げ落ち、蚊帳が重症患者の上に落ちる
　「重篤」の時に、とても辛い思いがあるんじゃけどね。昔は「ベッド蚊帳」いうて、一つ一つのベッドに蚊帳が吊ってあって、裾を寝座の下に敷き込んで、蚊が入らんようにしとったん。6人部屋じゃけん、一列に3つベッドが並んどるじゃろう。ほしたら、そ

の３つの蚊帳を一本の針金で吊るすわけよ。
　ほいたらもうその頃は、もう眠たい眠たい、看護どころじゃない、自分が眠たくて。ある時、私の隣のベッドには、心臓の弱い病人が２人おったのよ。ほんだら、私がそのベッドから転げ落ちてね、眠っとって（笑）。ほんで蚊帳をベッドの縁に、蚊が入らんように巻き込んどるもんやから、私の重みで蚊帳を吊っとる線が切れてしもうて。聴き手：怪我(けが)しなかったん？　香川：怪我(けが)はなかったけど。

◆心臓の悪い病人がビックリして息が上がる、自分が原因で死んでいたら、生きていられない
　２人の心臓の悪い病人さんが、ふーふー言いよるん、びっくりしたもんやけん。蚊帳は落ちてくるわ、大きな音はするわで。私はもう、あの時の思いは本当にもう、忘れないね。それがまた下へ落ちとるのが分かっとるのに、眠たいのよ（笑）。それが辛かったなあ。聴き手：よっぽど疲れてたんやね。香川：今だに思い出すわ、あれ。お陰で、あの人たちも元気になってくれたから良かったけどね。ほんまに重病人で、その場で亡くなっとったら、どうしようかと思うたね。「私は生きておれんわ」と思うたね、あの時は。本当。聴き手：本当やね。びっくりしたね。
　香川：ほんでまだ、向こうの列にも、こっちに頭並べて３人居(お)るやろ、６人部屋やから。その人たちも、みんな起こしてしもうてね。もう本当に辛かった、あの時は。辛いし気の毒だし、自分は眠たいし（笑）。本当にあの時の気持ちは何とも言えん。今思い出しても何とも言えんね。あんなこともあったね。

４）構内掃除
◆釣り人の頭の上からごみを捨て、怒られた
　それから、構内掃除の時も大変やったんや。聴き手：お掃除？　香川：うん、１区間がどこまでって決まっとった。波打ち際やったら、いっぱい藻が上がってくるんよ。それを浜の方へ捨てるんよ。怒られてな（笑）。がんじき（＝熊手）で掬(すく)うて、防波堤の下へ落としたんよ、ずーっとそうしよったけんね。ほんだらその防波堤の下で、魚釣りの好きなおっさんが、釣りしよったん。その上に泥んこのごみを上から落としたもんやけん。聴き手：怒られた？　香川：もう火のように怒られた。そら、腹が立ったやろうと思うわ。私は可笑(おか)しかったけど、辛い思いもあるわ。今じゃけん、笑ろうて済ませるけど、その時は真剣に悩んだね（笑）。作業での失敗もいろいろあるけど、あれは、なかなか大変やったよ。

５）湯灌
◆解剖台の上で、湯灌して死に装束に着替えさせる、恐い
　一番つらかったのが湯灌(ゆかん)。「籍元(せきもと)」いうて、各大部屋には、元締めのような人が居るんよ。病棟で病状の悪い人が亡くなったら、籍元に頼まれて、同じ部屋の者が湯灌(ゆかん)をせんと駄目(だめ)のや。今、あそこに飾っとるやろう、石の解剖台(かいぼう)（＝海に打ち上げられた解剖台は、大島の島内に展示している）。海に捨ててあったのが、大島の浜に打ち上げられたやろう。あの石の解剖台が、解剖室に据(す)えてあったのよ。その石の上で、湯灌してあげ

399

な駄目のよ。聴き手：湯灌？。香川：うん、綺麗に体を洗って拭いてあげて。今は看護師さんが全部されとるけども、死に装束を着せて綺麗にしてあげにゃ駄目。ほいで、見送らにゃ駄目のやけど、とにかくそれが恐ろしいというか、怖いというか。

　1回だけ、「触らんで良いから、行くだけ行こうか」いうて、行ったことあるけど、解剖台の上で裸にして、みんなが綺麗に拭いてあげて、そんなことしよったんで。昭和27年ぐらいかな。ほんまにあれが一番嫌やったな。

Ⅲ．症状のこと

1．半しびれ

◆半しびれの時は知覚神経が過敏、金属の食器は熱さが伝わり痛くて耐え難い

　で、あの頃は今みたいな食器と違うて、金の食器やったのよ、ご飯を注ぐのも。それが手が痺れかけやから、熱いのも痛さが違うんよ、半しびれやから。あれが一番つらかったね。半しびれの時は、熱さがものすごい敏感なんよ。普通の時の熱さいうたら、「熱っ！」で終わりやけど、痛いんよ。痛い熱いね。もうあれが嫌で嫌で、もう。聴き手：それどれぐらい続いたの？　香川：そうやね。それはもう、何カ月やろうかな、よう覚えとらんなあ。

　家におったら金の食器やなんか、いらうこと無かった（＝触ることはなかった）。けど、病棟看護だけは、金の食器をいらわな駄目のでね。あれが辛かったね。それでも、せな駄目しね（＝しなければいけない）。

◆痺れて、お湯の温度調整が出来ない

　ほんで、手がしびれかけとったから、「お湯で顔洗いたいけん、お湯を持ってきて」と言われても、もう手が鈍感になりよったから、お湯にどのぐらいの水を入れたら良いかとか、湯加減がよう分からんようになりよってね。聴き手：しびれてるからね。香川：うん。あれにちょっと苦労したよね。「今朝は誰がしたのか、湯じゃない、水じゃ」ちゅって言われたことあるけどね。「熱うし過ぎて、火傷させたら駄目わ」と思ってな。

◆痺れかけが知覚神経過敏で辛い

　まあ本当、この病気の出始めは、そういう苦労があったね。聴き手：病気の出始めがそうだったんやね。で、しばらくしたら治った？　香川：もう痺れ切ってしもうたら、何も感じんからね。痺れかけが、いよいよ駄目かった（＝一番悪かった）。

◆完全に痺れると熱い・冷たいが全く分からなくなる、感覚の残る舌を使って温度を測る

　ちょっとでも冷たいとか熱いとかいうのが分かっとったら良いんやけど、痺れ切ってしまうと、今度は、全然わからんのよ。分からんようになってからが長いねえ。お風呂の湯加減が分からんけん、苦労したね（笑）。

　そやけん、終いにはちょっと舐めてみたり（笑）。聴き手：舐めるとわかった？　香川：分かるんよ。聴き手：みんな、よく唇でこうするもんね。香川：うん。舌の感じはわかるの。舌は感覚が残っとる。

16章　香川照子の語り（聴き手　山下美智子）

香川：だけん、そういう熱さの加減が要らん仕事って言えば、構内掃除とかガーゼ伸ばしとか、内科のカルテ出しとか、食事運搬になるわね。

2. 火傷とその後遺症

◆やかんを素手で持ち大やけど、手に感覚がないことを頭に叩き込めていなかった、

　ほんで、大火傷したんよ。聴き手：その大火傷は何で？　香川：脳に、まだ「あなたの手は痺れとるから、熱いもの持ったらいけないよ」いうことが、しっかりと刻まれてなかった。ほんで熱いのを持ったんよ、やかんを。

　七輪に火を熾して、お湯をばんばん沸かして、湯気が上がりよったんよ。それを七輪から庭に下ろすまでは良かったのよ、ふきんで持っとったけん。その時は、熱いというのが頭にあったんやろうな。

　ほんで、上り口で草履を脱いで、家の火鉢にまで持っていくのに、素手で持っていったんよ。その時に焼けた、2〜3メートルの間やのに。結局、右手を全部焼いたわけよ。「もう冷めとる」という気になっとったんやろうなあ。しびれかけやったら熱さが分かるんやけど、痺れてしもうとったけん、全然わからんかったね。

◆火傷で人生が狂い始めた、後遺症に苦しむ

　それからよ、人生が狂い始めたんやわ。聴き手：それ、何歳の時だったんですか。香川：なんぼくらい（＝何歳くらい）やろうかな。まだ30歳前じゃったと思う。入所して10年ちょっとの時やね。だけん、それからもう私の右手は狂い始めて。聴き手：狂い始めた？　香川：うん。その火傷が長いことかかってね。後遺症で、本当に辛い思いしたわ。

◆火傷が引きつって治る

　聴き手：そしたら、その火傷の処置に長いことかかったん？、香川：かかった。何回も手術したし。それで、小指なんかは、もう引っついたようになっとったからね。今でも、ほら、跡があるやろ。

◆新たにできた傷が治癒せず骨まで化膿、切断して指がどんどん短くなる

　ほいで、指もだんだんと短くなってね。もう短いだけじゃないのよ。もう無くなっとるのも有るけんね。結局、その火傷のせいで、治った時には指が引きつって治ったわけよ。整形手術をしてもらって、皮膚移植をして、指は何とか治ったけど。でも、ちょっとしたことで傷ができて、やっぱり整形した指やけん、無理がいっとんやろうな。傷がなかなか治らんのよ、傷の絶え間が無いんよ。神経がやられて指が死んでしもうとるけん、骨まで膿んでしもうて、結局、落とさな駄目ようになってしもて。聴き手：アンプタ（Amputation 切断）したんですか、香川：うん、ちょっとした傷でも、それが治らんでね、切断するしか無いんよ。聴き手：小指と人差し指？　香川：そうそう。

◆指が残っていれば字が書けたのに、もう少し見栄え良く残してほしかった

　香川：これはもう残念やわ。聴き手：一番人生を狂わせたって言っとったもんね。香川：そうそうそうそう。そうなんよ。

結局こういうことになってしもうたけど。今でも「この指があったら、字がもっと書けるのにな」とか思うねえ。支えが無くなったから、字も思うように書けんのよね、うまくペンが持てんから。指があった時は、伸び切って感覚もなかったけど、それでも薬指と中指の間へ挟んで、持てよったけんね。
　それに、骨は無くなっても良いけど、筋肉をもうちょっと余計に残しておいてくれたら、もうちょっと見栄えが良えんじゃけどなあ。

◆ 少しでも字が書けるよう練習する
　ほれでも、刺繍もしたり、字も書きよったんよ。最近は、年取ったせいもあるけど、視力も落ちて、字を書くのがもう大変な苦労や。今は、自分でも読めん（笑）。自分が読めんのじゃけん、人も読めんってじゃろうなあ。面白い字になったで（笑）。聴き手：いやいや、もう書けるだけ良いよ。大丈夫。香川：書けんかったけど、書けるように練習はしよるんよ。ちょっとずつでも書きよったら、練習になるわと思うて。新聞の字を書きだしたり、クイズしたりな。

◆ 原因は、自分の落ち度と病気のせい
　まあ今となったら、しょうがないわな。火傷したのも自分の落ち度でもあるし。病気のせいでもあるけども、痺れ切っとったんやな。それだけ気の遣いようが足りなかったいうことやな。

3. 鼓膜喪失と耳だれ

◆ 鼓膜なく、耳だれ、痒くて頭がおかしくなりそう
　耳の方は、調子の良え時はええんじゃけど、近ごろ調子が悪いのよ。こっち（右）は鼓膜が無いけん、全然聞こえんのやけどね。中耳炎患っとるけん、痒（かゆ）うなってきたら、奥に膿が溜まってくるのよ、耳垂れが。そんなのが１年に、何回か起こるね。後は綺麗に乾いとるんじゃけど。あの時は、頭がおかしなりそうやし、うまいこと話もできんわね。聴き手：鼓膜、これは何時（いつ）から。香川：これは何時頃（いつごろ）やったやろか、もう忘れたね。聴き手：鼓膜が無いのはハンセン病と関係があるん？。香川：関係があるかどうか知らんけど中耳炎になったんよ。

◆ 片耳が残っている、声のする方に耳を向ける
　聴き手：話してても、耳が聞こえんと感じさせんのやけど。香川：左の耳も、もうおばあちゃん耳になってしもうて、感度が鈍くなったけどね、幸いにもこっちの耳が聞こえるから。
　ほんで、左耳があなたの方に向いとるから、聞こえるのよ。こうやって正面向いて、目と目を合わせて話しすると、もう聞きにくい。癖がついてしもうた、左に集中しとったら会話ができるから。
　それに、ここやったら、みんな知っとるから、右におったら「左に来て」って言えるから。もう自分から言えるようになったけどね。

16章　香川照子の語り（聴き手　山下美智子）

◆若い頃は、耳の悪いことを隠したい、おバカさんに見えるので格好悪い

　前は、耳が遠いことも隠したかった。右の耳が悪いために、全神経を集中してるのを見られたくなかったのよ。聴き手：何でですか。香川：耳が悪うて、返事せんかったら、お馬鹿(ばか)さんに見えるじゃない。若いのにね。それも格好悪いという気があったんやろな。聴き手：それは何歳の時。香川：来て大分経(だいぶた)ってからやろな、40か50歳。鼓膜が無いようなったけんな。やっぱり、まだ、良え恰好したいじゃない。そういうわけでな、何でまともに正面向いて話さんのかと思われるかも分からんけども、ついついそういう癖になってしもた。

◆目のかすみ

　聴き手：目の調子はどうですか。香川：まあ黄砂がかかっとるような目や。霞(かす)んどるけど、字も何とか読めるし。聴き手：そうそう、眼鏡かけてちゃんといつも新聞を読んでるよね。香川：たまに漢字は見えんのやけど、こうやって見たら何とか。霞みながらでも見えとる。

4. 熱こぶ

◆プロミンを始めて熱こぶが出る

　私、病気の始まりで此処に来たから、手のしびれかけの時でも、掃除当番とか作業が回ってくるんよ、もう強制的やな。手が、神経痛で、痛くて痛くてな。ほんでプロミン注射を、DDS（＝プロミンの後継薬、プロミンの有効成分を抽出、内服可能）を飲み出したんかな。プロミンしたら、熱こぶがいっぱい出だしてね、反応で。熱が高こうなるし、神経痛がするし。もうそれの繰り返しでね。一時はえらかったね。

◆熱こぶが軽減すると、直ぐに作業に復帰する

　ほんで、ちょっと良うなると、作業の割り当てが来るんよ、聴き手：辛いな。香川：今、思うたら、17か18歳じゃったら、体力もあったし。痛みとか熱が出た時には、仕事休んで。部屋で寝とる訳にも駄目から、入院(いかん)よね、1週間か10日。で、退院したら、また仕事（笑）。

◆熱こぶ：出る人と出ない人がある、40℃近い高熱、顔中ぶらんぶらん、目が開かないほど腫(は)れる

　熱こぶは、やっぱり1カ月に1回ぐらいは出よった。聴き手：どんな感じなん、熱こぶって。香川：結局、熱こぶいうのはハンセンの…、出る人と出ん人が居るけども。私は本当によう出よった。毎月熱が出て、40℃近く出るからな、あれは。高いからね。ほんでDDSを飲み始めた頃、毎月のように熱が出よったね。

　熱こぶが顔中に出てね、ぶらんぶらんになる。ほんで目にもぽこぽこ出て。瞼に出来たら目を開けるのもなかなか。下しか見えんもんで、こうやって首を上げて歩かな、足元が見えん。上なんか見るいうたら、大変や。

◆熱こぶが裂ける、後遺症が残る

　ほいでな（＝それで）、ほっぺた（＝頬）にも、よう出よった。顔じゅう、ぶら下が

403

るくらい出よった。幸いなことに私のは腐らんかったんよ。聴き手：腐る人もいたんですかね。香川：うん。熱が出て、それで弾けてな。弾けて、結局後遺症が残るわな、そういうのはな。

◆熱こぶは神経痛を伴う、高熱で意識朦朧、熱こぶには泣かされた

　熱こぶは、体全身どこにでも、ありとあらゆる所に出るんやもんな。よう出て、よう泣かされよったわ。痛いしな、神経痛がついてくるのよ。熱は出るし、痛いし、何ちゃできん。大変な思いしよったわ。ほいで、痛いというよりも何よりも、もう訳が分からんようになっとったわ、熱が高うて、意識が朦朧として。

　聴き手：これどれぐらい続いたんですか。香川：何年続いたやろかね、何年もつづいたけんね。

◆「今日は誰が横綱か」、男性医師が軍医で出征した間、島の医者を担当した気丈な女医

　〇先生っていう女医さんが居ったんよ。あんた達は、知らんじゃろうな。内科も眼科も外科もせな駄目で（＝しないといけないので）、お忙しかった。戦時中は、男の先生はみんな兵隊さんに取られて、女の先生が頑張ってくれよったらしいけどね。あの先生も、なかなか気丈な人やったで。

　その先生が、「あーあ、熱こぶが出ましたね。今日はあなたが横綱か、誰やらさんが大関か」とか言う（笑）。聴き手：ああ、症状のひどさで。香川：何人もおったのよ。2〜3人はしょっちゅう出とった。聴き手：大変だったね。

　香川：うん、そやけん、その熱こぶが出るたびに、だんだん体は、悪くなってくるわな。今は出んけどな。

◆熱こぶに眼球注射、その後遺症で白内障の術後経過が悪い

　ほいで、今、思ったらぞっとするけどね（笑）。目の玉に注射してくれたんよ。眼球注射。聴き手：それって、手術とか？、香川：そんなんじゃ無しに。

　うちは、熱こぶがひどい時には、眼球に出よったんよね、それはもう辛い。聴き手：腫れるん？　香川：うん。ほしたら、「あらあら、ほんだら（＝そうしたら）注射をしましょう」って、眼球に注射してくれたけんな。

　ほんだらこの間、白内障の手術をする時に、先生が「やっぱりハンセンの人は、病気で患ろうとるからね、健常者とは違ごうて治りにくい」、そういうこと言われたんや。やっぱり私は、目に注射したりしとるけん、そういう後遺症が残っとんかなと思ったけどね。

◆ペニシリンを弟に買ってきてもらって、自分達で注射、熱こぶは解熱

　聴き手：熱こぶのお薬って、プロミン？　香川：あの頃の治療いうたらペニシリンが多かったね。熱下げはね。

　あの頃は、ペニシリンでも市販されとったよね。うちは一時帰省しとった時に、1カ月もたった頃に、熱こぶが出だしてね。熱こぶは、ペニシリンを自分で注射したら、熱が引くけんね。弟が学校の帰りにお医者さん行って、ペニシリンを分けてもろうて、よ

くお遣いしてくれたわ。ほんで、もらってきて、3日ぐらい注射したろうかね、ほしたら、熱こぶ、熱がだんだん下がってきた。

弟に「ここに、注射してくれ」いうて、頼んで（笑）。どうやったら良えか知らんもんね。向こうも知らんし、私もそんなのしたことない。けども、見よう見まねで注射してくれたんや。あの白いペニシリンを。

それこそ、拭き綿で拭くじゃなしね（笑）。聴き手：洗いよったんかな。酒精綿とかないもんね。香川：そんなもんないわ、田舎やし。どないしてその時を過ごしたんか知らんけど（＝どうやってその時をやり過ごしたのか分からない）。必死でしたけん、訳が分からん。ほんま田舎にいた時には困ったなあ。

5. 菌の陰性化

◆ DDSを内服すると熱こぶがでる、最後まで飲み切ることが大事、熱こぶが出ても継続

そいで、DDS飲み始めると、また、その反応で熱こぶが出るんやけど。「飲み初めは、熱こぶが沢山出るけど、DDSは飲み切らんと駄目、飲んだり飲まざったりするのが一番悪い」いう話を、うちの人が愛生園に行って聞いてきたけんな。

そない言われたんで（＝そう言われたので）、もう熱こぶが出ようが神経痛がしようが、毎日飲み通さな駄目。ほんで飲み通したのよ。

◆ DDSが菌に勝った、菌が陰性のお墨付き（3回続けてマイナスの結果が出る）、嬉しかった

ほんだらやがて、DDSの方が勝ったんじゃね。熱こぶが出んようになってな。ほんで何年かしたら、昭和36年か40年代になっとったかな、時期は定かではないけんど。大島でも、菌が3回出んかったら、「もう菌はいませんよ、あなたは陰性になりましたよ」いうのを認める判を押してくれよったのよ、先生が。その判を押してもらう、その時の嬉しかったこと、嬉しかったこと。

ほんで1回マイナスになっても、次がプラスになったら終わりやろ。3回マイナスが続かにゃ駄目のよ。だけん、それを一生懸命飲み続けてね。陰性の判を貰うためにね。

それから町へ行っても、「私は病気やけど、私には菌がおらん」という気持ちになれたね。それから、よく街にも行き出したね。その頃は今よりも、まだ手も良かったし、元気だったもんね。

Ⅳ．大島での生活―喜びの時、そして現在―

1．菌が陰性化した後の変化と高松での買い物

◆菌の陰性化のお墨付きを得て高松の街へ、堂々と自信を持って外に出られる

聴き手：菌が陰性になって、やっぱり変わりましたか。香川：そりゃ、違うね。菌の検査を何度もして、「もう排菌していませんよ、出かけても良いですよ」っていうお墨付きをもらったんやからね。気持ちの上でも全然違うわね。その頃から、高松の街にもちょくちょく行くようになったからね、高松は船で直接いけるからね。

◆らい予防法廃止前から高松の街へ出られたが、廃止前は外出に許可がいる

　聴き手：平成８年でらい予防法が廃止になったでしょ。それ以前から、高松の街には行けよったん？。香川：うん、けど、前は福祉課へ寄って、「今日は行ってきます」とか、外出の許可をもらいよったわけ。そやけど、予防法が廃止になってからは、もう自分勝手に出て行って買い物して。聴き手：らい予防法が廃止になるまでは、外出許可をもらってたんだ。香川：うん、それ貰わんと、出られんかった。

◆福祉課で消毒していたが、いつの間にか消毒機材が無くなる

　で、福祉課に持っていたらね。消毒する機械があるのよ。そこへ何でも入れて、消毒せんと駄目のやな。そんな事しよったけど、いつの間にか、無くなっとったわ。

◆船は患者席と一般席を区別、陰性になった後は区別なくなった

　ほいで、船の席が一緒になったやろ。前は、後ろと前で、職員と患者が分かれて座りよったけど。今頃は、病人もマイナスの人ばっかりで、職員の方もマイナスになっとるんが分かっとるからね、一緒に座ったり。看護師さんでも、昔は、桟橋で離れて待ちよったんが、今は「気をつけて行きよ」いうて、直ぐ声をかけてくれるしなあ。

◆はじめは気兼ねしていたが、今は誰とでも気兼ねなく話せる

　始め頃は気兼ねでねえ。けど、慣れるって偉いもんやな。最初は、離れて別々だったのが、同じように扱うてくれるようになって、船の中でも一緒。気兼ねしよったんが、そのうち気兼ねせんようになって、誰とでも話せるようになったし、今はとてもすばらしく開けた良い所になったと思うね。

◆陰性後、街の人も親切になった、以前はどうやって手を隠してお金を払うか悩む（手の変形でハンセン病と分かる）、今は堂々と財布から取ってもらう

　ほいで、らい予防法が廃止になって、やっぱり、がいに（＝すごく）変わったわな。私らみたいな不自由な者が街に出ても、みんな親切やしねえ。

　まあ、私は手がこんなけん、誰か手の良い人と一緒に行ってもらうけん、自分でお金を払うことは、あんまり無いけど。それでも、前は、わが身が可愛いけん、手を隠しとった。「財布はどうやって出そうか、お金をどないして渡そうか」とか、そんなことばっかり考えよったけどね。聴き手：お買い物する時？。香川：うん、「お釣りはどうやってもらおうか」とか。手を出したら、この病気やって分かるけんね。せやから（＝だから）、そんなことに神経を使いよったけどね。

　今頃は、もう全然、「すいません」って手出して、「ここ（＝財布）の中から取ってくださいます？」いうて。「すいません、お釣りここへ入れてくださいます？」いうて。「はいはい」いうて、向こうもしてくれるしね。手を隠そうとは思わんもんね。

◆世の中が変わって住みやすくなった、ありがたい

　聴き手：変わったんやね。香川：本当、世の中変わったなあ。私らにとっては本当に住みやすい良い所になっとるわ。本当にありがたいことやな。

16章　香川照子の語り（聴き手　山下美智子）

◆ じろじろ見ない、底辺の者にも優しい言葉をかけてくれる、

　まあ言うたら、底辺の、そのまた底辺に住む者でも、優しいに声掛けてもろうてね。聴き手：らい予防法が廃止になった後は、変わってきたんやね。香川：変わってきたね。まあ世の中のみんなに行き渡ったんかね。

　ほんで今頃は、差別が。身障者の人でも車椅子の方でも、みんな街に出て歩きよるしねえ。

　そやけん、私らみたいに、まあ言うたら、社会の中でも、目を背けたくなるような感じやけど、それでも皆がそんなにせずに、知らん顔してくれとるいうことがね、ありがたいわね。知らん顔というよりかは、じろじろ見ない。もう差別は、昔みたいなことはないね。上手いこと言えたら良えんじゃけど、上手いこと、よう言わん（笑）。聴き手：でも何か気持ち伝わるよ。香川：分ってくれる人には、分かるかな。聴き手：やっぱり社会がそういうふうに変わってきてるんやね。香川：そうそう、ありがたいことやな。

2. ゲートボールで優勝

◆ ゲートボールに熱中、園長が呆れるほど熱中、家事を早く終わらせて時間を作る

　聴き手：何か、大島で楽しい遊びとかあった？　香川：あったね。ゲートボール。あれは、私の性に合うとったね。楽しかったね。あれはどこからか流行ってきたんやろう。鹿児島の人（＝奄美地方出身の介護員）が教えてくれたんかな。

　聴き手：流行ったんは、いつぐらいかな。香川：昭和60年頃やったかなあ、はっきりせんけどね。

　もう雪が降ろうが、雨が降ろうが、槍が降ろうがしよったけんね。その時の園長先生が、「熱中し過ぎじゃあ」言うて（笑）。今よりも、みんな、20も30歳も若いけんね。50歳前後の人もおったし。そやからもう、本当にあの頃は楽しかったね。

　手がしびれようが傷があろうが、そんなことはお構いなしで、何とも思わんかった。あの頃はまだ足が良かったけんね。

　ほんで、晩のおかずが要ると思うたら、ちゃんと昼までに用意しとって。昼から、まんで（＝全部）遊ばなきゃ駄目思うてね。その頃には、もう、患者作業は無かったしね。もう遊びだけやったもんな。あの時は楽しかったね。

　年取ったら、だんだん、あっちが悪なりこっちが悪なりで、もうできんねえ（笑）。

◆ ゲートボールで優勝

　そうそう。8月の17日やったんかな、ゲートボール大会で優勝したんで、百何十チーム参加して。聴き手：優勝したん？　すごい。香川：「あの顔ぶれじゃあ、帰りの船の時間に間に合わんくらい、上に行くことは無い」いうて、噂しよったらしいわ（笑）。それがどうしたもんでしょうかね。優勝ということを味おうてきた。

　あの時は本当に、優勝ができるようなチームじゃなかったけどね、女が2人と男が4人、行ったんよ。良い思い出やった。暑うて暑うて、8月やもん。炎天下でな、「もう頭が痛とうなったわ」いうぐらいやったけど。だけど、大きな水筒に、いっぱいジュース

407

入れてな。楽しかったな、あれも。まあ、みんな一つになっとったんやな、みんなの気持ちが。「行かんか」言うたら、「うん、行こうか」いうて、楽しかったな。

優勝の盾が今でもあるわ。あれも出して飾っとかにゃ駄目（いかん）な。聴き手：そうよ。こんなに良い思い出やのに。香川：本当や。出しとこ（笑）。奥の方に仕舞（しも）とるけん、人の手を借りにゃ、出せんけどなあ。

◆花作り

それと、お花を作るんが楽しみでなあ。みんなが「綺麗やなあ」言うてくれよった。あれも楽しかったね。

◆数えてみると、辛いことばかりではなかった

私も数えてみりゃあ、辛かったことばっかりでも無いわ。辛いこともあったけど、楽しいこともいっぱいあったわ。お花作りもしたり、ゲートボールもしたり、高松に買い物にも行ったしね。これもみんな、皆が声かけてくれて、楽しく過ごせたから、今があるんよな。

3. ハンセン病だけでは死ねない、早く死にたいと思いながらここまで生きてしまった

◆ 30歳まで生きれば良い、50年も余分に生きた

だけど、私もこの病気になって、「まあ、30歳までも生きとったら良かろうか」思うたのに、もう80歳になるもんな。「50年余分に生きよるなあ」思うて。

◆ハンセン病だけでは死ねない、他の病気で手術を繰り返しても生きていかなければならない

このハンセンだけでは死ねんもんやな。他の病気で、結局、何回も何回も手術せな駄目（いかん）。「それでも、この病気は生きていかな駄目（いかん）のか」と思うことあるんや。

◆死にたいと思いながら50年生きた

「ああ、死にたい、早よう死にたい」と思いながら50年も生きたわ。人ぞれぞれ、いろんな人生があるねえ。

4. 現在の生活状況 （今は幸せ）

1）今は幸せ

◆今は幸せ、揚げ膳据え膳、引っ越して良かった

まあ本当に、いろいろあなたが掘り起こしてくれるけん、いろいろなことを思い出した（笑）。

現在の生活は、本当に幸せなんよ。今までは、1人であっちに居（お）ったから、もう隙間だらけの部屋やった。聴き手：引越したんよね、古い寮から。香川：それで、背の高い所の荷物なんかは、踏み台を持って行っても、後ろにまた転（こ）けたりなんかしよったけど、今は「ちょっとお願い」言うたら、さっさと来てしてくれるしねえ。もう本当にもう上げ膳据え膳で。

本当に今はもう、これ以上の生活は無いいうくらいに幸せよ。みんな、個室でどんな気持ちで居（お）るんか知らんけど、私は個室でも、寂しい気持ちは無いしね。みんな声かけ

てくれるし、困ったことがあったら、さっさとしてもらえるし、もうお掃除もしてくれるし。

◆栄養管理―頑張って食べよう

　聴き手：園の食事はどう？。香川：おいしいよ。もう歯が悪いけん、歯に合わん時もあるけど、それは個人的なことであって。まあ、栄養士さんがついて、計算して作ってくれるんやからね。だけん、もったいないな、頑張ろうと思って。頑張って食べよるんよ、時間かけて食べたりして。

2）世話してくれる人への配慮

◆身体が不自由でままならないが、少しでも自分で動きたい

　まあそれに甘えてばっかりと言う訳でも無いんじゃけど、今、足腰の痛い所が色々あって、どうにもならんから本当に助かっとる。まあ、ちょっとでも痛みが取れたり、体が自由に動かせるようになったら、自分で掃除の一つもできるようになりたいとは思とるんやけどね。今現在、この体調では、そう思うばっかりで何の役にも立っとらんけどね。

◆世話してくれる人への配慮の大切さが身を持って分かる

　それで、昔元気な頃に、病人看護とか、いろんな仕事もさせてもろうたおかげで、世話してくれる人の気持ちも分かる。まあちょっとしたことやけど、不自由者看護に行きよる時に、心ある人は、残飯でも片寄せしてくれて、片づけやすいようにしてくれとるんよなあ。「ほんのちょっとのことやけど、これだけ助かるんやな」と言うことを覚えとるからね。私が、体があんまり丈夫な方でなかったから、余計にそう思ったんかも分からんけどね。

　だけん、今でも広げっぱなしにせんと、看護する人の身になって、ちょっと片づけとくとか、そういうのは独りでに身に付いたことやな。今でもその気持ちはある、まあ、いつボケがでてくるか分からんけん、いつまでできるか時間の問題じゃとは思うけど。

3）一日の生活（自立・予定を立てる・お世話になった方々への感謝）

◆身の回りのことができる自分を褒める

　自分でできよること、自分を褒めにゃ駄目な（笑）。聴き手：ほんと、褒めんと駄目ね。香川：自分でごはん食べれて、お洗濯できて、身支度も自分でできて。今のところは何とかやれるけん、ありがたいことやね。

◆えんどうご飯を自炊

　聴き手：お台所もしよるん？　香川：たまにはね。今日もエンドウご飯、炊いたんやけどね。昼一杯食べて、美味しかった。私が入院しとる時の看護人さん（注：他院への入院時、ハンセン病の後遺症があるため、園の経費で付き添いをつける）が送ってくれたんよ。幸せよね。

◆忘れっぽい、気合を入れ、自分を褒めたり怒ったり

　ちょっと忘れっぽくなったのでね、置き場所をしっかり覚えとかな駄目と思って、常

に「これはここへ置く」と言い聞かせるんやけど、どこへ置いたかなって、忘れて探すこと探すこと。まあ時間がかかる。「これじゃあダメよ、しっかりしよう」言うて、自分自身に気合入れたり、褒めたり怒ったりしよるんよ。ありがたいことです。

◆明日の予定を考える、動作に時間がかかり時間が足りなくなる

　聴き手：朝起きて、一日の流れはどうしよるん？　香川：晩に寝る時に、「明日はあれしてこれして」と考えるん、前の晩には。「明日は5時起きやな、いやいや、5時半でいいな」とか、まあ一応は計画は立てよる。ちょいちょい抜けるけど。午前中は、外来に行ってリハビリ。マッサージしてもろうたり、運動したりホットパックとかね。

　聴き手：毎日行ってるんかな。香川：毎日行かな駄目と思うんやけども。用事があったり、時間が潰れて行けない時もあるね。年を取っとるけん、暇がいるのよ。慌てないと駄目のやけど。聴き手：慌てないで良いよ。転けたら大変なことになる。香川：うん、もう自分だけじゃ済まんもんね。人に大変お世話にならにゃ駄目ようになるけん、気をつけな駄目と思って。慌てんので、本当に時間がついつい足らんようになる。遊ぶ時間は十分に取るけどな（笑）。

◆お世話になった人を数え、感謝する、今の生活に感謝

　寝る時に、「今日はあそこへ行って、何人の人にお世話になったなあ」とか、考えるなあ。「私一人のために、これだけの人が手を貸してくれたなあ」とか。そんなことを思う、夜、寝床に入ってから。感謝はいつもしよるね、忘れんようにね。

　ほんまに、お小遣いもらって、ご飯も炊いてもらって、治療もタダでしてもらって、こんなに良い幸せな生活をさせてもらって。優しい言葉掛けてもろうて、感謝しとるわ。

◆話していたら喜びの話ばかりになる

　どうしたんか知らんけど、辛いこともいっぱいあったやろうけど、喜びの話ばっかりになるなあ（笑）。聴き手：やっぱり、今が幸せなんかな。香川：まあ、ありがたいことが多いからじゃろうね。日々、感謝感謝やね。これはきれいごとに聞こえるかも分らんけど、本当の気持ちが感謝やね。お返しはできんけど、気持ちだけでもいつも忘れんとくことで、堪えてもらう（＝忘れないでいることで、許してもらう）。

4）外出

◆今の楽しみはカラオケ、半日コースのレクリエーションが欲しい、体力に自信がなくなった

　聴き手：今の一番の楽しみって何。香川：そうやね、今の楽しみ、何じゃろうか。まあ、強いて言えば、ここのカラオケ大会。聴き手：レクリエーションとか、行事とか？

　香川：レクももうあんまり行ってない。体に自信が無いからね。半日コースとかがあれば、楽しみが増えるかも分らんね。2～3時間くらいで、どこかにちょこっと桜見に行くとか。そういう企画ができたら、その日を指折り数えて楽しみにするかもしれん。でも、今となったら、体調もあるけん、その時の気分任せになるかもしれんね。

◆家族との交流も無くなった

　もう、家族と待ち合わせてどこか行くこともなくなったし。みんなお互いに年取るか

らね。今までは、お寺さんの参りとかが楽しみでね。でも、出ていくのも健康に自信がないねえ。

◆外出、看護師が手を組んで歩いてくれる

それでも、今年はよう行ったんで。もう3回も栗林(りつりん)公園行ったし。それから、買い物にも行ったし。聴き手：買い物ツアー？　香川：ううん（＝違う）、個人で。それからお寺さんに2か所行ったし、気晴らしになったね。

看護師さんも、ようしてくれるわ。手組んで歩いてくれるからね。不自由なく行けるしね。ありがたいことや。

5. 故郷のビデオレターと母との再会への躊躇(ちゅうちょ)

◆大島入所後も家族との交流はあった、母が荷物を送り続けてくれる

聴き手：大島に入所してからも、家族との交流はずっとあったんですか。香川：ずっとあった。見捨てんとな。聴き手：ああ良かった。

香川：お母さんも、年に4～5回は、何やかんやいうてね。聴き手：来てくれた？。香川：いや、来んのよ、お母さんは。来れんのよ。家を空けれんからね。「お正月やからお餅送るわ」とか、たまには着る物も送ってくれたり、今日は田植えが上がったからいうて、かしわ餅の粉を送ってくれたりね。お盆、お正月、それから花見、田植え上がり、お祭り、5回ぐらいは何やかんやいうて、こまめに送ってくれたもんよ。

◆母は100歳で健在、弟が母親の写真を送ってくれる

聴き手：で、お母さんやおばあさんが亡くなった時には、おうちには帰れなかったん。香川：おばあさんの時は帰らん。お母さんまだ生きとんよ、100歳過ぎたんよ。弟が毎年帰ったら、写真を送ってくれるんじゃ。「こんなになっとる」とか言うてね。この3年、もう4年なるやろか、介護つきの病院に入院しとるんよ。

◆弟の嫁には内緒

嫁さんには内緒やけんね、一人で。聴き手：弟のお嫁さんは知らないの。香川：知らない、全然。聴き手：お兄さんのお嫁さんは。香川：知っとる。弟のお嫁さんだけ知らない。

◆弟が故郷のビデオレターを送ってくれる、電話は迷惑がかからないようこちらからは掛けない

やけん、内緒でね、故郷(ふるさと)のビデオ撮って送ってくれたりね。今でもちょいちょい葉書くれたりね。電話は2～3カ月に1回ぐらい。迷惑になったら駄目し、仕事があるから、あまり私の方からは掛けんようにしとるけど。

◆弟が母と私の再会を願う、今さら会って辛い思いをさせなくても良いのでは、昔の元気な姿を思い浮かべる方が幸せ

弟も、「母が100歳なったけん、どうしても1回連れて帰ってやりたい、会わせてやりたい」言うて、一昨年から言うてくれよんや。「高松まで迎えに行くけん」って言うけども、私ももう、なかなか。足腰を鍛えたって知れとるけん。「あまり迷惑にならん方

が良えわ」とか。私ももう不自由になっとるけん、「お母さんも昔の元気な姿を思い浮かべとった方が良いし、会わんほうが良えか」と思ったり。どっちもこっちも年取って、もうあっちの世界に行こうかいうぐらいになっとるけんね。「今更、会うて、辛い思いさすんでも良えが」とか、今迷っとるやな。「来年は一緒に行こう」言うてくれとるけどな。うちも目も霞んできたしねえ。今のところは、まだお預けの状態。

◆話を聞いてもらってよかった

　ちょこちょこっと人と話すのはあるけど、こんなに話したのは初めてや。聴き手：私も、二十年近く勤めてても、初めて聞く話もあった。香川：うちの話下手(へた)がよう分ったやろう。聴き手：いいえ、とんでもありません。香川：自分でも何も言うたやら分らん。ごめんなさいね。楽しかった。

17章

ハンセン病回復者　門脇花子　の語り

（聴き手　瀬尾美香）

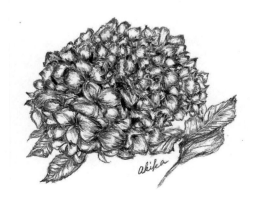

Ⅰ．発病から入所決定まで（故郷での辛い生活）
  1．数えの３歳：発症、駄々をこねて受診しない
  2．小学校入学時：見逃してもらえる
  3．小学４年まで：友人にも負けない子ども時代
    1）通信簿に『疾病』の印
    2）遊びも勉強も友人に負けない
  4．小学５：病状悪化
    1）海水浴で病状悪化
    2）顔貌の変化に泣き崩れる
    3）火傷
  5．小学５・６年：地獄の日々
    1）席を離される
    2）他の生徒と肌の触れあう授業は欠席
    3）トイレも昼食も自宅までも戻る
    4）修学旅行に行けず、母と泣く
    5）汚い言葉を吐きかけられ、いじめられる
    6）先生が人並に扱ってくれ卒業、進学せず目の見えない母の手伝い
  6．刈り込み

Ⅱ．大島へ
  1．大島への道中：お召し列車、夜明かし、母との別れ
  2．大島での生活
    1）入所時の仮宿
    2）少女舎へ
    3）通学・学び
    4）少女舎から独身寮へ
  3．仕事を覚える
    1）包布つけ
    2）髪結い
    3）不自由者看護
    4）その他の作業

Ⅲ．病状悪化と治験
  1．熱こぶが出始める、ツ反陽性
  2．新薬に飛びつく、病状悪化

3. プロミンによって症状回復
   4. 失明・眼球摘出（新薬の副作用）
   5. 生き地獄、夫と仲間に支えられ
   6. 眼を失っても生きる工夫（唯一感覚の残る口を使う、互助システム）

Ⅳ. 悪法らい予防法
   1. 刈り込み
   2. 四国遍路体験者のひどい生活
   3. 生活のひどさ
   4. 一時帰省
      1) 帰りが遅れると罰則（監房収監、保証人は謹慎室へ、体罰）
      2) 汽車から降ろされる
   5. らい予防法廃止で、当たり前の人間扱い
   6. 家族の復権を願う

Ⅴ. 眼球を失っての生活
   1. 兄の死、両親の死、両親と同じ墓へ
   2. 夫との生活、夫の死
   3. 引越し
   4. 元気でいる努力

【プロフィール】
昭和 2 年（1927）　島根県に生まれる
昭和 10 年（1935）　8 歳の時、ハンセン病の診断確定のため病院に紹介されるが、行きたくなかったので、手紙を燃やす
昭和 15 年（1940）　13 歳で入園
平成 26 年（2014）　現在 87 歳、一人暮らし。ハンセン病の後遺症は、全盲・両手足の知覚麻痺・両足下垂足・両手指拘縮。日常生活はトイレ、洗面は自力でできるが、家事全般は全面介助が必要である。室内以外は車いすで移動している。

Ⅰ．発病から入所決定まで（故郷での辛い生活）

1．数えの3歳：発症、駄々をこねて受診しない
◆数えの3歳で、お尻に斑紋、痛くも痒くもない

　昭和2年頃やと思うんですが、数えの3歳か4歳頃に、パンツもはかないで、腹掛けを胸からおなかへ当てて、たらいにお水をはってもらって水遊びをしていた時に、左側のお尻のとんがりに、指で押さえたぐらいのくすんだ赤いものができていたのに、母が気付いたんです。

　それをつねくっても「痛くも痒くもない」と言うたそうです。後で考えたら、それがハンセン病の出始めでした。

◆駄々をこねて医者に見せず

　「お医者に行こう、行こう」言うたら、「お尻出すのは嫌やけん、お医者には行かん」言うて駄々をこねて、子ども心に泣いたそうです。

　それでお医者にも行かないうちに、その変な色のものが胸の方にも広がって、白い地図のようなものが二つ、三つできておりました。それが小学校入学の頃。

2．小学校入学時：見逃してもらえる
◆小学校入学の健康診断は、見逃してもらえる

　小学校には、数え年の8歳で、昭和9年に入学しました。その時の入学試験に、父親が連れて行ってくれたんです。絵本の1冊も買うてもろたことも無い、何ちゃ見たことも無かったんですけど、人並みに試験には通りました。

　それから、身体検査がありまして、その頃には、左のお尻にできていた赤いのが、胸の方からあっちこっちに広がって、白い地図のようになっていました。それを『斑紋(はんもん)』というのは、その頃はまだ知らなかったです。身体検査にあたってくださった校医の先生が、知っとったけど見逃してくれたのか、目に付かんかったのか分からないんですけど、そのまま、すんなり入学できましたね。それで、1年生は、難なく過ごせました。

3．小学4年まで：友人にも負けない子ども時代
　1) 通信簿に『疾病』の印

◆2年生の健康診断で校医が気付く、通信簿に「疾病」と記載される

　通信簿の事項欄に、『疾病(しっぺい)』という、子どもには読めない難しい2文字が記されるようになったんが、小学校2年生の時です。2年生の身体検査で、校医さんの目に留まったんです。

　その頃は、顔はまだどうも無かったけど、胸の方の地図が増えてきて、お尻のとんがりの赤いのも、そのままそこにおりましたね、でき物にはなってなかったけど。だけど、それだけで、すんなり学校に行けてました。ただ、『疾病』という2文字は、小学校6年間、続いておりました。

2）遊びも勉強も友人に負けない

◆参考書を頼りに勉強、成績も良い

　小学校2年から4年までは、勉強を教えてくれる人は誰もいなかったので、参考書だけが私の先生で、勉強いうても、碌(ろく)な勉強もできなかったけど、参考書を片手に勉強していました。他のクラスメイトには負けないように付いていきました。学芸会にも出してもらえたしねえ。

　通信簿も、恥ずかしがることもないぐらいの成績で、兄が2人おったんだけど、兄たちにも負けないくらい、良かったです。

◆友達と率先して遊ぶ、友達に負けることはない

　遊びごとも、友達同士でままごとしたり、学校ごっこしたり、それから、石蹴り、陣取り、おじゃみ。おじゃみは自分で縫って、小豆を入れてちゃかちゃか良い音をさせて、4つくらい一度に投げよったね。それから、輪ゴムを繋(つな)げてゴム飛びして。遊びごとで友達に負けることはなかったです（笑）。子ども時代は、母も私も辛いことばかりでしたが、それだけは取り柄でした。足は遅くて、徒競争でも2等になったら良い方、お裁縫では、運針(うんしん)競争も下手くそやったけど、細かな縫いものとか好きでした。

　だから、1年生から4年生までは、友達に負けることなく、先頭に立って遊んだり、勉強のほうもまあまあで頑張っておりました。

◆当時、普通の家の女の子は尋常小学校6年まで

　その頃の学校は、尋常小学校が1年生から6年生までと、それから尋常高等小学校（高等科）の1年と2年があって、今でいったら中学やねえ。男性はほとんど高等科を出てましたけど、女性はほとんどが尋常小学校6年で卒業して、働いていました、普通の家はね。神主さんとかお寺さんとか、大きなお店屋さんの娘さんは、女学校に行ってたけど、それ以外は滅多になかったです。

4．小学5：病状悪化

1）海水浴で病状悪化

◆小学4年の夏、海水浴で身体を冷やしたことが良くなかった

　4年生になって、泳ぐのが上手になって友達と一緒に泳いで。それから自分が泳げるようになったもんだから、今度は1人で朝から海につかって泳いでいましたね。海が近かったのでね。

　そしたら、その時は分からなかったけど、あとで考えたら、体を冷やしたのが障(さわ)ったように思います。その頃から、顔色が悪くなって眉毛が薄くなり始めた。

2）顔貌の変化に泣き崩れる

◆小5の頃、症状が出る（顔が腫れる、眉毛が薄くなる、表情筋の麻痺）、自分の顔を見て泣き崩れる

　5年生の頃から、顔が腫れてきて、まつ毛は遅くまであったけど、眉毛が薄くなって。ひょっと鏡を見て笑い顔したら、眉毛が八の字みたいになって動いたり、左の頬っぺた

だけが動いて、右の頬っぺたが全然動かなくなってて、のっぺりした顔になっていて、泣き崩れました。そりゃあ泣きましたよ（泣）。本当に辛かった。今でもこないに（＝こんな風に）言うたら、涙が出るぐらい。それが5年生の時やね。聴き手：つらかったねえ。

3) 火傷
◆ひどい火傷にびっくり、医者がいないので父と薬を買い自宅で治療、化膿して膿が出る

　私の故郷は山陰地方の寒いところで、掘り炬燵で寝るんです。そしたら、右の踵からふくらはぎにかけて、大きな火傷をして、それにもびっくりしてしもうてね。

　小さな村で、お医者さんも居ないから、父親に連れられて薬局に行って、そこのご主人に見てもらって、軟膏やら何やら、いろいろなお薬をもらって帰って、それで父親が家で交換してくれました。

　だけど、そこから膿が出てねえ、火傷やからね。本当に苦労しましたね。そして、ちょっと良くなると、私がその薬局へ薬を買いに行きました。そんな困難があって、本当に辛かったけど、自分でそういうことをやってきました。

5. 小学5・6年：地獄の日々
1) 席を離される
◆離れ小島のように、級友から机を離される、辛いが通い続ける

　それまで男女共学だったのが、5年生から女生徒だけのクラスになって嬉しいなと思って、これまで通り、友達と並んで座っていたら、ある日、左の端の列の一番後ろに机を持って行かれて、前の生徒と机が一つ入るくらい空けられて、離れ小島みたいにされて（泣）。それでも、何とか学校の先生からは、「来るな」とは言われんかったので、休学しないで、そこで勉強させてもらいました。辛かったですけどね。

2) 他の生徒と肌の触れ合う授業は欠席
◆遠慮して廊下掃除のみ（友人の荷物に触れずにすみ、バケツの水に手を入れなくてもよい）

　だけど掃除当番は、同じバケツに手を突っ込んでお掃除する訳にいきませんので、私は1人で、廊下の掃除だけしておりました。教室の掃除は、みんなの机を触らにゃ駄目からね。それで自分から遠慮して、教室はお掃除しないで、廊下だけ掃除しておりましたね。

◆身体が触れ合う授業は欠席、成績下がる

　それから5年生と6年生の2年間は、地獄なような毎日でした。手をつないで遊戯する体操も、理科の実験も、友達と手がさわったり、体が触れたりする授業は、もう全部、仮病を使って出なくなりました。そしたらもう、通信簿の点数がガタガタで、辛かったです。それまでは通信簿は良かったのでねえ。

3) トイレも昼食も自宅まで戻る
◆昼ごはんは自宅に戻る、一緒に弁当を温められないので

　お弁当は、みんながストーブで温めて食べるけど、みんなの中に一緒に入れて温めて

17章　門脇花子の語り（聴き手　瀬尾美香）

食べるわけに駄目から、家まで走って食べに帰っていました。聴き手：大変でしたね。門脇：一生懸命走っても、20分から30分かかるんです、学校まで遠いですからね。そんなんで、5年6年とは本当にもう、辛い辛い毎日でした。

◆ トイレは気兼ねがあり、我慢する

そんなんで、おトイレ行くのも気兼ねで。学校行く途中で、桑畑の中でおしっこしたりして、学校のトイレになるべく行かないようにしてね、それも難儀しました。そんなのが今、膀胱の病気の障りになっているのかなあと思います。辛かったです。

4）修学旅行に行けず、母と泣く

◆ 修学旅行時、校長が別室を準備すると申し出る、辛くて返事もできず、生き地獄のよう

6年生は修学旅行があるんだけど、校長先生から急に呼び出しがあって、教員室に行ったら、優しく、「あんたも知ってるとおり、修学旅行は、ひと間にみんなで雑魚寝する。あんたが旅行に行くんだったら、別の部屋を用意してやる」と言ってくださったんですけど、もう辛くて、辛くて、返事もできないような状態で（泣）。お礼を行って、教員室から飛び出してきました。忘れもしません。辛かったです。聴き手：つらかったですね。門脇：教室では、修学旅行が近づいたら本当に楽しげな話が弾んで、本当に私は、それこそ生き地獄でした。

◆ 母と泣く

家に帰って、母親と二人で泣きました。辛かったことは、数え切れん程あります。

◆ 修学旅行に行けなかった友達と自習、出席はカウントしてもらう

それでも、家の都合で修学旅行に行けない子どもが4～5人いたから、皆が修学旅行に行った後は、その行かれない子どもが4～5人集まって、教室に来て自習をして、出席はきちんととってもらいました。

5）汚い言葉を吐きかけられ、いじめられる

◆ 嫌がらせ、貼り出した図画を箒ではぐる

ほんで、図画なんかが、教室の後ろに貼り出されたら、箒の柄でその図画をはぐって、名前を見たり、ちょっと嫌がらせをされました。

◆ 悪口を言われ、石を投げられる、故郷での生活が辛かった

聴き手：門脇さんが、小学校時代に一番つらかったことは、やっぱり…。門脇：社会。ふるさとでしょうね。広い校庭の向こうの方から石を投げて、「くされ、くされ」って、悪口を言われたこともあります。聴き手：いじめがひどかった…

◆ 集団で取り囲まれる

それから、朝礼の時に講堂にみんなが集まるでしょう。そしたら、同級生の女の子たちが、自分のスカートを巻きつけて踊るようにして、嫌な言葉を吐きながら、私の周りをぐるぐる回るんです。辛かったですね。

◆ 出征兵士の見送りで唾を吐きかける様な汚い言葉で嫌われる

出征される兵隊さんを見送りに行列を組んでいる時には、私の後ろの高等科1年の女

419

の子らに、唾を吐きかけるような言い方をされて、嫌われました。あんな人は、どうせ碌な死に方できないやろなと思ったら、本当に早く亡くなったと聞きましたよ。その人らの名前を、今でも覚えています。もう本当に、目を剥いて、汚ない言葉を吐きかけて嫌われました。

あの頃は、度々、兵隊さんを送りに行くのに、行列してましたからね。戦時中やったからね。小学校4年生の時に中国との戦争が始まって、その当時は支那と呼んでましたから、支那事変じゃいうて。ほんで、旗行列じゃ、ちょうちん行列じゃいうてね、あったんです。

6) 先生が人並に扱ってくれ卒業、進学せず目の見えない母の手伝い

◆ 先生が他の子と同じように提出物を見てくれる

それでも先生が当たり前に扱ってくださったからね、お裁縫の作品でも手に取って見てくださったし、答案用紙でも人並みに出させて貰いよったから、学校は5年6年と行けたんです。

そんなこんなで生き地獄のような2年間でしたけど、それでも、先生のほうが理解があって、ちょっと嫌われとったけど、あまり嫌わずに見てくださったから、休学とも退学とも言われずに、通学できました。

◆ 葉書の一枚も自分で書けるように一生懸命に勉強し、卒業証書を授与される

「何とか卒業して、葉書の1枚でも書けるようになっとかなきゃあ、いけない」と思って、一生懸命書き取りして、文字はいっぱい覚えていましたよ。今では忘れていますけどね。

そんなんで、何とか6年生を終えて、卒業証書をいただきました。それから、もう中学校に上がるのは止めて。

◆ 進学せずに、視力の低下した母の手伝い

私が小学3年生の頃から、母親の目が悪くなって、もうほとんど見えなくなっていました。目の玉は綺麗なのに、お医者に何軒も行ったけど、良くなる薬が無いと言われて、泣いていたんです。今思ったら、あれは緑内障だったのかなあと思います、目の玉が綺麗かったけんね。

それでも、野良仕事も家の炊事洗濯も、もう全部こなしていました。母が行けないような買い物には一緒に付いて行って。それから、男の子やから兄達の服がよう破れるからね、服の綻び縫いをミシン屋さんにお願いしていたんやけど、やっぱり家で繕わにゃ駄目時もあるから、私が小学校4年生からお裁縫を習って、綻び縫いをしよったんです。だから、私が学校に行かずに家に居ると、母親はちょっとは助かってたんです。

6. 刈り込み

◆ 卒業した年に、県の衛生課と本署の警察官がやって来る、家族全員を診察、私は逃げ出したい気もち

小学校を卒業した年の9月頃に、その頃めずらしい変わった形の車が突然やってきて、

17章　門脇花子の語り（聴き手　瀬尾美香）

白衣を着た人がどやどや降りてきて、それが検診だったんです。秋の養蚕があがりよる忙しい時だった。おまわりさんと、県の衛生課のお医者さんだったと思います。

　ほんで、両親と兄と、家族を順番に診察して、家族はどうも無かった。ほんで私が一番最後だったんですけど、いろいろ聞かれながら診察されて。もう私はもう胸がいっぱいになって、そこから逃げ出したいくらい辛かったです。

　その頃は、県の衛生課がこの病気を扱っていましたから、その診察が終わったら、村のおまわりさんだけでない、あれは本署の偉い人だと思うんだけど、サーベルをつって革靴を履いた人がちょこちょこやって来られるようになって、近所でも目立っていました。

◆療養所に入るように何度も催促、無癩県運動が盛んな時

　衛生課からも手紙が度々来て、「療養所へ行かんか、行かんか」いうてね。「家に居ったら、他の家族に伝染ったら駄目から」いう手紙が度々来ました。辛かったです。ほんで、近くから療養所に行く人ができたら、「同郷の連れがあるから一緒に行ってはどうか」言うてね。

　その頃は紀元2600年の奉祝事業とか、それから無癩県運動（＝ハンセン病患者を見つけ出して療養所に送り、県内からハンセン病を撲滅しようという運動）とかがあったらしくて、私は子どもでよく分からなかったですけど、刈り込み（＝強制収容）の激しい時期でした。

◆検診時にくれた大風子油は捨てた

　ほんで今思ったら、大風子油の丸薬じゃったと思うんだけど、検診の時に、封筒に入った薬をくださったんよね。もう匂いの悪い、へんちくりんな薬やったけん、「こんなんは飲めん」と思って、捨ててやった（笑）。

　大風子油は油やからね、体に注射しても合わんかったら、知らずに化膿しよったからね。もうそんな薬じゃったから捨ててやった（笑）。

◆一目を忍んで母と泣く、生きた心地がしない日々

　それから、『療養の手引き』とかいう、写真の入った雑誌みたいなのを置いていかれたけん、人目を忍んでは、そんなのをちょくちょく見ては、泣いていました。

　検診に初めて来たのが9月で、それから2カ月ぐらい、手紙が来たり巡査さんが来たり、嫌な思いをずっとして、もう生きた心地がしませんでした。母親と2人で毎日泣いてました（泣）。

◆同郷からの連れが出来たので入所が決まる、長島ではなく大島へ、当時は国立でなく公立（8県連合）

　それから、療養所に向けて家を出るのが11月30日と決まって、大島に来たんですけど。

　その時はもう、岡山に長島愛生園を国立で建設してたんですけど、私はどういう訳か、四国4県と中国4県の連合8県の大島療養所という名前の此処へ来ることになりました。

421

その頃はまだ、公立だったんです、国立でなくて。そして昭和16年の7月だったと思うけど、その時に国立に移管されて、大島療養所から大島青松園と呼ぶようになりました。明治42年頃に、全国に幾つか療養所が創立されたんですけが、それが一緒に国立に移管されたみたいです。私は、子どもやったから、よく分からないけどね。

II．大島へ

1．大島への道中：お召し列車、夜明かし、母との別れ

◆夜逃げするように、朝早く隣村から汽車に乗った、兄とおじおばの見送り

　結局11月30日に、夜逃げするように朝暗いうちに家を出て、隣村から一番の汽車に乗って、○○という駅まで行ったんだけど、その日も蕭蕭と雨が降っていて、11月の雨やから寒い。寒い寒い雨が降ってました。それから○○の駅で、朝早い暗いうちから、あたりをうろうろ歩いて、雨の中を父親と時間をつぶしていました。

　そうしていると、私の村から出る汽車に乗って、すぐ上の兄と親類のおじさんとおばさんとが荷物を持って、見送りに来てくれました。それが昭和15年の11月の30日です。

◆お召し列車（ハンセン病患者しか乗せない）、同郷の患者と共に、鈍行列車を乗り継いで高松には夜に到着

　その小さな街の駅で、益田の方から患者さんを乗せて来る汽車を待って、11時半過ぎにその鈍行に乗って山陰線の米子に出て、それから伯備線の汽車に箱をつなぎ換えて。

　私らの乗った汽車は、誰も他のお客さんが乗れないから、ここではみんなが『お召し列車』と呼んでいました。聴き手：みんなと違う列車で。門脇：患者を乗せたら、他のお客さんは乗せれないんです。

　そのお召し列車には、西の方からやって来た女性の患者さんと、つき添いのお兄さんと、警察の人だろうと思う人がつき添っていて、その汽車に私たち親子が乗り込んで、四国に向かったんです。

　雨がしとしと降って寒かったです。岡山に着いたんが夕方の6時ぐらいだったかね、もう日が暮れて寒いし、寂しいし、つらかった。それから今度は、宇野線につなぎ換えて1時間かかる。そこから連絡船に乗って、高松に着いたのは、夜の8時を過ぎていたと思います。もう各駅停車の鈍行やから時間かかる。伯備線は中国山脈を越えるから、それはもう長い時間がかかりました。

◆療養所の高松事務所で夜を明かす、火鉢で暖を取り土間で寝る

　高松には、夜に着いたけど、大島に渡る船は小さいんですね。だから、「海が荒れて危ないので、船が迎えに来れないから、患者はこの高松出張所で寝てくれ、ほんで付き添いは何処（どこ）かで泊まってくれ」って言われて。今も大島青松園の高松事務所があるけど、今の場所ではなくて、浜辺の築港（ちっこう）を上がったすぐの所にあった。

　だけど、私が「いや、一緒に居（お）る」言うて、大島の分館から迎えにきた職員さんの指

17章　門脇花子の語り（聴き手　瀬尾美香）

図には従わんかったんです。昔は、今の福祉課のことを、分館と呼んでたんです。事務本館に対して、「分館」。昔は、福祉は分館の方にあったのね。

　その高松出張所の土間には、畳が 2 枚ほど敷いてあって、小さな火鉢に蛍の光のような火を暖房として入れてあって、そこに敷布団を敷いて、一緒の汽車で来た 2 人と私ら 2 人の 4 人がそこで一晩、夜を明かしたんです。とてもとても寒かったですよ。今でも忘れられません。

◆凪の瀬戸内海を大島へ、伝馬船でなく本船で渡れた

　そして翌日の 12 月 1 日、夜が明けたら凪いでいて、風のない墨絵のような静かな瀬戸内海を小さな船で渡ってきたんです。

　昭和 10 年頃には、本船と伝馬船があって、患者は伝馬船に乗せられて、患者も荷物も潮をかぶって渡ったそうですけど、私の場合は、本船に乗せてくれて、伝馬船に乗らなくても良かっただけ、まだましだったかと思います。大島に着いたのは、9 時頃でした。寒かったですよ。

◆母と別れるのが辛い

　何が辛かったて、母親と別れてくるのが、何よりも辛かったです。数え年の 14 歳、満で言うたら 13 歳やからね。

2．大島での生活

1）入所時の仮宿

◆大島到着、身元調べには父が答える、宗派も問われる、入所後 73 年が過ぎた

　大島に着くと、分館で戸籍調べのようなのがあって、父親が全部、答えてくれました。うちの宗派の曹洞宗は此処にはないから、それに近い真言宗に入れとくって言われたのだけは、私にも聞こえました。

　それが昭和 15 年の 12 月 1 日で 13 歳でしたけど、それから 73 年と 5 カ月を過ぎて、私は今 87 歳になります。

◆ 3 日間の仮宿、体を慣らす

　それから 3 日ほど、香川寮いう小さな家に収容されて、入所者の方ですけど、看護人さんがつき添ってくださって、食事を運んでくれて、そこで寝泊まりして過ごしました。その 3 日間に、治療棟で内科の診察を受けて、ちょっと体を慣らしました。

　同じ汽車で来た女性は、七つほど年上で、右手が不自由でしたので、健康舎でなく不自由舎に、3 日後にさがられました（＝移動した）。

2）少女舎へ

◆少女舎に入所、寮母が世話してくれる、症状の重い子、親元を離れた幼児を見て可哀想

　私は、今の大島会館の玄関のあたりに、女の子ばっかりが入る少女舎があって、そこへ入れてもらいました。そこには、同じ患者ですけど、寮母さんというおばちゃんが 1 人おって、そのおばちゃんを入れて 19 人が住んでいました。その頃は、この病気になる子が沢山おったんです。

ほんで、私も顔が上腫れて顔色が悪かったけど、私よりももっと後遺症のある子もおって、可哀想やなあと思いました。それからお人形さんみたいに可愛らしい、どこもどうもない子もおって、それがまだ小学校上がらない子ですよ。そんな子でも、親元を離れて来とんですから、可哀想でしたね。

◆少女舎での生活：役割を決め掃除を分担

少女舎では、2人ずつペアになって、いろいろな掃除当番が割りつけられて、食堂の掃除する人、トイレの掃除する人、お部屋を掃く人、外を掃く人、というように分担して、いろいろと子どもなりにやっておりました。私も先輩、その子は小学4年生ぐらいで年下だけど、私よりもここでは先輩なので、その子に付いていろいろと教えてもらいながら、炊事当番やトイレの掃除などをしていました。家では、お茶碗の一つも洗ったこと無かったのでねえ、ちょうど寒い時期でしたし、きつかったです。

◆賑やかに食事、朝はラジオ体操

当時は、21畳ぐらいの部屋が2つあって、その真ん中に玄関と板の間の食堂がありました。食堂には、飯台が四つ並んでいて、個人のお皿やお茶わんやお箸の入った箱膳が人数分並んでいました。そして3回の食事を、中央炊事場まで元気な者が取りにいって運んできて、それを慣れた子がてきぱきと注ぎ分けて、みんなでワイワイご飯を食べていました。

そこには、寮母のおばちゃんがおられて、その方も病人で容貌は悪くなっていたけど、元気で器用で、何でもできる方で、本当に私たちによくしてくださいまして。

朝は、少女舎の前に集まって、みんなで、ラジオに合わせてラジオ体操しておりました。

3）通学・学び

◆島内の高等科（養護学校）に進学、教師は入所者

ここに来て、尋常高等科小学校（＝尋常小学校6年間終了後の2年間、現在の中学校に該当）に行きました。養護学校ですから、授業は午前中だけで、勉強の合間に治療に行きます。先生は、此処の入所者さんで、国語とか歴史とか地理とか、一通りのことは習いました。オルガンの上手な先生がいて、音楽の時間もありました。

◆ブランクがあって入学、授業には付いていけず数学は諦める、何の収穫も楽しくもない学校生活

尋常小学校6年を卒業して、すぐに入学したら良かったんだけど、私の場合は、4月から11月末まで、全然勉強してなかったのに、突然、尋常高等科の1年に入ったから、授業が、何もかにも分からない。楽しくなかったです。付いていけないから、面白くない。

分からないなりにも、国語や地理や歴史は、参考書見ながらできるけど、困ったのは算数でした。算数は、尋常小学校とは全然違うけん、難しかったです。ほんで、家庭教師みたいに教えてくださる方も無いし、みんな思い思いに勉強するだけで。同級生が4、

17章　門脇花子の語り（聴き手　瀬尾美香）

5人いたけど、お裁縫も勉強も進んでおられて、ついていくのに一生懸命でした。
　楽しい学校生活ではなかったです。つらいことばっかりでした。ふるさとでは、学校は楽しかった。嫌われてつらい目はしていたけど、勉強は何でもできたから楽しかったけど、やっぱりここは養護学校やし、算数も分からないし、勉強が楽しくなかったです。ただ学校に行ったというだけで、17年の3月末に高等2年を終えて、卒業証書をいただいたけど、何にも収穫はなかったです。

◆裁縫を習う、手の悪い寮母の代わりに一般寮から先生が来る、着物が縫えるようになる
　そんな中でも、先輩に連れられて、少女室の炊事当番とかトイレの掃除とか、寒くてつらくても一生懸命に頑張りました。それから女の子やから、学校以外にお裁縫の時間もありました。
　寮母さんが手が悪かったから、一般の女子の健康舎から、お裁縫の上手な人が先生として教えに来てくれていました。私と同じ年の人は、本裁ちの着物なんかを縫っていましたが、私はまだそこまで出来ませんので大変でした。でも、少女舎にいた1年7ヵ月の間に、いろいろとお裁縫を習って、人用から袷から縫えるようになって、ミシンも使えるようになりました。

◆遊び
　聴き手：友達と遊んだりは？　門脇：手の悪い人が居ったからね。私は手が良かったから、何でもできて遊びましたけど。手の良い者は、おじゃみしたり、おはじきしたり、ほんで足の悪い人はやっぱり、ゴム跳びとか石蹴りとかはできないから、できる者同士でね。

◆日曜学校（キリスト教）にも参加
　そして、日曜日が来たら、皆さんさっさと食事を済ませて、小さなかばんを下げて出かける。「どこ行かれるんかな」と不思議に思ってたら、日曜学校に行かれていたんですね。その小さなかばんに、聖書と賛美歌が入っていたんですね。どこに行くのか、はっきり教えてくれる人も居ないから、何でやろうかと思ってました。それから、私も少しずつ慣れてきて、日曜学校にも行ったりしていました。

4）少女舎から独身寮へ
◆高等科卒業後も少女舎に残る、刈り込みに遭った四国遍路巡礼者の受け入れに伴い独身寮へ
　昭和17年3月に尋常高等小学校2年を卒業して、普通は、すぐに健康な大人の女の人の入る独身寮に下がらないといけないんです。だけど、少女舎がまだ2部屋使わせてもらえて広かったから、寮母のおばちゃんと相談して、同級生3人と一緒に少女舎に居らしてもらえたんですね。
　ところが、お四国廻りをされてた人が刈り込みに遭って、一度にたくさん入ってくるから、不自由な人のために一部屋を空けな駄目ということになって、私達も昭和17年の7月に独身女子の健康者の寮に替わって、少女舎も1部屋に縮小したんです。

425

◆ 4番目の古参

　今はもう、古い人が次々と亡くなられて、入所者も 80 人しか居ません。その中で古くからいる順番でいうと、私は今 4 番目です。昭和 12 年に 9 歳で来た人が一番古いです。

3. 仕事を覚える

1) 包布つけ

◆ 包布つけ、おこし洗い

　独身健康舎にさがって、15 日に、半強制の作業の割りつけがありました。半強制ですので、否応なく作業に就かなければならなかったのです。

　私はその当時、まだ縫い針が持てたから、同級生 3 人と一緒に、「包布つけ」が割り当てられたんです。包布つけというのは、大きな風呂敷のような布団カバーで、それを掛け布団、敷布団にぐるぐるっと縫い付けていくんです。そして掛け布団と毛布には、襟（えり）カバーとしてバスタオルを縫いつけていました。

　そして、包布つけの割り当てには、おこし（＝女性用の巻き下着）の洗濯があって、不自由者のおこしを集めて洗濯するんです。

◆ 大洗濯（男性）再生できる衛生材料を選り分ける「よりくり」、大きな釜で炊いて洗う、干した包帯は干瓢（かんぴょう）、ガーゼは花の様

　当時は、大洗濯（おお）という作業があって、男性の元気な方が 4 〜 5 人いたでしょうかね、自分で洗濯できない人の洗濯物を、不自由舎に集めに行って、衣類とか包布つけで付け替えた布団カバーなどを洗っておりました。大きな釜にお湯を沸かして、そのお釜さんで洗濯物を炊いて洗っておりましたね。洗剤も良いのが無いのでね。

　それから、「よりくり」という作業があって、傷の交換に使ったガーゼや包帯を、使えるのと使えないのに選り分けて束（たば）にして、選り分けられたものを大洗濯係の人が洗って干してました。包帯なんか干してたら、干瓢（かんぴょう）を干してあるような感じで、ゆらゆら揺らいでおりました。

　それから洗ったガーゼは、板に釘を打って、その釘に引っ掛けてガーゼを伸ばして、山の中の雑木の上に広げて干してあったら、花が咲いたようでした。

　そんな感じでいろいろな作業の種目があって、その人の不自由度に見合った作業が割りつけられておりました。

2) 髪結い

◆ 素人が結うと直ぐに崩れる、敬遠されるのが辛い、崩れていないか確認し上達する様練習する

　次に、同級生のうち、私だけに割り当てられたのが、「髪結い」でした。髪結いなんか、それまでしたことなかったです。梳き櫛で髪をすいて髷（まげ）を結ってあげるのです。朝の 5 時半頃から、不自由舎棟へ順番に回っていくんですが、三十歳くらいの慣れた人は髪結いがお上手ですから、不自由者の方も喜んで出てきて頭を結ってもらっていましたが、私のような初めてのものが行くと、素人ですから敬遠されました。辛かったです。素人が結うと一晩で崩れるのに、上手な人が結うと 3 日も 4 日も崩れないから、当然なんで

す。
　私が結った髪が崩れていないか、そうっと覗きに行ったこともありますし、昼間に、不自由者棟に練習させてもらいにいったこともあります。最初に、髪結いに割りつけられた時は、辛ろうてねえ、同じ少女室から出てきたのに、私だけが難しい作業に割り当てられて涙が出ました。朝早いのも辛いけど、敬遠されて避けられているのが分かりますからね。

◆手を遣う仕事と手を遣わない仕事、手の不自由度に合わせて割り当てて
　あの頃は、手が良かったので、髪結いとか包布つけとか、手を使う仕事ばかりが、割りつけられていました。
　手の良い人には手を使う作業、手が悪い人は、食事運搬とか担架(たんか)係をしていました。担架係は、足の裏に傷があって歩けない人を治療棟まで、乳母車のような木製の箱のついた担架車で運ぶんです。主に男の人の仕事です。それから、熱が出たり神経痛で座って行けない時は、大八車みたいなので、寝たまま連れて行ってくれるんです。私も乗せられたことが何回もあります。

3）不自由者看護
◆不自由者に代わり、食事の注ぎ分けや掃除、今なら不自由者の苦労が分かる、食器まで洗えば良かった
　不自由者看護というのは、朝早くに不自由舎棟に行って、舎の廊下、トイレの掃除、外回り掃除、食堂の掃除をするんです。そして、食事は食缶に入れて、大八車で各々の寮に配られるんですけど、それが配られてきたら、不自由者の人達のお茶碗に注ぎ分けて、その人達と一緒に食べて、食缶を洗って帰って来るんです。
　本当は、不自由な人たちのお茶わんやお箸も、全部洗ってあげたら良かったと思いますが、それは誰もしてなかったです。私たちも慣れない子どもなので、先輩がなさるように、食器までは洗いませんでした。本当はしてあげたら良かったんでしょうけど、してあげなかったです、恥ずかしいことに。不自由者の方は、難儀して亡くなられたと思いますよ、今になれば分かるけど。

◆昼間は部屋には作業に出られない病人だけが残る
　自分達の部屋のお座敷は、その部屋のちょっと元気な人が掃除しておられたけど、廊下やトイレの拭き掃除は、不自由舎看護に割り当てられた者がしておりましたね。病棟看護も皆15日交代ですけど、病棟看護は本当に24時間勤務で大変でした。
　働ける人は、みんな作業に出て行かれるから、昼間に部屋に残るのは、手や足に傷がある人とか、私のように熱こぶが出て、神経痛がして寝込んでいるものが、3人か4人残るだけでした。

4）その他の作業
◆様々な作業があった、少年舎の男の子も頑張る、勉強のできる子は教師や自治会事務へ
　私は手が良かったので、園内作業も、薬配達と包布つけと結髪と、五つぐらいしかし

てないですけど、皆さんそれぞれ、自分に見合った作業を割り当てられていました。

　今は尿取りパットの便利なものがあるけど、当時は無いから、衣類のぼろをおしめの代わりに使ったりして、それを洗濯する人もおりました。

　それから、その少女室の裏に少年舎があって、男の子も大勢おりましたわ、少女室よりは人数が少なかったけど。男の子でも皆、炊事当番して、頑張っておられましたよ。かわいそうに、私よりも、もっと後遺症のある男の子もおられたしね。

　ほんで男の子の中には、勉強のよくできる子がいて、その人らは少年舎を出たら、学校の先生をしたり、自治会の事業所に雇われてましたね。

Ⅲ．病状悪化と治験

1．熱こぶが出始める、ツ反陽性

◆**熱こぶがではじめる、患者作業中に入院する、健康舎から不自由者棟へ移る**

　此処へ来た翌年から、熱こぶが出だして、病棟看護に行ったら疲れて、部屋に帰らずにそのまま入院したことも、何回かありましてね。聴き手：うわー、しんどかったでしょう。

　門脇：手足はまだ良かったけど、食事運びに行ったりするのが大変になってきて、5年ぐらいしか園内作業はしておりません。昭和17年の7月に独身健康舎に出て、23年の5月には不自由舎へ移らせてもらいました。

◆**ツベルクリン反応が強陽性**

　その当時、ツベルクリン（＝結核感染の診断に用いる抗原。らい菌も結核菌も好酸菌に属する）を年に1回、入所者全員がしてたんです。あれは結核の薬でしたかね。私はそれをしてもろたら、腕いっぱいに腫れあがって、その液が入ったところは、二重に高くなって腫れて、熱が出ました。あれを陽性というんですね。何回してもそんなかったので、それをするのが怖かったです。

◆**ハンセン病自体の治療はなく、病気が進行**

　本病の治療が無いから、病気が悪なり放題で、良くなると思ってここに来たけど、かえってどんどん悪なっていきました。

2．新薬に飛びつく、病状悪化

◆**新薬に飛びつく、抽選から漏れた患者から嫌味を言われる、新薬投与しない方が良かった**

　終戦前後でしたけど、その当時の園長先生の宣伝が良くて、新薬に飛びついて、希望したら採用されて。そしたら、その治療を受けれんかった人から、いろいろと嫌みを言われたんやけど、結局は、せん方が良かったんです。

◆**新薬で多くの患者が死亡、気管切開が必要な程に症状悪化、大切な髪を失う**

　新薬に飛びついたら、それが裏目に出て、その治療の副作用で、大勢の人が亡くなりました。私は酷い酷い後遺症になったけど、命までは取られんかった。だけど、病気が騒ぎ始めて、喉も苦しくなって、大方、気管切開をせんと駄目くらいにまで、酷くなっ

た。そして、20歳の時に、大事な大事な髪の毛を取られました。

　今でも元気におらしてもらえるけん、ありがたいんですけど、あれで亡くなった人は可哀想でした。大勢が亡くなりましたよ。宣伝がよかったからね。

3．プロミンによって症状回復
◆プロミンで多くの患者が劇的に良くなる、恐怖心からプロミンを希望しなかったことを後悔

　その薬で、本病が騒いで騒いで落ち着かなくなって、声帯がやられて声が出にくくなって、のど切り（＝気管切開）せんと駄目、「気をしっかり持っとかんと、もう危ないか」と思うぐらい、悪くなってたんですけど、昭和23年頃に、特効薬のプロミンが入ってきたんです。

　私は、その前の薬の後遺症が怖くて、プロミンは希望しなかったんですけど、30人くらいの希望者がプロミンの治療を受けられたら、見る見る良くなられて。うらやましかったけど、その時は希望してなかったんです、阿呆やろう。前の薬の時、良くなろうと思って治療したのに後遺症が出て、却って悪くなったけん、新薬を使うのが怖かったんです。

◆プロミン投与で症状回復し、気管切開を免れる

　私は、昭和24年にプロミンを使い始めて、お陰さまで喉も切開せずに済みました。あっちこっちが腫れてたけど、顔やら手足のむくみがとれて、顔色も良くなって、特効薬のおかげがあったんです。化膿している潰瘍も見る間によくなりました。そんな良い時が、3年か4年続いたかねえ。

4．失明、眼球摘出（新薬の副作用）
◆神経痛が出現、手の麻痺が進むと困る、新薬（結核の治療薬）を要望、要望したことを後悔

　昭和28年頃だったと思いますけど、今度はハンセンの菌が結核菌に似ているというので、特別診察室というのを、園長先生と他の先生が開いて、結核の薬を試験的に使い始めたんです。

　ちょうど、プロミンが良く効いて落ち着いてきてたんやけど、今度は、神経痛が出始めて、「ああ、これで手が使えんようになったら辛いなあ」と思っていた矢先だったので、その治療を希望したんです。せっかくプロミンが効いてたんだから、止めとけば良かったんですね、後から考えると。

◆結核の治療薬の恐い副作用で、本病が騒ぎ出す、半年の患いで両眼失明、眼痛より失明が辛い

　1年目はストマイ（＝ストレプトマイシン）だったから、良かったんです。私は良かったけど、ストマイで難聴になった人は大勢いましたよ。それから2年目の計画の薬が、アシドマイシンとかヒドラジッドとかハスとか、3種類か4種類の薬がありました。そんなにたくさん飲んだわけでもない、飲んだか飲まないかの僅かな量やのに、副作用というのは本当に恐ろしい、すごい副作用がでて。

　私が治療を始めたのは29年頃でしたけど、治まっていた病気がまた騒ぎ出して、両眼を半年ほどの患いで失ったのが、昭和31年です。後から、緑内障だったと友達に教えて

もらいました。
　視力も 1.5 ぐらいあったのが、0.7 と 0.3 になって目がかすむようになって、それでもまさか盲人になるとは思ってなかったんです。だけど、日にちが経つにつれて、昭和 30 年の秋頃からは、眩しくて眩しくて我慢できんくらいになって、虹彩炎でしょうかね。鏡を見たら、瞳が縫い針の尻ぐらいに小さくなっていて、31 年のお正月には、濃霧の中に居るような状態です。そんなに痛みはきつくなったんですが、目の玉が腫れて、半年の患いで、両眼とも失明しました。
　その時は、目の痛みよりも何よりも、目が見えなくなる、盲人になる恐れの方がつらくて、目の痛みはあまり感じませんでした。

◆嘔吐などの全身症状出現し、眼球摘出する、残った片眼も後年摘出、兎眼で義眼も入らず眼球なし

　それで、見えなくなっただけなら、まだ良かったんですが、空えずき（＝嘔吐）が来たり、他にも全身に害が出だして、そのときの眼科の先生が、「こんなのを置いとったら体に悪いから、眼球を摘出した方が良い」言うことで、泣く泣く、31 年の秋に片方の眼球を摘出しました。聴き手：つらかったですね。
　門脇：それでも、もう片方の眼球は、あまり眼圧が上がらんかったんでしょうねえ、水を抜く手術を受けて、昭和 35 年までおったんです。だけど、やっぱり調子が悪くなって、結局 35 年に残っていた片方の目も摘出して、両眼ともに無いんです。
　その両眼が無い上に、義眼がほっぺたの先で止まらないので、義眼が付けれないので、今はもう、義眼がほどけて、目玉なしです（注：兎眼のため、義眼が固定しにくい）。

◆眼球摘出したので、今後見えるようになる希望は無い、とことん悪くなってしまった

　目玉が残っていれば、「もしかすると」と希望も持てるのですが、もう目玉が無いので、どんなに治療が発達して良い治療法が見つかっても、目が見えるようになるという希望はありません。
　もう本当に、次から次へと薬の副作用で、よくならずに悪くなるばっかりで、とことんまで、悪くなりました。

◆顔も醜悪になってしまった、治療薬が無いので宣伝に惑わされた

　顔も、本当に醜い醜い顔になってしまいました。。あなたも、ここへ来て間がないけど、ここに来た時は、びっくりされたでしょう。私のような後遺症を見たらね。治療が無かったから、ちょっとしたお薬の宣伝に惑わされて、それ飛びついたら、かえって病気を悪くして、醜くなったり、目を取られたり、散々でした。

◆医師は、結核療法にのみ関心あり、眼科の治療に関心ない、眼圧も測らず多くの盲人が生まれた

　どうも後から聞いたら、緑内障だったみたいですが、先生は緑内障だと言われませんでした。ただ手で押さえるだけで、眼圧を測ってくれないんです。
　それと、緑内障の治療は、あの当時でもある程度はあったと思うんですけど、眼科の

ことよりも、結核療法の方に力を入れておられたから、眼科のほうは、二の次三の次で関心も無かったんでしょうね、眼科の先生だったけどねえ。あの当時は、盲人になる人が多かったです。

5. 生き地獄、夫と仲間に支えられ

◆眼球摘出で、地獄のどん底に落ちた、眼球を失っての生活は生き地獄

両眼失明どころか、目の玉まで摘出されて、地獄のどん底まで落ち込みました。目が見えなくなった時は、死んだような気持ちでした。あれを生き地獄というのでしょうかねえ。目玉を失ってから、どれほど辛かったことか…。

◆夫や友人に支えられて今まで生きた、支えてくれた人は亡くなった

同じ寮の方たちにお世話になりました。それと、つれあいも元気やったから、50年余りにわたってお世話かけたけどね。もう本当にその当時お世話になった方皆さん、亡くなられておられません。もう本当によくしてもらって、励まされて、ここまで長生きさせてもらいました。どれだけ、お世話になったか分かりません。

◆盲人会の支え、今は最古参

それと、盲人会ですね。私が盲人会に入った頃の古い人は、みなさん亡くなられて、今はたった13名しかいなくて、私が最古参です。盲人会の中で、いろいろと励まされて、ここまで頑張ってこれたんです。

◆お世話人が「目」となって助けてくれた、同郷で気心知れたお世話人

「お世話人」を2人お願いしているんです。このお二人が、長い間、私の目となってくださって手を貸してくださいました。聴き手：お世話人というのは？　門脇：毎日、訪ねて来てくれては、困ったことは無いか聞いてくださって、目が見えないので出来ない細々としたことをお手伝いくださいます。どちらも目が見える入所者で、私が目が見えなくなってからの、長い付き合いです。お二人とも、つれあいか私と同郷で、気心が分かっているので助かります。

1人の方は、ここに来られた時は15歳で、私がまだ目が見えて手が良かったから、ワンピースを縫うてあげたり、色が合わんかったら、布を染めてあげて、ちょっとした上着ぐらいは、縫ってあげたこともありました。

もう1人の方は、20歳ぐらいで来られたからそういうお手伝いは必要無かったけど、ここに入って間無しは、いろいろ分からないことも多いので、ちょっとぐらいは、お手伝いさせてもらいました。

この2人の方に、もう私は長い間、目を借り、手を借りしてお世話になっているんです。

6. 眼を失っても生きる工夫（唯一感覚の残る口を使う、互助システム）

◆手指の欠損・変形に合わせた手袋など不自由者のために縫ってあげた事が、自分の役に立っている

目の見えていた頃は、繕（つくろ）い物とかをするのが大好きで、不自由な友達に頼まれたら喜

んでしていました。傷が出来ないように、かかと当てや肘当てを縫うてあげたり、古い着物の布で、親指だけついた手袋を縫うてあげたりね。百姓するのに鍬(くわ)を握ったりするのに、指がなかったり変形しているから、軍手が入らないのでね、親指だけつけて手袋を縫うてあげるんです。だいぶ縫いました。考えながらするのが楽しみで、喜ばれました。不自由な人のために縫うてあげたのが、自分が不自由になってから、役に立ちました。

◆唯一、感覚の残る口を使って、身の回りの事を自分でする

　盲人なったら、目が見えていた頃のような動きは出来ませんけど、盲人になってもう58年になりますから、トイレに行っても何処へ行っても、口を使いながら、ぼつぼつトイレの始末もできます。

　手の感覚は、火傷をしても分からないようなひどい麻痺です。足の裏もそんな状態です。唯一感覚が残っているのが口なんですね。だから、着替えも、前後が分かるように、目印のボタンをつけてもらって、それを口で触って確認しながら、ぼつぼつなら自分でできています。

◆大島も、互助システムをもつ小さな社会、支え合う仕組が整っている、冠婚葬祭の心付けは一般社会と同じ

　それと、大島はハンセン病の閉ざされた島ではあるけれど、やっぱり、小さな村というか、いろんな仕組みが整って、療養所が成り立っているんですよ。郵便局があって、理容室があって、ミシン場があって。ミシン使ってズボンの裾上げしてくださったり、目の見えない者に代わって代書をしてくれたり、いろんなお世話になる仕組みが出来ていて、それに支えられて頑張っているんです。

　だから、入退院があったり、お祝いごとや不幸があったら、心遣いというか、気持ちを差し上げるように、いただいたり差し上げたり、そういうおつき合いは、普通の社会と同じようにあります。

Ⅳ．悪法らい予防法

1．刈り込み

◆罪人を扱うような厳しい刈り込み、私の刈り込みはひどくはなかった

　聴き手：らい予防法について、どう思っていますか。門脇：私は子どもだったので、詳しいことは分かりませんけど、まあ兎にも角にも、罪人を扱うような刈り込み（＝強制収容）が行われていたようですけどね。

　私の場合はそこまで厳しくなくて、県の衛生課と警察で話が進んで、いろいろやってくださったのでねえ。２カ月ぐらいの間に、駐在所からも本署からも警察の方が何度も来て、衛生課からはしょっちゅう手紙が届きました。同郷から入所する連れができたら行こういうので、入所までに２カ月ぐらいの間がありましたから。だから、私の場合は、刈り込みいうても、そんなにつらい刈り込みじゃなかった。

17章　門脇花子の語り（聴き手　瀬尾美香）

◆友人の父はひどい刈り込みを受けた、他人事ではなく涙が出た

　だけど、友達のお父さんは、仕事しよる最中に、罪人みたいにトラックに押し込まれて、連れて来られたと聞きました。そんな恐ろしい収容の仕方をされています。その方は大工さんやったから、納屋を建てている最中で、その仕事の目途がつくまで居らしてくれと言ったけど、待ってくれずに、有無を言わさず連れて来られたと聞きましたよ。これが、本当の強制収容ですね。こんな話を聞いたら、涙が出ました。他人ごとでは無いですからね。

2.　四国遍路体験者のひどい生活

◆四国遍路巡礼者の刈り込みで大島の入所者が膨れ上がる、元気な人は長島愛生園へ不自由者は大島へ

　それから、私が大島に入った頃は、毎年毎年、お四国廻り（＝四国八十八か所巡礼）をしよる人を捕まえて、不自由な人を何十人と収容していました。お四国さんを、どんどん刈り込みしていた時ですから、入所者が膨れ上がって750人を越えていたでしょうかねえ。

　刈り込みしたお四国さんを高松の桟橋まで連れてきて、元気な人は長島（＝愛生園）に送って、大島には、主に不自由な人を連れてきたそうです。だから、ここもお四国廻りを経験しとる人が、昔は、大勢おられました。

◆四国遍路巡礼者の過酷な生活（門前でホームレス生活、物乞い、治療なく無理して歩き病状悪化、私物は何一つ無く、蚤や虱がいっぱい）

　お四国廻りをしよる人は、故郷の家には居られないから、暑い日も寒い日も、お寺さんやらお宮さんの門の前で寝て、物乞いをしながら、難儀してお四国廻りをされるでしょう。

　それに、治療が無いのに無理をして歩くから、だんだん不自由になって、此処へ入れられたんでしょうねえ。目の見えない人、手足の不自由な人が何十人と入って来られて、それは可哀想でしたよ。

　虱が居る、蚤が居る、南京虫が居る、それはひどかったです。そして、本当に何も物を持ってない、身一つで収容されて来ましたから。だから、私らの収容は、優しかった方です。

3.　生活のひどさ

◆食料なく、食べたいと願って亡くなった、粗末な弔い、当時亡くなった人は可哀想

　その当時、亡くなられた人達は、職員さんの看護を受けることなく、本当に不自由な思いをして亡くなられました。食べる物もなく衰弱して亡くなりましたからね、「葡萄酒をいっぱい飲んで死にたい」とか「ぜんざいがいっぱい食べたい」とか言いながら亡くなられたそうですよ。可哀想ですよ、あの当時亡くなられた人は。

　亡くなる人の付添にも行って湯灌をしたことあるけど、本当に今と違って可哀想な湯灌の仕方でしたよ。今はね火葬も、電気できれいに始末してもらえるけど、本当に話に

433

ならないような、お葬式にしても何にしてもね。
◆戦中戦後の粗末な食事、無い無い尽くし、芝居の衣装を防空頭巾に

　ご飯は、丸麦の黒い麦ご飯で、食べたくないようなご飯でした。それでも、おなかが空くから、食べてたけど。

　そのうち、戦争が激しくなってきたら、食べるご飯も無い、おかずも無い、何にも無い。治療も無い、着るものも無い、洗濯するいうても石けんも無い。無い無い尽くしでした。えらいことでしたよ。聴き手：すごい時代を生きてこられたんですね。

　大島にも病人で作った劇団があったんだけど、戦争が激しくなってきたら、芝居なんかしておれないから、芝居の衣装が防空頭巾(ずきん)になりました。

　戦後ずいぶん経ってからでも、食べるものも無くて、おなかが減ってねえ。売店で勝手に買えないから、面会に来た人に頼んで、代わりにお菓子を買ってもらうこともありました。恥ずかしいけど、そんなこともしよったんです。

◆道路も悪い、白杖も粗末、盲人は奉仕で作った白杖で探り杖で歩く

　その頃は道路も悪いしね。補助鈴も誘導線もない（＝現在では、音色の異なる鈴をつけたり、視力が悪くても比較的見えやすい白線を通路に引くなどして、盲人の移動の助けとなる工夫をしている）。白杖(はくじょう)も、今のようなきれいな白杖じゃない、山から木を切ってきて、心ある人が奉仕で杖を作ってくれてね、そんなのをついて探り杖（＝盲人が杖で足元を確かめながら歩くこと）で、皆さん北の端から治療棟まで通われていたのですから、本当に大変だったと思います。

◆四肢切断した人が多かった、医師は安易に四肢切断、もっと手を貸せば良かった

　指の無い人も沢山いました。あっても、親指が引っついてるだけで、ぶらんぶらんしていたり。5本とも指が無かったり。今になって思ったら、もっと手を貸してあげれば良かった。指がちょっと短いだけでもこんなに不自由なのに、指が全然ないのは、どれ程不自由だったかと思うんです。あの頃は、針も持てて辛さが無いけん、不自由な人の気持ちが分からなかった。

　あの頃は洗濯したり何かで、傷ができたら、お医者さんがすぐに指を切り落としよったんです、大根を切るみたいに。簡単なものです。足はすぐ、義足にされるしね。

4．一時帰省

1）帰りが遅れると罰則（監房収監、保証人は謹慎室へ、体罰）

◆一時帰省の許可を得るのか難しい

　まだ顔色が悪かったけど、昭和17年と昭和21年と二度ほど、一時帰省をさせてもろたんです。その頃の一時帰省いうたら、本当に難しくて、嘆願書に難しいこと書いて、園長先生に提出して、許可をもらわないといけない。そして、1週間しか許可してもらえないので、帰郷してからまたお願いの手紙を出して、2週間に延ばしてもらう。鈍行（＝各駅停車）で行き来するから、日数がかかるでしょう。2週間の許可をもらっても、家におれるのはたった10日間。そんな難しい時代でした。

17章　門脇花子の語り（聴き手　瀬尾美香）

◆帰島が遅れると本人は監房へ、保証人は謹慎室に入れられる

　一時帰省から帰るのが遅れたら、監房に入れられていました。そして、一時帰省から帰らなかったら、保証人になった人が、監房の隣の謹慎室に入れられていたんです。聴き手：ひどいね。

　今の福祉室の辺りに、監房があったんです。牢屋みたいに厚い厚いコンクリの塀があって、その中に檻が二つあって。保証人になった人たちはその檻の中には入らずに、隣の謹慎室に畳が敷いてあって、そこに入らされていたんです。そして本人が帰ってきても、保証人は謹慎室に入れられよったんです。私たちはそんな目に遭うのが嫌やから、きちんと決められた日には帰ってきて、謹慎室に入れられたりはしなかったんですがね。

◆帰島の遅れた男性が暴行される

　昭和16年頃の話やけど、島根県の男の人で兵隊さんやった人が、一時帰省から遅れて帰ってきたんです。そしたら、分館（＝福祉課）の人が、追いかけ回して捕まえて、つれづれの歌を詠んだ碑があるでしょう。その歌碑の前で、その人を捕まえて、その人の両手両足を持って、その歌碑のぶちつけたんよ。その様子が、少女室から見えてね、もう胸くそが悪かった。人間を石に頭突きするやもん。恐ろしかった。

◆袋叩き

　私よりちょっと古い人の話では、今の協和会館の前で、袋だたきされた人が居る言うてました。本当に袋に入れて、袋の上から棒で叩く。何の悪いことしたのか何か知らんけどねえ。

2）汽車から降ろされる

●今まで話したことはない、1回目の一時帰省は何事もなかった

　園内では、こんな辛いことはしゃべったことないですけど、思い切ってしゃべらせてもらいます。

　昭和17年に独身寮に出た年の11月頃に、初めて一時帰省したんです。同じ島根県の西の方に帰る人に、一緒に連れて帰ってもらって、岡山駅から米子まで、伯備線の鈍行で4時間もかかって、私は米子で一晩夜明かしして、それから自宅に帰ったんです。そのときは寒い時でしたが、別に何もなく帰省して、無事に療養所に戻りました。

　家に居れるのは、10日ぐらいしかないからあっという間で、療養所へ帰りたくない気持ちでしたね。だけど、帰らなかったら保証人の方が謹慎室に入らにゃいけないし、帰ったら今度は自分が監房に入らにゃいけない。それは嫌だから、きちんと決められた日のうちに帰りました。それが初めての一時帰省でした。

　米子の駅で夜明かしするのも、駅で夜明かしする人が大勢おりましたので、寂しくはなかったです。だけど、心細かったです、15歳ですからね。でも、それはそれで良かったんですが。

◆2回目の帰省、途中までは友人と

　今度、昭和21年の10月頃に二度目の一時帰省をしたんです。その時は嘆願書も簡単

でしたし、日取りも10日ほど許可が出て、広島に帰る人に一緒に岡山の駅まで連れて行ってもらって、岡山の駅でその人と別れました。私は伯備線で米子まで鈍行で行って、米子で夜明かししたんですけど、その時も駅は夜でも賑やかでした。

◆上ばれた顔を見た両親が後ずさりする
　自分の村に着くのは、人に見られて嫌だから、隣の村に着く汽車に乗って帰って、小走りで家に着いたら、ちょうど両親が畑に行こうとしているところでした。
　私の顔を見て両親がびっくりしてしまって、本当に後ずさりような感じでした。夜明かししたので顔色が悪かったのか、この病気のために顔色が悪かったのか。夜明かしすると、顔の変形が目立つんでしょうね。
　それから10日ほど隠れるように家におって、母が目が悪くて、縫い物が溜まってたから、私が簡単にできるものを縫い針して留守番していたんです。

◆兄が戦死していたと知る
　何回手紙を出しても返事がもらえないから帰ってみたら、大事なすぐ上の兄が戦死しておりました。戦死したことも知らしてくれない、何回手紙出しても返事をくれない。もう、どうもこうもならない辛い思いをしました。帰郷して初めて、兄の戦死を知りましたのでね。

◆後継ぎがいない、「夜逃げして戻ってこないか」と勧められる、嬉しいやら悲しいやら
　そしたら母の義理の兄になる人がやって来て、「跡取りの兄貴が死んだけん、おまえ、夜逃げしてでも帰って来れんのか」って言うてくれてね。本当に嬉しいやら、辛いやらで涙が出ました。当時の療養所は、刑務所のような扱いを受ける時代でしたからね。帰れるものなら、帰りたかったですね。

◆帰りの汽車、病気に気付いた職員に途中の駅で降ろされる、父と夜通し歩いて夜明かし
　そして、大島への帰り道に、伯備線に乗ってたら、保安官か車掌さんか何か知らんけど、腕章つけた人がやってきて、父親に何かぐじゃぐじゃっと言うて、父親を連れて行ったんです、機関室か何処かに。
　帰ってきたと思ったら、私たちは岡山駅で降ろされたんです。顔がむくんで顔色も悪いから、この病気だと分かったんだと思います。
　岡山駅で降ろされて、父親と二人で、そこら辺をうろうろ一晩中歩いて、夜を明かしました。「人に見つかって、泥棒か何かと間違われへんか」と恐る恐る夜通し歩いていました。そして朝が来て、宇野線に乗せてもろて、父親が宇野港まで送ってくれて、何とか無事に大島に戻って来ました。

◆途中下車させられる噂は本当だった、辛い目にあったことは恥ずかしくて言えない
　「一時帰省の途中で見つかったら、汽車から降ろされる」いう話を噂で聞いてたんですけど、本当に私はそういう目に遭うたんです。私は、そういう恥ずかしい目に遭うたことを、園内では誰にもしゃべっていません。嫌ですからね。恥をかくことはね。聴き手：つらかったですね。

門脇：うん。夜通し岡山の街の中を歩いて、夜明かししました。つらかった。宿に泊まれる状態で無いですからね。見つかったら汽車から降ろされるって聞いてたんですが、噂だけじゃなかった。

今やったら、高松に行ってもどこに行っても、堂々と病院にも入れていただける時代ですし、後遺症があっても無菌になっていますから。今の時代からしたら、嘘のような話ですけど、本当にあったんです。聴き手：考えられないですよね。今からしたら。

◆兄の死と、汽車から降ろされた辛い思い出の一時帰省

　門脇：一時帰省は、嬉しくて帰る人ばっかりでないからね。不幸があって帰るとか。私も、一時帰省したって、嬉しいことは何もない。帰ったら兄が戦死していたし（泣）、帰る途中にはそんな目に遭わされて、本当に辛い辛い一時帰省でした。

5．らい予防法廃止で、当たり前の人間扱い

◆らい予防法のおかげで長生きした

　私は療養所があるいうことを知って、入れていただいたおかげで長生きして、現在の良い生活をさせていただいております。仕事の最中にトラックに押し込まれて、罪人のように連れてこられた人もありますけど、私の場合はそれほどに厳しくなかった。らい予防法のおかげもあったと思っています。それも平成8年だったかに、廃止されました。

◆らい予防法の廃止と無菌で、当たり前に人間扱いしてもらえる、自由に買い物できる、昔は怖がられていた

　らい予防法が廃止になって、また、入所者全員が無菌になって、今は、高松の街に行くのでも、簡単に行けますし、高松のどこの病院でも、一般の患者と同じように受け入れてもらえてます。私は全盲なので、あまり買い物に行きませんが、買い物ツアーで、月に1回くらいは、自由に買い物ができるし、みんな、堂々と外に出られます。

　らい予防法が廃止される前は、買い物に行っても、手が触れないように、「おつりを上から落として渡された」って言ってましたからね。本当に怖がられていました。らい予防法が廃止になってからは、当たり前の人間扱いしてもらえて、皆さん楽しんでおられますよ。

◆昔は刑務所、今は開放的な島、賛同者が増加した

　ほんで、昔は刑務所みたいな、一時帰省から遅れて帰った人を捕まえて頭突きしたり、袋だたきにする怖い怖い療養生活でしたけどね。今は、あっけらかんとして、見学者も多く来られます。今はもう、全国の療養所に、何千人かの僅かな人しか居なくなりましたけど、たくさんの方々が、この病気について運動してくださっています。聴き手：嬉しいですか、そうやって知ってもらえると。門脇：嬉しいですね。みなさん、優しくて、「僕たちが、一人でも多くの人に、本当のことを理解してもらうように頑張ります」って言うてくださっていますからね。

6. 家族の復権を願う

◆患者を出した家族は世間体を気にして生きてきた、無菌とらい予防法廃止で少しは楽になったのでは

　無菌になったことと、らい予防法が廃止になったことで、この病人の出た家、残された家族が世間体を気にせんでも良くなったことで、少しは気が楽になったんじゃないかと思います、病気になった本人以上にね。まあ、私のように家族のいない者も、大勢おりますけどね。

◆母親が精神病になる程、世間体を気にする病気、一家から複数の患者が出た家族の辛さ、故郷に残った家族が当たり前の生活ができることを切に願う

　聴き手：この語りは、本になって出版されるんですが、どうしても伝えたいこととかあったら。門脇：私は立派な言葉では言えませんが、またこれから新たに発病する人は居ないかもしれませんけど、故郷に残った家族が苦労していると思うのでね、家族が苦労の無い、当たり前の生活ができる時代になって欲しいなあと思います。

　子どもがこの病気になっただけで、「母親が精神病になって、おかしくならなければよいが」と、本気で心配しなければならないくらい、世間体を気にしていましたから。一家から3人〜4人、きょうだいで病気になって連れて来られた家もありましたから、そんな家の人は、どれ程つらかったことかと思います。この病気が一人出ただけでも、これ程、辛いんですからね。

　らい予防法が廃止になっても、私らは、一生、故郷に戻って生活できませんが、無菌になって普通の人間として扱ってもらっています。社会の中で生活している家族が、安心して暮らせるようにしてあげて欲しいと、切に願います。

Ⅴ．眼球を失っての生活

1．兄の死、両親の死、両親と同じ墓へ

◆長兄の事故死、次兄の戦死、私一人が長生き

　上の兄は、数え年19歳の時に、発電所の工事に村の若者が駆り出されて、辛いことに、そこでトロッコの下敷きになって、即死でした。それが昭和14年です。3歳上のすぐ上の兄貴は、昭和20年6月に揚子江で戦死したそうです。遺体は戻って来ず、どうせ川の中に放り込まれていると思います。

　そんなんで、私のようなこんな病気の者が1人残って、長生きさせてもらっています。

◆両親は他人様が見送る、私が同じ墓に入れるように両親が遺言

　両親は、他人様がお世話してくださって、あの世に旅立ったのが昭和51年です。2人とも同じ年に逝きました。

　当時は、まだ土葬でしたけど、夫婦の墓を作って、私が死んだら、「お骨だけでも一緒に居たいから、一緒のお墓の中へ入れてくれ」と頼んで逝ったそうです。だから、私の行き場は決まっているのですが、なかなかお迎えに来てくれません。いつまでこの世

17章　門脇花子の語り（聴き手　瀬尾美香）

でお世話になるのか、その日までは、なるべく元気で頑張っていきたいと思っています。

2. 夫との生活、夫の死

◆夫のおかげで長生きできた、世話をかけた

聴き手：結婚されたんはいつですか。門脇：昭和23年。50年以上お世話になりました。金婚式は、まだつれあいが元気だったので、形だけお祝いをしました。最期まで、よく頑張ってくれました。何にもしてあげれんかったけど、本当にお世話ばっかりかけて、そのおかげで生きてこれました。

聴き手：門脇さんの結婚の話って、今まであんまり話を聞いたことが無かったなあと思って。門脇：隠しとったね（笑）。聴き手：話したくなかったら。門脇：何ちゃ隠すことはない。

◆目が見えた頃、私も夫も仕事に精を出す、夫は農作物・漬物作りが上手だった

目が見えた頃は、自分で障子（しょうじ）も洗って貼り直して、ほんで共同洗濯場に、タライと洗濯物を下げて、洗濯ゆすぎに行ったり、元気で頑張っていました。

つれあいは元気で、園内作業はするし、畑で白菜を作って、自分で作れない人に差し上げたり、すいかも品評会で1等に入ったりして喜んでいました。それから、大きな桶（おけ）に、おいしい漬け物を漬けて食べさせてくれていました。糠（ぬか）をたくさん入れて漬けた白菜の漬物は、味が良くって、職員さんに味をきいてもらったら、美味しいって、喜ばれましたね。

◆美味しいおかずを作って入院中の私を励ましてくれた

それからおかずを炊くのが好きで、毎日毎日おかずを炊いて食べさせてくれて、私が病棟へ入院して動けなくなってでも、大根やにんじんを大きな鍋にいっぱい炊いて、「食（く）わしてやる」いうて持ってきて、私を励ましてくれてました（泣）。今もあの世で、炊いて食べさせたいって思っているかも分かりません。

それから高松の街に詳しい友達が何人かいて、高松の様子を教えてもらっては、1人で買い物に行って、自由にしておりました。

◆「盲人の妻を持って可哀そう」、迷惑をかけた

それはもう、洗濯から食事から、何もかもえらい（＝大変な）お世話をかけました。

周りの人たちが、「目の見えん奥さんを連れて歩いて、肩を落とした姿を見たら可哀想」いうて、話ししよったみたいです。それだけ目が見えないということは、辛いことなんです。

おかげさまで、目が見えなくなっても、夫のお陰で58年も長生きさせてもらいました。目を患ろうたのはたった半年間だったけど、目が痛むより、何も見えなくなるという辛さが勝ってました。

◆夫の発病、腎不全で透析開始、厳しい食事制限で可哀想

それが平成20年の1月に、腎臓が悪くなって、厳しい厳しい食事制限を受けんと駄目ようになって、島の外の総合病院にも入院させてもろて、透析するようになって、一応（いかん）

439

は元気になりました。

　だけど、食事制限が厳しくて、「俺あ、食べたい物も食べれんのに、生きとったって何ちゃ良いことない」いうて嘆いておりました。本当に可哀想でしたけど。

◆**死別後に私が悲しまないよう、覚悟を決める時間を与えてくれた、泣かずに看取れた**

　それでも、皆さんにお世話になりながら、3年9カ月、病棟生活で頑張ってくれました。その間に亡くなっても悲しまないように、私に覚悟を決めさせてくれたんだと思います。

　だから、つれあいが亡くなった時も、人前でわんわん泣くことも無かったです。「まだ生きている、まだ生きている」と信じ込んで、大声で泣くことなく頑張りました。

3. 引越し

◆**引っ越しは9回目**

　もう大島に来て、73年と5カ月になりますけど、9回も引越しました。少女舎から独身女子の健康寮に移動したのが、引越しの1回目。不自由舎に行ったのが2回目。看護師さんの宿舎を改造して夫婦寮にした所へ移ったのが3回目。その後、何度か替わって、最後が去年の引越しです。

　最初の頃の移動は、行李（こおり）が1つとトランクが一つと、布団がちょっとあるぐらいでした。だけど、だんだん二間の夫婦寮になってから、冷蔵庫とかテレビとか大きな道具が増えて、移動も大きな車を雇って、管理室の方が運んでくださるようになりました。

　10回近く移動をしておりますが、大概の人が3回や5回はしていると思いますよ。

◆**間取りが同じ建物に入るよう友人が助言**

　去年も、前の住居が老朽化しとるし、入所者も減って危ないからいうんで、立派なご殿のような新センターが新築されて、去年の5月に移動したんです。最初は他の所に移動する予定だったんですが、友達が、「同じ間取りの所に入れてもらった方が楽なんじゃないか」ってアドバイスしてくれて、福祉課を通してお願いしてもらったら、即OKでした。先に入っとる友達から、「はよ来い、はよ来い」言われて、あんまりじらすのも良くないと思って、皆さんより1週間早く移動させてもらいました。

◆**同じ間取りでも、目が見えないので迷う、夫が元気で指図してくれれば迷わないが**

　新しい所へ入れてもらって、元気な人は喜んでおられますけど、不自由な人は慣れるのが大変なので、怪我があって入院されたり、いろいろ大変みたいですよ。

　前と同じ間取りの所に入れてもらって、感謝しておりますけれども、やっぱり頭が古いし、動きが鈍いものですからね。もう迷って、迷って。

　1年が過ぎて、だいぶん慣れまして、職員さんも慣れてくださって、本当に助けられています。やっぱり、慣れるまでがつらいですね。住み慣れた所とは、勝手が違いますからね。連れ合いがおって、目が見えて、「右じゃ左じゃ」言うて教えてくれたら、しゃんしゃん動けるけど。

◆ラジオの音で、方向を知る

　ラジオを1日中つけて、ラジオの鳴る方向で、位置が分かるようにしているんですが、ラジオが鳴っていても迷います。だいぶ慣れましたが、まだ迷います。

◆以前の住まいでは、ビックリされるくらい良く動いた、掃除して美しくなるのが生きがい

　前の所では、看護師さんが「あなたが動くのを見たら怖いわ」いうぐらい、チャンチャカチャンチャカ動いておりました。

　毎日、洗濯機の部屋から流し台の前から水屋の前、縁側の方まで、毎日拭いて。それで1週間に1回は部屋中、欄間からはたきをかけて、年に3回ぐらいは畳拭きをして、満足しておりました。しんどいけど生きがいでした。きれいになるのが嬉しゅうてね。早くそれくらいまで慣れればいいんですが、年を取っとるから、時間がかかります。

4. 元気でいる努力

◆脊柱の骨折でさっさと歩けない、這い回る

　現在は、腰の骨が歪んでいて、腰からくる座骨神経痛で、左足が痛かったり、膝が痛かったりが有るんですけど、まあそれはちょっと痛み止めをもらいながら、何とかしています。そして腰の悪いところへもってきて、一昨年、背骨を骨折して一段と腰が悪くなって、今はもう部屋の中を這い回って、さっささっさと歩けません。

◆寝たきりにならないように、歩行練習、ラジオ体操、頑張れと自分に言い聞かせる

　でもまあ悪いながらも、ちょっとぐらいは歩けますので、歩幅のない歩行訓練で、今日も1万6000歩、歩きました。毎日、2万歩ぐらいは歩いています。

　それから、小学校に習ったラジオ体操を元に、立って出来ないから横になったまま、手を振り、首振りしています。

　動けなくなったら自分が辛いから、自分に自分ではっぱを掛けながら、朝から晩まで、間があったら体操しております。頼るばっかりではいけないでしょう。「体を動かさな駄目、寝たきりになったら自分が辛いんじゃけん、頑張れ、頑張れ」いうて自分で頑張っております。

◆七夕への願い'歩けるように'

　風の舞までしゃんしゃん歩いて、連れて行ってもらえたらなと思って、毎年、七夕さんの時に「もう一度歩かせてください」って、七夕さんにお願いしたりしておりますけど、なかなかしゃんしゃん歩くところまではいけないです。

◆トイレが自立できるよう工夫する

　それでも、自分でトイレに行けることを幸せに思っております。パンツの上げ下ろしを看護師さんや介護士さんにお願いすることも多いですけど、でもなるべく自分でやれるように、いろいろ工夫して、ズボン下に紐をつけてもらったりして、頑張っておりますし、これからも生きている間は頑張っていきたいと思っております。

◆昔は支援を受けることに遠慮があったが、今は支援を受け入れて、盲人会に参加

　盲人会からも「来い来い」と誘われて、励まされて時々行くんですけど、世話係さん

が両手をつかまえて誘導してくださって、すっごくお世話になっています。昔やったら、「こんなにお世話になるんやったら、もう行かん」って動かないおばあでしたが、今はちょっとだけ前向きになれて、「両手を貸してもらい、お世話になって申し訳ない」と思いながらも、盲人会にもちょこちょこお邪魔しております。昨日も、盲人会で誕生会をしてもらって、しりとり合戦とかゲームをしました。昨日は集まりが悪くて5名でしたけど、いつも10名ぐらい集まります。

◆好きなおかずを準備してくれることへの感謝

それから、おかずももうあまり食べないので、調理師さんがお惣菜を小分けにして売ってくれるので、助かっています。

私は田舎者で、ぜいたくできるような家ではなかったし、戦時中で物が無い頃でしたし、母も目が不自由でしたから、ハイカラなものは食べたことありません。本当に粗末な大根の煮つけやら、お芋さんの煮っ転がしやら、カボチャの炊いたのが好きで、調理師さんに助けられています。それでも私、体重が増えたんですよ（笑）。しばらく35Kgぐらいだったけど、今40Kgあります。あまり増えたら、お尻が重たくなるから、これくらいで良いんですけど。

◆外の社会に居れば行き場なく、世話してくれる人もいない、至れり尽くせりの生活（職員の支援、島外での医療）に感謝、昔の悲惨な頃に比べれば恵まれている

今、故郷に居ったら、今頃は行き場が無いし、お世話してくれる人もいないしで、どんなに辛い生活だったかと思います。けど、ここの療養所のおかげで、本当かわいがってもらって、ここへ来た頃の呼び名で、ちゃんづけで呼んでもろています。気持ちは、いつまでたっても13歳のままです。

昔の悲惨な頃に比べたら、今の私たちは本当に恵まれています。現在は、職員さんの看護で、至れり尽くせりやし、治療もいろいろとしてもらえて、園内で治療ができない病気は、外の病院に行かさしてもらえるし。本当に、幸せな時代です。

◆後遺症はひどいがそれ以外は幸せ

後遺症がひどいから、年齢が何歳やら、男か女か、ちょっと見たぐらいでは分からないし、ひどい後遺症で辛い思いをしておりますけど、それを除けたら、本当に幸せです。もう少し腰が楽になって、もう少ししゃんしゃん部屋の中を歩けたらと願う毎日です。

◆親の享年より長生きできた、頑張って生きたい

皆さんのおかげで、親の年齢を超えるほど長生きさしてもらいました。おかげさまで、年一回の健康診断でも結果が良くて、悪いながらも長生きさせていただいております。

これからも職員の皆様や友人に、どれだけかお世話になると思いますけど、よろしくお願いしたいと思います。皆さんのおかげで、フォークを持ちやすく補助具をつけていただいて、食べさせてもらわなくても、自分でお口に運ぶことができますし、トイレにも通わせていただけて、本当に嬉しいです。頑張って生きたいと思いますので、よろしくお願いします。

18章

ハンセン病回復者　本田久夫　の語り

（聴き手　藤本利貢）

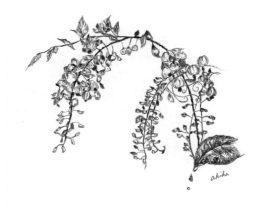

Ⅰ．発病から入所まで

　1．自宅療養
　　1）父の招集と復員後のマラリア発症
　　2）学徒動員中にハンセン病を発病するが放置
　　3）家業を継ぐ
　　4）病気が進行し、家業を畳む
　　5）大島青松園を紹介されるが、療養所の悪い噂から両親が反対
　　6）病状悪化により自宅療養不可となり、大島青松園の医師の診察を受ける
　2．大島青松園への入所決定
　　1）入所決定時の思い
　　　①3年では帰れない
　　　②一生寝たままの生活
　　　③人生は終わった、実家の敷居を跨ぐことはない、絶望感、引きこもり
　　2）身辺整理と死
　　　①身辺整理
　　　②祖母に諭される（死ぬ気か、寿命ある限り耐えろ、後に残る者が苦労する）
　　　③自分で命を断つこともできない、投げやり
　　3）島外での差別から放たれ、肩の荷がおりる
　　　①外の差別の方が酷い（疎遠になる友）
　　　②入所後、肩の荷が下りた（皆、同じ患者で差別なし）
　　　③家の心配はなし（覚悟してきている）
　3．大島入所の時
　　1）入所の日、朝早く出発
　　2）官用船（大島丸）は患者と一般人を区別する
　　3）大島の第一印象と初めての夜
　　　①松林の綺麗さに驚いた
　　　②学友会館で一泊して大島の決まり事を教えられる
　　4）名前を変えろ、偽名に慣れるのに時間がかかる

Ⅱ．入所後の生活

　1．重症患者を見てびっくり
　　1）生活に慣れない、ご飯がまずい
　　2）重症患者を見てびっくり、個人を識別できない
　2．仕事をしに来たようなもの
　　1）最初の仕事は、作業の割振り

     2）仕事に来た様なもの
     3）親父は仕事を禁止、しかし仕事しないと受け入れられない
   3. 医療の粗末さと四肢の切断
     1）ガーゼは使いまわし、梅雨時は臭う
     2）直ぐに四肢切断される
     3）切断を渋ると悪化する
     4）疼痛感覚なく仕事を続けることで悪化する
   4. 入所者で支え合う
     1）昔は皆で分け合った、今は個人主義
     2）昔は、仲間が医師に入院を掛け合った
   5. 人間扱いしない職員への苛立ち
     1）職員の態度に腹が立つ
     2）奄美・沖縄から介護員が患者区域に遊びに来る、関係が良くなる

Ⅲ. らい予防法の廃止と国賠訴訟

   1. 隔離撲滅政策と'薬の隔離'
     1）薬も隔離して、療養所外で治療できない体制を敷いた
     2）らい予防法廃止で、島外からいろんな人が訪れる
   2. 国が謝罪しても後遺症のある者は腹の底から喜べない
   3. 肩身の狭い思いをした家族への謝罪はない

Ⅳ. 島外の友との長い付き合い

   1. 高齢化により語り部が居なくなる
     1）島外の人達との交流、長い付き合い
     2）高齢化で語り部がいなくなる、話せる間に島外の人に知ってもらいたい
   2. 外の風が入る
     1）外の風が入ると、園の中が活気づく
     2）夏祭り
   3. ワークキャンプの大学生との長い付き合い（子や嫁を連れて来る、叱っても来る）
   4. 病気になったのは辛いがいろんな人と出会えたことは幸せ
     1）行く先々で友人が出来る
     2）いろんな人から身の上相談、島外の人達も人生の苦労を抱えている
     3）病気になったのは辛いが、全国のいろんな人と出会えた、生きる張り合い

Ⅴ. 大島の今後の心配

   1. 離島のハンディーをもつ大島で、最後の一人までどうやってみる（診る・看る）のか

    1) 離島のハンディーをもつ大島の見通しは暗い
    2) 瀬戸内3園統合は辛い（慣れ親しんだ職員・環境変化による認知症の進行・盲人のハンディー、感覚麻痺による怪我の心配）

Ⅵ．後遺症の手術

  1．シャルコー関節になった原因
    1）シャルコー関節になったのは、無理をし過ぎたため
    2）悔やんでも仕方ない、少しでも良くなるなら手術する
  2．前回の手術
    1）装具をつけているのを知らない人も多い
    2）自転車を乗り回す
  3．今回の手術も自然体で受け入れる
    1）前回は、2年かかるところを1年で治した
    2）今回の手術も自然体で受ける、これ位ではくたばらない
  4．動けないことを受容（脊椎カリエスでギプスベッドで生活）
  5．島外での入院生活
    1）外の病院に溶け込む
    2）看護師に気持ちよく仕事をしてもらえるように、笑顔で接する
    3）退院後、看護師が大島に遊びに来る
    4）'また新しい人を連れてくる' 妻・大島のナースが呆(あき)れる
    5）たくさんの見舞い、島外の医師にびっくりされる

Ⅶ．人生を振り返って

  1．100点満点の70点で人生を終える
    1）27歳迄は幸せ、32歳迄はぶらぶら、入所後も他の患者に比べて恵まれている
    2）辛いことは忘れる、楽天的
    3）32年間の外での生活で培った常識や生活力（反骨精神・へこたれずに前向きに・苦言は言う）
    4）皆それぞれの過去を抱えて入所、園内に心から打ち解ける人は少ない
    5）人生の満足70点で人生を終える
    6）家族との縁も切れなかった幸せ
  2．若者へのメッセージ
    1）正しい情報を学び発信してほしい（歪んだ情報で、早期に治療が受けられなかったことで後遺症が残った）
    2）試練を越えていく
      ①いじめ、負けてたまるか

②自分がされて嫌なことは人にはするな
③友達は多い方が良い
④病気・衰えを試練と捉え、乗り越えていく
3）ナースへ
①人の痛みがわかる人であってほしい、生きた人間を相手にする仕事
②島のナースは子や孫のようなもの、感情を出すな
③いがみ合って逝くのは避けたい

【プロフィール】
昭和 4 年（1929）　愛媛県で生まれる
昭和18年（1943）頃　13歳の頃、斑紋が出現するがハンセン病と気付かず
昭和22年（1947）　中学卒業後、家業を継ぐ
昭和36年（1961）　32歳でハンセン病と診断され、12月26日入園
平成 5 年（1993）　右足シャルコー関節髄内釘固定術
平成 7 年（1995）　左足シャルコー関節髄内釘固定術
平成15年（2003）　右膝人工関節置換術
平成19年（2007）　左膝人工関節置換術
平成26年（2014）　現在85歳、妻と暮らす。ハンセン病の後遺症は、両足関節シャルコー関節、神経痛（両下肢）、両目兎眼、両手・両足の指の変形・欠損。日常生活は自立しており、ハンセン病の啓発活動に積極的に参加している。

Ⅰ．発病から入所まで

1．自宅療養
1）父の招集と復員後のマラリア発症
◆兄弟姉妹は7人、私は次男、4人が健在

本田：兄弟が7人で、私は次男です。長男は私が1歳の時に亡くなって、三男は60代で、四男は2歳位で亡くなって、五男は元気にしとる。そやから今元気で居るのは男2人と女子2人です。

◆家は農家と米屋、父が招集され米屋の仕事は私が手伝う

私が小学校3年生位の頃、支那事変が始まってね、親父が招集されて、直に戦争に行ったんですよ。

家は、農業と米屋でね。親父が農家の仕事をして、おじいさんが水車で精米して、米屋をしよったんですよね。ほんで（＝それで）、じいさんが「もうお米を扱うのはえらい（＝苦しい）から、農家を仕舞いして、わしの家へ来い」ということで、私らはまだ小さかったね、4歳ぐらいじゃったろうかね。小まい（＝小さい）時分に、現在の家へ、親父らと一緒に移り住んだわけよ。

だけども、おやじが兵隊に取られたもんじゃから、じいさんが白米にしたのを、小学校4年生ぐらいから、学校から戻ると店屋へお米を卸して回って、精米の仕事を手伝いよった。だから、小さい時分から家の仕事をしてきた。

◆父は復員後マラリアを発症、仕事が出来ず自分が手伝いを継続

それから、おやじも支那事変の第1回の復員で戻って来たんよね。戻って来たんは良えけど、マラリアが出て、しばらく仕事にならんもんじゃから、やっぱりこっちが手伝いするハメになって。小学校の4～5年生は、学校から戻んたら家の手伝いばっかりしよった。まあ、せな駄目ことやから（＝しないといけない事だから）、不満には思わんかったけどね。

2）学徒動員中にハンセン病を発病するが放置
◆学徒動員中に痛みのない斑紋、ハンセン病とは分からず放置

中学校に行くようになったら、その頃には大東亜戦争が始まってね。学校でも、何も勉強することが無いよね、学徒動員に引っ張られてね。

学徒動員に引っ張られよる内に、15歳の終わりか16歳ぐらいに、右肩に直径3センチぐらいの感覚の無い所ができて、それが皮が取れても痛ない。だけどその時にはまだ、このハンセン病というのは分からんわね。

それに、昔のことやから、一週間かそこら、ちょっと皮が取れたぐらいで医者に行ったりせんからね。放っといたら4～5日ぐらいで皮もできて治ってね。ほんで、この病気ということが、分からんづくで（＝分からないままに）過ぎっていった。

3）家業を継ぐ

◆中学卒業後25歳まで家業を継ぐ、次男だが長男の役割を担う、家業の米は扱えず、麦を扱う

　中学校を昭和22年の3月に卒業したんやけど、昭和20年の8月に終戦になっとるでしょう。自分家は、米屋はできんけど（＝終戦後、米については商売できなくなっていたが）、小麦は政府から原料の委託を受けて、それを製品にしたのを食糧営団へ納めるという形で、個人でも仕事できよったわけよね。だから、麦にかかっとったもんやから（＝麦に専念していたから）、学校を卒業したら精麦工場へ行けということでね。家の仕事を継ぐのは嫌やったけど、しょうこと無しよね（＝仕方がない）。

　聴き手：次男さんですけど、実質は…。本田：長男が居らんけん、長男の役割を担わな駄目けんね。それから25歳ぐらいまで、ずっと仕事したかな、その仕事を。

4）病気が進行し、家業を畳む

◆じわじわと病気が進行、手がかじかんで固くなる、これはおかしい

　ただ、その間に病気がじわじわと進行してきたんよね。冬が来ると、小指から紅指（＝薬指）の方が、水を使うたら、かじかんで（＝固まったようになって）伸びにくうなるとか。手の感覚が無くて、温もりが戻って来んとか。

　「これはおかしい、体に変調をきたしとるな」と思って気にしとったんやけど、それでも、どうにか仕事はできよったんや。

◆仕事が出来なくなる、弟に継がせようとするがうまくいかず、工場を処分

　26〜27歳位の時に「これでは仕事にならんから（＝仕事ができないから）」言うんで。聴き手：仕事が出来ない位にひどくなったということですか。本田：うん、顔が腫れぼったくなってきた。ほんで仕事を辞めようというんで、弟らに「後をせえ（＝後をやれ）」と言うたんじゃけど、弟らは「兄貴、わしはそんな商売事は好かんから、ようせん（＝出来ない）」ということで。「ほな工場も始末せえ」って、工場も始末して。

5）大島青松園を紹介されるが、療養所の悪い噂から両親が反対

◆顔に斑紋、一般病院では診断がつかず大島青松園を紹介される

　そしたら27歳ぐらいの時分に、顔に赤い斑紋が出るようになって、町医者へは行きよって、「これは皮膚病じゃ」いうて治療はしたんじゃけど、なかなか良くならん。

　それである町医者が、「紹介状を書くから、岡山の病院へ診察に行って来い」ということでね。紹介状を持ってその病院へ行ったんですよね。

　ほんで、血の検査からいろんな検査をしたけど、ハンセン病の菌は見えない。だから、「症状はそうじゃないか（＝ハンセン病ではないか）と思うけど、病名が付かんから、香川県高松の沖に大島青松園いうところがあって、そこには専門の先生が居るから、そこでいっぺん診察してもらったらどうか」という、話だったんですよ。

◆日が暮れたので、一旦自宅へ戻る

　それで高松まで帰ったら、もう夕方でね。大島までどんな道順で、どうやって行って良えやら、皆目、分からんから。「こんなことをしよっても駄目から、もう日が暮れたこ

とやし、一旦家へ帰らな仕方がないな（＝帰らないと仕方がない）」ということで、家へ帰ったんです。聴き手：愛媛ですしね。

◆両親に相談、療養所は悪いうさばかり（帰ってきた者はいない、注射で殺される）

　それで家へ帰って、両親に「岡山の病院へ行ったら、先生に、『高松の沖合に大島青松園いう所があるから、そこで専門の医者に診察してもらえ』と言われたんじゃ」って言うたんですよね。

　そしたら両親が、「あそこへ行ったら、なんぼ元気でも（＝いくら元気でも）、5年したら注射で殺される。あそこへ行って、戻んてきた人間は居らんのぞ」と。

　その当時は、外では、良え噂が立ってない訳よね。歪んだ情報ばかりが広がっとった。大島青松園の中の事情が外へ漏れてないというか、本当のことが伝わってないから、もう悪い噂ばっかり。本当のハンセン病のことを、みんなが聞いてない訳よ。歪んだ噂ばっかりが流れてね。

◆療養所入所に両親が反対、32歳まで家でぶらぶら

　両親がそういうことを言うもんじゃから、「家で治るもんなら、家で治したらどうか」ということになってね、32歳まで家に居ったんですけど。32歳頃に、顔が上張りしかけた（＝顔が腫れ始めた）わけよね。聴き手：ということは、岡山の病院を受診して5年ぐらいは、特に病気も進行せず、家で。本田：うん。家でぶらぶらしてね。もうそんなに仕事はできんから、ぶらぶらするしかなかったよね。

　6）病状悪化により自宅療養不可となり、大島青松園の医師の診察を受ける

◆病状悪化（上張り）して家には居られない、大島青松園に連絡、医師の往診

　ほんで、顔が上張りするようになったから、「これじゃあもう、家に居れんな」ということで、大島青松園に連絡したら、O先生が医務課長だったんやけどね、その当時。O先生から、「家で待機しとれ、家に診察に行くから」って連絡があったもんやから、家におった。

◆ハンセンと診断され、3年で治ると言われる

　それで、先生が来て診察してね、「これは確かにハンセン病じゃ」、昔でいうたら、癩病よね。「大島青松園へ来て、3年治療したら治るから、3年辛抱して、青松園へ来て治療せえ」ということでね。

2．大島青松園への入所決定

　1）入所決定時の思い

　　①3年では帰れない

◆3年しても戻れないとピンときた、近所の患者もまだ戻っていない

　聴き手：診断受けた時の気持ちは、どうでしたか。本田：それを言われた時にはね。先生は、「3年したら戻んて来れる」と言うたけど、「3年しても、おそらく戻んては来れんだろうな」と頭でピンと来たわけよね。

　家の近くに一人、ハンセン病の患者さんが居ったけんね。小学校の時分に、その人が

450

18章　本田久夫の語り（聴き手　藤本利貢）

見えんようになって、「どこへ行ったんだろうか」いうことを聞いたら、「大島青松園という所へ行ったんじゃ」ちゅうことを聞いたからね。
　「あの人も戻(も)んて来てない。自分も同じように、恐らくもう戻れんのじゃな」と思った。

②一生寝たままの生活
◆病院だから一生寝たままでいる、ずっと寝てはいられない、これで人生終わった

　それでも、病院ということが、先に頭に浮かんどるでしょう。だから、「ベッドの上で、一生寝たままで送るんかな。まだ体は元気だし、寝とれと言われたって、なかなか寝とれるもんじゃなかろうな」ちゅう思いと、「これで人生も終わったな」というのを感じたわね。

③人生は終わった、実家の敷居を跨ぐことはない、絶望感、引きこもり
◆家の敷居を跨ぐことは二度とない、何もする気が起こらない、顔が腫れ外出できないので引きこもり

　だから、「もう二度と再び、自分の家の敷居(しきい)を跨(また)ぐことは無いじゃろう」という気持ちが。聴き手：ある意味、絶望感というか。本田：うん、先立ってね。だからもう、何ていうか、やけくそみたいな気持ちになるわね。「何かせえ」言うたって、する気もしないわな。それこそ家の中で、ぼーっとしとるぐらいで。
　そうかというて、腹立てて、「飲みに行くか」言うたって、そんな気持ちにもならんけん、飲みにも行けん。「人前に顔出せ」言うたって、顔が上張りしとるし。だけん、家の中で、閉じこもったような形になってな。

2）身辺整理と死
①身辺整理
◆身の回りのものを、全部、焼いて整理する

　気分的には、もう何するのも一つも手に付かんでなあ。だから、今までの学校時分からずっと有った物(もん)を、全部、毎晩、風呂沸かした時に焼いてな。「どうせ此処へ入らな駄目(いかん)のだったら、もう二度と再び、家には戻って来んのやから、自分の物は皆、焼いてしもうて、無いようにしとけ」と。聴き手：片付けをしたい。本田：そう。だから、身の回りの物、全部、燃やして片付けしてな。

②祖母に諭される（死ぬ気か、寿命ある限り耐えろ、後に残る者が苦労する）
◆妹が不審がる、祖母に「死ぬ気か」「残った者が辛い思い」「寿命までは辛抱しろ」と諭される

　そしたら、下の妹が高校生ぐらいだったんじゃが、「兄さん、何でそんな物(もん)、みんな燃やす？」って一言。聴き手：妹さんは病気のことを？　本田：知らん。で、見て感じたとおりを、ばあさんに言うたんやな。
　ばあさんが、ある晩「お前、死ぬ気か？」って言うて。死ぬ気でも生きる気でも、何にも無いから、こっちも返事せんやったんよね（＝返事しなかった）。「死んだら駄目ぞ。死んだら、お前はそれで楽になるか知らんけんど、死んだら、他人というのは、いろいろ尾ひれをつけてすぐ噂(うわさ)が飛ぶから、後に残った者はまた辛い思いをせな駄目(いかん)。そやけ

451

ん、絶対、寿命が来るまで、辛抱せえ。」「いつまでも悪いことは続けへん。悪いことが続いた後には、必ず、また良えこともあるんじゃけん。やけん、長生きしとれよ」と、ばあさんに一晩言われたことあるんよな。

③自分で命を断つこともできない、投げやり
◆自分で命を断つこともできない

だけど、そんなに言われると、妙な病気じゃなあ。本当に、自分の命を、自分で絶つこともできん、恰好が悪うても。

◆もうどうなってもいい、投げやり

辛抱しておらな駄目(いかん)のやが（＝辛抱していないといけないのだが）、「もう、どうでも良えわ。どうせ家に居れんのやから、もう、どないなってもこないなっても（＝どうなっても）。青松園へ行くんじゃけど、後のことは耳に入らず見もせんのやから、早く行ったら良えわ」ぐらいでな。そんな思いだったんよ。

3）島外での差別から放たれ、肩の荷がおりる
①外の差別の方が酷い（疎遠になる友）
◆外の方が差別が酷く辛い目をする、仲の良い友達に避けられる

だけん、どない言うのかね（＝どう表現すればよいのか）。病気になって、外に居る時の方が偏見・差別がひどい。

「友達が向こうから来よるなあ」と思っても、向こうが横道にそれて顔を合わさんように、逃げるようにする。「あいつも病気のことを知っとって、顔も合わさんようにするんやのう」という感じでね。親しい友達が2～3人居って、よう家に泊りに来て、みんなで勉強したり話したり、そんな仲の良い友達だったんよ。それでもやっぱり顔合わすの嫌なんか、逃げるようにする。

②入所後、肩の荷が下りた（皆、同じ患者で差別なし）
◆ここに来てからは差別はない、皆同じ病人、肩の荷が下りた

やけん、外におった時の方が、苦しいというか辛い思いをした。

此処へ来てから、そんなことは無い。みんな病人ばっかしやしね。みんな同じ病気。そんでまた、不自由な人も多いしな。やけん、ここに入った時の方が、気分的に肩の荷が下りたというか、不思議だけんど、気分的に楽になったわな。来た時には、「やれやれ、来てよかったな」と。

③家の心配はなし（覚悟して来ている）
◆32歳で覚悟して来ているので、家のことは何も思わない

それに、出る時分に、もう32歳にもなっとるから、覚悟決めて入っとるから、家のことは全然思わんかったね。

3. 大島入所の時
1）入所の日、朝早く出発
◆入所の日、朝早く家を出て高松の桟橋へ

　昭和36年12月26日に入所したんやけど、朝、家を4時過ぎぐらいに出たのかな。まだ薄暗い時に、県の予防課の車が迎えに来てね。「県の車が来たけん、行くぞ」というので、親父と2人で来たんよね。だけども、出張所（＝高松港の大島青松園の事務所）へ着いた時分にはまだ暗かった、もう冬じゃけんね。で、まだ高速道路は無いから、国道11号線を通って来るのに、時間もかかっとるしね。

　そいで、出張所のおっさんに、「青松園の船がこの桟橋へ着くから、桟橋まで出とってくれたら良えけん」と言われて。そのごろは車は無いわな。みんなリヤカーへ積んでな。出張所のおっさんが桟橋まで荷物を持って来てくれた。で、大島丸（＝大島行きの官用船）が着いたんよ。大島丸が着いた時に、「案外大きな船が通いよんじゃな」という気持ちはあったわな。まだ木造船じゃったけど、がっちりした船だったわね。

2）官用船（大島丸）は患者と一般人を区別する
◆乗船時に、患者と一般人は区別される

　そんで、その時は、職員と患者とは船の入り口が別々よ。中でも一緒には居れんのよ。聴き手：仕切られとったんですか。本田：うん。職員席の方へ入ったら「おい、患者はあっち行かんか」と言われる。

3）大島の第一印象と初めての夜
①松林の綺麗さに驚いた
◆大島の第一印象は松林が綺麗、患者地区は見えない

　当時の大島の桟橋は、今の桟橋の半分ぐらいの長さしか無くて、そこから上がった。ただもう、松林の綺麗な所やった。聴き手：桟橋を降りると、松林が広がって美しい島ですからね。本田：綺麗な所じゃなと思ったなあ。その時分には、患者地区の家は島の奥の方に建っとったから、入口からは見えんからなあ。ほんで大島会館が目に入るわな。高い建物で、できて1〜2年の時分に来たから、綺麗でなあ。今はもう取り壊してないけど。

②学友会館で一泊して大島の決まり事を教えられる
◆初めて入園した患者は、専用の施設に泊まる、先輩患者から大島の決まり事を習う

　そんで学友会館いうてね。宗教施設が立ち並んでいる方に上がって行く坂があるやろう。その上に、京都の庭園があるんやけど、あそこに学友会館いう建物があったんよ。新患は、そこで一晩、寝な駄目のよ。ほいだら、園内の患者さんが1人付き添って、世話してくれるんよね。ほんで、その患者さんが、園内のこととかを話してくれる訳よ。「こうしたら駄目ぞ」とか、園内の決まり事をな。

4）名前を変えろ、偽名に慣れるのに時間がかかる
◆「偽名を使え」、妙なことを言うなあ、人殺しをしたわけでもあるまいし

　で、あくる日に、医務課長が診察する言うて、医局に呼び出されて診察したわけよな。ほんで、診察の終わり際に、医務課長先生が「おい、君、偽名使え」って、こう言うたんよ。こっちは分からんけんな。「妙なことを言うな、この先生も。頭しっかりしとんじゃろうかな」みたいに思うたんよ。

　「先生、『偽名を使え』いうたって、人殺ししたんじゃあるまいし、病気で此処へ入るのに、偽名まで使わな駄目(いかん)のですか」言うたんよ。

　ほんなら「此処へ入っとる者は、ほとんどの者が偽名を使うとる。だけん、お前も偽名、使うとけ」って。それでも、こっちはピンと来んのよな。ほんなら、横におった看護師長さんが「あんたも偽名使いなさい。偽名使うとった方が、良えことがあるんで。」って言うけん。

　「今更32歳にもなって偽名使うたって、自分にはピンと来んですが」言うたんよ。そしたら、「そのうちに慣れる、慣れる」言うけんな。「師長さんと先生がそう言うんなら、偽名にしてください」言うて。

◆偽名に慣れるまでに時間がかかる、呼びかけられても返事をしない

　ほれで、偽名を「本田久夫」にしたんよ。園内を回りよって、「本田さん」って言われても、振り向きもせんわな。聴き手：慣れるまでだいぶかかるでしょうね。本田：そうよ。「おい、お前、呼ばれよるじゃないか。聞こえんのかい」って言うんや。「誰か呼びよるのは分かるけど、わしやない（＝自分のことではない）」言うたら、「わしやない言うたって、お前、本田だろうが」って、横の者(もん)に言われてから。本当にしばらくは、ドギマギしたんじゃけんど。

II．入所後の生活

1．重症患者を見てびっくり

1）生活に慣れない、ご飯がまずい
◆生活に慣れない、ご飯がまずい、仕方なく売店で腹を膨らませる

　そやけど、日にちが経(た)っても、何もかもこっちの生活には慣れんわね。あまりにも今までとは生活が変わってしもうとるけんね。

　ほんで食べる物は美味(お)しくない、お茶は美味しくない。ご飯でも、蒸気を使うて炊いとるけん、蒸気臭いだろう。3日ぐらいはよう食べざったな（＝食べれなかった）。食べかけると、えずく（＝嘔吐する）ようになってな。「飯は食わんのかい」って言うけん、「飯、入らんのじゃ」言うたら、「そのうち慣れたら、入るようになるわ」言うて、部屋の人も相手にしてくれんの。みんながそうしてきとるけんね（＝皆が同じ経験をしている）。仕方がないけん、売店に行っては果物買うて来て、腹減ったら果物かじりよった。

2）重症患者を見てびっくり、個人を識別できない
◆重症患者を見てびっくり、同じ顔に見えて見分けがつかない

　入所して、みんなの姿を見てびっくりするわな、やっぱり。外では、自分は病気でも、そんなに重い患者を見たことないし。

　ほいで、どの人見ても、みんな一緒に見えるんよ。鼻の軟骨がやられて、鼻が崩れてきたり、眉毛が抜けたりしたら、みんな同じようなの顔になる。「あれ？　この人、さっき会うた人やな。よう似とるがな」言うたら、「違う、あれは別の人ぞ」いうて、隣の人に言われる。「わしは、なんぼにも、顔と名前とはよう覚えんが」言うぐらい。乾性の人と結節の人では、極端に症状が違うけん、見分けがつくんやけど（注：ハンセン病にも幾つかの型があり、型によって症状・重症度が異なる）、結節の人同士だったら、どっちも崩れとる人が多いけん、見分けが付かん。最初の頃は間違うてばかりで、用事頼みに行っても「わしは違うぞ」って言われて初めて、「ああ」って気付く。慣れるまでは、難しい所(とこ)やなと思ったな。聴き手：病状が目に見える所に出て来ますからね、どうしてもね。

　だけど、入って半年たつと、自治会事務所に引っ張り出されて、そこで、割り合い元気な人の顔と名前は、一致するようになったな。

2．仕事をしに来たようなもの
1）最初の仕事は、作業の割振り
◆最初の仕事は、作業の割振り

　一番最初、作業部いうとこへ入ったけんね。患者が担当する作業を、全部、割振りして、各寮へ配っていかな駄目(いかん)。「来月は、お前は治療棟じゃ、お前は病棟の看護じゃ、お前は不自由寮の看護に行ってくれ、お前は土方してくれ、お前は風呂たきせえとか、お前は放水場の手伝いに行け」とか。今と違うて、650 ～ 700 人近い患者さんが居ったけんなあ、それを全部、割り振りをせな駄目(いかん)やろう。だけん、午前も午後も、ずっと仕事に行きよったんよ。

2）仕事に来た様なもの
◆仕事をしに来たようなもの、仕事をしないと相手にされなくなる

　入所前は、「1 日中、ベッドで寝よらな駄目(いかん)のかなあ」と思ってきたけど、来てみると、仕事をしに来たようなもんじゃなと思ってな。

　ほんで部屋の人に、「お前は元気なんじゃけん、作業はせな駄目(いかん)のぞ」と。「作業せんでも良えんじゃないんか。病人じゃのに」と言うたら、「いや、元気な者が作業せざったら、誰も相手にしてくれんようになる、患者も職員もみんなじゃ。」

3）親父は仕事を禁止、しかし仕事しないと受け入れられない
◆父親から仕事を禁止される、父親に隠れて仕事する

　だけど、おやじからは「絶対に仕事するな」って言われとったんよ。「仕事は絶対するなよ、仕事したら、自分の手足を食うようなもんじゃけん。だけん仕事だけは絶対す

るな」って。だけん、おやじには仕事しよるということは、全然、言うてなかったんよ。聴き手：それは最後までですか？　本田：うん。最後まで言わざった。

　面会に来る連絡が入ったら、「明日、親父が面会に来るけんのう、自治会事務所、休ましてくれよ。帰んだらまた出るけど、仕事しよったら親父に怒られるからな」言うてな。ほいで、親父が夕方の船で帰んだら、それから晩ご飯食べて、電気つけて事務所へ行って、その日の昼間の仕事をしよった。

3. 医療の粗末さと四肢の切断
1) ガーゼは使いまわし、梅雨時は臭う
◆入所当時は介護員3名のみ、昭和40年頃からましになる、不自由者棟の介護は患者の手で
　聴き手：職員も手薄な状態で、ご苦労があったと思うんですが。本田：昭和40年ぐらいから、介護員さんがぼちぼち入りかけた。私らが来た時には、介護員さんは3人しか居らざった、病棟に。やけん、一般の不自由者寮は、みな入所者の中の元気な者が看護に行きよったわけよね。

◆医療は最悪、ガーゼの使い廻し、梅雨時は臭う、注射器も水洗いのみ
　医療面は、それこそ、ガーゼにしろ包帯にしろ、使うた物を洗い洗いして使うでしょう。熱湯で消毒するんじゃない、ただ水道の水で洗うだけ。それで、大島の水は塩水やけん（注：海が近いため、井戸を掘っても塩水しかでない）、石鹸で洗ったって、泡も立たんし。

　そんなのを干して使うだろ。膿がついたり、いろんな物が綺麗に落ちてないからね。ガーゼいうたって、白い所はない、どす黒うなっとるけんね。梅雨の時期がくると、湿気を呼んで、手足に沢山包帯を巻いとると、包帯から妙な嫌な臭いがするんよね。

　あの頃は、使い捨てなんか無いけんね。注射器でも、水を汲んどって、ちょっちょっと洗うて。それで、次の人に注射しよったけんね。熱湯や、使えへんで。ただの水洗いだけや。今考えりゃあ、雑なもんじゃ。

2) 直ぐに四肢切断される
◆医師は少なく処置の必要な患者は多い
　ほいで、入所者が昔は多いし、先生方が少ないやろ。良え薬もないし、1日に100人余りの病人を診な駄目しね。うちらが来た時には、650人余り居ったんじゃけん。やっぱり傷のある人が多いで、先生も嫌になるわな。

◆ちょっと傷が悪化すると、「薬喰い」と言われ、直ぐ切断される
　やけん、ちいと悪うなったら（＝ちょっと悪くなると）、「お前の傷は薬喰いじゃのう。綺麗なとこから落とすか。落としたら、早よ治るぞ」という感じで、綺麗な所から、みんなブツブツ切って落としよったわけよ。落とした所は、綺麗な所じゃけん、早よ治るけんな。先生の手間もかからんし。

18章　本田久夫の語り（聴き手　藤本利貢）

3）切断を渋ると悪化する

◆切断を渋ると悪化して、切断しなければならない範囲が広がる

　そやから昔は、もう治療っちゅうんじゃない、良い所から、みな切断していかれよった。切断するのが嫌じゃけんいうて、辛抱しよったら、結局だんだん悪うなって、ちいと切って落としたら良えとこを（＝少しの切断で良かったのに）、今度は腕首から落とさな駄目ようになったりするわけよね。聴き手：今でも、傷交換しても、なかなか治りませんよね。本田：この病気は、傷の治りが悪いんでね。

4）疼痛感覚なく仕事を続けることで悪化する

◆感覚がないので傷があっても分からない、高熱が出てできなくなるまで働く

　ほいで、末梢神経がやられとるけん、傷があっても分からんから、仕事するじゃろう。悪いというのが分かっとっても、仕事するわね、やっぱり。聴き手：今でも、出血して初めて、怪我してることに気がつくことありますね。本田：ほいでもう、手足に『ぐりが入って（＝リンパ節が腫れて高熱が出て）』仕事にならんというところまで、仕事をするだろう。

◆手揉みで洗濯し傷が汚染、皆がどんどん不自由になっていく

　で、その傷口が痛うないけん、どうしても動くわな。それに少々の傷だったら、元気な者は、自分の洗濯もせな駄目しな。今のように洗濯機があるんじゃないだろう。手揉みじゃろう。手袋も無いやろう。仕方がないけん、包帯外して、洗濯して、また付けるような調子やけん、傷口はすぐに汚れるわなあ。聴き手：良くなる傷も良くなりませんよね。本田：ならん、ならん。

◆「働くことは自分の手足を食う事」、父の言葉は正しい

　本田：やけん、だんだん、みんなが不自由になっていくわな。だけん、うちの親父が「仕事は絶対したら駄目。仕事したら、自分の手足を食うようなもんじゃけんの、仕事はするなよ」ってよう言いよったんは、正しかったと思うなあ。

4．入所者で支え合う

1）昔は皆で分け合った、今は個人主義

◆昔は、物が手に入ると皆で分け合った、1棟の皆が家族の様、今は個室になって個人主義

　昔は良かったで。菓子類でも沢山手に入ったら「おい茶飲むぞ、来いよ」言うたら、みんなもう、大部屋がずっと廊下で続いとっただろう。みんなコップ持って、1箇所に寄って茶飲んで、済んだらパーッと分かれる。「うどん炊いたけん、食いに来いよ」言うたら、丼と箸を持って食いに来る。些細なことかもしれんけど、楽しみが幾つかあった。だけん、1棟の寮員が、みんな家族みたいな感じでな。案外、上手い事いくというか、仲良ういきよったがな。

　もう今じゃ、個室になって、そういう訳には駄目けんな。あんまりよその部屋に入って、声掛けてもプライバシーのことがあるけん、みんな寄って茶飲んだりは、今は無いけんな。

457

やけん、個人主義になるというか、自分の殻に閉じこもったような感じになってくるわな。隣近所との話がだんだん無くなってきたから。

2）昔は、仲間が医師に入院を掛け合った

◆昔は、体調が悪いと仲間が医師に入院を掛け合った、今は入院していても分からない

やけん、今は、同じ寮でも、「あの人はいつ入院したんだろうか。最近、見かけんなと思ったら、入院しとったんか」ぐらいのことで。

昔はそんなことなかったけん、ちょっと、調子悪くて寝よったら「入院じゃ」言うて、先生が「入院せえ」言わんうちに、その人の布団抱えて、病棟へ行ってから「先生、部屋で居（お）ったって駄目けん、早よ入院（いかん）させてください」言うてから、寮の者が連れて行きよったぐらいやけん。

一間（ひとま）に何人もが寝よるけん、1人が床取（とこと）って寝よったら、掃除もできんで。だけん余計に、直（すぐ）に、病棟へ送り込まれよったんよ。結局、入所者が入所者の面倒を見んと駄目（いかん）けんな。

5．人間扱いしない職員への苛立ち

1）職員の態度に腹が立つ

◆昔は職員の態度に腹が立った、怒鳴ったことがある

聴き手：当時、入所者の方が入所者のお世話をしたりだとか、生活が苦しかったと思うんですが。本田：そんなに苦しいとかは無かったけど、職員に対しては腹が立ちよったね。年のいかん（＝年若い）高校を出たぐらいの若造が、人を見下したみたいな物言いをするけん、いっぺん、その職員を怒り上げたことがあったんよ。

◆若造が釘を量るのを嫌がる、「磁石を買ってもらえ」少しは頭を使え

作業部にもおったけん、木工場（もっこうば）で仕事しよると、何インチの釘（くぎ）を何キロいうて、本館（＝職員が働いている管理棟）から貰うてこないかざったんよ（＝もらってこなければならなかった）。ほんで貰いに行ったら、年の老いた職員は、上で事務取りよるから、年のいかん若造が釘を量って渡さな（いかん）。下っ端の仕事やろう。でまた、釘がこんな木の樽（たる）へ入っとるやつやけん。それを抓（つま）み出して、秤（はかり）に掛ける。抓（つま）むと痛いんや、釘が手に刺さってな。小っちゃい釘ほど手に刺さるわな。大きな釘は、真ん中を持って、量れるけどな。それで、その若造が量るのを嫌がるんよな。

で、その若造に「お前、そんなに量るのが嫌だったら、樽（たる）を担いで木工場へ持って行っとけ、こっちで量るけん」言うたんよ。腹立ったけえの。偉そうに言うけん。ほいだら（＝そうしたら）「そんなことしたら、上の人に怒られる」いう。「お前も、ちっとは（＝少しは）、どうしたら良えか考えてみい。本館の上の者に、大きな磁石買うてもらえ。大きな磁石を釘の中に入れたら引っ付くけん、それを手袋をはいとって、刮（こそ）ぎ落としたら良いんじゃ」、そう言ったらほんまに買うてもろて、磁石でやりよる。「手にくぎは刺さらんじゃろうが」言うたら「うん、これなら刺さらん」言うて。「お前、ちっとは頭使え」言うて。こっちは年がいっとるしな。

458

18章 本田久夫の語り（聴き手　藤本利貢）

◆「おい、こら」と呼ばれても、意地でも返事しない、後で痛い目に遭うと仲間に忠告される

　そんな調子で職員には、腹立ちよったな。その時分は、職員と患者というたら雲泥の差があったけんな。なんぼ、こっちが年とっとっても（＝年上でも）、若造のくせに、「おいこら、おい、そこに居(お)るの」っていって、名前なんか呼びやせんのよ。

　「くそったれ、この野郎」って思うとるから、こっちも意地になって、知らん顔して返事せんのよ。そしたら、横に居(お)るのが『『おい！』、言いよるが」いう。「わしは、『おい！』っちゅう名前じゃないぞ」って言ったら、「そんなこと言わんと返事せんか、また後で辛い目に遭うぞ」って。よう、隣の人はそないに言いよったけどな。

◆社会経験を経て入所した年長の患者は、職員も扱いにくい

　だけん、年がいって入った患者は、職員も使いにくかったと思うよ。小(こ)まい時分（＝小さい時）から入っとる者は使い易いけど、やっぱり、年いって入っとると、外で生活しとるだろう。それがあるけんな。反感が持たれるわけよ。

2）奄美・沖縄から介護員が患者区域に遊びに来る、関係が良くなる

◆沖縄・奄美から介護員が入って来て良くなった、介護員が患者区域に遊びに来る、コミュニケーションが良くなった、地元の職員は寄りつかない

　だから、職員との関係が少し良うなりかけたのも、九州とか奄美とか、あっちの方から、介護員さんがどんどん入ってきて、不自由者の看護をしてくれるようになってからやね。地元では偏見の目があるから、遠方から雇ったんだろうと思うんやけどな。

　その時分は、仕事済んで官舎（＝現在もある島内の職員住宅）へ戻んても、ここには映画館も無いし遊びに行く所は無いわな。聴き手：離島ですからね。本田：そやから、官舎に居る人は患者の方へ遊びに来て、患者と話したり飲んだりして帰る。その頃から、職員とのコミュニケーションが上手(うま)いこといきかけた。それでも、地元の人は、寄り付かざったな。

Ⅲ．らい予防法の廃止と国賠訴訟

1．隔離撲滅政策と'薬の隔離'

1）薬も隔離して、療養所外で治療できない体制を敷いた

◆隔離撲滅政策、死ぬまで出さない、薬も隔離、入所しなければ治療できない体制

　昭和18年に、アメリカでプロミンができたけど、その頃はまだ大東亜戦争だったから、日本には、終戦後の昭和23年頃入って来て。治る薬ができて、また、入園者と職員とのコミュニケーションが取れるようになりかけて、それから園内がだんだん良くなった。

　昔は療養所いうたら、隔離撲滅という名で、病気が治っても療養所の中に死ぬまで置いとく。隔離して撲滅するんじゃと、政府は考えとった。

　だけん、アメリカから治る薬が入って来ても、薬も隔離したわけよ。薬も町医者には出さん、外の薬局でも売らさん。療養所へ入らざったら、治療はできん。病人を隔離して、死ぬまでそこで居らして撲滅するんだから、薬も外で売られては困るということで、

459

薬も地方では売ってない。

◆田舎でも薬が手に入れば後遺症は出なかったはず、人間を隔離して薬まで隔離した

　その時分に、田舎でも、薬が手に入ったら、私も後遺症も出んで済んだはずや。何ちゅうことなく治っとったはずよ（＝簡単に治っていたはずだ）。私は、発病が遅かったけんね。聴き手：岡山の病院でみてもらった時から５年間、ハンセン病の治療薬を飲んでいれば、後遺症はほとんど無かったかも分かりませんね。本田：無かったと思う。そやけんね、人間を隔離して、薬まで隔離してしもうたね。

　2）らい予防法廃止で、島外からいろんな人が訪れる

◆予防法廃止後、いろんな人が島を訪れるようになった

　介護員さんがどんどん入って来て、それでコミュニケーションがうまいこといくようになり、そうこうしよるうちに平成８年に予防法が廃止になったやろう。その頃から、今度は、外の学生さんとかいろんな団体の人とか、一般の方が「園内で体験したことを聞きたい」いうて、来るようになったわね。今、年に 35 〜 40 団体の人と交流しよるんやけどね。

◆来訪者を除く島外の大多数の人のイメージは変わっていない

　その人達が来るようになってからは、島の外の人にもだいぶ啓発活動が染み通ってきて、理解者が多くなってきた。じゃけど、まだまだ、こういう療養所へ来て交流しない大方（おおかた）の人は、昔の悪いイメージが頭の中にあるから、差別や偏見があって、島の外はまだまだじゃけどな。

2．国が謝罪しても後遺症のある者は腹の底から喜べない

◆国賠訴訟への参加を弁護士が勧める、勝訴・国の謝罪で一段落

　そして、平成 13 年の熊本地裁で国賠訴訟の勝訴判決が出た時、ちょうど自治会の事務所に出とったから、そこで知ったんよ。

　国賠訴訟に参加するようになったのは、最初は、関西の弁護士の先生方が訪ねてこられて、「今、九州の一園だけが入っとるけど、全国の療養所の人、全員が参加して国へ訴訟を起こした方が良えから、全国の療養所を回ってみんなに入るように話しよんじゃ」いうことでね。私らも、「そういうことなら、入ってみよう」ちゅうことで、入ったんですね。

　その裁判の勝訴が一つの節目になって、「一段落ついたかなあ」とは思うね。政府が悪かったということで断わりを入れてきて、その当時の厚生大臣が各療養所へ謝罪に回って来たからね。

◆勝訴しても後遺症のある者は腹の底からは喜べない、看板を下げている（＝後遺症）ので外では生活できない

　だけどこの病気の者は、後遺症があるから、「腹の底から喜んで」ということにはならんじゃろうと思うけどね。私はならざった（＝私は腹の底から喜べなかった）。たとえ勝訴しても、後遺症は残り続けるんでねえ。

18章　本田久夫の語り（聴き手　藤本利貢）

　後遺症のある人は、なんぼ病気が治ったいうても、大きな看板をぶら下げとるようなもんでね。聴き手：今の治療は、ハンセン病の治療ではなく、後遺症の治療ですからね。本田：ハンセン病は完治しとるけんねえ。だけど、後遺症があったら、一般の人の様には外へは出て行けん。お店へ入っても、財布のお金の出し入れは、後遺症で手の不自由な者にはできないよね。だから、「あの人は、今は治っとるか知らんけんど、ハンセン病の患者さんじゃな」というのは、見たら分かる、看板をつけとるようなもんじゃから。そやから、らい予防法が廃止され国賠訴訟で勝訴して、肩の荷は下りたけど、外の人と同じような訳には駄目。島の外に出て行っても駄目じゃろうな。

　それにもう年も年やし、「予防法が無くなったけん、外で生活せえ」いうて放り出されても、外では生活できんわね。

3．肩身の狭い思いをした家族への謝罪はない
◆国は患者には謝罪したが、家族には謝罪していない、家族は肩身の狭い思いをしている、勝訴しても先入観が消えない

　それと、「らい予防法が無くなったら、外に居る患者の身内の者に対して、一般の人が理解を持って付き合うてくれれば良えなあ」というのが、頭をよぎったわね。「勝訴はしても、人間の先入観はなかなか直らんけん、偏見や差別はなかなか消えんのじゃなかろうか」と思うてね。国は入園者には断りはしたけど、家族の者にまでは謝罪してないからね。聴き手：家族も離れ離れになってますし。本田：そう。家族じゃって、肩身の狭い思いをして暮らしとる。

Ⅳ．島外の友との長い付き合い

1．高齢化により語り部が居なくなる
1）島外の人達との交流、長い付き合い
◆徳島・愛媛の教師と長い交流

　聴き手：園にどんどん人が来るようになって、その方々との交流とかはいかがですか。本田：徳島の人とは12〜13年ぐらいの付き合い。愛媛の人とは8年ぐらいやねえ。徳島から来よる先生は、来よる時分には平の先生じゃったのが、今はもうつきあいが長うなったけん、校長先生になっとる先生も居る。

◆長く付き合うと友達みたい、腹の内を話し合う

　何回も訪ねてくれてお話する人は、もう友達みたいな感じでな。内のに（＝妻に）、「校長先生をつかまえて、友達みたいに言うてから」って怒られる。そやけど、その方が、向こうも腹の内を開けて話すやろうし、こっちも腹の内を開けて話ができるけんな。「本音で話ができるけん、それぐらいの方が堅苦しのうて良えんじゃあ（＝堅苦しくなくて良い）」って言うんやけどな。

　やけん、そういう人が、徳島が6〜7人、愛媛県は10人余り居るんじゃ。

◆入所当時は、島外の人と二度と話すことはない、今の様な交流は予想もできなかった

　聴き手：本田さんが大島に来られた頃には、外から何回も来られて仲良くなるお友達ができるとは、考えられなかったですよね。本田：それはとてもじゃないが、来た時には、「もう二度と再び、外の人と話することは無い」と思って此処へ来たけんね。

2）高齢化で語り部がいなくなる、話せる間に島外の人に知ってもらいたい

◆高齢化で話す人がいなくなる、話せる間に、島外の人に知ってもらいたい

　本当は、人の前で話するのは好きな方じゃ無いけんな。やけど、入所者も平均年齢が80歳を過ぎて、少なくなってきとるけん、自分も元気な内は、島を訪れてくれた人には話をするようにしよるんよ。

　だけん、良えこと悪いこと、いろんなことがあったのを、外の方に知って貰うといた方が、良えんじゃないかな。もう20年もしたら、この病人は居らんようになってしまう。その前に、生きとっても、話できる人が居らんようになると思うんよ、年がいくと、みんな頭の回転が、どうしても衰えてくるけん。だけん、話ができる間に、外の方にいろいろ知ってもらいたいよなあ。

◆外の人間は「呑気な者」と思っているが、働かされた、働かないと受け入れてもらえなかった

　知ってもろといたほうが良えんじゃが（＝知ってもらっていた方が良いのだが）、療養所や言うたら「国に養うてもろて、呑気なもんじゃのう」と、外の人は思うとるかもしれん。けど、昔はそんなことは無かったけんな。それこそ、ここへ仕事に来とるようなもんで、仕事せざったら、皆が相手にしてくれん。やけん、元気な者は皆、作業。するんじゃない、させられたんじゃ。

◆事実は事実として外の人に知ってほしい

　そんな時代のこともお話したり、いろいろ外の人に知ってもろといたら良えかなと。聴き手：そうですね。事実は事実として。

2．外の風が入る

1）外の風が入ると、園の中が活気づく

◆外の人が入ると園が良くなる、活気が出る

　本田：そう。ほいでこうして、外の人がどんどん来るようになると、園内も良うなっていくんよね。活気も出るしね。

◆マスコミには、入所者が居る限り来てほしいと頼む

　それでいろんなマスコミの人も、出入りするやろう。そうなると、案外、園内も、上手いこといくし。やけん、マスコミの若い者が来たら言うんよ。「青松園が10人になろうと、20人になろうと、どんなに減っても入園者が居る間は覗きに来てくれよ。話できる人が居らんでも、覗きに来てくれよ」って。

　ほんで、だんだん少なくなりゃ、なお活気が無いようになるけんね。やけん、どんどん来てもらう方が良えんよ。

18章　本田久夫の語り（聴き手　藤本利貢）

2）夏祭り

◆夏祭りに各地からたくさん参加、酒を飲んで賑やか

聴き手：園でも、四季を通じていろいろな行事をしていますが、夏祭りとはかどうですか。本田：愛媛や各地から知り合いが来る。徳島は、阿波踊りの連の中に知っとる者が居るし。夏祭りになると大勢の人が来るんで、1人では相手ができんのよ。

それでまた、飲んで賑やかにいうてな。「来年も夏祭りに来るけん、元気でおれよ」言うて、帰んでくれる。

◆夏祭り、昔は入所者が多く賑やかだった、今は外の人の方が多い

夏祭りも、年に一遍やけんね、やっぱり、あった方が良えなあ。昔は、園内の人の方が多かったんよ。賑やかじゃった。近頃は、外の人の方が多いんで。園内の元気な者はだんだん減って、少なくなってきとるからなあ。

◆夏祭り、普段と違う雰囲気を味わえる

夏祭りには、小さい子どもさんらも、沢山来るしね。普段と違うた雰囲気が味わえるわな。聴き手：花火も上がりますし。本田：そう。

3．ワークキャンプの大学生との長い付き合い（子や嫁を連れて来る、叱っても来る）

◆ワークキャンプに大学生がやってくる、後年、子供や奥さんを連れてくる

前はここへ、いろんな大学の学生が、夏になるとワークキャンプに来よったんよ。向こうの山へ行く道の柴を刈って、道の凹んだ所には、泥を入れて、歩きやすいように整備したり、園内のいろんな仕事をしてくれよった。

そうやって来よった子たちが、皆卒業して社会人になって、もう50歳近うなっとんやな。そんなんが、よう子ども連れて来るんよ。

◆嫁さんもハンセン病を気にしていない、こちらは気遣って心配

「嫁さん貰うたけん、女房も連れて行くわ」言うて。こっちは心配して、「嫁さん、知っとったら良いけど、知らんかったら連れて来るなよ」って言うたら、「おじさん、そんなこと気にする必要はない。今頃の若い者は、そんなこと、何ちゃ気にしとれへんで、連れて行くわ」言うて。

◆月に一回くらい来る、自然と足が向いている

で、ワークが済んででも、月に一遍ぐらい来るんよ。で「お前、大島が何で、そんなに良えんぞ」って言ったら「あのな、おじさん、ちょっと暇ができたら、知らん間にこっち足が向いて来とるんじゃ」って言うて。

◆学生を叱る、「父より喧しい」

ワークじゃない時に来たら、面会人宿泊所に泊まるじゃろ。ほんで、宿泊所で、食い散らかしたりするけん、福祉の人が「本田さん、今、来とる学生はマナーが悪いで」ってよう言うんよ。

ほんなら直に呼びつけて、叱り上げてやるんよ（笑）。ほいだら、中の1人が「おじ

さん」言うけん、「何じゃ」言うたら。「おじさん、うちの親父より喧しいわ」言うて。「喧しい言われるようなことを、お前らがするけんじゃわ」言うて、叱り上げてやる。

◆叱り上げた大学生の子供が大学に通い始める、長い付き合い

　その叱り上げたのが、今だに来よる。「学生時分には、怒って悪かったのう」言うたら、「おじさん、もう昔の話はせられんで（＝してはいけない）、うちも子供が大学に行くようになっとるけん」って。聴き手：それだけ、長い付き合いいうことですね。本田：何か知らんけど、そんなんが、沢山あっちこっちからやって来るんよ。

4．病気になったのは辛いがいろんな人と出会えたことは幸せ

1）行く先々で友人が出来る

◆年賀状をたくさん準備、妻「いい加減にしとけ」

　聴き手：去年の年末にも、たくさん年賀状をご準備されていましたので、交友関係が広いなあと思いました。本田：うちのが言うんよ、「もう、いい加減にしないよ（＝いい加減にしなさい）」って。ほいでまた、行った所、行った所に、友達ができるんよ。聴き手：本田さんのお人柄でしょうね。

◆島外の入院先の看護師が「大島に来たい」

　本田：この間も、O病院（＝島外の病院）に行ったやろ。ほんだら、そこの看護師さんが「本田さん、暖うなったら大島へ遊びに行くけん」言うけん、「おう、来たら良えが」言うて。「大島へ来たこと、無いんだろう」が言うたら、「瀬戸内芸術祭の時に、一遍行ったんじゃ」言うけん。ほんなら、「納骨堂とか風の舞だけしか回っとらんのじゃなあ」言うたら「そうよ」言うて。だけど、来るいうことは、うちのには（＝妻には）言うてないんよ。あんまり言うと「またか」って言われるから（笑）。

2）いろんな人から身の上相談、島外の人達も人生の苦労を抱えている

◆来訪者の身の上相談に乗る

　らい予防法も無うなって、外の人がどんどん来るようになる。そんで親しみができてくると、やっぱり、その家庭・その家庭の悩みをぶちまけてくるというか、打ち明けてくるようになる。それで、こっちが相談に乗るような感じになったりしてな。で、いろいろ話するんじゃけどな。

◆島の外の人達も苦労している

　こっちに居る入所者は病気になったことで辛いけど、島の外の人も何じゃな、いろんな苦労を背負とる人が多いな、聞きよったらな。そやけど、グレもせんと、悪にもならんと、よう頑張っとると思うてなあ。

　わしら、一般の人との付き合いはそんなに無い。先生（＝教師）との付き合いが多いじゃろう。先生でも、苦労のある人は、沢山居るわ。それぞれに苦労がある。

　聴き手：じゃあ来られた時にそんな話を。本田：個人的に来ると、そういう話も出るんよな。いろんな話し合いをするけどな。

　こちらも年取っとるけん、来る人は皆、「お父さん」言うて来て、何じゃかんじゃ言

18章　本田久夫の語り（聴き手　藤本利貢）

うて話をする。聴き手：相手の方も、本田さんの顔を見に来るのが楽しみでしょうね。本田：そう。そんな感じでね。

3) 病気になったのは辛いが、全国のいろんな人と出会えた、生きる張り合い

◆ **病気になったのは辛いが、全国各地の人と知り合いになれた**

ほんで、外の人や学生らが来た時に、たまに話すんじゃけどな。「病気になったのは辛いけど、病気になったお陰で、各地から訪ねてくれる人と知り合いになれた。そりゃあ、病気にならんと家で仕事できりゃあ一番良かったけど、これだけ沢山の人とは知り合えんかったやろう。それが取り柄ぐらいかな」って。

◆ **人と出会うことが張りになっている、病気していられない**

それが、自分としては張り合いになっとるんじゃろうな。「大勢の人が来てくれるのに、寝込んだりできんぞ」と、気が張っとるんだろうと思うんよ。これが、「誰っちゃ来んようになって、自分一人になったらどうだろか、寂しい気持ちになるかなあ」と思うわな。

◆ **身内よりも他人の方が心配してくれる**

聴き手：入所する前は友達でも疎遠になっていったというご経験があっての、今ですからね。本田：そやけん、身内よりも外から来る人の方が、よう気を遣ってくれる、「体、どうなんな？」とか、心配してくれる。兄弟でも知らん顔しとるのが居るけんな。聴き手：温かく見守られてる感じの印象を受けますね。本田：うん。ありがたいこっちゃなと思う、本当に（笑）。

Ⅴ．大島の今後の心配

1．離島のハンディーをもつ大島で、最後の一人までどうやってみる（診る・看る）のか

1) 離島のハンディーをもつ大島の見通しは暗い

◆ **大島は、唯一の離島の療養所、これから先が難しい、考えると嫌になる**

全国13か所の療養所の中でも、橋がかかってないのは、大島だけじゃな。大島だけが完全な離島じゃあ。長島・邑久（＝長島愛生園・邑久光明園）は橋ができたけん、陸続きになった。

それだけに、これから先が難しいわな。先のこと考えよったら、嫌になるけんな。

◆ **高松市内のマンションに移住してはどうか**

やけん、香川県のどっか、国立病院の近くとか、国とか香川県の土地が空いとるとこへマンション形式で家を建てて、病気が悪くなりゃあ、香川県内の病院へ行って治療して、治って戻んてくりゃあ、マンション形式のその部屋で生活するというのかな。

もう、何ちゃ無うても良えんよ。畑や庭の手入れなんか、せんでも良えんよ、みんな年がいっとんじゃけん。スーパーマーケットが近けりゃ、年とっても好きな物を買いにも行けるやろ。

465

◆既に縮小傾向、売店もなくなる
　ここで、入所者が少のうなってみい。売店も無うなるで。聴き手：もうすべてが縮小傾向にありますね。本田：そう成りよるよな。年取って、好きな物でも食べようと思うたって、間に合いはせん（＝間に合わない）。どんどん、不便になるやろうなあ。

◆大島自体が医療機関として成り立たない、診療所になっても船が交通手段の不便な離島
　先が暗いな。ほいで、あんまり人が少のうなったら、大島青松園として成り立って駄目（いかん）で。もう診療所になってしまうで。療養所やったら、園長から何から、みな据えな駄目（いかん）けどな。診療所になってしもうたら、「病人が出たら、高松行け」ぐらいのもんになるで。
　そなんなっても、ここは不便な島じゃけん。外に行くにしても、船に乗らんと行けん。陸続きやないからな。台風や濃霧になったら船が止まるしなあ、そないなったら、八方塞がりじゃあ。

2）瀬戸内３園統合は辛い（慣れ親しんだ職員・環境変化による認知症の進行・盲人のハンディー、感覚麻痺による怪我の心配）

◆３園統合は若い頃なら良いが今は嫌、馴染みのない看護師・介護員には頼めない
　ほいて、瀬戸内３園（＝長島愛生園・邑久光明園・大島青松園）を１つの体制にして、「愛生園か光明園に行ったらどうか」いうけど、若い元気な時分に行くんなら、しよいんよ（＝問題が少ない）。去年、大島の中で引っ越しただけでも、大変やったやろう、皆が年をとっとるけん。向こう（＝愛生園か光明園）に行っても、介護員さんや看護師さんら、みんな知らんで。そうすると、心細うなってくるわけよな。馴染みがないと、頼みたいことも頼めんちゅうようになるだろう。

◆部屋のレイアウトが変わるだけで、認知症が進む
　聴き手：今回の引越し（＝島内で、古い夫婦寮から看護師常駐の共同住宅に転居した）でも、お部屋のレイアウトが違うだけでも、落ち着くまでに時間がかかりましたよね。本田：そうなると、ボケが早うなるよ、ほんまに。「あんた誰で？　何しに来たんぞ？」って言うようになってくるやろう。その上、人まで変わったら、頼み難いけん、だんだん部屋からも出んようになって、引きこもるようになって、結局ボケが早まっていくんじゃ。
　そやけん、若い元気な時に、統廃合するなら良えけど、もうみんな「年取ってからは嫌ぞ」って言いよるんよ。

◆盲人は住んでる家の中で方向感覚が出来上がっている、年老いて作り直すのは大変
　それでも目の見える人は良えけど、目の見えん人は、方向感覚が今の家の中で出来あがっとけるんなあ。新しい所（とこ）に行って、その感覚をまた一から覚え直すのは、大変なことじゃ、この年になってなあ。聴き手：そうですね。盲人さんは、頭の中に地図が出来上がっているって言いますものね。

◆知覚麻痺で触っても分からない、知覚麻痺を補う工夫を長年の生活の中で作っている

　本田：ほいで、またこの病気の人は、手足に感覚がないけん、手探りしたって分からんもんな。長年生活する中で、其々に感覚が無くても何とか困らんように工夫してきとるけん、環境が変わったら、そりゃあ無理じゃあ。

◆油断すると怪我するので気を遣う、怪我の治りが悪く次の障碍（しょうがい）を招く

　みんな、相当に気を使いよるよ。移動した先は勝手が違うけん、油断したら怪我をする。ほれで、その傷が治り難（にく）いと来とるやろう、怪我せんことが一番じゃ。年取ったら回復も遅いし、怪我したらどんどん不自由になっていくけんなあ。

◆ハンセン病の後遺症を有する高齢者は、元気な人が考えるほど簡単ではない

　聴き手：年齢的なものと障碍（がい）と両方ですから、厳しいですね。本田：この病気は、元気な人が考えるような訳には駄目（いかん）のよ。

Ⅵ．後遺症の手術

1．シャルコー関節になった原因

1）シャルコー関節になったのは、無理をし過ぎたため

◆シャルコー関節になったのは、元気だったから無理をし過ぎた

　聴き手：本田さんの場合は、ハンセン病の後遺症のシャルコー関節（神経病性関節症）が、両足にありますね。本田：シャルコー関節になったのは、上半身が元気なかったけん（＝元気だったので）、足に無理がきたんじゃろうね（注：シャルコー関節では、関節に荷重がかかり過ぎても、知覚神経の麻痺によりそれに気づけず、骨破壊や関節破壊が進む）。64～65歳の時分も、船小屋を立てるのに、1人で電信柱を1本担いでしよったけん、足に無理がいっとるんよ、どうしても。体が弱って元気でなけりゃあ、動かんけん、膝や足に無理が行かんかったと思うんじゃけどね。

2）悔やんでも仕方ない、少しでも良くなるなら手術する

◆不自由になったことを悔やんでも仕方がない、歩けるようになるのなら手術する

　聴き手：本田さんに限らず、シャルコー関節で装具をつけている方は多くて、体重を掛けて踏ん張れないので、立ち上がるのも困難かと思うのですが。

　本田：だけどまあ、不自由なのは不自由なけど、そんなことを思いよっても仕方がない。悪うなったら悪うなったで、今から先、何とかするより他にない。ちょっとでも歩けるようになるんだったら、手術でもしてみようかなという、気持ちになってね。

2．前回の手術

1）装具をつけているのを知らない人も多い

◆装具をつけているのを知らない人が多い、しっかりと歩ける

　だけん、みんな、シャルコー関節の手術したり、人工関節を入れとると思ってくれんのよね。元気に畑でとっととっと仕事しよるけんね、「お前、装具付けとるんか」いうて驚くくらい。

2）自転車を乗り回す

◆ 手術後、自転車を走り回す

　ほんで、前の手術で右の人工関節入れた時も、秋口に退院して、正月前には自転車で走り回りよったんよ。園の看護師さんに、「自転車に乗ったら駄目言うのに、また乗っとる。こけたら（＝転倒したら）どうすんや」いうて、よう言われよったけど、結局、ずっと自転車に乗りよった。

◆ 骨折しても困るので、自転車から電動椅子に変えた

　だけど、だんだん、足が上がり難うなって、自転車から降りたり乗ったりするのが大変になってね。何回も転んだから、「これは駄目、本当に転んで骨折でもしたら、大変じゃあ」と思って、自転車は止めて電動椅子にしたんじゃけどね。

　自転車に乗りよったら、電動椅子はまどろこしいて好かんのやけど（＝じれったくて好きになれない）、不自由になりゃ、それにこっちも合わしていかな仕方がないね（＝身体が不自由になればそれに合わせていくしかない）。

3．今回の手術も自然体で受け入れる

1）前回は、2年かかるところを1年で治した

◆ 2年かかるところを1年で手術してくれた、気持ちの持ちようで治療の経過が変わる

　島の外の病院で、右の膝の人工関節入れる時分に、先生が「2年せんかったら（＝経過しないと）、人工関節は入らん。だけん、2年間は補装具を付けな駄目ぞ」って、大腿からずっと下に長い補装具付けとったんよ。「半月板が無いけん、転けたら駄目」いうて、「こんな長い補装具、2年も付けておらな駄目とは、これはまあ、どうなりゃ（＝どうなることか）」と思いよった。だけどまあ、くよくよ考えん方やから、苦にはしとらなんだんよ。

　ほしたら、先生は、「まだ1年しかたっとらんけど、もう人工関節入れられるわ。やけに治りが早いのう」いうて、1年で入れてくれたんよ。やっぱり病気も、思い様、考え様で。くよくよしてもせんでも、成るようにしか成らんのやけん（笑）。聴き手：すごく前向きで、私も学ぶところが多いんです。

2）今回の手術も自然体で受ける、これ位ではくたばらない

◆ 今回の手術も自然体で受ける

　本田：来週、島の外の病院に入院して、足の関節の手術をするんじゃけど、今回の入院は4週間位、外の病院に入院して、こっちに帰ってきてからリハビリせな駄目じゃろうと思う。

　今回の入院も、自然体…、「まあちょっと行って来るわ」みたいな感じかなあ。そういうふうな気持ちでおったら、病気は早う治る、そう思っとる。もうくよくよしたって仕方がないもん。手術室に入ったら、まな板の鯉みたいなもんや。

◆ 前向きに考える、これくらいではくたばらない

　大きな手術したって病気したって、落ち込むようなことばっかり考えよったんじゃ、

18章　本田久夫の語り（聴き手　藤本利貢）

治るものも治らん。だけん、前向きに考えて、「これ位のことで、わしゃ、くたばらへんぞ」という気持ちで、その病気に対応して行かんかったら、嫌なことばっかり考えよったら、気分的に気が重たくなってくるでね。

4. 動けないことを受容（脊椎カリエスでギプスベッドで生活）

◆前向きになったのは、脊椎カリエスでギプスベッド上の生活があったから、やかんに手が届かずイライラ

　聴き手：前向きにポジティブな考えを持つようになられたのは、何かきっかけがありますか。本田：こないな考え（＝このような考え方）になったのは、昭和50年くらいに、脊髄カリエスで入院したんよ、7カ月ほど。その時に、私の性分は「自分でせな駄目（＝自分でしなければならない）」と思とるけん、人にものを頼む、して貰うっていうのが嫌いなんよ。ほんで、ギプスベッドに入れられて寝とるでしょう。ほんで、床頭台を枕元に寄せて、手の届く所へ、お茶を飲むやかんを置いとったんよ。ほんだら看護師さんが用事済ましたら、床頭台をずっと向こうに置いたまま帰るんよね。ほんで今度、「水飲みたいな、のど乾いたな」と思っても、手が届かんのよね。ギプスベッドじゃけん、手を伸ばしたら、ギプスの当たりが違うてきて、痛うて動けんだろう。もう、あぬけ（＝上向きで寝ている）になっとるもんだから、取れん。そんなことが何回かあると、イライラしてくるんよね。のどが乾いとるのに、飲めへんから。「インターホン押して呼んだら良えが」って、うちのが言うけど、「インターホン押してまで、飲まんでも良えわ」と思って、辛抱しよったんや。

◆生まれつき寝たきりと思い込む、考えを変えると動けないことにイライラしなくなる

　そんなことを何回か繰り返しよったら、考えが変わってしもうたんや。「わしは、生まれついてからずっと寝とんじゃ、元気で動きよった時は無かったんじゃ」と、こういうように考えを変えたんや。聴き手：自分を言い聞かせたんですね。本田：そうしたら、気分的にすっと楽になってね。その日からどない言うか、腹を立てることが無くなった。それまでは元気で動きよったけん、自分が動けんことに対して苛苛しよったんや。それが無うなってから、どないに動けんでも、気分的にのんびりできるようになった。

◆膝の手術で、島外に2か月入院しても、園内でいるのと同じ気分

　だけん、前回の右膝の手術の時も、洗浄に1カ月かかって2か月入院したけど、気が滅入ることは無かったなあ。園の中で入院しとるのと同じ感覚でおれたように思うなあ。

5. 島外での入院生活

1) 外の病院に溶け込む

◆外の病院にも直ぐに溶け込む、早く帰りたいと思う暇もない

　外の病院に入院しても、直ぐに慣れるというか溶け込む。そういう性分じゃけんね。何回も、外の病院へ入院した経験があるんじゃけど、病気のこととか、治療のこととか、世間話をして笑うたりしよると、案外、日が経つのが早うで、「早よ帰りたい」と思う暇もないなあ。

469

2）看護師に気持ちよく仕事をしてもらえるように、笑顔で接する
◆いつも笑顔なので看護師が不審がる、看護師に気持ち良く仕事をしてもらえるように

　右の膝に人工関節入れたのは、平成14年だったと思う。その時は、長く入院したから、同じ看護師さんが手術の後の傷交換に来てくれよった。その看護師さんが、ある日「本田さん、それだけ大きな手術をして、何でそんなにニコニコ笑っておれるんですか？」と聞くけんな、「怒っても笑うても、治るものは治る、治らんものは治らん。あなたたちが毎日来て傷の手当てをしてくれるのに、怒ったり怒ったりしたんじゃ、来にくいじゃろう。あんたたちに気持ち良く傷の手当をしてもらわな駄目と思うから、嫌な気分にならんように気付けとるんじゃ。」そう言うたんよ。聴き手：本田さんのお人柄なんでしょうけどね。

◆楽天家、看護師に噛みつくことはない、看護師に優しくしてもらえる

　本田：中には、看護師さんに噛みついたり、怒鳴り倒したりする人が居るけど、そんなんじゃあ、看護師さんもすること忘れて帰るかもしれんわね。こっちは、傷交換でも何でもしてもらわな駄目方じゃけん、気持ち良うしてもらった方が良いがなと思う。まあ楽天家というか、そういう気持ちで対応するけん、どこの病院に入院しても、案外、皆が親切に優しいにしてくれるわ。聴き手：我々としても、病室に行くまでの足取りが違いますね。こちらも気分的に救われるような。本田：「また今日も行って怒られるかな」と思ったら、来にくいよなあ。やっぱり気持ち良う仕事してもらわな駄目けん。そう考えで、対応するんじゃけど。

3）退院後、看護師が大島に遊びに来る
◆退院後、看護師が大島に遊びに来る、相手に嫌な気分を与えないように

　だけん、看護師さんも「本田さん、退院したら大島に遊び行くけんな」って言って、もう何回も遊びに来た、夏祭りも来た。今だに、年賀状のやり取りはしよんじゃけどね。相手にも、嫌な気分を与えとらんけん、退院してでも青松園まで来てくれるんじゃろうね。

4）'また新しい人を連れてくる' 妻・大島のナースが呆れる
◆"また新しい人を連れてくる"、大島のナースに言われる、妻が釘を刺す

　ここの看護師さんに言われたわ、「本田さん、外の病院に入院したら、また新しい人を連れてくるんやろう」って。うちのん（＝妻）もいう、「いい加減にしときまいよ」って。元気やったら訪ねてきても、連れて回ったり相手ができるけど、年取って体力が無うなったら、座って話するくらいしか相手が出来んようになるなあ。

5）たくさんの見舞い、島外の医師にびっくりされる
◆たくさんの見舞いに医師がビックリする

　右膝の手術した時も、沢山見舞いに来てくれたんよ。どんどん来るけん、先生も「本田君よ、お前、大島で何しよるんや」って。「先生、何ちゃしよらん」って言うたんや

けど、大島の小学校の先生やら生徒やら、介護員さんやら、それに徳島からも来てくれたけんなあ。

◆今回の手術、見舞いに来ないように足止め

今回の手術は、親しい者(もん)には連絡したけど、手術の日に行こうかっていうから、「来たら駄目(あかん)。来たって麻酔かけて話すこともできんのに来んで良え」って断ったんじゃけどな。うちのにも、「来る言うても、止めとけよ」って言うとる。聴き手：じゃあ、今回は入院というより、雲隠れ（笑）。本田：うん、「ちょっと、まあ養生に行ってこようか」くらいのとこやな（笑）。

Ⅶ. 人生を振り返って

1．100点満点の70点で人生を終える

1）27歳迄は幸せ、32歳迄はぶらぶら、入所後も他の患者に比べて恵まれている

◆ 27歳までは恵まれた生活、32歳までは仕事が出来ずぶらぶら、入所後も平均的に恵まれていた

聴き手：本田さんは、昭和4年に愛媛県で出生いたしまして、今現在85歳になられました。今後も人生はまだまだ続きますけれども、これまでの85年の人生を振り返りまして、総括をお願いします。

本田：小さいときから27歳までは何の不自由もなく、戦後も皆さんよりかは生活も苦しくなかったので、案外幸せに暮らしてきた。ほんで27歳ぐらいからこの病気が出て、仕事ができんようになって、家で32歳ぐらいまでぶらぶらと遊びよったんやけど。青松園に来てからでも、園内の人達を平均に見て、まあまあ幸せというか、気楽なというか。どちらかというと恵まれた方じゃなかったかな、という感じはしますね。

2）辛いことは忘れる、楽天的

◆楽天家、辛いことは忘れる

大体、若い時から楽天家で、辛いことがあっても良え方に解釈して、また辛いことは忘れる。良いことはいつまでも思い出しても良えけど、嫌なことは早よ忘れるように心がけとる。そうせんかったら、悪いことに出くわしてもいつまでもくよくよしとったんじゃ、どうにも成らんからね。もう早く忘れて、「明日があるわ」というぐらいの気持ちで、前向きに今までの人生は送ってきたつもりです。聴き手：そのポジティブさが、ハンセン病のつらい療養生活を乗り切れた原動力いうか。本田：そうそう。

3）32年間の外での生活で培った常識や生活力（反骨精神・へこたれずに前向きに・苦言は言う）

◆ 32年間の島の外での社会生活の経験があった、なにくそという反骨心

それにね、32歳で此処に来たから、外での32年間の生活があったでしょう。現在はそうでないけど、昔はもう職員が頭ごなしでね、人間扱いしてくれんというか、人間としての尊厳もくそもない、という感じだったけん。それに対して、「何くそ」という反

骨心があったから、今まで辛い時でも乗り越えて来たんじゃろと思うんよ。「上から押さえ付けられて、言うても聞いてくれん」、そんな時代には「もう負けてたまるか、くそー、おまえらなんか相手にするか、頼りもせんわ」と、こういう考えじゃったけんね。

じゃけん、まあまあ何というか、悪うに言やあ、我が強い。人に負けるとか、押さえつけられとることには反発心を持っとったからね。

◆へこたれずに、気持ちをほがらかに

そんな感じでへこたれんと、まあ自分は自分なりに楽しいことを考えたり、なるべく気持ちを朗(ほが)らかに持っていくように、今まできたけんね。

◆職員とのコミュニケーションが良くなった、昔は地獄、今は天国

らい予防法が無くなって、今は、外の人と園の職員と患者とのコミュニケーションが上手(う)いこといくようになったけんね。別にどういうことはない。まあこれが当たり前じゃけどね。

昔はその当たり前なことが無かったから、昔は地獄、今は極楽。聴き手：長いトンネルを抜けてきたということですかね。本田：これが当たり前じゃけんね。人として生まれてきた限りはね。

◆若造の職員、お前らのやり方も悪い

こちらへ来た時分には、高校出たての若造が、頭ごなしに噛み付いてきよったけんね。ほやけん、「おまえらのやり方も悪いんじゃ。こうしたらどうや」って言うたこともあるけどね（笑）。聴き手：本田さんのほうが年上なんでね。アドバイスをしたわけやね（笑）。

◆横車を押されるのは誰でも嫌い、説教すると分かってくれる

本田：患者さんでもね、横車を押されるのはぜったい嫌いだったんよ。ここでも横車押して、何でもないのに口出したりする人が沢山おったけんね。そんな人には、ようお(よう)け説教しよったんよ。年はわしの方が下だったけどな。ほんでもやっぱり、喧(やかま)しく言やあ、分かってくれる、みな。時間がたったら、「本田さん、さっきあんなこと言うて、すまんかったな、こらえてよ（＝悪かった、許してよ）」って、皆がそう言うてくれてね。

◆嫌がられることでも言わないとその人が困る

人に嫌がられること言うのは好かんのじゃけどね（笑）。だけど、言わにゃその人が可哀想なけん。見て見ぬふりはできんけんね。みんなが寄り付かんようになるだろう。「そんなことじゃ、駄目じゃろうが。可愛らしいおじいさんになれよ。誰っちゃ、寄りつかんようになるぞ」って（笑）。よう、そない言うて、同じ病気の人でも怒りよったけどね。それから案外、大人しくなった人も何人かおった。

4）皆それぞれの過去を抱えて入所、園内に心から打ち解ける人は少ない

◆皆、家族から縁を切られて来ているので本心は分からない、心から打ち解ける人は少ない

外に居る時からでも、案外友達は多かったし。此処へ来たら、やっぱり子どもの時からの繋(つな)がりが無いから。みんな、途中で社会から離れて、家族から縁を切られて、此処へ入ってきとるやろ。そやけん、その本当の気心(きごころ)っちゅうのは、分からんのよね。そや

けん、此処へ入ってからは、本当に打ち解けて、外に居る時のような友達は、案外少なかったね。
◆噂を酒の肴にする人には近づかない
　こっちから合わしていくぐらいのことでね。人の揚げ足をとったり、人が集まった時に酒の肴にするような人間には、こっちから寄って行かん。席も離れた所へ座って、なるべく相手にせんようにしよったね。
5）人生の満足70点で人生を終える
◆人生の満足度は70点、70点で人生を終える
　聴き手：85歳になった今、例えば人生の満足度ってどのぐらいでしょうかね。本田：これはちょっと難しいけんど、「100点満点で満足しました」とは言えんけど、まあ70ぐらいは自分としては満足して、一生を終えるんじゃないかな（笑）。
　聴き手：人生振り返ってみて70点ということですので、今後100点に近づけるように、我々もしっかりとサポートしていけたら良いなと思うんです。
6）家族との縁も切れなかった
◆病気になっても親兄弟は来てくれた、長兄の自分の傍に集まってくれる
　此処に入ったけど、この病気の人達から見れば、案外しあわせな方だったわね。両親は死ぬまで気にかけてくれ、兄弟も今だに行き来してくれる。長男が三つの時に死んだけんね。じゃけん、自分が実際的には兄弟では一番上やけんね、家に帰ったら、兄弟みんなが寄ってきて、「兄貴が戻た」って言ってくれる（笑）。兄弟でも、気の合わんのが沢山居るんか、いざこざも聞くけど、「もう放っとけ。良え年して子どもじゃあるまいし」って、言うんじゃけどな（笑）。

2．若者へのメッセージ
1）正しい情報を学び発信してほしい（歪んだ情報で、早期に治療が受けられなかったことで後遺症が残った）
◆島の内状を外部に漏らさなかったことで、歪んだ情報が独り歩き
　聴き手：最後に、ハンセン病回復者として、後人へのメッセージというか、次の時代に発信するようなお言葉がいただけたら良いなと思うのですが。
　本田：昔はね、島でどんな生活をしよるのかが、外部に漏れないような療養所だったやろ、此処だけでなくどこの療養所も。ほやから昔は、ハンセン病に対して、歪んだ話ばっかり、悪い話ばかりが一人歩きして、外で吹聴されて。
◆勉強して正しい知識を得てほしい
　若い学生さんら来たら、よく言うんやけど、「ハンセン病にしろ、エイズにしろ、何の病気にしろ、正しい勉強をして、それを皆にお話してくれるように」と。
◆ハンセン病の歪んだ情報が蔓延し療養所入所を躊躇する、治療法があったのに治療が遅れ後遺症が残った
　そうじゃないと、昔、ハンセン病にかかった者のように、えらい目にあう。此処に来

る前に、うちの両親に話したら、「療養所へ行ったら、なんぼ元気でも、5年したら注射で殺されるんじゃ」とか、そういう歪んだ話が外で吹聴されとったけん、「早くにこっちに来る」いうて両親に言うたんじゃけど、両親は来させてくれんかった。

　ほやけど、昭和23年ぐらいからプロミンが入ってきとったんじゃし、もっと早うに来とったら、後遺症も無しに治っとったかも分からん。治療が遅れた分、後遺症が沢山残った。聴き手：後遺症がやはり、大きなハンディーになっていますからね。本田：そう。だから、正しい情報が大事やし、正しく学んで欲しいなあと思うねえ。

2) 試練を越えていく
①いじめ、負けてたまるか
◆大人も子供もみんな苦労や苦しみを負う、いじめにあっても負けてたまるか、自分に負けない

　子どもらにも、よう話すんだけど、人というのは、大人は大人の苦労や苦しみ、子どもは子どもの苦しみがあるだろうけど、「誰も、『私はもうこれ満足です。何ちゃ苦しみは有りません』や言う人は沢山居らん」、恐らくね。

　そやけん、「自分に負けたら駄目」。何でも自分に負けると、だんだんだんだん落ち込んでいく、良いことは考えんようになる。「えい、くそ負けてたまるか」という気持ちだけをしっかり持っとらんとね。いじめに遭うとる子どもは、尚更、自分に負けたら駄目。「喧嘩せい」っていうんじゃなくて、「気持ちだけは、絶対に自分に負けんようにせえよ」っていう意味。

②自分がされて嫌なことは人にはするな
◆自分が言われて嫌なことは人に言うな

　それから、「自分が言われて嫌なことは、友達に言うな」って言うんや。自分が言われて腹が立つことは、友達も腹が立つ。そやけん、自分に言われて腹立つことは人にも言うな。

③友達は多い方が良い
◆仲良く、友人は多い方が良い

　みんなが仲ようにな。やっぱり友達は多い方が良えから。何事があっても、いろんな人からの知恵をもろたり、助けてもろたりするけんな。そやけん、悪い友達は沢山作ったら駄目けど（笑）、良え友達は何ぼ居っても構わんけん。聴き手：ある意味財産ですよね（笑）　本田：そうそう。

④病気・衰えを試練と捉え、乗り越えていく
◆病気は試練と捉える、どちらが先に勝つか、乗り越えて行くぞ

　昔は人生50年って言よったけど、今は80、90、100歳まで生きるようになったんやからね、やっぱり楽しく80、90、100歳まで生きんとね。せっかく長生きしても、意味ないよな。

　そやけん、こうして足腰が悪なったり病気になったり傷を作ってもな、「おお、またわしに試練を持って来たか、おまえとわしとどっちが先に勝つか、わしは辛抱して乗り越

18章　本田久夫の語り（聴き手　藤本利貢）

えていくぞ」っちゅう気持ちやね、そやから、負けたら駄目。「皆が元気やのに、何でわしだけ、こういう病気したり悪いところが出てくるんだろうか、辛い辛い」って思ったら、もう余計に駄目からね。悪いことが出てきても、試練と思って、越えて行かんとね。
3）ナースへ
①人の痛みが分かる人であってほしい、生きた人間を相手にする仕事
◆人の痛みが分かる人であってほしい、人を相手にする仕事、喜びもあるはず

　看護師さんに望むことは、やっぱり、人の痛みが分かる人であって欲しい。看護師という仕事は、事務系統で活字見て仕事するんと違うて、生きた人間を相手にせな駄目し、ましてや病人が相手でしょう。そやけん、その病人の痛みが分かって対応してもらいたい。また此処は無理やろうけど、普通の病院だったら、元気に退院するようになったら、仕事した甲斐や嬉しさもあるはずやけんね。活字相手じゃあ、活字は「ありがとうございました、お世話になりました」とは言わん。生きた人間相手やいうことを思うて、仕事して欲しいと思うねえ。

②島のナースは子や孫のようなもの、感情を出すな
◆島の看護師は子や孫のようなもの、ぶっきらぼうな態度を諌める、仕事中はにこにこと

　ぶっきらぼうな、ツンツン当たるような気持ちで仕事しよるようじゃあ、駄目な。まあ、わしらから言うたら、ここの看護師は、みんな、子や孫やみたいなもんじゃけんな（笑）。聴き手：確かにね（笑）。本田：「おはよう」言うても、ツンとした顔しとったら、「おい、どうしたんや、だんなと喧嘩したんか」言うんや（笑）。「どうしたんや。仕事出てきたら、しかめっ面するなよ、仕事の時はちゃんとにこにこしてせえよ。帰んだらしかめっ面しても構わんけど」言うて（笑）。聴き手：まあ、白衣着たら切り替えないと。本田：切り替えんとな。「どうしたん、わかる？」っていうから「分かるわー」って、言うてやるんよ（笑）。

③いがみ合って逝くのは避けたい
◆入所者と医療者がいがみ合って一生を終えたくない、早く逝って良かったと思われないように

　向こうの世界に行くまで、此処に居らんと駄目のやけど、入所者と職員がいがみ合うて一生終わるようなことじゃ駄目と言うんよ。「あいつは難しかったな。早よ逝ってくれて良かったなあ」って言われんようにせな駄目（笑）。聴き手：（笑）　本田：そう言うても、なかなかできんけど、そういう癖をつけよったら、いずれ、身についてくるけんなあ。

　聴き手：我々としても、ハンセン病の療養所に勤務できること自体、看護師として少ないチャンスであり、ハンセン病のことをもっと勉強しまして、今後も、もっといろんなサポートをしていけたら良いなと思っておりますので、今後ともよろしくお願いします。本田：いえいえ、長いことお世話になりましたけど、最期までお世話にならな駄目けんなあ（笑）。どうもありがとう。

475

19章
ライフレビューの聴き手を担った看護師の感想

1．語りを聴き終えた看護師たちの感想

1）三木えりか（大島辰夫さん担当）

　大島辰夫さんは、大島青松園の中でも最高齢者の一人で、目が見えません。話し好きの明るい性格で、人づき合いもとても良い方です。大島さんに「何でも良いので、人生の中で一番話したいことを語ってください」と言うと「じゃあ、私がこのハンセン病になった時のことを」と言われ、そのことを最初に語ってくださいました。ハンセン病になった当初のことが、大島さんの人生の中で最も心に残る出来事だったのだろうと思います。里で発症し、近所から嫌がらせを受け、本人も家族も悲痛な思いで過ごされた日々のことを、表情を変えることなく淡々と語ってくださいました。普段の話し好きで明るい大島さんとはかけ離れた、壮絶（そうぜつ）な過去の出来事でした。

　私が一番印象に残ったのは、「小学校に通う孫の給食のお皿の色が、1 人だけ違うのはなぜか？」と校長先生に問うたところ、「後で消毒するためだ」と言われ、「孫にまで迷惑をかけてしまった」という思いと、「そこまでするのか」という遣り切れない思いが溢（あふ）れてどうしようもなかったと語ってくださったことです。今ではあり得ないことが、平然と繰り返されていたかと思うと、ぞっとしました。私にも子供がいて家族がいます。間違ったハンセン病の知識が、人間の心を踏みにじり傷めつけたこと、それを平然と許した社会に怒りを感じました。

　大島さんは肺疾患を患っていますので、ご負担をかけないよう、毎回の語りの時間は 30 分以内を目安にしてきました。大島さんは、語りの最後にいつも微笑みながら「今度は○○の話をしよう」「今度はいつしようかの」と必ず次回の約束をして、語りを終えました。語りを進めるにつれて、徐々に大島さんご自身が語りを楽しんでいるように感じました。途中、大島さんが体調を崩され、やむを得ず次回の題目「初恋」は中断しました。

　語り終えた後、「自分の人生を語ったことが何の役に立つのかは分からんけれど、自分の人生を振り返ると 100 点満点の人生。寝たきりになっても、これが自分に与えられた人生や、くよくよしない。」と言われました。私もその言葉を聞き、励まされた気がしました。大島さんの人生を深く知ることで、ハンセン病回復者の方々の残りの人生が 100 点満点に近づくよう、回復者の方々との関わりの一瞬一瞬を大切にしたいと思っています。

　その後、大島さんは回復することなく亡くなられました。「99 歳まで生かされた」と言われ、「長いこと生き過ぎた」とも言っていました。同じ不自由者棟に暮らす回復者の殆んどが、大島さんの死を悲しんでいました。最高齢の大島さんが一生懸命に生きる姿は、他の回復者の張り合いになり、頼りにしていたのだと思います。

大島さんが居なくなった今、他の回復者の方々が少しでも幸せな時間がもてるよう、日々の生活を共に喜びあい支えていくことが、私の役割だと思っています。

2）山端美香子（山本隆久さん担当）

　山本さんは、15歳で発病し19歳で大島青松園へ入所されました。大学に進学するために親友たちと勉学に励み、将来は医者になろうと努力していた矢先の発病であり、夢や希望、家族との縁をすべて断ち切っての入所は、絶望感で一杯だったと語られました。私が山本さんに出会った当時、山本さんは自治会の会長であり、自治会活動を活発にこなしつつ、陶芸にも打ち込んでおり、充実した毎日を過ごされているように見受けられました。そして、その時はまだ、現在に至るまでの苦難や苦悩の日々については想像すらしておらず、活動的な山本さんからは微塵も感じることができませんでした。相手の立場に立ち、相手の思いに寄り添うという医療従事者としての基本的なことさえ、全くできていなかった現実を思い知れされる機会となりました。

　入所されて約60年という年月が経っても尚、その絶望感が完全に消え去ることは無かったと言います。その中でもお母様に対する思いは複雑であり、悔やんでも悔やみきれないと語られていました。家族との縁を断ち切って入所したにもかかわらず、お母様と妹さんは、毎月必ず面会に来られていました。しかし、お母様が70歳を過ぎた頃、「面会に来るための船の乗り降りが足に堪えるだろう、転んで怪我でもしたら大変だし、それがきっかけで寝たきりにでもなれば、妹にも面倒を掛けてしまう」、そんな思いから、「もう面会には来るな」と伝えたそうです。その時は、母の身を案じての言葉でした。ですが、面会を楽しみにしていたお母様にとっては寂しくもあり、張り合いもなくなってしまったせいか認知症を患い、その後しばらくして他界されたそうです。母のために親孝行のつもりで伝えたひと言が、このような結果になってしまったことが未だに心の傷として残っており、それを抱えて生きていらっしゃいます。ハンセン病は、隔離された孤独感と未来を奪われた絶望感だけではなく、罹患された方々を幾重にも苦しめてきたのだと改めて認識し、深く考えさせられる機会となりました。

　また、今回お話をお伺いするために山本さんの居室に何度も足を運ぶうちに、山本さんの奥さまともお話をする機会が増えたことで、奥様からも、「これまで誰にも打ち明けたことがなかった」というお話を聴かせてくださる機会を得ました。インタビューを通して傾聴し共感することの難しさと、自分のことを信頼し話して頂けたことへの喜びを感じることができました。

　ハンセン病回復者の方々の壮絶な体験による心情をどんなに理解しようとしても、その心情に近づくことさえ儘なりませんが、今後は可能な限りその思いに寄り添い、これからの余生を心穏やかに過ごしていけるよう、お手伝いができればと思います。

3）眞田真紀（坂田ヒデコさん担当）

　「コミュニケーションの苦手な私でも聴き手となれるのか」と不安な気持ちを抱きつつも、「坂田さんのこれまで歩んできた人生に耳を傾けたい」、「坂田さんの心に触れたい」と思い、インタビューの聴き手になることを決意しました。不安な気持ちを抑えていざインタビューに入ると、私の不安をよそに、取り繕う事のない飾り気のない言葉、素のままの表情をみせてくださいました。実の妹が数十年ぶりかに坂田さんのことを捜し出し、電話をかけてくれた場面では、感極まって坂田さんとともに落涙してしまいました。坂田さんの話に引き込まれ、涙する自分の姿に驚きました。インタビューを終えた今でも、あの話あの場面を思い出しては目頭が熱くなってきます。勇気を出してインタビューをさせてもらったからこそ、坂田さんの歩んできた人生に少しだけ近づけたような気がします。

　このインタビューを始めるまで、国立療養所大島青松園の105年余りの長い歴史の中で、歴史の一場面に立ち会えた看護師として、私がすべきことは何なのかと、いつも考えていました。強制隔離政策による差別と偏見の中で共に助け合ってきた仲間が、高齢化により次々と死を迎え、また、今も続くハンセン病の後遺症との闘いの中で、「回復者の一番身近にいる私だからこそ、できることって何だろう？」という問い。インタビューを終えても核心的な答えは見出せませんが、ヒントは見つかったように思います。「もしも自分なら…」「もしも自分の家族なら…」、回復者と関わる一つ一つの場面において、この視点に立ってゆっくりと話を聴き、回復者個々に応じた看護を提供していくことが大切なのだと改めて分かりました。看護の基本が根付く場所、これがハンセン病療養所です。

　今後ますます回復者の高齢化が進み、不自由度も増していきます。その中で、残りの人生の一日一日を、その人らしく大切に生き、そして迎えるであろう人生の終焉の時が平安なものとなるよう、日々研鑽をつみ、ハンセン病回復者の方々の人生の最終段階に関わらせていただくことに、誇りを持って仕事に臨みたいと思います。

4）蜂須賀美江（川口春子さん担当）

　インタビューを始めるに当たり、コミュニケーションの苦手な私が、どういうふうに話を進めていけば良いのか、不安で一杯でした。しかし、語りを聞くことにより、川口さんがどの様な生活を送られてきて、どの様なご苦労をされてきたのかが分かりました。

　13歳でハンセン病を発病し入所した時は、すごく辛かったと話されました。その後、一旦帰宅したものの、3年後に病状が悪化し再入所され、再入所後、結婚されました。昔は、たくさんの人がいて、大島全体が賑やかで活気があったそうで、川口さんご自身も、畑の手伝いや、ゲートボール・大島でのお芝居の観劇・書道など、色々なことに参加されたそうです。足の手術や眼の手術などの辛い思いも数多く体験されていますが、

きちっと歩けるのは手術のおかげと前向きに捉え、買い物ツアーやレクリエーションにも参加され、楽しく過ごされておられます。「今の生活は幸せ」とは言われますが、高齢化した回復者が、一人二人と少なくなる状況の中で、仲間の居なくなる悲しみや今後の不安は、計り知れないものがあると思います。

　川口さんの語りを聞かせて頂いたことで、今まで自分が知っていたハンセン病の事柄は、ごく一部に過ぎなかったと分かりました。今後は、私たち職員が回復者個々の思いを尊重できるように話に耳を傾け、傍らに寄り添い、個々の思いに沿った看護を提供していけるように関わっていきたいと思いました。

5）大垣和也（K.Y. さん担当）

　インタビューを始めるに当たり、K.Y. さんが人生を振り返る事で、辛かった過去を思い出し気分が落ち込まないか不安でした。しかし、K.Y. さんは、「発症した当初は右手を隠して生活していたが、そのうちに周囲も発症に気付いて噂し始め、人目を避けるように生活してきた。ある日、兄から大島青松園で治療できると聞かされたが、兄は『行くように』とは言わなかった。しかし、『家族には迷惑かけたくない』と思い、自ら希望して入所した。青松園に入所すると、同じ病気の人達ばかりで、右手の障害を隠すことなく堂々と生活できたので、『もっと早く来たら良かった』と思った。」と語り、大島に入所したことの苦しみよりも喜びを語りました。

　私は、政府の強制隔離政策によって、家族から強制的に離され、辛い思いをしてきたという先入観を抱いていました。しかし、そのようなステレオタイプ的な理解では、回復者の体験を理解することはできないと知りました。療養所への強制隔離は非人道的で許されることではありませんが、世間の偏見と差別から患者を守る防波堤の役割をしていたことも理解しておかなければなりません。

　大島青松園に入所してからは、多くの友人ができ、助け合い励まし合いながら生活を送ってこられそうです。友人が病気や自殺で亡くなると、家族を亡くしたように悲しかったそうです。大島の友人達が、新たな家族として、K.Y. さんを支えていたのだと思います。高齢化が進み、その友が一人二人と少なくなっていくことは、K.Y. さんにとって心細いことでしょう。今後は、高齢化に伴い、日常生活の支援がこれまで以上に必要となってきます。我々職員が、ハンセン病回復者お一人お一人の話に耳を傾けその思いを尊重し、その人らしい人生が全うできるように、日々の目配り気配りを大切にして真摯に関わって行きたいと思います。

6）近藤松子（川上明広さん担当）

　川上明広様の語りを聴き、ハンセン回復者の方々の壮絶かつ過酷な人生を知り、悲しく辛く胸が痛みました。川上様は 12 歳の時に、恐ろしい病気とは知らずに 3 ヶ月～3 年で治ると言われ、すぐに帰れると思って、入所しました。その当時の本人の病気に対

する思いや親への思い、親の子どもの対する思い、療養所での過酷な生活を送らなければならないというどうしようもない気持ち、外出すると健常者に警察へ通報されるかも知れないという恐怖、母や弟妹に本当に申し訳ないという思いなどを語られました。

　今の私には、川上さんの語りを受け止めた思いを、言葉で上手く表現することができません。「いつかきっと病気が治って療養所から出る日が来ると信じて、その日を夢みていたが、病気が騒いだので諦めた…」と語られた時、どれほど悔しく、辛く悲しい思いをしたのかと思うと、想像に余りありました。また、「手があれば、コップの取っ手を持ってビールが飲みたいなぁー」と言われました。私達には当たり前のことが、川上さんには憧れ(あこが)になることを知り、悲しくなります。平成8年のらい予防法の廃止について「家族に乗っかった重みが取れた、肩身の狭いのが少しは取れた。でも偏見は無くならないと思う。一人ひとりの心の中まで直せというのは無理だから。」と言われた時、言葉を失いました。法律が無くなっても、人の心の中に巣食う差別までは無くならない…。ハンセン病は、いつまでも家族・本人にとって重く苦しく伸し掛かり、人の心を閉ざしてしまう病い(やま)なのだなぁと思います。

　医療従事者である私達が、ハンセン病回復者の方々のこれまでの苦労の全てを知り、受けとめることは難しいと思います。しかし、心に深く残った傷を少しでも癒せるように、お一人お一人のハンセン病回復者のことを考え、思いを尊重し優しく声をかけること、ハンセン病回復者の思いを日々のケアの中で聴くことは出来ると思います。今回のライフレビューに参加して、今の私達に出来ることは何かを考える良い機会となりました。ハンセン病回復者の方々が笑顔でいられるように、私達も笑顔で応(こた)えたいと思います。毎日の生活が心穏やかに、安全に安心して過ごすことができるよう、また、その人らしい人生を楽しむことができるよう、一日一日を大切に生きて欲しいと思います。大島のハンセン病回復者の一人一人が、「今の大島の職員たちに巡り合えて良かった、大島にいて幸せだったよ」と言ってもらえるように、残りの人生の手助けをしたいと思います。

　ハンセン病とハンセン病回復者の人生を後世に伝える本書を出版するに当たり、回復者様のインタビューに参加させて頂いたことを光栄に思います。ありがとうございました。

7）久保多美子（田村喜代江さん担当）

　田村さんは、入所して60年余り集団生活をしてこられました。この集団生活は、何時(いっ)も時間を気にして行動しなければならず、一日の生活上の決まり事を守らなければならない、常に時間に縛(しば)られた生活です。昨年、甥の迎えで初めて実家に里帰りし、荷物を下(おろ)した途端に長年の縛りから解き放たれ、体が軽くなった気がした、今まであんな体験したことないと語ってくれました。時間を気にすることなく過ごせる日常が、こんなにも楽なのかと思ったそうです。私たちは、プライバシーの守られる空間で、テレビを見たり本を読んだり、思い思いの時間を過ごすことができます。しかし、その恩恵に感謝

することなく、更なる欲求を求めて不平不満を言ってしまいます。田村さんの話を聴き、改めて今の幸せに感謝しなければならないと感じました。

ハンセン病回復者のほとんどは、10代・20代に入園され、田村さんと変わらぬ苦労をされてきたと思います。高齢化により、ハンセン病回復者の方々が少なくなる中で、今元気な方もあと何年、お元気でいてくださるか分かりません。苦労の多かった人生、残りの時間は、できる限り好きなことをして過ごせるよう、望みを叶えてあげたいと考えるようになりました。ハンセン病回復者お一人お一人の心の縛りをどこまで解くことができるか分かりませんが、今回、田村さんの語りに耳を傾けることにより、心の奥の思い、長年の心のつかえを取るわずかなお手伝いに繋がったのではないかと感じています。日頃の日常会話の中で、ハンセン病回復者の長年の思いを聴くことは難しいのですが、常に聴く姿勢を心がけ、少しでも思い表出できるような対話を心がけています。

8）尾崎貴美（大智慶巳さん担当）

今回、ライフレビューに参加させていただく事になった時にまず感じたことは、私に気持ちを引き出すことができるのかという不安でした。幸いにも大智さんはお話し上手で、県人会主催の交流集会などで、入所に至るいきさつや療養所入所後の体験を語られた経験をお持ちでした。

中2の時、学校の身体検査で病気が分かり、翌日には父親に真実を知らされないままに「良い所に連れて行ってやる」と言われ、そのまま療養所に入所されました。13歳で家族と別れるという突然の出来事で受けた大智さんの衝撃は、いかばかりかと胸が痛みました。また、家族を恋しく思い、道に迷いながら一人で家に帰った時、父親に家に入れてもらえず、「近所には死んだことになっている」と知らされた時の落胆は、想像を超えるものがありました。13歳の少年にとっては、過酷な人生の始まりであったと思います。

我が子を騙して療養所に連れて行った事、一人で遠路を帰ってきた息子を家に入れなかった事、息子は死んだことにしていた事など、父親の仕打ちは酷なものに見えますが、私は決して父親が望んでしたことではないと思っています。当時のハンセン病に対する差別・偏見が、父親に酷い行動をさせてしまったのではないかと思っています。入所して何年か経過した時、父親は自分の寿命が限られていることを知り、大智さんに謝りに来たそうですが、大智さんは先のない父親に恨み言をいう事もなく「もう良え」としか言えなかったそうです。

大智さんは後で知ったそうですが、母親もハンセン病を患い大島に入所しており、大智さんが入所する一年前に亡くなっていました。そして、大島での母親の再婚相手が優しく接してくれたことで、孤独な生活の中での安らぎの場を見つけることになったと思います。

長い療養生活で、長期にわたり神経痛と闘ったこと、プライバシーのない集団生活、

忙しい労働、安かった賃金、苦しく辛かった病人看護などの過去を語られた後、「昔みたいに、ハンセン病自体が進む心配もない。今は元気で畑もやるし、自由に何でもできる。本当に幸せやのう。」と語ってくれた時は、辛いことだけで人生が終わらずに良かったとホッとしました。

現在、療養所内外での交流の機会が増えており、小学生が施設見学に来た時、子どもたちは偏見を持たず握手を求めてきますが、大智さんは気を使って手を出すことを躊躇(ためら)うと言います。らい予防法が廃止され、開かれたハンセン病療養所となっても、大智さんの気持ちの中では引け目があるのでしょうか？　それは、あまりにも長く隔離された時を経験し、子ども達と接する機会も無かったからだと思います。普段、関わっている時の明るい大智さんとは裏腹に、壮絶な人生を歩まれてきたことを知り、辛かった気持ちを癒してあげたいという思いに駆られました。

今後、私にできることは、ハンセン病回復者様の個々の気持ちに寄り添い、望まれるような看護を提供していくことだと思っています。インタビューの最後に、大智さんより「ありがとう」と言われました。こちらこそ、貴重な語りを聴かせていただき、ありがとうございました。

9）近藤美津乃（脇林ムツ子さん担当）

ムツ子さんの語りを聴き終えて、「まだまだ時間が足りなかった、もっと聴きたかった」というのが、正直な私の思いです。大島に勤務して30年近くになります。これまでも処置の最中などに、ハンセン病回復者様から昔の話を聞いたことは幾度もありますが、業務の合間ではゆっくりと聴くことに限界がありました。この度のライフレビューは、時間をかけてじっくりと耳を傾ける、ムツ子さんのこれまでの半生に向き合う大切な時間を頂いたと思います。

ムツ子さんは、世間の厳しい目から追い立てられるように故郷を追われ、幼少時に両親と別れて大島に隔離され、集団生活を強いられた64年間のことを「長かったけれど早かったな」と言っておられました。入所してからも随分いろんな事を経験され、病気のつらさ、耐え切れず自殺してしまった者への悲しさ、身を粉にして働いた患者作業の苦しさ等、苦しみに満ちた体験でした。一方、「こんな辛いことはなかなか忘れることはできないけれど、今すごく良い状況の中にいる、今まで頑張り抜いてきたけれどやっとここでゆっくりできる。この年まで生かせてもらえて、何の心配もなく暮らせてもらえることに、心から感謝せな駄目(いかん)。戦国時代みたいな昔から、今はのどかな楽園に変わってきた。やっとホッとして安心できる老後の生活を迎えられた、大切にしないといけない。只々(ただただ)無心にやってきた、今振り返ると『ようーやったなぁ』と思う」などと語られました。ムツ子さんが一心不乱に生き抜いてこられた激動の人生を、垣間見せていただいた気がすると共に、人生の最終段階にあるムツ子さんが自己の人生を肯定的にとらえ、平安と感謝の中で生きておられることに安堵しました。

ハンセン病を発症したことによるムツ子さんの過酷な体験、長い歳月に亘って心身ともに自由を奪われた苦しみを聴かせて頂いたことは、ハンセン病回復者の方々と改めて向き合い、自己を振り返る貴重な時間となりました。今後更に高齢化が進む中で、語りに耳を傾ける場をつくり、個々の思いを受けとめ寄り添っていきたい、ハンセン病回復者の方々が、「毎日を心穏やかに安心して生活でき、楽しみを持ち、苦労の多い人生だったけど幸せだった」と云える人生の締めをしてほしいと思います。参加させていただきありがとうございました。

10) 佐立実佐恵（大西笑子さん担当）

ライフレビューの聞き取りをするにあたり、何を聞けばよいのか、聞いてはいけないことは何なのかと不安はありましたが、話を進めていくうちに、いろんな話を聴きたい、聴かせてほしいという気持ちに変わっていきました。昔の事は忘れていることが多く語られる内容も少なかったのですが、今、どのように思って生活されているのかについては、多くのことを語ってくださいました。

現在、園内での役割や趣味（川柳・書道）を楽しみ、目標に向かって頑張っている事にとても感動しました。「川柳は憂さばらし」と何度も語っていましたが、辛い思いや愚痴を川柳にぶつけ、辛い感情を表に出さず、いつもニコニコ笑っておられる大西さんはとても素晴らしいと思いました。川柳句集を読ませていただきましたが、笑顔になれる句から、故郷や母親のことなどを思い描いた句など、さまざまでした。その時その時の思いを川柳として表現することは、この狭い大島の地で長年に亘って生きるための知恵の一つかと思い、とても素晴らしいことだと感じました。

ハンセン病療養所に看護師として勤務して19年になりますが、今までは処置や業務をこなすのみで、ゆっくりとハンセン病回復者の方々とこれまでの生活や思いなどを語らうことはなかったように思います。ハンセン病療養所で長く暮らし、ここ大島で最期を迎えるハンセン病回復者にとって今後の看護に必要なことは、医療処置や業務をこなす事のみならず、ハンセン病回復者の生きる目標や生きがいについて、お手伝いをしていくことではないかと思います。

今後、業務の合間に時間を見つけ、ハンセン病回復者の方々からこれまでの思いや生活などを積極的に聴いていくことにより、私たちの看護の視点も変わってくるのではないかと思います。この度の語りを聴く中で、2年ほど前に療養日誌を自費出版されていることを知りました。さっそく読んでみたいと思っています。

11) 小西　舞（多田清子さん担当）

多田さんは、90歳近い高齢の上に手足に障害があり、不自由度が高いと思うのですが、「私は目が見えて他の人より恵まれているから、がんばらないといけない」と口癖のように言われ、我慢強く頑張り屋だという印象のある方でした。しかし、語りを聴くことで、

忍耐強くならざるを得なかったこれまでの半生を知りました。「頑張らなければならない」と自分自身を鼓舞(こぶ)する多田さんの姿勢を尊重すると共に、誰かの手を借りたい、少しは弱音も吐きたいと感じた時に、安心して頼ってもらえる存在でありたいと思います。

　ハンセン病回復者の方々には、聴いてほしいことと触れて欲しくないことがあると思い、私自身が話を進めることに躊躇することもありました。それでも、語ってくださる内容には、初めて知る驚きがたくさんあり、書物を通して知るのではなく、回復者の方々に直に接して、生の声を聴かせていただけることが私達の特恵(とっけい)だと感じました。それと同時に、苦悩に満ちた生々しい体験の数々を語り継ぎ、世に伝えていくことも、ハンセン病療養所の看護師の務めだと実感しました。

　多田さんの語りを聴き終えたことで、他のハンセン病回復者の方々の人生にも関心を抱くようになり、今まで以上に積極的に対話の機会を持つようになりました。これまで業務に追われ、ゆっくりと回復者の方々の話に耳を傾ける機会がもてなかったことも反省しています。はじめてのインタビューの体験を通して、「聴くこと」の難しさを知ると同時に、「聴くこと」の喜びも知ったように思います。今後は、数々の偏見や差別を受けて大島に入島しなければならなかった方々だからこそ、人生の最後に何か少しでも良かったと思ってもらえるような看護ができればと思っています。

12）川染知代（大野安長さん担当）

　大野さんとの出会いは、今から１年半くらい前のことです。その頃はまだ、日常生活を自立して行える独身男性が入居する一般寮というところに住んでおり、束縛(そくばく)のない自由な生活を満喫(まんきつ)していました。平成25年の夏は猛暑で、熱中症で亡くなる方も全国的に多く、一般寮で生活している大野さんのことが気になり、介護員と共に度々訪室しました。最初は、訪室されることを気遣ってか、私たちを受け入れてくれませんでしたが、何度も訪室し話を重ねていくうちに、段々と大野さんは寂しいのだと理解できましたし、大野さんも私達の支援を受け入れてくれるようになりました。

　体調が良い時には、介護員の付き添いでシルバーカーを使用して園内を散歩し、海を眺(なが)めて職員や他のハンセン病回復者と談笑しています。そして、天気の良い時には、高松まで外出し、行きつけの飲食店で食事・飲酒されます。昨年、骨折して、しばらく高松には通えなくなりました。何とか順調に回復し、骨折後はじめて高松に行った時には、行きつけのお店の店員さんが大野さんのことを覚えていて、「歩けるようになったんだ、良かったねえ」と言葉をかけ、二人で抱き合ったという話を聞いています。

　日頃から、人は一人で生きていられる訳ではなく、誰かを支え支えられて生きていくものだと思っていましたが、大野さんのお話を聞かせていただくことで、家族の存在がどれだけ自分の心を豊かにしてくれ、自分を守ってくれているのか、かけがえのない大切な存在であるのかを、改めて感じました。そして、周囲の人たちとの関係性を大切にしてゆくことが自分の幸せにつながっていくのだと再認識しました。

「生きていることが一番幸せ」と大野さんが時々言っているように、これからの日々が生きてきてよかったと思えるように、最期の時を迎えた時に寂しく感じることがないように、近くで支援していけたらと思っています。大野さんが最期まで、大野さんらしく生きられるように、大好きな焼酎が飲めるように、皆と語らいの時がもてるように、関っていきたいと思います。

13）里　友子（平塚香代さん担当）

平塚さんは7歳で家族と離れ、たった一人で大島青松園に入所されました。そのころの記憶は、学校で勉強していたことだけ、つらかったことも楽しかったことも、何一つ記憶にないといわれます。この島で生活するしか術のなかった平塚さんは、生きていくために全ての記憶を消し去り、つらかった時代を耐えてきたのではないかと感じました。人間として扱ってくれない、自分の望みや願望を主張できない、人間らしく生きられない…、幼い頃からこれらを受け止めて島で過ごした人生は、私たちが想像する以上につらく厳しいものであったと思います。

「今はとても良い生活です」「何も望むことはありません」と言いつつ、踏み込んで聞かれたくない…。療養所という狭い空間の固定された人間関係の中で、長年に亘って生きてくる過程で「こんなことを言えば差し障りがあるのではないか」と本音を言うことが出来なくなり、当たり障りのないことしか言えなくなったのではないかと感じました。多くのことを語ろうとしない・語ることのできないハンセン病回復者の方々の心の内を少しでも理解できるよう、これからも声なき声を聴くことができるよう、心を傾けて寄り添っていきたいと思います。

14）山下美智子（香川照子さん担当）

「私は話が下手なので何にも話せる内容がない」、これが語りを依頼した時の香川さんの最初の返答でした。「ハンセン病の歴史が忘れ去られないためにも、香川さんの半生をお聴きして後世に伝えたい」と取り組みの主旨を説明したところ、いつの間にか自然の流れで語り始めてくれました。

香川さんが小学校1年生の時に父親が強制連行され、数年後に脱走しすぐに再入園させられたことや、終戦後に症状が軽かったために父親が自宅に戻って来た時の喜びは何ともいえず嬉しくて、深く記憶に残っていることなどを語ってくれました。また、17歳の雪の降る寒い日に夜行列車に乗って祖母と島についた時に感じた、「こんな哀れなことがあるか」という言葉では言い表せない辛さを、今も忘れないと語ってくれました。また、両親や兄弟との貧しいなりにも豊かな暮らしが一変して、生まれて初めて体験する他人との集団生活に、不安と淋しさで耐えられない日々を送ってきたこと、そして、仲間との助け合い支え合うことで何とかこれまで生きてこられたことを、懐かしく思い出しながら、笑顔で語ってくれました。語ることを躊躇していた香川さんでしたが、語

りが進むうちに、昔に戻ったかのように生き生きとされました。

　香川さんが大島青松園に入所して60年余りとなり、今でも入所当時の辛さは忘れられないと言われます。しかし、長い歳月を経る中で、生活環境や医療の進歩、社会風潮の変化が生じ、さらに平成22年に新築の居住棟に転居したことで、「何不自由なく暮らせる現在の生活に感謝の言葉しかない」と何度も話されていました。身体的には、神経痛の激痛、指の変形と常に悪化する傷に悩まされていますが、「これも仕方ない、一生付き合っていくしかない」と受け止めておられます。長年支え合ってきたご主人は、既に15年前に亡くなっていますが、「長い療養生活の苦楽を共に過ごしてきた友との語らいが、寂しさを癒している」と話され、現在の生活が穏やかで満ち足りたものであると感じました。

　しかし、「この先は明るいことは何もない」という言葉に返す言葉が見つからず、今後、自分にできる看護は何なのかを深く見つめなおすきっかけともなりました。今までも仕事を通して、様々な対話をしてきましたが、この度、香川さんの半生の語りに腰を据えてじっくりと耳を傾けることで、これまでには持ち得なかった親しみを感じ、香川さんと会うたびに笑顔で手を握り合って語りあうようになりました。一方で、何不自由なく幸せに暮らしていると感謝の気持ちを語りながらも、香川さんが味わってきた過酷な体験と癒し切れない真の苦しみは、私達には理解し得ないとも感じています。理解したくても理解できない限界があることを真摯に受け止めなければなりません。時代が変わったとしても残る偏見や差別の中で、生きていかなければならないハンセン病回復者の支えとなり、苦しみ多き人生なりにも最期は幸せだったと言ってもらえるよう、家族に代わって暖かなケアを提供していきたいと考えています。

15）瀬尾美香（門脇花子さん担当）

　門脇さんの語りを聴き、幼くして家族から引き離され、どれほど孤独で辛い人生だったのかと胸が苦しくなりました。話を聴けば聴くほど、自分自身の何気ない日常がとても幸せに感じました。

　「本当に伝えたいことは録音されたくない」とのことで、録音機を止めた後に話してくれた内容は、とても残酷で衝撃的な内容でした。あまりにも過酷過ぎる体験は、心の奥深くに沈めて一人で抱え込み、お墓にまで持っていかざるを得ない現実を知り、心の傷の深さを感じました。私自身、当時の日本政府が犯してきた過ちを、そしてハンセン病回復者の方々が、どれだけ辛い思いをして半世紀以上を生きてきたのかを、多くの方々に知ってもらいたいと思います。間違った知識による差別や偏見が平然と行われてきた時代があった現実を受け入れ、二度と同じ間違いを起こさない社会を作っていかなければならないと改めて思いました。

　まず自分に出来ることは、身近な家族や友人に、ハンセン病回復者の方々の島での暮らしやハンセン病の事を話して知ってもらうことです。また、自分を含め職員全員が、

19章　ライフレビューの聴き手を担った看護師の感想

ハンセン病回復者の方々の思いに寄り添いながら日々の看護を進めていかなければならないと強く感じました。また、療養所看護師として、ハンセン病回復者の立場に立ち援助できることがあれば、率先して行って行きたいと思います。

16）藤本利貢（本田久夫さん担当）

　大島青松園に就職しハンセン病について考える機会が増え、またハンセン病回復者の方々と関わることで、過去の非人道的な処遇やそれに伴う回復者の辛さを、少なからずとも理解しているつもりでした。しかし、ライフレビューの聴き手となることで、普段の会話では知り得ない本田さんの人生を知り、ハンセン病に対する自分の理解の浅さを痛感しました。

　本田さんの語りから、過酷な体験を経てきた切実な思いを感じる一方、ハンセン病と向き合いながらも、前向きに人生を歩んできた本田さんの力強い一面を知ることができました。本田さんの想いに共感を覚え、また語りに私自身が勇気づけられ、聴き手としての役割を終えた後、とても充実した達成感を感じました。どんな病気であろうとも、病気を克服するのは容易いことではありませんが、ハンセン病の難しさは差別や偏見を受けながらの闘病となることです。差別偏見を受けながらも前向きに療養生活を送り、人生を意味づけ価値づけてこられた本田さん他、ハンセン病回復者の方々の生き方に尊敬の念を感じると共に、ハンセン病回復者の人生の最終段階を支え死を看取る看護師の役割の重要性と、その責任の重さを再認識する機会となりました。

　初めてインタビューの聴き手となり、ハンセン病回復者の思いや考えを「聴くこと」の難しさも実感しました。本田さんの人生の流れに沿って語っていただくのですが、その時々で重苦しい空気となる場面もあれば積極的に会話が弾む場面もありました。その場面場面で本田さんの立場に立ち、聴き手として本田さんを尊重し傾聴していく姿勢が大切であると考えました。こうした配慮は、日常における看護・介護にも共通して必要なことです。ハンセン病療養所の看護師として、これからもハンセン病回復者の方々と向き合い、ハンセン病回復者の残された人生がより良いものとなるように関わっていきたいと思います。

2. 看護師らの取りまとめを行った副総看護師長の感想

1）ライフレビューの聴き手となった看護師の取りまとめを行なって

前　副総看護師長
石川和枝
（在職期間；平成 24 年 4 月～平成 27 年 3 月；3 年）
（現　国立病院機構　浜田医療センター　副看護部長）

　今回、ハンセン病療養所大島青松園に縁あって転勤し、ハンセン病について学び、ハンセン病の歴史や大島青松園の現状、そして将来展望について考える機会をいただきました。近藤真紀子先生（岡山大学大学院保健学研究科）から、看護師らと共に看護研究のご指導を受け、日々ハンセン病回復者の方々の援助を実際に担っている自分たちには気づかない様々な事柄に、目を向けさせていただきました。
　大島青松園以外には、闘病の語りや自叙伝を出版されている方もたくさんいらっしゃいます。しかし、今回は、実際に看護を担っている看護師自らが、一人ひとりハンセン病回復者の方と向き合い、しっかりと腰を据えてその方の人生の語りを聴く、その時間を意図的に作るというスタイルが特徴的であったと考えています。看護管理者としては、強制的にならないよう、ライフレビューの聴き手になりたいという看護師の自主性を重視した募集を行いました。その結果、17 名の看護師が希望し、17 名のハンセン病回復者の語りを纏めるに至りました。ハンセン病回復者と看護師のペアも各々の看護師の自主性に任せ、これまでにある程度の関係性が構築されているハンセン病回復者から語りを聴かせていただく、というスタイルを取りました。
　最初はどんなふうになるのか、看護師らも不安があったようですが、語りを聴く回数を重ねるにつれ、「これまで知らなかった過去や、ハンセン病回復者さんのこだわりや大変さがよく分かった」という声が聴かれるようになりました。数回のライフレビューの聴き手を体験する中で、ゆっくりと話を聴く姿勢を会得した看護師も数多く見受けられたと、看護管理者としては感じています。
　私自身も、大島青松園の現状を島外の方々に伝えるためには、ハンセン病療養所の歴史を知らなければスタートラインに立てず、千葉看護学会・日本看護科学学会の交流集会において、ハンセン病療養所の歴史を自分なりにまとめ自分の言葉で語ったことで、大島青松園への帰属意識、およびハンセン病回復者看護に従事する者としてのアイデンティティーが芽生えた気がします。
　17 名の看護師によるライフレビューのインタビューが行われた平成 26 年度には、「看護を語る」と題した研修を取り入れ、17 名の看護師以外の全看護師・全介護員が、大島

19章　ライフレビューの聴き手を担った看護師の感想

　青松園におけるハンセン病回復者への看護・介護について、語りあう場を持ちました。ハンセン病回復者の方々だけでなく、その看護・介護をしてきた職員にも壮絶な歴史があり、お互いが語りあうことで、改めて自分達の行っている看護・介護にどのような意味があるのか、その意味づけと価値づけができたように思います。

　一般病院とは全く異なる看護・介護が、外との交流の乏しい大島という島の中で、長きにわたって展開されてきたわけですが、原点にもどれば、看護・介護の基本は同じであると、改めて認識しました。看護処置や入退院はなくても、患者（入所者）さんと向き合うことに変わりはなく、その姿勢はいつの時代でもどんな場所でも必要であると感じています。ハンセン病療養所には、時間はたくさんあります。急性期病院では、ゆっくりと話が聴きたくても、忙しすぎて儘ならない現状がありますが、ここではそれが可能です。高齢化社会においては、対象者にきちっと向き合い、聴く姿勢をもつ看護師が必要とされると思います。ライフレビューの聴き手を担った看護師たちは、そのことを習得して日々の看護にあたってくれていると信じています。なぜならば、私自身は実際にハンセン病回復者の語りを聴いた訳ではありませんが、ハンセン病回復者の方々と接する時や、日々の細々とした問題が生じた時、動揺することなく対応することができるようになったからです。

　ハンセン病回復者の語りは重く深いものであり、楽しい話は少ないのですが、その重みを十分に理解した上で日々の看護にあたり、辛い過去を乗り越えてきたからこそ、残りの人生は長生きしてよかった、良い人生だったと思ってもらえるようにしたいと感じています。

　トヨタ財団助成の出版事業に携わらせていただいたことに、心より感謝いたします。一般病院では体験できないことを、たくさん経験させていただきました。近藤真紀子先生の看護師へのポジティブな声掛けの素晴らしさ、一緒に考える姿勢などは、常にできないところばかりに目が向いてしまう私に、一筋の光を当ててくださったと思っています。私が3年間でこの大島を去ると決まった時、看護師・介護員の方から、「もっと一緒に働きたかった」と声をかけてもらい、「3年間ここで働いて、少しは何かを残せたのかな」と嬉しさを覚えました。近藤真紀子先生のスタイルを見習い、「この職員の良いところはどこ？」という見方をもって接していきたいと思います。まずは「受け止める」「向き合う」「一緒に」のスタンスを持つことが、看護師にも看護管理者にも大切かと思っています。

　桜の開花と共に暖かな陽射しが届く大島とも、明日（平成27年3月31日）でお別れとなるわけで、今となっては寂しい気持ちでいっぱいです。書籍の完成が間近に迫った今、何もかも中途半端でここを去らなければならないことが本当に心苦しいのですが、看護師長たちにお願いをしていこうと思います。ハンセン病療養所を離れて他の医療機関に勤務することとなりますが、今後もハンセン病療養所のことは語り継いでいきたいと心から思っています。ハンセン病回復者さんのことだけでなく、職員のことも話していきたいと思います。中途半端な形で異動となり、近藤先生にご迷惑をおかけして申し訳ないと思っています。よろしくお願いいたします。（勤務異動により、浜田医療センターに転出）

2）取りまとめを引き継いで

現　副総看護師長
土居明美
（在職期間：平成 27 年 3 月～現在；6 ヶ月）

　看護師長時代に勤務した病院に、大島青松園のハンセン病回復者の方が入院されることがあり、看護を行う機会がありました。大島から入院された方は、「はやく大島に帰りたい」と言われ、退院が決まると嬉しそうにされていたことが印象に残っています。
　平成 27 年 4 月 1 日より、大島青松園に異動となり、前任の石川和枝副総看護師長からトヨタ財団助成の出版事業を引き継ぐことを聞いた時、ハンセン病回復者の方が語る歴史をまとめるという大変な重責を担ったという思いでした。
　転勤後数か月が過ぎましたが、急性期病院からハンセン病療養所の副総看護師長となり、戸惑いや焦りがありました。急性期病院では、看護師は入退院が多く慌ただしい中、診療の補助を行うことに時間が費やされています。安全な医療を提供するために、看護師は最大限の努力をしており、患者の思いやニーズに応えられるよう医師・看護師だけでなく、多職種で関わる体制をとっています。しかし、入院期間は短くなり、安心して地域に帰ることができない状況のまま退院されることもあります。また、短期の関わりの中でも信頼関係を形成しようと患者さんとのコミュニケーションを心掛けていても、時間に追われ言葉が足りずに、患者さん・看護師共に辛い思いをすることも少なくないように思います。私自身も、急性期病院で発生する様々な事象に対応することが中心であり、時間をかけて何かに取り組むということはなかなかできていませんでした。副総看護師長として大島青松園に異動してみて、ハンセン病療養所では看護や介護が中心であり、ハンセン病回復者の声に耳を傾け、ハンセン病回復者の思いに応えられる環境であること、その看護実践の結果を看護研究として取り組み、今回のようにライフレビューブックとしてまとめられることは、とても恵まれていると感じています。このような環境の中だからこそ、今後、高齢化により限られた時間の中で、大島青松園でできる看護は何かを明確にし、実践する必要性があると思います。
　今回の出版事業に関わるなかで、完成されていくライフレビューを読み感じたこととして 3 点あります。
　まず、ライフレビューを通して、ハンセン病回復者の方それぞれの長い歴史を知ることができました。国立病院機構の病院・国立ハンセン病療養所では、部長（総看護師長）・副看護部長（副総看護師長）が 2～3 年毎に転勤しています。組織について理解し状況を分析しながら管理に当たり、施設に慣れた頃にまた新たな施設へと変わります。国立病院機構には、ハンセン病回復者の方と同様、長期に入院している重症心身障害病棟・神経筋難病病棟等がありますが、患者さんそれぞれの長い入院生活の状況を知る機会は

19章　ライフレビューの聴き手を担った看護師の感想

少ないと思います。大島青松園に転勤して間もない私が、ライフレビューを読むことで、ハンセン病回復者17名の方のこれまでの人生・思いを知ることができました。1か月足らずで、ハンセン病回復者の方について少しでも理解することができたように思います。

また、ハンセン病回復者の方の語りは、様々な感情を動かされました。「ハンセン病」という病気について理解するだけでなく、病いが一人ひとりの身体にどのような苦痛を及ぼしたのか。家族や社会から離れ孤独となった悲しみ、自尊心を傷つけられ、自己を否定するまで自分を追い詰め、伝え切れないほどの多くの苦悩を経験されていること。そして、一緒に生活されてこられたハンセン病回復者の多くが亡くなられ、その方の分まで力強く生きられようとする姿。これらは、看護の対象である「人」を理解するうえで、急性期病院で経験しがたい生きた言葉であり、読み手の心を動かすものだと感じています。高齢化したハンセン病回復者の方に対し、副総看護師長としてどうあるべきか、何をすべきかと改めて自己の使命を自覚することができました。このことは、私だけでなくライフレビューの聴き手の看護師、他の看護師も同様であり、様々な看護活動の中で、ハンセン病回復者の思いを叶えたいという言葉が聞かれています。

更に、ライフレビューを通して、聴き手となった看護師の感想から看護観や看護実践能力を知ることができました。看護師の聴き手としてのコミュニケーション能力、ハンセン病回復者の方との関係性や思いについて知るきっかけとなりました。ライフレビューの取組みにとどまらず、それぞれが自己の思いを行動化しようとし真摯に取組んでいることも知ることができ、副総看護師長として支援するための課題も明確になったと思っています。

今回まとめられたライフレビューは書籍を通し、広く医療従事者、一般の方にも読まれると思いますが、書籍が出来上がったことで、活動が終了するのでないと考えています。大島青松園の歴史、ハンセン病回復者の方が語られた思いを引き継ぎ、少しでも多くの方にそのことを理解し考えてもらうよう活動することが、これからの課題と思っています。

20章
プロジェクトに取り組む経緯および ライフレビュー実施による変化

国立療養所大島青松園　前総看護師長
天野芳子
（現 医療法人ハートフルアマノリハビリテーション病院　看護部長）

　この度、公益財団法人トヨタ財団の助成金を受け、大島青松園で生きたハンセン病回復者の人生の語りをライフレビューブックとして発刊することができました。発刊にあたり多くの方々にご協力をいただき、深く感謝申し上げます。

　私は近藤真紀子先生（岡山大学大学院　保健学研究科）と共に、このプロジェクトを企画立案した当初の総看護師長です（在職期間；平成22年4月～25年3月；3年）。離任後、総看護師長の三浦妙子氏（在職期間；平成25年4月～26年3月；1年）、築森恭子氏（在職期間；平成26年4月～現在；1年6ヶ月）、副総看護師長の石川和枝氏（在職期間；平成24年4月～平成27年3月；3年）、土居明美氏（在職期間；平成27年4月～現在；6ヶ月）へと引き継がれ、本日の出版の日を迎えました。他の国立ハンセン病療養所と同様、大島青松園でも、ハンセン病回復者の方々は半世紀以上をここ大島で暮らされ、園長を含む医師・看護介護スタッフ（看護師・介護員）・福祉課職員など、ほとんどの職員の異動はなく、在職年数の長い者も多いのが現状です。一方、看護系の管理職（総看護師長・副総看護師長・看護師長）、事務系管理職（事務長等）は、独立行政法人国立病院機構（旧国立病院）系の他の一般病院との間で、人事異動があります。

　平成22年4月に大島青松園に赴任した当初、ハンセン病回復者数は109名・平均年齢80.9歳で、全国13施設のハンセン病療養所と同様、ハンセン病回復者の高齢化の進展と入所者数の減少にどう対処するのかが問題となっていました。ハンセン病回復者の方々は、ハンセン病の後遺症としての運動神経麻痺・知覚神経麻痺があり、四肢の切断・拘縮、失明・兎眼、外傷の頻発と悪化など、ハンセン病後遺症特有のケアが重要になります。これら従来のハンセン病看護に加え、高齢化に伴う身体機能の低下による日常生活支援のニーズの増大、疾病発症の早期発見・増悪(ぞうあく)の防止に向けた看護師のフィジカルアセスメントと適確な医療処置能力の向上、転倒などの事故防止、認知症の増加への対応など、加齢に伴い生じた諸問題に、医学的知識を駆使して適切に対応する力が求められ、介護よりも看護に重きが置かれ始めていました。また、過酷な人生を送ってこられた方々に、残された人生の時をいかに有意義に過ごしていただくのか、人生の終焉(しゅうえん)の時をどの様に迎えていただくのかという、エンド・オブ・ライフケアも重要となり、各園が真剣に取り組む必要性を感じていました。

　しかし、現実の取り組みには難題が山積していました。まず、半世紀以上を大島で暮らすハンセン病回復者と、長年のつきあいの中で関係性が固定した看護師・介護員の間で旧態然とした介護が、日々変わることなく繰り返されていたことです。しかしこれら

には、外部の医療機関にはあり得ない、大島という閉ざされた島で人生を送るハンセン病回復者の方々を看護するハンセン病回復者看護の独特の難しさがあることが、徐々に見えてきました。

看護管理者としてこれらの状況をどのように変革していくのかを考えた時、まず、「外の風を入れること」を重視し、岡山大学大学院保健学研究科　近藤真紀子先生に研究指導という形で、看護師への支援を依頼しました。何よりも、新盛英世園長が、大島の現状を変えなければならないと思っていたことが救いとなりました。

研究という取り組みを通して、例えば、山端美香子・近藤松子看護師[1]は、「ハンセン病回復者になぜ繰り返し外傷が生じるのか」を、ハンセン病回復者の語りから明らかにしました（図1参照）。ハンセン病回復者の語りから明らかになったことは、ハンセン病患者が、傷の悪化を誘発する負の連鎖の中で、万年傷をもち貧困を生きる日常を送り、貧困を生き延びる代償として障碍（四肢切断・失明など）を負ってきたということです。この研究の発端は、消毒よりも洗浄やデブリードマン（= debridement、感染・壊死した組織を除去し、創を洗浄すること）、乾燥よりも細胞成長因子を含む浸出液で湿潤環境を作ることが創傷治癒を促すというエビデンスが示され、創傷処置の方法が大きく変更したにもかかわらず、ハンセン病回復者自身の旧来の処置方法への強いこだわりにより、外の病院で標準的に行われるエビデンスに基づく最新のケアの導入ができないことにありました。ハンセン病回復者の語りを真摯に聴き分析したことによる彼女らの学びは、「ハンセン病によって起こる傷は難治性であること」、そして、「繰り返し生じる外傷を抱えながら貧困の中を生き抜いてきたハンセン病回復者の生きざまを知ること」により、ハンセン病回復者に性急な行動変容を望むのではなく、「旧来の処置方法に強いこだわりを持つに至ったハンセン病回復者のこれまでの歩みを理解し、ハンセン病回復者の価値や信念をまずは受容すること」でした。

また、中山敦子看護師[2]らの研究により明らかになった「ハンセン病療養所で働く看護師の看護実践能力」とは、【1. 重複したハンセン病固有の後遺症を減免する力】【2. 傷の奥に潜んだ病巣を見抜く力】【3. ハンセン病回復者の選抜基準にかなう技を磨き信頼を勝ち取る力】【4. 強制隔離により失われた家族の代わりに看取る力】【5. 社会から葬られた苦しみを分かち合い語り継ぐ力】の5つでした。このうち、【3. ハンセン病回復者の選抜基準にかなう技を磨き信頼を勝ち取る力】は、外の医療機関にはあり得ないハンセン病療養所に特有の看護実践能力です。大島という孤島で、国からの支援の乏しかった時代に、自主自衛と相愛互助の精神で、患者の力だけで乏しい医療と貧困の中を生き延びてきた自負をもつハンセン病回復者は、今なお「医療者には頼らない」という気概をもち、入所者自治会を中心としたコミュニティーを形成して、日々の諸般に当たっています。ハンセン病療養所で働くということは、島の住人であるハンセン病回復者に認められ受け入れられることが、絶対かつ重要な条件となり、これは、一般の医療機関ではあり得ないハンセン病療養所独特の看護師の求められる能力となります。この特性が見

えてきた時、療養所の看護師や介護員の直面している困難さが、看護管理者として理解でき、なぜできないのかという問いの答えが見えてきたように感じました。

その他にも、看護師らが多くの研究に取り組み、様々な問題の本質が明らかになると共に、新たなケアの構築につながりました。たとえば、繰り返し生じる足の外傷に対してフットケアの効果をみる研究[3-4]・後遺症のある四肢の包帯固定の方法に関する研究[5]・ハンセン病の後遺症を持つ高齢者に特化した日常生活のアセスメントツールの開発[6-9]などの「ハンセン病後遺症に焦点を当てた研究」、島内での転居がハンセン病回復者にどのような影響を与えるのかを明らかにした研究[10]など「ハンセン病回復者の高齢化と減少により療養所が直面する問題に焦点を当てた研究」、ナースコールの呼鳴頻度からハンセン病回復者のニーズを推測し先取りケアの実施をめざした研究[11]・末梢神経障害による発汗障害をもつハンセン病回復者の夏の外気温と室内環境に焦点を当てた研究[12]・ハンセン病回復者と共に安全ラウンドを行い事故防止を図る研究[13]など「高齢化したハンセン病回復者へのケアを開発する研究」、ハンセン病回復者看護に従事する看護師の困難さに関する研究[14]など「看護師自身の体験に焦点を当てた研究」などです。また、トヨタ財団主催によるワークショップでの討議[15]や広報誌への掲載[16]、あるいは千葉看護学会[17]・日本看護科学学会[18]では交流集会を企画運営し、多くの看護研究者・実践家や、医療とは馴染みの少ない人文社会学系の研究者に、ハンセン病やハンセン病回復者の壮絶な体験、大島青松園の現状について紹介し、驚きをもって事実を知っていただく機会をもちました。

そして、過去の強制収容により家族との関係性を断たれたハンセン病回復者を、疑似家族として、最期まで穏やかに意義深く生きていいただき最期の時を看取らなければならないという難問への取り組みが、公益財団法人トヨタ財団の研究助成を得て行った、療養所看護師が良き聴き手となってハンセン病回復者の人生の語りに耳を傾けるというこのプロジェクトです。取り組みを始めるまでは、ハンセン病回復者への支援の必要性は感じながらも、入っていけないもどかしさを感じていました。看護管理者としては、外来に相当する治療棟の看護師数を減らし、居住区である不自由者棟の看護師数を増員したり、夜勤担当の看護師数を増員するなど、きめ細やかな日常生活の支援が行えるような体制は整えていきました。また、看護師のみならず、介護員の教育にも力を入れました。しかし、うまく機能しないのです。

入所者の選抜基準に適った看護師・介護員でなければハンセン病回復者との信頼関係を結べないことのみならず、生活の場である不自由者棟の自室には、最低限の必要な用事以外には立ち入れないことや、苦しい時代を患者の力だけで耐え抜いた自負や気概をもつハンセン病回復者の心理面には、踏み込めないあるいは踏み込まないことを良しとする慣習の中で、その人らしい生き方を尊重し、一人一人の生を支えることを理念とするエンド・オブ・ライフケアが実現できるのか、自分達は、「その人らしさを尊重したケア」ができるほど、ハンセン病回復者一人一人のことを理解しているのか、疑問でし

20章　プロジェクトに取り組む経緯およびライフレビュー実施による変化

た。

　一方、ハンセン病回復者自身も、加齢による心身の衰えを自覚され、看護師・介護員による支援の必要性を、これまで以上に感じている時期でした。新盛英世園長の理解のもと、入所者自治会長の山本隆久氏にご相談したところ、入所者数が減少しハンセン病体験者が実存しなくなった後のことに不安を抱える中で、ハンセン病回復者ご自身もこのような取り組みを待ちのぞまれていたと快諾していただきました。

　ライフレビューの実施に当たっては、参加を希望するハンセン病回復者・看護師を募り、お互いにある程度の信頼関係のある者どうしを、語り手・聞き手のペアとしました。語りは、ハンセン病回復者の負担にならないよう、体調に合わせて複数回に分けて行いました。その間、石川和枝副総看護師長のリーダーシップの元、看護師たちが本当に良く努力しました。何よりも、看護師らにライフレビューを手ほどきし、熱心かつ適切にインタビューのご指導をしてくださると共に、語られた素のままの原稿を分析・整理・統合し、出版できる形へと高めてくださった近藤真紀子先生に心より感謝しております。

　看護師たちは、インタビューの回数を重ねる中で、確実に‘聴く’力を伸ばしていきました。過酷な苦悩に満ちた語りであるはずなのに、時に笑いがこぼれ、「あなたが掘り起こしてくれていろんなことを語れた。私の人生は悪いことばかりではなかったと改めて思った」「今の生活に感謝しています。ありがとう」などといった人生の総括の言葉も聴かれ、次回は何のテーマで話すのかを約束して、語りの時を終えるようになりました。聴き手となった看護師たちも、大島青松園での在職年数の長い看護師も多く参加していたのですが、この度の語りの中で、初めて知る出来事や心情が多くあったようで、‘聴くこと’‘一人一人の生きてこられた歴史’を知ることと大切さに改めて気づいたようです。

　この本の出版準備と並行して、平成26年度は11名の方が亡くなられました。これまでは、病状が悪くなると居住区である不自由者棟を離れ、病棟に入院するのが慣わしでした。一般社会に例えれば、在宅ではなく、医療設備の整った病院で看取るという体制です。しかし、看護師らから、住みなれた不自由者棟の自室（在宅）で看取ってあげたいという声があがりました。不自由者棟で看取るとなると、医療機材を整えるなどの医療面での準備、看護師・介護員の意思統一、他の入所者の理解を得るなど、様々な準備や改革が必要となります。看護師たちは、これらの準備を進め、実際に2名の方を在宅で看取りました。亡くなられたハンセン病回復者の方が、桜の花を見たいと望まれながらも春を待てずに天寿を全うされた時、「桜の花を見たいと言われていたから…」と自発的に棺(ひつぎ)に桜の枝を添える優しさをもち、一人の人間として尊重したお見送りをすることのできる看護師・介護員が増えています。そして、今は、不自由者棟で実際に看取った経験の振り返りを通して、不自由者棟（在宅）で看取ることを当たり前にしようと取り組んでいます。

　最近の看護研究に看護師らが選んできたテーマは、「看取り」[19]「事故防止」[13]「日常生活支援」[20]「居住環境」[12]、そして「生きがい」[21]でした。これらのテーマ

499

を見たとき、看護師たちは、「自分たちが何をしなければならないのか、何を役割として求められているのか」を十分に理解していると感じました。ハンセン病回復者の方々が、今現在の生活を安全に快適に過ごすことができるように、また一人の人間として尊厳ある看取りができるようにということのみならず、人生の最終段階を生きる方々の「生きがい」に目を向けようとしています。苦悩に満ちた過酷な人生を歩み、人生の最終段階に至った方々の最後の時を、生きがいをもって生き生きと生きていただきたいと望んでいる証であると考えています。

　看護師たちは、確実に変化しました。自分たちが日々行っている看護に、価値を見出していると感じています。また、看護師たちの言葉の端々に、「自分はこんなケアがしたい」「ハンセン病回復者の方々のためにこんなことが必要だと思う」という、自分なりの考えが散見するようになりました。ハンセン病回復者の人生の語りを'聴く'という行為を通して、自分の看護を振り返り、自分なりの看護観が明確になりつつあるのではないかと感じています。言葉の随所に、各々の看護観を感じられるようになってから、看護師らを頼もしくまた誇らしく見つめています。看護師が何に価値を置き、何を重んじ、どのようなケアを提供するのかは、ハンセン病回復者のクオリティー・オブ・ライフに直接的に影響します。看護の質の向上は、ハンセン病回復者の方々への直接的な貢献です。

　看護学においては、Holism（全体論）の視点に立って、対象者を全人的に理解することが重視されます。すなわち、1）人間を身体的・精神的・社会的・スピリチュアルの4つの側面から理解すること、2）誕生から死までのライフサイクルの中で、対象者の今のあり様を理解すること、3）患者のみならず重要他者をふくめてケアの対象とすること、4）病態学的・医学的な疾病（disease）の理解にとどまらず、主観的体験としての病い（illness）を理解することです。近年、医療経済的問題から在院日数が短縮化され、巷の医療機関では、患者の話をじっくりと'聴く'こと、全人的存在として理解することが難しくなりつつあります。自宅に戻って全がゆ食を作ってくださるご家族はいらっしゃるのだろうかと案じながら、7分粥を召し上がっている胃切除後の患者様の退院を見届けねばならない現実があります。看護とは何か、看護の基本に立ち戻って考えることのできる場の一つが、ここハンセン病療養所であり、且つ、上記の4つの視点に立ってハンセン病回復者の方々のことを理解しなければ、質の高いケアを提供できない難しさがあるのも、ハンセン病療養所なのかもしれません。

　大島に在住するハンセン病回復者数が69名まで減少した今、大島青松園をどのような形で残し、ハンセン病回復者の過酷な体験を伝え継ぐのか、大島の地で果てていった多くのハンセン病者のご遺骨の眠る納骨堂をどのように弔い続けていくのか、真剣に考える時が来ています。全国の13の国立ハンセン病療養所のうち、官有船が唯一の交通手段となる離島に存在するのは大島だけであり、離島であることが、今後の大島の展望を考える上での難所となっています。語り手のお一人である川上明広さんが「猪の走り

回る島にはなってほしくない。かつて大島にハンセン病者が住んでいたことを覚えていて、大島を訪ねてほしい」と語られたように、大島が荒れ果て、歴史の狭間に忘れ去られることがないよう、香川県の皆様はじめ、全国の皆様方のご理解とご鞭撻・ご協力を切に願う次第です。私どもも、ハンセン病回復者の方々の日々のケアを責任を持って行うことはもちろんのこと、もっとも身近にいて、ハンセン病回復者の方々の思いを聴き受け止めてきた者として、ハンセン病の歴史やハンセン病回復者の方々の苦難の体験を語り継ぐと共に、ハンセン病者の方々が苦難の人生を歩まれ眠りにつかれた鎮魂の島でもある大島の存続に尽力したいと思います。

最後に、本プロジェクトに取り組む機会を与えてくださった公益財団法人トヨタ財団に、心より感謝いたします。ありがとうございました。

平成27年9月末日

引用文献

1) 山端美香子，近藤松子，石川和枝，天野芳子，近藤真紀子：プロミン開発以前にハンセン病患者に繰り返し生じた外傷の原因とその対処．日本看護研究学会雑誌，38(1), 1-13, 2015.

2) Nakayama Atsuko, Ishikawa Kazue, Kondo Makiko (2015) : Clinical Nursing Competencies of Caring for Hansen's Disease Survivors During the Final Career Stage of Nurses' Development in Japan. International Journal of Nurssing & Clinical Practices 2:132. doi: http://dx.doi.org/10.15344/2394-4978/2015/132

3) 三好知子，川井郁代，藤原満紀，山下美智子，前田良子，近藤真紀子：ハンセン病後遺症による足病変の早期発見・生活機能低下予防に向けたフットケア（第1報）―フットケアを単発で行うことの効果―．第25回ハンセン病コ・メディカル学術集会（2013年10月4・5日，国立療養所多磨全生園）

4) 三好知子，川井郁代，藤原満紀，山下美智子，前田良子，近藤真紀子：ハンセン病後遺症による足病変の早期発見・生活機能低下予防に向けたフットケア（第2報）―フットケアを継続的に実施することの効果―．第25回ハンセン病コ・メディカル学術集会（2013年10月4・5日，国立療養所多磨全生園）

5) 粟井文代，林隆郎，三木えりか，久保多美子，近藤真紀子：ハンセン病回復者が実施する保護方法の外傷予防効果の検討．第82回瀬戸内集談会（平成25年7月14日，岡山）

6) 佐立実佐恵，尾越和代，蜂須賀美江，山下美智子，前田良子，山田真由美，石川和枝，天野芳子，近藤真紀子：ハンセン病固有の後遺症を持つ高齢者の日常生活（第1報）―後遺症別の支障―，第25回ハンセン病コ・メディカル学術集会（2013年10月4・5

日，国立療養所多磨全生園）

7) 佐立実佐恵，尾越和代，蜂須賀美江，山下美智子，前田良子，山田真由美，石川和枝，天野芳子，近藤真紀子：ハンセン病固有の後遺症を持つ高齢者の日常生活（第2報）―日常生活別の支障―，第25回ハンセン病コ・メディカル学術集会（2013年10月4・5日，国立療養所多磨全生園）

8) 佐立実佐恵，尾越和代，蜂須賀美恵，山下美智子，近藤真紀子：ハンセン病固有の後遺症を持つ高齢者の日常生活（第3報）―後遺症別の対処方法―，第26回ハンセン病コ・メディカル学術集合（2015年1月17日，国立療養所長島愛生園）

9) 佐立実佐恵，尾越和代，蜂須賀美恵，山下美智子，近藤真紀子：ハンセン病固有の後遺症を持つ高齢者の日常生活（第4報）―日常生活別の対処方法―，第26回ハンセン病コ・メディカル学術集合（2015年1月17日，国立療養所長島愛生園）

10) 大藪美久仁，山田ひとみ，西本梨絵，眞田真紀，大野かおり，石川和枝，天野芳子，近藤真紀子：ハンセン病療養所内の転居に伴う影響を最小限にするための看護援助の在り方．第25回ハンセン病コ・メディカル学術集会（2013年10月4・5日，国立療養所多磨全生園）

11) 瀬尾美香，串田笑，大藪隆昭，三上順子，近藤真紀子：ナースコール分析によるハンセン病回復者への先取り支援とその効果，中国四国地区国立病院機構・国立療養所看護研究学会誌，10, 154-157, 2015

12) 西本梨絵，三宅文一，織田絹子，三木えりか，久保多美子，近藤真紀子：ハンセン病後遺症のある高齢者が安全、安楽に過ごすための空調管理―エアコンによる空調管理を実施して―，第27回ハンセン病コ・メディカル学術集合（2015年11月28日，国立療養所菊池恵楓園，発表予定）

13) 穴吹俊典，新田千夏，川北万機，坂口公彦，山下美智子，三上順子，近藤真紀子：入所者の思いを取り入れた安全対策構築への取り組み―入所者参加型安全ラウンドを施行して，第27回ハンセン病コ・メディカル学術集合（2015年11月28日，国立療養所菊池恵楓園，発表予定）

14) 藤本利貢，三好明美，塚田ひとみ，串田笑，大藪隆昭，濱本和恵，近藤真紀子：ハンセン病療養所不自由者棟でケアする看護師の入所者との関わりの困難さ，中国四国地区国立病院機構・国立療養所看護研究学会誌，9, 63-66, 2014

15) 近藤真紀子：ライフレビューによるハンセン病回復者の語りの保存と看護師のエンド・オブ・ライフケア能力向上の試み，トヨタ財団研究助成プログラム助成対象者ワークショップ「社会の新たな価値の創出をめざして」（2015年7月4日，京都大学稲盛財団記念館）

16) 近藤真紀子：ハンセン病回復者の語りの保存と看護師の看護実践能力，公益財団法人トヨタ財団広報誌 JOINT〔ジョイント〕No. 18, 28-29, 2015.

17) 近藤真紀子，石川和枝，近藤松子，山端美香子，三浦妙子：ハンセン病回復者の語り

20 章　プロジェクトに取り組む経緯およびライフレビュー実施による変化

の保存と語りから学ぶ医療倫理，千葉看護学会　第 20 回学術集会講演集，56p, 2014.
18) 石川和枝，久保多美子，川染知代，藤川美恵，築森恭子，天野芳子，近藤真紀子：ライフレビューの導入によるハンセン病回復者の語りの保存とエンド・オブ・ライフケア能力向上の試み，第 34 回日本看護科学学会学術集会講演集，459, 2014
19) 神尾勝男，岩崎督典，溝渕靖幸：ハンセン病回復者の看取りの場に関する看護師の意識－入所者の思いに寄り添って－，平成 26 年度大島青松園看護研究発表集（内部文書），2015
20) 髙橋久雄，小西舞，緒方栄子，竹本誠子，田山勝典，竜中加奈，大藪隆昭，藤川美恵：統一した生活援助を目的とした取り組みとその効果～生活援助の評価に FIM を活用して～，平成 26 年度大島青松園看護研究発表集（内部文書），2015
21) 山尾日登美，六車誠人，不老地加代子，津下裕美子：ハンセン病回復者の生きがい，平成 26 年度大島青松園看護研究発表集（内部文書），2015

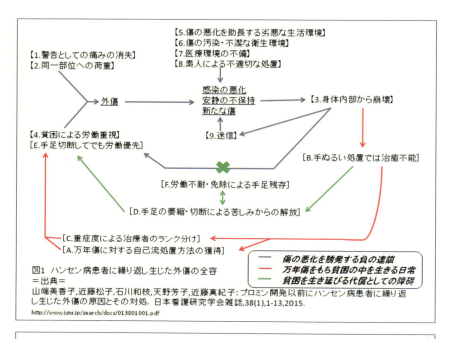

図1 ハンセン病患者に繰り返し生じた外傷の全容
＝出典＝
山端美香子,近藤松子,石川和枝,天野芳子,近藤真紀子:プロミン開発以前にハンセン病患者に繰り返し生じた外傷の原因とその対処. 日本看護研究学会雑誌,38(1),1-13,2015.
http://www.jsnr.jp/search/docs/013801001.pdf

ハンセン病患者に繰り返し生じた外傷の全容:
　外傷の全容は、原因・対処のカテゴリーの関連性を図式化した図1と、以下の3つのコアカテゴリーで示された
　1) **傷の悪化を誘発する負の連鎖**(図1の青線で表示),
　2) **万年傷をもち貧困の中を生きる日常**(赤線で表示),
　3) **貧困を生き延びる代償としての障碍**(緑線で表示)。
　　*図の【 】は原因のカテゴリー,［ ］は対処のカテゴリー,＿＿は著者の補足,×はプロセスの途絶を示す。

1. 傷の悪化を誘発する負の連鎖:
　　ハンセン病患者は、知覚運動麻痺に伴う【1.警告としての痛みの消失】【2.同一部位への荷重】により外傷のでき易い身体状況にあったが、【4.貧困による労働重視】せざるを得ないことで、外傷が容易に発生した。更に、【5.傷の悪化を助長する劣悪な生活環境】【6.傷の汚染・不潔な衛生環境】【7.医療環境の不備】【8.素人による不適切な処置】により、感染が悪化し、患部の安静が妨げられ、新たな傷が生じることで、【3.身体内部から崩壊】する程、傷が悪化した。しかし、貧困のため[E.手足切断してでも労働優先]せざるを得ず、さらに【1.警告としての痛みの消失】により、傷があっても労働継続できることが更なる傷の悪化を導き、負の連鎖に陥った。また、失明を恐れる患者が【9.迷信】を信じ、自ら外傷を作ったことも更なる悪化を招いた。患者に外傷が繰り返し生じた原因は、**傷の悪化を誘発する負の連鎖**に陥ることであった。

2. 万年傷をもち貧困の中を生きる日常:
　　傷の悪化を誘発する負の連鎖に陥った患者は、傷があるのが当たり前(＝万年傷)となった。また、経験的に[B.手ぬるい処置では治癒不能]と知る患者は、[A.万年傷に対する自己流処置方法の獲得]により、常日頃から自分で傷の手当てを行い、医療行為の必要な場合には、[C.重症度による治療者のランク分け]により、手に負えない重症の傷を除き、看護師の協力を得て、全ての処置を患者で仕切った。これらの対処により、[E.手足切断してでも労働優先]しなければ生きていけない程の貧困の中でも辛うじて生活を維持し、**万年傷をもち貧困の中を生きる日常**を送った。

3. 貧困を生き延びる代償としての障碍:
　　[A.万年傷に対する自己流処置方法の獲得]により日常的な傷には対処できても、【3.身体内部から崩壊】する傷は難治性であり、[B.手ぬるい処置では治癒不能]であった。貧困の中で、自分・療養所外の妻子を養うためには、[E.手足切断してでも労働優先]せざるを得ず、労働中心の日常に戻るための手段として、また、[D.手足の萎縮・切断による苦しみからの解放]を求めて、安易に切断が選ばれた。一方、失明などで労働できなくなった場合には、**傷の悪化を誘発する負の連鎖**が断たれ、結果として[F.労働不耐・免除による手足残存]に至った。手足の切断も失明も共に、**貧困を生き延びる代償としての障碍**を意味した。

21章
資　料

1. ハンセン病の病態生理（岡山大学大学院 保健学研究科　近藤真紀子）
2. ハンセン病の歴史（前総看護師長　三浦妙子）
3. 国立療養所大島青松園の現状（前副総看護師長　石川和枝）
4. 国立療養所大島青松園の将来構想と今後の課題（総看護師長　築森恭子）

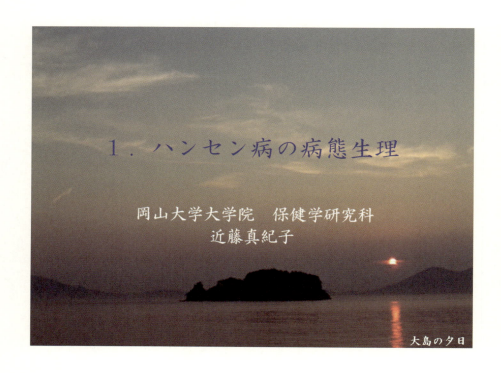

21章　資料

ハンセン病とは
らい菌(*Mycobacterium leprae*)の感染による慢性の肉芽腫性炎症

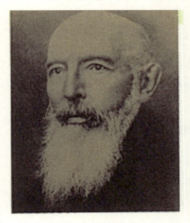

1873年（明治6）に，らい菌を発見した
アルマウエル・ハンセン

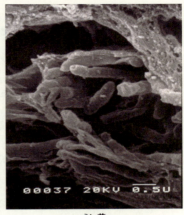

らい菌
ヌードマウスのfootpad内のらい菌を走査電顕で撮影したもの
（写真提供：国立感染症研究所ハンセン病研究センター
松岡正典博士）

らい菌(*Mycobacterium leprae*)による感染の特徴（1）

◇らい菌の至適温度＝30〜33℃（体温よりも低い）
　　　↓
　外表に近い部分（手足の先・頭・顔・鼻・眼・耳）の皮膚粘膜や末梢神経で増殖する

　＊生命維持に必要な主要臓器（肝臓・腎臓・脾臓など）では，深部体温が高いため
　　増殖できない→臓器不全による死は稀
　　（らい反応による急性増悪(ぞうあく)や太平洋戦争前後の衰弱などは除く）

・人目につきやすい部位が病変に侵される
・容貌の変化を晒して，生き続けなければならない

らい菌（*Mycobacterium leprae*）による感染の特徴（2）

◇らい菌＝神経との親和性が高い
　マクロファージやシュワン細胞内で増殖し、主に神経幹に病変を起こす
　　　　　　　　　　　↓
　　知覚神経・運動神経・自律神経の全ての末梢神経が障害される

- 知覚異常・運動神経麻痺を中心とした多彩な症状が出現
  （例：麻痺，拘縮，知覚脱失，兎眼）
- 末梢神経障害に伴う二次障害
  （例：知覚脱失→外傷→骨髄炎→腐骨による自然欠損or四肢切断）
- 障害の不可逆性
  （例：失明，四肢切断，麻痺）

- 容姿容貌の変化→差別・偏見
- 重度の障碍(しょうがい)が重複して起こる(重度重複障碍)
- 治療法の確立によりハンセン病は完治（体内のらい菌は死滅）した後でも、後遺症は一生涯に亘って残る

らい菌（*Mycobacterium leprae*）による感染の特徴（3）

らい菌＝弱毒性　　宿主(ヒト)の免疫力の低下
　　　↓　　　　　　↓
潜伏期間：2〜3年，平均4〜5年
（長い例では20年以上）
不顕性感染も多い
　　　↓
＝発症した場合でも＝
らい菌と宿主(ヒト)との
宿主寄生関係のバランスが保たれる
　　　↓
慢性的にゆっくりと進行
（ハンセン病の病態の主流）

薬物療法開始，極度のストレスなどの負荷
　　　↓
宿主とらい菌の宿主寄生関係の平衡が
急激に崩れる
　　　↓
急性の炎症性変化(らい反応≒熱こぶ)
　　　↓
急激に悪化(全身症状・神経症状・眼症状, など)
　　　↓
後遺症

ハンセン病は、本来は慢性疾患
しかし，菌と宿主のバランスが崩れた時
→急性増悪(ぞうあく)→後遺症を残す

らい菌（*Mycobacterium leprae*）による感染の特徴（4）

- 感染力のある大量の菌と長期に接触
  （未治療のLL型（多菌型）患者など）
  ＊ただし，薬物療法開始後は
  　数日で菌は死滅→感染力↓
- 免疫力の低い体質（特に乳幼児期）

免疫力の弱い乳幼児期の濃厚接触による家族内感染（特に親子間）はあり得るが，
免疫力の高い成人では、配偶者間でも顕性感染は稀

家族集積性→遺伝や血筋or恐ろしい伝染病と誤解→偏見や差別

=当時の主流派=
日本癩学会〈当時〉を主導していた
光田健輔医師（長島愛生園園長）ら
↓
終生隔離・断種によるハンセン病の
根絶を図る

⇔

小笠原登医師（京都大学）
↓
- 感染力・遺伝性の低さから外来診療を提唱した
- 国辱と捉えるべきは、患者ではなく、ハンセン病を
  生むわが国の文化水準の低さと主張
↓
学会から異端視・孤立

強制隔離・強制収容は、本当に必要だったのか？
特に，プロミン開発以降，隔離政策を継続する必要があったのか？

らい菌（*Mycobacterium leprae*）による感染の特徴（5）

全世界における新規患者数（2013年）：215,656人

1. インド（126,913人）
2. ブラジル（31,044人）
3. インドネシア（16,856人）

上位 3カ国で，新規患者の81%
上位14カ国で，新規患者の95%

4. コートジボアール（1,169人）
5. コンゴ民主共和国（3,744人）
6. エチオピア（4,374人）
7. マダガスカル（1,569人）
8. ナイジェリア（3,385人）
9. タンザニア（2,005人）
10. バングラデシュ（3,141人）
11. ミャンマー（2,950人）
12. ネパール（3,225人）
13. フィリピン（1,729人）
14. スリランカ（1,990人）

- ハンセン病の発症には、社会経済的要因
  （劣悪な衛生環境・貧困・紛争など）が関与
↓
現在の新規患者は、発展途上国に限局

- わが国は、1955年頃から新規患者数は激減
  （治療法の確立・公衆衛生の向上）
- 現在は輸入感染症として、年間数例の新規患者

ハンセン病の病型分類（1）
（Ridley&Joplingの分類）

菌に対する，宿主(ヒト)の免疫力の違いを元に分類

◇TT型
（類結核型；tuberculoid type）
- 宿主の免疫力が比較的強い
- 細胞性免疫応答が成立
→静菌でき，感染が限局的

◇LL型
（らい腫型；lepromatous type）
- 宿主の免疫力が弱い
- 細胞性免疫反応が成立しない
→らい細胞（細胞内部にM.Lepraeを多数ふくむ）を全身に播種し，多彩な症状を呈する

◇I群
（未定型群；indeterminate group）
- 感染成立の初期
- 今後どのような経過を辿るか未定

◇B群
（境界群；borderline group）
- TT型とLL型の中間型
- BT型，BB型，BL型に再分化

ハンセン病の病型分類（2）
（WHOの治療指針の病型分類法）

◇**多剤併用療法**による**治療方針決定**上の簡便な病型分類
　発展途上国でも容易に診断できるように考慮
　　・MB型（多菌型, multibacillary）
　　　→LL型・BL型・BB型・一部のBT型に相当
　　・PB型（少菌型, paucilbacillary）
　　　→I群，TT型および大部分のBT型に相当する

◇皮膚スメア検査のBI (bacterial index；菌指数)と
　皮疹（皮膚の発疹）の数によって分けられる
　　・MB型（多菌型）：BI陽性・皮疹6個以上
　　・PB型（少菌型）：BI陰性・皮疹5個以下

ハンセン病の病型分類(3)
(日本の伝統的な分類法)

◇日本の伝統的分類法(現在は使用しない)

・結節らい：LL型とB群の一部
・斑紋らい：TT型とB群の一部
・神経らい：TT型とB群の一部で、斑紋が消失した状態

ハンセン病の初発症状
(1932〜1948年、長島愛生園における光田健輔医師による調査)

初発部位

・上肢　34.3%
・下肢　32.4%
・顔面　18.1%

初発症状

・知覚異常　42.4%
・斑紋　31.9%
・水泡形成　9.5%

偏見や差別の対象となりやすかった症状・後遺症

◇感覚障害（知覚神経麻痺）
・知覚・無知覚域が島状に存在
・温度覚、触覚、痛覚などが別々に
　　障害される

・知覚脱失→火傷・外傷時に痛みを感じず，
　　重症化するまで気づかない
　　　　↓
　　　骨髄炎
　　　　↓
　　　腐骨
　　　　↓
　　指趾の自然欠損or四肢切断

◇末梢神経炎
　末梢神経の肥厚を伴う神経炎
　　→神経痛(ダル神経痛・電撃痛)

◇自律神経障害
・発汗障害→うつ熱
・血管運動障害による創傷の治癒遅延，
　　難治化
・皮脂分泌障害→皮膚バリアの脆弱化
　　→皮膚の乾燥・ひび割(あかぎれ)

警告としての痛みの消失

疼痛

創傷の治癒遅延・難治化

◇運動神経麻痺
＝手＝
　尺骨神経麻痺…鷲手
　正中神経麻痺…母指対立不能(猿手)
　橈骨神経麻痺…下垂手
＝足＝
　腓骨神経麻痺…下垂足
　脛骨神経麻痺…claw toe
　　　　　　　(鷲爪趾，鉤爪趾)

◇知覚＋運動＋自律神経麻痺
　・シャルコー関節(神経障害性関節症)
　・足底潰瘍

◇顔面
・顔面神経麻痺
　…前頭筋麻痺(眉毛部下垂・上眼瞼下垂)
　　眼輪筋麻痺(兎眼・下眼瞼外反)
　　表情筋・口輪筋麻痺(口唇下垂・口唇変形)
・らい菌の皮膚浸潤…眉毛脱落・脱毛
・らい性結節性紅斑…獅子様顔貌
・(鼻) 上・中・下鼻甲介・鼻中隔の萎縮・欠損
　　→鼻変形(鞍鼻・斜鼻・flat nose)
　　　　顔面の変形

◇難治性の感染創
・知覚脱失による外傷・潰瘍
・らい結節性紅斑
　　創部に，他の細菌の混合感染(膿・臭気)

外観の変化

512

◇眼
- 顔面神経麻痺による兎眼
  …角膜が直接外界にさらされ，外傷を受けやすい（角膜損傷）
- 三叉神経麻痺による知覚喪失…受傷の確率↑
  長期閉眼不能…兎眼性角膜炎
- 鼻粘膜の障害・涙管閉塞
  …逆行性感染による難治性の結膜炎
- らい菌が血行性に増殖…虹彩毛様体炎
  ↓
  失明，眼球摘出

◇咽頭・喉頭
- 声帯浮腫・瘢痕収縮→気道狭窄・気道閉塞→気管切開（俗称；のど切り）
  ＊炎症が喉頭に及び気道狭窄の生じた場合の予後は不良

ハンセン病患者の三大受難＝病名告知・失明・のど切り

急性増悪（ぞうあく）

らい反応（急性反応）

- 宿主(ヒト)とらい菌の宿主寄生関係の平衡が急激に崩れることで生じる急性の炎症性変化
  (cf. 一般にハンセン病の進行は慢性的)

＝1型らい反応＝
（境界反応，Borderline reaction）

＊LL型・B群
＊治療開始後起こりやすい
　（細胞性免疫）
＊症状
　・皮膚症状
　・末梢神経症状

＝2型らい反応＝
（らい性結節性紅斑，俗称'熱こぶ'
　　　erythema nodosum leprosum; ENL）

＊LL型・B群
＊未治療・治療開始・治療終了後でも起こる
　（免疫複合体形成）
＊症状
　・皮膚症状（発赤を伴う硬結・結節
　　　　→水疱形成・潰瘍化）
　・末梢神経症状
　・眼：虹彩毛様体炎
　・全身症状（高熱，頭痛，倦怠感）
　・声門浮腫→気道閉塞

急性増悪→末梢神経麻痺・視力障害が急激に進行
　　（⇔ハンセン病は，本来，緩慢な経過を辿る）

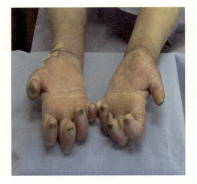
尺骨神経麻痺（鷲手）

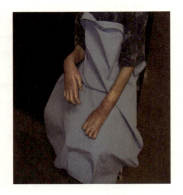
橈骨神経麻痺（下垂手）

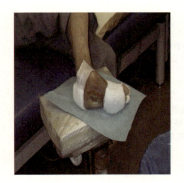
知覚麻痺（足穿孔症）

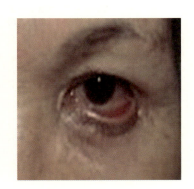
顔面神経麻痺（兎眼）

ハンセン病の治療の変遷（1）
（プロミン開発以前）

大風子油(たいふうしゅ, Chaulmoogra oil)

- イイギリ科の大風子の種子から抽出した油脂
- プロミンが開発されるまでの唯一の治療薬
- 一定の効果はあるが、再発増悪率80％（結節型）と高率
- 1960年代まで、療養所内で使用される

> プロミン開発以前は、大風子以外に有効な治療法がなかった

ハンセン病治療の変遷（2）
（プロミン開発とその後）

＝プロミンの開発＝
- 1943（昭和18）・・・アメリカのカーヴィル療養所で，プロミン（一般名：グルコスルホンナトリウム）の有効性が報告される 効果の高さから，「カーヴィルの奇跡」と呼ばれた
- 1946（昭和21）・・・石館守三(東京大学)が合成に成功
- 1947（昭和22）・・・国内でプロミンの試用開始
    昭和23年頃　プロミンによる治療開始
    患者による'プロミン獲得運動'が起こる
    ↓
    ジアフェニルスルホン（DDS，ダプソン）：プロミンの有効成分を抽出，内服可能
    ↓
    耐性菌出現

＝多剤併用療法へ＝
- 昭和45年頃 …殺菌力のある薬剤の開発，治療に伴い出現するらい反応のコントロール
    リファンピシン（RFP）による治療開始
        （DDSは静菌作用，RFPは殺菌作用）
    クロファジミン（CLF）：らい反応にも有効

> - 太平洋戦争直後から、特効薬プロミンによる治療開始
> - 後継薬の開発で，多剤併用療法へ

＝現在＝
WHOの提唱する多剤併用療法（Multidrug therapy） （日本ハンセン病学会の治療指針より）

◇発展途上国での診療を想定し、多菌型（MP）／少菌型（PB）に分けて、治療法を提示
◇殺菌作用のある薬剤と静菌作用のある薬を組み合わせる
 ・多菌型：3剤併用ーリファンピシン（RFP）＋ジアフェニルスルフォン（DDS）＋クロファジミン（CLF）
 ・少菌型：2剤併用ーリファンピシン（RFP）＋ジアフェニルスルフォン（DDS）
  ＊内服を中断しないことが重要
◇治療開始に伴い生じるらい反応をコントロール
 ・ステロイド
 ・クロファジミン（CLF）
 ・サリドマイド（日本では使用不可）
  ＊らい反応を薬の副作用と間違えて、多剤併用療法を中断しないことが重要
  ＊後遺症を予防するためにも、らい反応のコントロールが重要

・ハンセン病の治療のゴール：菌の陰性化＋後遺症の予防
           ↓
・現在では，ハンセン病は**完治**する（後遺症を残さず完治可能）
・わが国のハンセン病回復者の多くは、有効な治療法が確立する以前に発症したため，後遺症が残った（ハンセン病自体は完治している，菌の陰性化）

外科的療法の変遷（大島青松園）

＝戦前＝
 感染制御を目的
  ・四肢切断
  ・気管切開
  ・眼球摘出
    ↓
    ↓
＝戦後＝
  ・上記は激減（但し，腐骨摘出・潰瘍の処置は多い）

 後遺症軽減のための形成術
  ・口唇・眼瞼下垂・手指の変形に対する形成術
  ・造鼻術
  ・眉毛の植毛

＝現在＝
  外科的療法自体が激減

21章　資料

死亡原因
大島青松園，1923（大正14）4月〜1959（昭和34）3月

死因病名	男	女	計	%
1. 結核	369	100	469	40.4
呼吸器系結核	313	75	388	
その他の結核	56	25	81	
2. 腎炎・ネフローゼ	140	57	197	17.0
3. 肺炎・気管支炎	67	28	95	8.2
4. 胃腸炎・腹膜炎・イレウスなど	62	15	77	6.6
胃炎・腸炎・大腸炎	27	9	36	
腹膜炎	11	3	14	
胃・十二指腸潰瘍	10	1	11	
虫垂炎	7	2	9	
腸閉塞	7	0	7	
5. 心血管系疾患	54	14	68	5.9
心疾患，動脈硬化，高血圧	47	13	60	
貧血	3	1	4	
肺水腫	4	0	4	
6. 衰弱	37	18	55	4.7
心臓衰弱・心臓麻痺	20	13	33	
らい性衰弱	15	2	17	
老衰	2	3	5	
7. 敗血症	40	10	50	4.3
敗血症・膿毒症	34	10	44	
蜂窩織炎・膿疱	6	0	6	
8. 脳卒中	32	7	39	3.4
9. 肝硬変	23	5	28	2.4
10. 自殺・事故・中毒	23	1	24	2.1
自殺	19	0	19	
他殺	1	0	1	
中毒（ふぐ・燐）	3	1	4	
11. 喉頭狭窄	17	6	23	2.0
12. 癌	15	4	19	1.6
13. 脳炎・髄膜炎	7	4	11	0.9
14. 梅毒	3	0	3	0.3
15. 婦人科疾患（子宮周囲炎・妊娠の合併症）	0	2	2	0.2
合計	889	271	1,160	100

注）病名は当時の表記に従い，分類は著者が行った．

凡例
- 主に感染が原因となる死因：728名（62.8%）
- 主に感染以外が原因となる死因：432名（37.2%）
- ハンセン病が直接的に関与する死因：109名（9.4%）

＊死因の第1位は結核：40.4%
＊感染性の疾患が多い

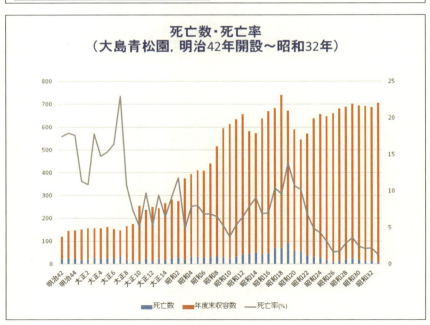

死亡数・死亡率
（大島青松園，明治42年開設〜昭和32年）

■死亡数　■年度末収容数　—死亡率(%)

517

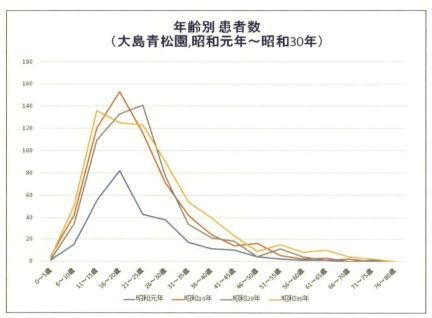

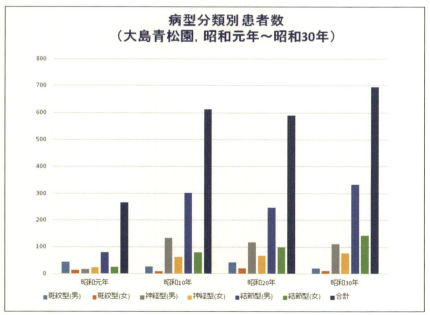

ハンセン病療養所(大島青松園)で使われる固有のことば

- **すじきり**:男性の避妊法の一つ(輸精管切除術).ハンセン病患者同士の結婚は許されたが,妊娠・出産は認められなかった.療養所側は,妊娠・出産による母子感染や出産による母体の悪化を禁止の理由とした.
- **のどきり3年**:らい菌の浸潤により喉頭狭窄が起こると,気道閉塞が起こるため,気管切開の応急手術を要した.ハンセン病の末期症状である「のど切り(気管切開)」をした患者は,術後3年程度で死亡することが多かったため,「のど切り3年」と言われた.特効薬プロミンの開発により,のど切りは無くなった.
- **うら傷**:足穿孔症,足底潰瘍
- **すじきれ**:皮膚の角化・循環不全などにより,屈曲した指間や,手足の角化して硬くなった皮膚に亀裂を生じる.創感染を起こすと,指趾の切断に至る事もある.
- **ぶら**:下垂手で,手首がぶらぶらした状態
- **足をなげる**:下垂足で,足がぶらぶらした状態
- **ぐり**:リンパ節が腫れること.知覚脱失のため,傷があることに気づかず,そけい部のリンパ節が腫れて初めて,傷があることに気がつくこともある.
- **万年傷**:知覚神経麻痺のため,足底に創傷があっても痛みを感じず,安静を保てないがために傷が治癒せず,常に傷のある状態.
- **皮けずり**:胼胝切除.知覚・運動神経麻痺による手足の変形のために,ある特定の部位に圧がかかり,過剰角化を起こす(胼胝(べんち),いわゆる「たこ」).その硬くなった角質を削り取ること
- **脱肉**:神経麻痺領域の筋肉が萎縮すること
- **本病が騒ぐ**:ハンセン病の増悪・再燃により,病状が悪化すること
- **壮健**:ハンセン病患者以外の一般人

引用・参考文献

◇大谷藤郎(監修),斎藤肇,長尾榮治,牧野正直,村上國男(編):ハンセン病医学.東海大学出版会,1997

◇後藤正道,野上玲子,岡野美子,儀同政一,四津里英,石田裕,北島信一,甲斐雅規,石井則久,尾崎元昭,畑野研太郎:ハンセン病治療指針(第3版).日本ハンセン病学会雑誌,82(3),143−184.

◇大島青松園:国立療養所大島青松園五十年誌.大島青松園,1960.

◇大島青松園:ハンセン病に関するハンドブック.大島青松園(内部文書)

◇厚生省医務局:国立療養所史(らい編),厚生問題研究会,1975.

◇大場昇:やがて私の時代が来る−小笠原登伝−.晧聖社,2007.

◇小笠原登:癩と體質.醫事公論,1392,932−933,1939.

◇GLOBAL NOTE:ハンセン病発症件数 国別比較統計・推移(2013年度).
http://www.globalnote.jp/post-3941.html

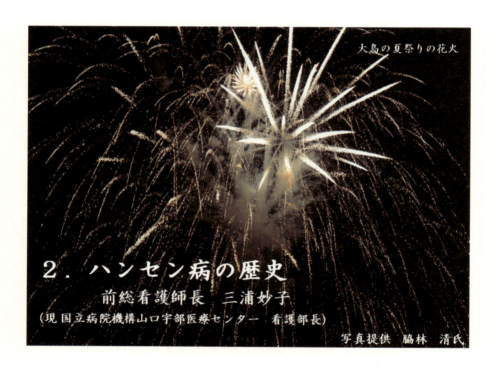

大島の夏祭りの花火

2. ハンセン病の歴史

前総看護師長　三浦妙子
(現 国立病院機構山口宇部医療センター 看護部長)

写真提供　脇林　清氏

21章　資料

ハンセン病の歴史と隔離政策

＝幕末まで＝

◇ **古来から存在する病**
- 旧約聖書にleprosy（英）の語源となる「ツアーラハト（ヘブライ語、ギリシャ語でLepra）」の記述あり
- 日本書紀に、「百済から渡って来た者に、顔に白い斑のある者が（白癩）がいた」の記述あり
- 大宝律令の註解書『令義解』に、「悪疾とは白癩である」の記述あり
  ＊ 全てがハンセン病ではなく、他の皮膚疾患も含まれていたと考えられる

◇ **穢れ（けがれ）の思想**
→ ハンセン病者は、穢れた存在とみなされた

◇ **「天刑病」「業病」**（＝天から受けた罰・因果応報としての病）
- 仏教の広がりにより、ハンセン病は「無間地獄」に落ちるとの同じく重い仏罰と考えられた
- 「若しこれ（経典）を軽笑せば、まさに世世に牙歯すき欠け、醜き唇、平める鼻ありて、手脚はもつれ戻り、眼目はすがみ、身体は臭く穢く、悪しき瘡の膿血あり、水腹、短気、諸の重病あるべし」
  （法華経歓発品第二十八）
- 医学書『頓医鈔』（梶原性全著、1304）にも、ハンセン病の病因の一つは「前世に犯した罪」であり、「悔い改めて善行を積むこと」が治療法として記載された

◇ **家筋や血筋の病**
- 一族が差別の対象

＊次に続く

- 自宅で目立たないように暮らす、あるいは被差別部落に組み込まれて、社会の中で共存
- 故郷に住めなくなった患者は、神社仏閣で物乞いをしたり、放浪の旅に出ていた
  （＝ **放浪癩** ほうろうらい）
  - 四国遍路巡礼
  - 山梨県身延山
  - 群馬県草津温泉
  - 熊本県本妙寺、など

注）現在、「癩（らい）」「放浪癩」は、差別用語として使用しない。しかし、法律用語は正確を期すために、また「放浪癩」は故郷で住めなくなった患者の厳しい生活状況を象徴する言葉として使用した。

＝明治以降＝

◇ **「恐ろしい伝染病」という誤解**　（＊らい菌の感染力は弱い）
細菌学・公衆衛生学の導入→コレラ等の急性伝染病と同様、隔離による感染防御（社会防衛論）

＊次に続く

521

◇「国辱病」

- 神社仏閣で物乞いをするハンセン病患者の姿は，文明の遅れた国の象徴・国辱
  文明国の仲間入りを目指す明治政府は，患者(特に放浪癩の方々)を欧米人の目にふれさせたくなかった
  → 外国人宣教師・神父らによる放浪癩の救済活動が，国公立のハンセン病療養所の設立(明治42年)に先行
  - 神山復生病院：1889(明治22)，静岡県，フランス人神父により設立
  - 慰廃園：1894(明治27)，アメリカ人宣教師により設立，後に日本人医師が治療
  - 回春病院：1895(明治28)，熊本県，イギリス人宣教師により設立
  - 琵琶崎待労病院：1898(明治31)，熊本県，フランス人神父により設立
  - 身延山深敬病院：1906(明治39)，山梨県，日蓮宗僧侶(日本人)により設立
  - 聖バルナバ医院：1916(大正5)，群馬県草津，イギリス人宣教師により設立

・民族浄化思想(民族の血の浄化)・優性思想
(劣等な子孫の誕生を抑制し，優秀な子孫を残す，民族としての血の浄化)
  → 弱者・障碍者の排除(ハンセン病患者のみならず，精神障碍者・肢体不自由者・知的障碍者などを含む)

・軍国主義と戦争
  → ハンセン病は若年男子(男＞女)に好発 → 兵役を担えない・伝染による兵団全体の戦力低下
  → 総力戦において戦力にならないが故の冷遇

↓

強制収容・終生隔離
(強制隔離を合法化するための法整備・療養所の設立)

＝法律の制定による強制隔離＝

- 1907年(明治40年)・・・「**癩予防ニ関スル件**」制定
  「放浪癩」と呼ばれる身寄りのない患者を，ハンセン病療養所に収容するための法律
  全国5箇所にハンセン病療養所を設立

- 1929年(昭和4年)頃・・・「**無癩県運動**(むらいけんうんどう)」が広まる
  すべてのハンセン病患者を洗い出し，通報して療養所に収容し，都道府県内に居住する患者を
  ゼロにしようとする運動．この運動により，「恐ろしい伝染病」という意識が，住民に植え付けられた

- 1931年(昭和6年)・・・「**癩予防法**」制定
  「癩予防ニ関スル件」を改正し，在宅患者も強制的に療養所に隔離されるようになる

- 1953年(昭和28年)・・・「**らい予防法**」
  「癩予防法」を改正．
  強制収容・通告義務・療養所長の秩序維持規定などを残したまま，患者の反対を押し切って成立

  ＊既に，1943(昭和18年)に特効薬プロミンは開発され，1947(昭和22年)にプロミンによる治療が開始されていた
  ＊世界保健機関(WHO)は，1952(昭和27)に隔離政策の見直し，1960(昭和35)には差別法の撤廃を提言していた

21章 資料

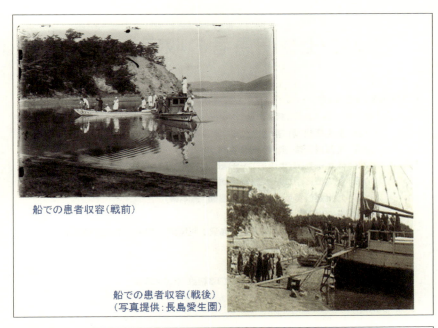

船での患者収容（戦前）

船での患者収容（戦後）
（写真提供：長島愛生園）

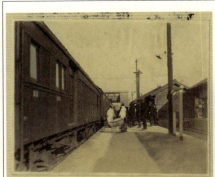

列車での患者収容
（写真提供：長島愛生園）

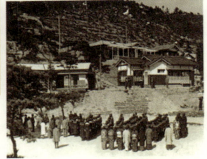

望ヶ丘少年舎
（写真提供：長島愛生園）

ハンセン病患者の収容施設

- 1909年（明治42年）・・・道府県連合立療養所を全国に5か所設立
  ＊「癩予防ニ関スル件」制定に基づき設置
    - 1区：全生病院（現 多磨全生園，東京都）
    - 2区：北部保養院（現 松丘保養園，青森県）
    - 3区：外島保養院（大阪府）→台風による損壊で移転（現 邑久光明園，岡山県）
    - 4区：大島療養所（現 大島青松園，香川県）
    - 5区：九州癩療養所（現 菊池恵楓園，熊本県）

- 1930年（昭和5年）・・・岡山県に国立長島愛生園開園（初めての国立療養所）
            初代園長：光田健輔
            ↓
    現在，国立13施設・私立2施設

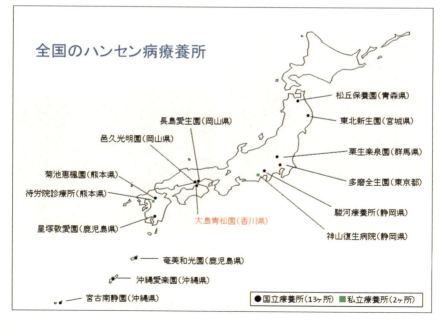

隔離政策の現状

◇**断種手術(ワゼクトミー)**
　　1915年(大正4年)に全生病院で開始
　　1948年(昭和23年)・・・「優性保護法」制定
　　　→ハンセン病患者への断種・堕胎手術を合法化

◇**特別病室(重監房)**
　　1938年(昭和13年)に栗生楽泉園(群馬県)に設置
　　全国の療養所から所長の意に沿わない患者を集め、長期間監禁する
　　重監房とは、「患者を重罰に処すための監房」の意味
　　1947年に廃止されるまでの9年間に、92人が収監され、
　　　　うち22人が「特別病室」監禁中、または退室直後に死亡

◇**懲戒検束権**
　　療養所長の一存で、規則に背いた患者に対して処罰・監禁を行うことができる権限

◇**警察権力**による収容と、**退所規定がない**「らい予防法」
　　患者の収容は警察が中心に行い、開設当初の療養所長は警察関係者が担当
　　らい予防法には、療養所からの退所に関する規定がない
　　　→一旦、入所すると退所できない

◇**園内通用票(園内通貨)**
　　逃亡を防ぐために、園内でしか使用できない通貨に換金させられた

◇**園内通称への改名**
　　入所時に新たに氏名を作り、本名は使用できなかった

◇**強制作業**
　　職員配置は最低限に抑えられ、患者の労働により療養所を維持運営した
　　　(昭和24年当時、患者8318名に対して、医師62名・看護師253名)

◇**有毒無毒境界柵の設置**
　　患者区域と健常者区域は、明確に区分された

◇**病理解剖**
　　入所時に病理解剖の承諾書にサインさせられ、死亡後、病理解剖された

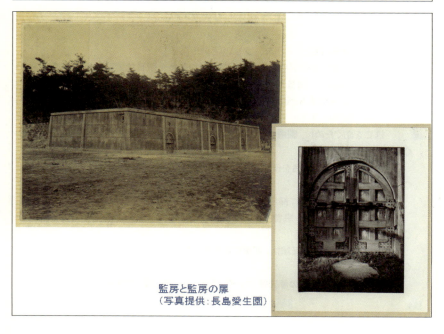

監房と監房の扉
（写真提供：長島愛生園）

21章 資料

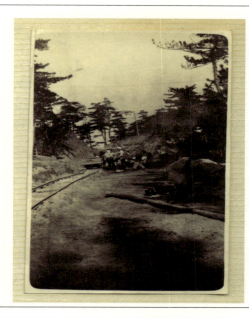

ハンセン病患者による,
旧医局より回春寮までの
道路工事の様子
(写真提供:長島愛生園)

長島愛生園による写真提供
は,藤田邦雄園長のご好意に
よる.また,写真選択において
は,学芸員 田村朋久氏のご
協力を頂いた.

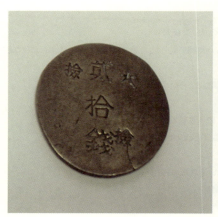
弐拾銭

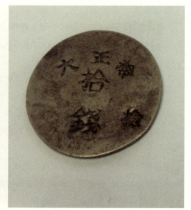
拾 銭

大島療養所で使用されていた園内硬貨(大島青松園で保管)

ハンセン病者による全国統一組織（全患協）の形成と人権を守る闘い

◇民主主義の時代の到来と逆行するらい予防法の制定
　・1947(昭和22) 日本国憲法制定→基本的人権の尊重・国民主権
　・1943(昭和18年)プロミン開発，1947(昭和22)プロミン治療開始→治癒可能な病気へ
　　　↓
　・1951(昭和26) 癩予防法改正の動き，三園長証言
　　光田健輔ほか3名の療養所長が、参議院厚生委員会の参考人意見陳述で、
　　強制収容・懲戒検束規定の継続，逃亡罪の付加を求めた

◇らい予防法闘争(昭和26年～)
　・三園長証言に衝撃を受けた患者は、各園自治会の全国統一組織を結成
　　＊後に「全国ハンセン病患者協議会(全患協)」「全国国立ハンセン病療養所入所者協議会(全療協)」に改称
　・患者組織が作成した「ハンセン氏病法案(人権尊重を基本)」は国会の審議に上らず、
　　政府原案を審議
　　　↓
　　　　　　　　　　　　　　　　　　　　　　　　　　　　　　　　＊次に続く

　　　↓
　・政府原案「らい予防法(癩予防法を踏襲)」の成立に反対
　　　－ハンセン病者による国会内での座り込み・街頭デモ・ハンガーストライキ・園内作業の放棄など
　　　↓
　・1953(昭和28)「らい予防法」成立→全患協によるらい予防法闘争の敗北
　　　・付帯事項に「近い将来、なるべく早い時期に見直すべきである」と付記させた
　　　　→見直し(廃止)は平成8年(＝約半世紀後)
　　　・ハンセン病者がまとまれば大きな力になりえるという確信は得た

◇全患協の闘いの方針転換－法律内改善(らい予防法の範囲内で生活改善を目指す)
　・昭和30年代: 医療獲得闘争，年金獲得闘争
　・昭和40年代: 患者作業返還闘争
　・昭和50年代: 住宅要求闘争

◇らい予防法改正・廃止に向けた活動の継続

らい予防法の廃止と国賠訴訟

◇らい予防法の廃止
　1996年(平成8年)
　　・・・「らい予防法の廃止に関する法律」制定
　　「らい」→「ハンセン病」に改称
◇国賠訴訟―国の隔離政策の誤りを断罪
　1998年(平成10年)
　　・・・13人の元患者が、「らい予防法」違憲
　　　　国家賠償請求訴訟を起こす(熊本地裁)
　1999年(平成11年)
　　・・・東京地裁、岡山地裁でも訴訟を起こす
　2001年(平成13年)
　　・・・5月11日 熊本地裁判決，23日国が
　　　　控訴断念，26日熊本地裁判決確定
◇国の謝罪
　内閣総理大臣談話
　衆議院・参議院の謝罪決議
　厚生労働大臣の謝罪

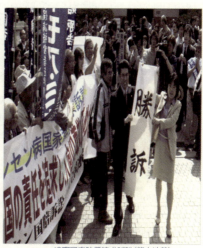

違憲国家賠償請求訴訟(熊本地裁)
(写真提供：共同通信社)

ハンセン病回復者のこれから・・・

2009年(平成21年)・・・「ハンセン病問題の解決の促進に関する法律」
　　　　　　　　　　　(通称：ハンセン病問題基本法)が施行

　第一章　総則
　第二章　国立ハンセン病療養所における療養及び生活の保障
　第三章　社会復帰の支援並びに日常生活及び社会生活に援助
　第四章　名誉回復及び死没者の追悼
　第五章　親族に対する援護

「風の舞」大島青松園

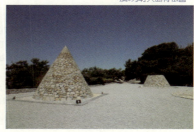

ハンセン病関連年表

1873年(明治6年)	らい菌発見(アルマウエル・ハンセン)
1907年(明治40年)	法律第十一号「癩予防ニ関スル件」制定 放浪患者を隔離
1909年(明治42年)	道府県連合立療養所を五か所設立(1100床)
1915年(大正4年)	全生病院(現多磨全生園)で入所者の断種手術開始
1916年(大正5年)	「癩予防法ニ関スル件」の一部改正 療養所長に入所者の懲罰を認める懲戒検束権が付与される
1930年(昭和5年)	岡山県に国立長島愛生園を開園(初めての国立療養所)
1931年(昭和6年)	「癩予防法」改正 全患者を強制隔離の対象とする
1936年(昭和11年)	警察権力、地域社会の圧力を使った「無癩県運動」により、全国の在宅患者が根こそぎ療養所に強制隔離されていく
1938年(昭和13年)	栗生楽泉園(群馬県)に「特別病室」(重監房)設置、全国の療養所から所長の意に沿わない患者を長期間監禁する。47年に廃止されるまで92人が収監され、うち22人が「特別病室」監禁中または退室直後に死亡
1943年(昭和18年)	アメリカの療養所でプロミンのハンセン病への有効性が報告される
1946年(昭和21年)	石館守三(東京大学)がプロミンの合成に成功する
1947年(昭和22年)	日本国憲法施行. プロミンが国内で使用されるようになる
1948年(昭和23年)	「優性保護法」制定. ハンセン病患者への断種・堕胎手術合法化

1951年(昭和26年)	「全国癩患者協議会」設立. 全国の全患者による自治組織(現「全療協」) 参議院厚生労働委員会で、三園長による国会証言(刑罰を科して強制収容を求める) 林芳信(多磨全生園) 光田健輔(長島愛生園) 宮崎松記(菊池恵楓園)
1952年(昭和27年)	WHOが隔離政策の見直しを提言
1953年(昭和28年)	「らい予防法」制定. 強制隔離政策継続される
1958年(昭和33年)	第7回国際らい学会(於東京)で開放治療の方向を明確にする
1960年(昭和35年)	WHOが差別法の撤廃、外来治療提唱
1961年(昭和36年)	琉球政府 WHO方式による外来治療開始
1981年(昭和56年)	WHOが多剤併用療法(MDT)提唱
1995年(平成7年)	第68回日本らい学会にて、「らい予防法」を黙認していたことへの反省表明
1996年(平成8年)	「らい予防法」廃止 「らい予防法の廃止に関する法律」制定 「らい」→「ハンセン病」 ※厚生大臣:らい予防法の廃止が遅れたことを謝罪
1998年(平成10年)	13人の元患者「らい予防法」違憲国家賠償請求訴訟おこる(熊本地裁)
1999年(平成11年)	東京地裁、岡山地裁でも訴訟起こる
2001年(平成13年)	5月11日 熊本地裁判決 23日国が控訴断念 26日熊本地裁判決確定
2009年(平成21年)	「らい予防法の廃止に関する法律」が廃止され、「ハンセン病問題の解決の促進に関する法律」が施行

引用・参考文献

◇ハンセン病と人権を考える会編:知っていますか？ハンセン病と人権 一問一答,開放出版社,2000年
◇厚生省保険医療局エイズ結核感染症課編:ハンセン病を正しく理解するために －看護師のために－,財団法人 藤楓協会,1994
◇日本弁護士連合会編:ハンセン病 いま,私たちに問われているもの,かもがわ出版,2001
◇長島愛生園・邑久光明園入所者自治会監修:ハンセン病のこと正しく知っていますか,岡山県保健福祉部健康対策課
◇ハンセン病問題の解決の促進に関する法律
　http://www.mhlw.go.jp/stf/seisakunitsuite/bunya/kenkou_iryou/kenkou/hansen/index.html
◇大谷藤郎,斎藤肇,長尾榮治,牧野正直,村上國男:ハンセン病医学,東海大学出版会,1997.
◇全国ハンセン氏病患者協議会(全患協):全患協運動史記録(復刻版),一光社,2002.
◇国立ハンセン病資料館編:国立ハンセン病資料館常設展示図鑑2012.国立ハンセン病資料館,2013.
◇山本俊一:増補日本らい史.東京大学出版会,1997.
◇公益財団法人 日弁連法務研究財団:ハンセン病問題に関する検証会議 最終報告書.2002
　https://www.jlf.or.jp/work/hansen_report.shtml

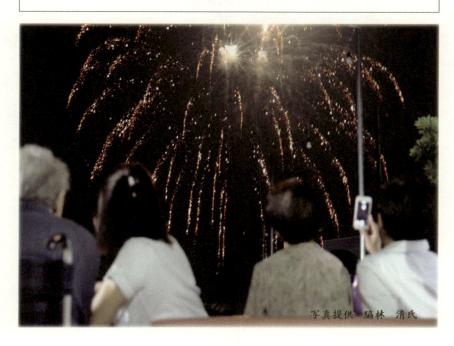

写真提供 脇林 清氏

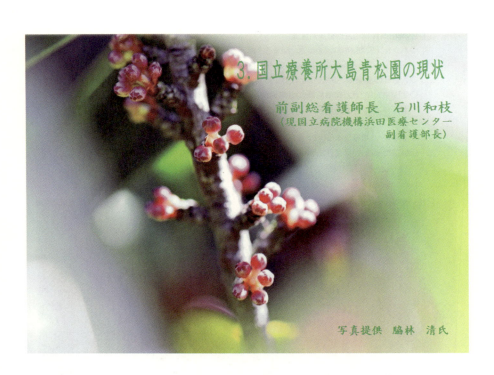

3. 国立療養所大島青松園の現状

前副総看護師長 石川和枝
(現国立病院機構浜田医療センター
副看護部長)

写真提供 脇林 清氏

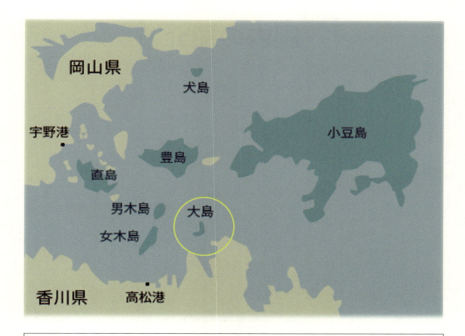

大島青松園の沿革

- 明治42年4月「大島療養所」として中四国8県の連合立（定床200床）で発足
- 昭和16年7月厚生省に移管「国立らい療養所大島青松園」（定床650床）と改称
- 昭和21年11月「国立療養所大島青松園」と改称
- 昭和28年「らい予防法」制定（隔離政策の継続）

    ：
    ：

- 平成8年「らい予防法」が廃止
- 平成21年4月「らい予防法の廃止に関する法律」が廃止され，「ハンセン病問題の解決の促進に関する法律」（ハンセン病問題基本法）が施行される

園内の紹介

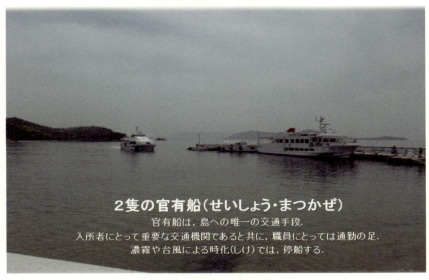

2隻の官有船（せいしょう・まつかぜ）
官有船は，島への唯一の交通手段．
入所者にとって重要な交通機関であると共に，職員にとっては通勤の足．
濃霧や台風による時化(しけ)では，停船する．

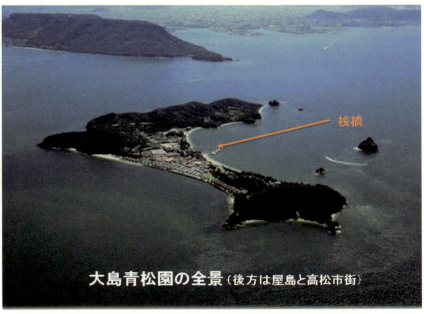

桟橋

大島青松園の全景（後方は屋島と高松市街）

21章 資料

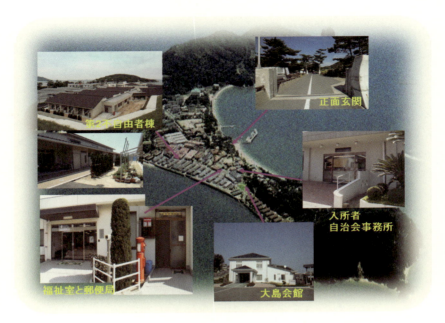

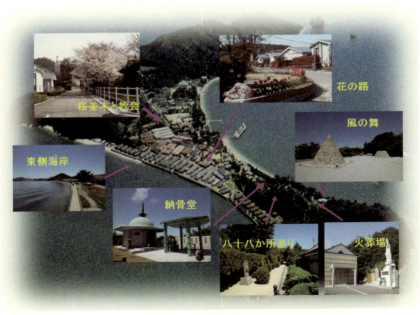

現在の入所者の状況

大島青松園の入所者　76名
　性別：男性40名・女性36名
　平均年齢：81.99歳（66～98歳）
　在所期間：54.47年

（平成26年9月1日現在）

入所者の不自由度
（平成26年9月1日現在）

区分	不自由度				計	軽症者
	特重	重	中	軽		
男	13	1	3	13	30	10
女	11	4	4	11	30	6
計	24	5	7	24	60	16
％	31.6	6.5	9.2	31.6	78.9	21.1

特別重不自由　：目はほとんど見えない．立つのも歩くのも難しい．
重不自由　　　：目はほとんど見えない．杖または伝い歩きができる．
中不自由　　　：それが何かたいていの物が分かるくらい見える．
軽不自由　　　：多くは、普通に見える．

視力障害

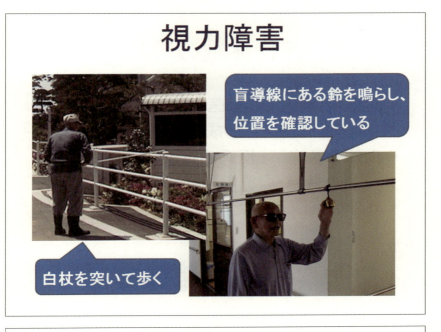

盲導線にある鈴を鳴らし、位置を確認している

白杖を突いて歩く

末梢神経障害

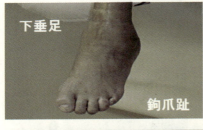

下垂足／鉤爪趾

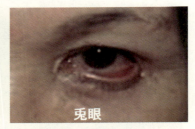

兎眼

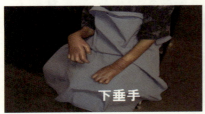

下垂手

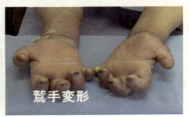

鷲手変形

医療体制の現状

- 診療科（園内で常勤医師が対応）
  - 皮膚科・耳鼻科・形成外科・整形外科・歯科
- 島外の病院から医師の診療応援
  - 内科・外科・心療内科・泌尿器科
- 外部の病院への委託診療（外来受診・入院）

> ハンセン病の治療はなく、後遺症による合併症と一般疾患の治療が中心である。

治療棟（外来）

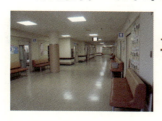

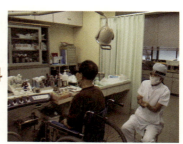

耳鼻科

透析治療室

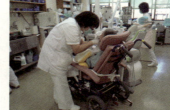

歯科

委託診療風景

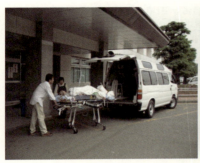

寝台車にて委託先へ移送

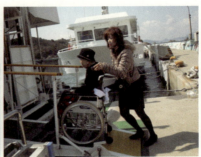

委託診療に付添う看護師

救急時の対応

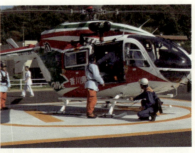

防災ヘリコプター

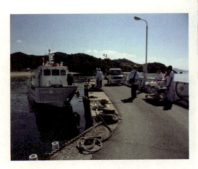

救急艇（せとのあかり）

看護・介護体制

看護単位:病棟・治療棟(外来のみ)・不自由者棟(第1〜第3)=5看護単位
看護体制:2交替制(看護師),当直制(看護師長・介護員)
看護職員数:看護師78名　介護員(看護助手)57名
看護提供方式:チームナーシング

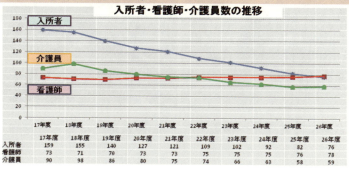

入所者・看護師・介護員数の推移

	17年度	18年度	19年度	20年度	21年度	22年度	23年度	24年度	25年度	26年度
入所者	159	155	140	127	121	109	102	92	82	76
看護師	73	71	70	73	73	75	75	75	76	78
介護員	90	98	86	80	75	74	66	63	58	59

入所者の生活状況

一般寮での個別の生活から,高齢者集合住宅へ

後遺症による身体障害　+　超高齢化(認知症)により,
看護・介護の必要度が高まる　→　個々の入所者に合わせた工夫

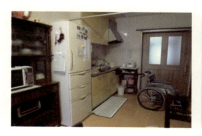
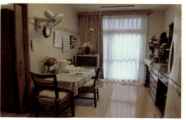

元気な方の余暇の過ごし方

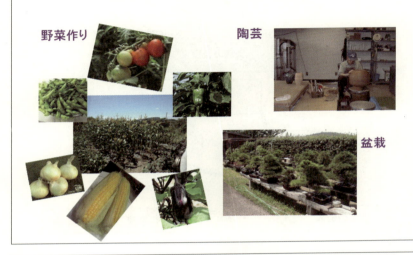

野菜作り

陶芸

盆栽

入所者の楽しみ

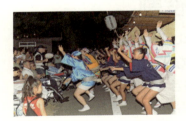

夏祭り（8月）

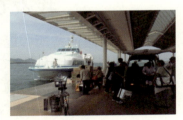

買い物ツアー

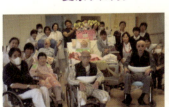

誕生日会

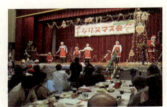

クリスマス会（12月）

「大島の在り方を考える会」
大島青松園の将来構想

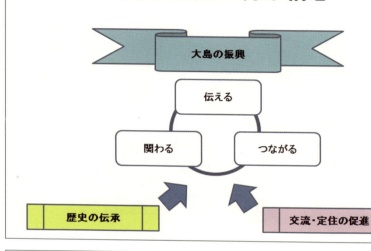

我々の役割

1. ハンセン病療養所の歴史は風化されることなく、語り継がれていかなくてはならない．
2. 身体的サポートは勿論、生きてきてよかったと感じられる人生を送ってもらえるよう，一人ひとりに寄り添うこと．

「大島青松園の理念」

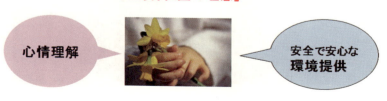

4. 国立療養所大島青松園の将来構想と今後の課題

国立療養所大島青松園
総看護師長　築森恭子

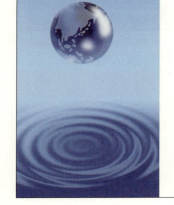

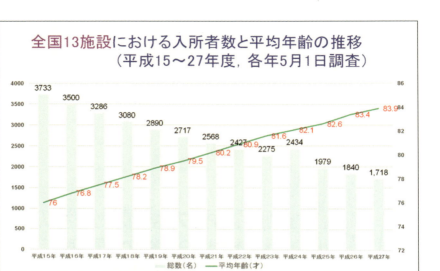

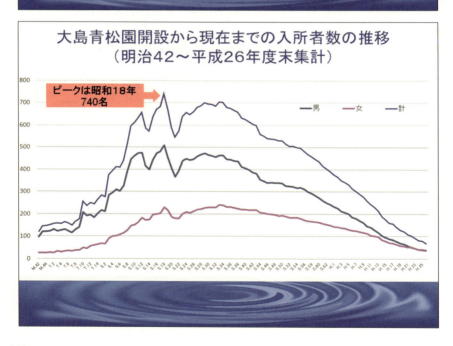

21章　資料

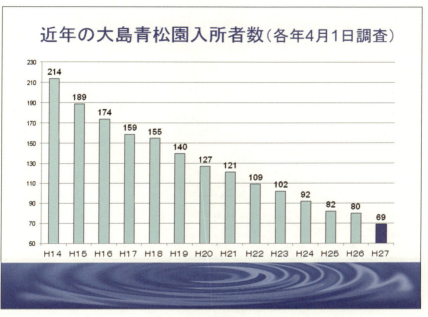

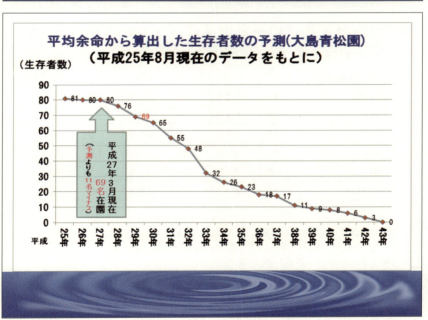

545

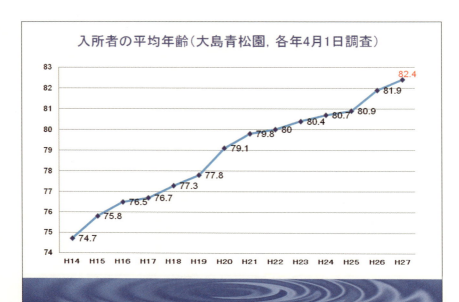

入所者の平均年齢（大島青松園，各年4月1日調査）

H14: 74.7, H15: 75.8, H16: 76.5, H17: 76.7, H18: 77.3, H19: 77.8, H20: 79.1, H21: 79.8, H22: 80, H23: 80.4, H24: 80.7, H25: 80.9, H26: 81.9, H27: 82.4

ハンセン病回復者の不自由度区分（大島青松園，各年4月1日調査）

4月1日現在 (不自由度)	平成25年 (人)	(％)	平成26年 (人)	(％)	平成27年 (人)	(％)
特重	14	17.1	27	33.8	19	27.5
重	11	13.4	5	6.2	7	10.2
中	15	18.3	9	11.2	6	8.7
軽	25	30.5	24	30	19	27.5
計	65	79.3	65	81.2	51	73.9
軽症者	17	20.7	15	18.8	18	26.1

特別重不自由：目はほとんど見えない．立つのも歩くのも困難
重不自由：目はほとんど見えない．杖または伝え歩きができる
中不自由：それが何かたいていのものが解るくらい見える
軽不自由：多くは普通に見える

〇不自由度区分は、国立ハンセン療養所入所者調査区分による

21章 資料

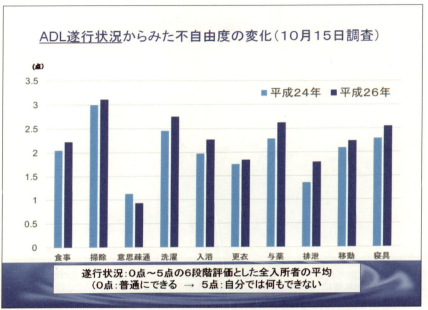

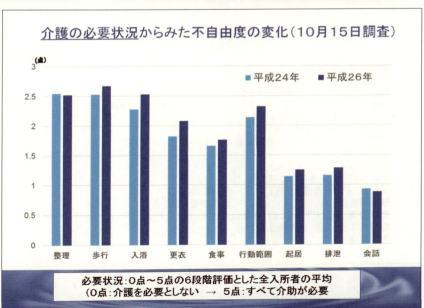

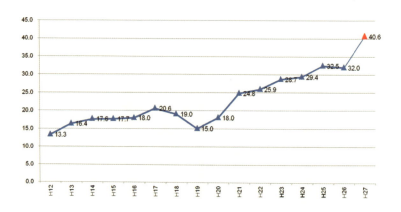

大島青松園の認知症者の割合（％）

H12: 13.3, H13: 16.4, H14: 17.6, H15: 17.7, H16: 18.0, H17: 20.6, H18: 19.0, H19: 15.0, H20: 18.0, H21: 24.8, H22: 25.9, H23: 28.7, H24: 29.4, H25: 32.5, H26: 32.0, H27: 40.6

注）平成26年度までに比べ、平成27年度の認知症の割合が増大しているのは、平成26年度に、認知症に罹患していない入所者の死亡数が多かったことによる．

大島青松園の概要

- 通知定床： 110床
- 医療法承認病床： 160床
- 職員総数：217名（賃金職員44名）
- 診療科：整形外科，形成外科，皮膚科，眼科，耳鼻咽喉科，歯科
    （内科医・外科医は不在）
- 医師数：定員9名（現員6名）
- 看護課：看護師数：78名　介護員数：57名
- 薬剤科：3名
- 福祉課：25名（MSW 1名）
- 事務部（庶務課・会計課）：11名
- 栄養課：11名（栄養士2名）　・船舶職員：8名
- 放射線技師1名　　　　　　・臨床検査技師2名
- 理学療法：5名（PT 1名, OT 1名、ST 1名, 他2名）
- 歯科技工士：1名　歯科衛生士：1名
- その他：8名

大島青松園の理念

【大島青松園の理念】
　私たちは，入所者の尊厳を守り，入所者の心情を理解し，入所者が安心して生活できる環境を提供します．

【看護課の理念】
　私達，看護課職員は，ハンセン病のために社会偏見と差別，強制隔離に耐えてきた入所者の心情を理解すると共に，入所者の方々が心身の健康を維持しつつ自ら尊厳と生き甲斐をもって人生が送れるように支援する．また，社会に対してハンセン病の啓発活動を行うことを使命とする．

看護課の基本方針

私達看護課職員は，
1. 入所者の尊厳を守り，権利を尊重します
2. 思いやりのある看護・介護を提供します
3. 他職種の専門性を尊重し協働します
4. 専門職業人として，看護・介護の本質を追及します
5. あらゆる機会をとおしてハンセン病の啓発活動に努めます

平成27年度看護課運営目標

1. 入所者一人一人の思いや意思を尊重したチーム医療（看護・介護）の実践
   1）入所者個々の健康状態に応じた自立支援
   2）入所者個々の思いや生きがいを大切にした看護・介護ケアの実践
   3）入所者の生命の尊厳を守るため，その人の意思を多職種間で共有しチームで課題解決を行う体制づくり
   4）チームによるエンド・オブ・ライフケアの取り組みの推進
     ①認知症ケアを中心とした，プロジェクトチームの結成
     ②日常生活支援や園内行事支援を通じた触れ合いによる入所者のQOLの向上　　　＊買い物支援
     ③入所者個々の，生活習慣や人生の終焉を迎えるにあたっての意思を全職種で共有する体制づくり

2. 入所者にとって安全で安心できる，生活環境・療養環境の提供
   1）特に転倒・転落防止，外傷防止
   2）インシデント事例の共有
   3）5S活動の実践
3. 看護・介護の質の向上
   1）集合教育の充実と現場での活用
   2）看護・介護実践能力の向上
     ①看護基準・手順の見直し新規作成
     ②介護員教育プログラムの作成
     ③看護・介護の実践をカルテに記録し継続看護に繋げる
   3）チームナーシングの充実（リーダーシップ・メンバーシップ発揮）
   4）接遇の改善
4. ハンセン病啓発活動・情報発信（大島の看護・介護）
   ・ハンセン病フォーラムへの参加
   ・ホームページの活用

これからの看護課の役割

1. チーム医療によるエンド・オブ・ライフケアの促進
   - 残された人生を，少しでも生き生きと笑顔でいられるよう，ハンセン病回復者の思いを知り，その思いに可能な限り応える．
   - 人生の終焉をどのように迎えたいのかという入所者への意思決定支援
     ⇒相談相手となる（疑似家族としての役割）
   - 希望する場所での穏やかな看取りとそのための環境整備

2. 将来に向けて必要な歴史の伝承（語りの保存）
   - 高齢化の進展，認知症の発症が危惧される．
   - 過去長きに渡り，基本的人権をも迫害されていたハンセン病回復者自身が語り部として生の声で伝えることの出来る時間は限られている．
     ⇒最期まで身近にいる看護師・介護員が語りを聴き，その体験や思いを後世に伝える．
     *ライフレビューの実施

当園のマスコットキャラクター "せいしょう君"

　大島青松園のある大島は、側面から見ると、かわいいひょうたん型をして、瀬戸内の海に浮かんでいます。
　四国本土との架橋の願いは、ハンセン病回復者・職員の永遠の思いであります。その思いが七色の虹のかけはしとなり、せいしょう君がニコニコと微笑んでいます。

大島青松園の将来構想(高松市)

課題：離島であることから他施設誘致が困難であり，全国13施設の
　　　ハンセン療養所の中で唯一将来構想が策定されていない
　　　　　　　　　　　　　　⇩

「大島のあり方検討会」の設置による大島振興方策の検討（高松市）

　・期間：平成25年7月～平成26年9月（6回開催）

　・委員：学識経験者，瀬戸内国際芸術際関係者，国・県の関係者
　　　　　大島青松園入所者及び職員他　15名

・内容：離島振興対策実施地域への指定を検討
　　　　離島振興法による離島指定申請（平成27年度）
　　　　ハンセン病療養所の歴史の伝承
　　　　島外の人々との交流の継続・拡大
　　　　島の景観等を生かした活性化

・策定：平成26年9月、最終振興方策がまとめられた高松市長に渡された
　　　　平成26年12月　大島振興方策として高松市HPにも掲載される
　　　　　方針1：交流定住の促進
　　　　　方針2：歴史の保全伝承

　※ 社会交流会館の設立（平成27年度）
　※ 平成27年6月，「国土審議会離島振興対策分科会」において、
　　　　離島振興対策実施地域に指定決定（離島振興法）

〔参考〕大島来園者数：瀬戸内国際芸術際(2013年)　約4500人
　　　　　　　　　　　人権学習による来島者　　　約4000人／年

21 章　資料

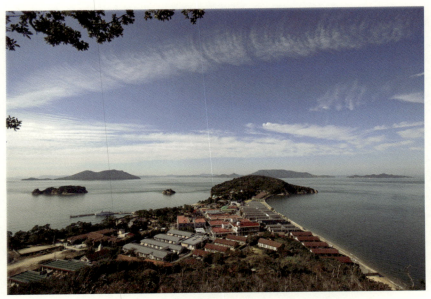

"大地を感じる作品に一番心を惹かれる"（写真提供：脇林　清氏）

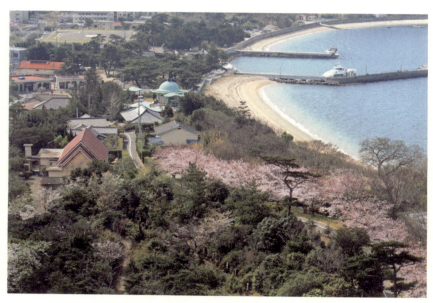

春の大島(中央の緑の丸い屋根は納骨堂)(写真提供:脇林 清氏)

21章　資料

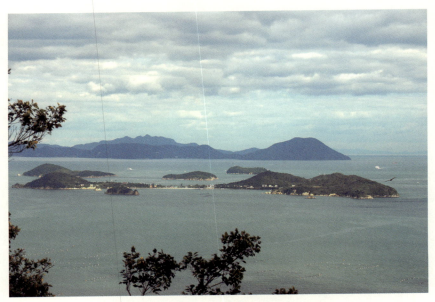

大島から望む瀬戸内海　（写真提供：脇林　清氏）

監修者
近藤真紀子
香川県立保健医療大学　保健医療学部看護学科　教授
〒761-0123 香川県高松市牟礼町原281-1

編者
国立療養所　大島青松園
〒761-0198 香川県高松市庵治町6034-1

大島青松園で生きたハンセン病回復者の人生の語り
―深くふかく目を瞑るなり、本当に吾らが見るべきものを見るため―

2015年12月15日　初版第1刷発行
2022年9月15日　初版第2刷発行

　　　　　　　　　　監修者　近藤真紀子
　　　　　　　　　　編　者　大島青松園
　　　　　　　　　　発行者　風間敬子
　　　発行所　　株式会社　風間書房
　　　〒101-0051　東京都千代田区神田神保町1-34
　　　　　電話 03(3291)5729　FAX 03(3291)5757
　　　　　　　　　　振替 00110-5-1853

編集協力　加嶋企画事務所
印刷　堀江制作・平河工業社　製本　井上製本所

©2015　Makiko Kondo　　　　NDC分類：361
ISBN978-4-7599-2099-4　Printed in Japan
〈JCOPY〉〈出版者著作権管理機構 委託出版物〉
本書の無断複製は、著作権法上での例外を除き禁じられています。複製される場合はそのつど事前に出版者著作権管理機構（電話03-5244-5088, FAX 03-5244-5089, e-mail: info@jcopy.or.jp）の許諾を得て下さい。